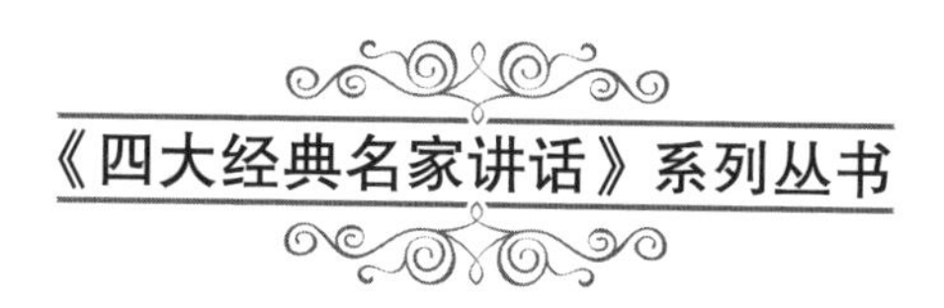

《温病条辨》通俗讲话

刘景源◎著

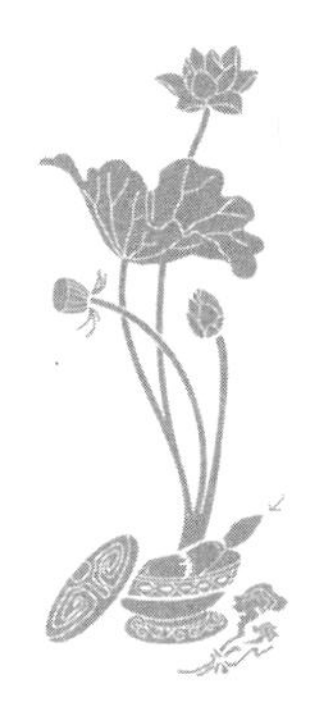

中国中医药出版社
·北　京·

图书在版编目（CIP）数据

《温病条辨》通俗讲话 / 刘景源著 . —北京：中国中医药出版社，2016.9（2022.8 重印）

ISBN 978－7－5132－3484－9

Ⅰ．①温… Ⅱ．①刘… Ⅲ．①《温病条辨》—研究 Ⅳ．① R254.2

中国版本图书馆 CIP 数据核字（2016）第 146811 号

中国中医药出版社出版

北京经济技术开发区科创十三街31号院二区8号楼

邮政编码　100176

传真　010-64405721

三河市同力彩印有限公司印刷

各地新华书店经销

开本 710×1000　1/16　印张 25.5　字数 388 千字

2016 年 9 月第 1 版　2022 年 8 月第 4 次印刷

书号　ISBN 978－7－5132－3484－9

定价　78.00 元

网址　www.cptcm.com

服务热线　010-64405510

购书热线　010-89535836

微信服务号　zgzyycbs

微商城网址　https://kdt.im/LIdUGr

官方微博　http：//e.weibo.com/cptcm

天猫旗舰店网址　https://zgzyycbs.tmall.com

编写说明

温病是外感四时温热邪气所引起的，以发热为主要临床特征的多种急性热病的总称。在中医学的早期著作中，对温病已经有所认识，如《黄帝内经》《难经》《伤寒论》等经典著作中就有关于温病病名、病因、临床表现的记载。但是在这些医籍中对温病的论述毕竟较少，远远不如对伤寒病的论述那样全面、系统、深刻。随着临床经验的积累和学术的发展，中医学对温病的认识不断深化，到明末清初，形成了对温病学研究的高潮，温病学专著相继问世，涌现出了以明代吴又可和清代叶天士、薛生白、吴鞠通、王孟英等为代表的一大批温病学家，从而形成了温病学的理论与辨证论治体系。其中，吴鞠通所著的《温病条辨》一书，被公认为理、法、方、药系统完整的、集温病学之大成的代表作，直至今天仍然有效地指导着临床实践。

这部《〈温病条辨〉通俗讲话》，就是旨在对吴鞠通的原著进行通俗的讲评。由于《温病条辨》主要是继承了叶天士的学术思想，而在它问世之后温病学的内容又由后世学者不断丰富和补充，所以在这部“讲话”中也补充了一些叶天士《温热论》的内容及《温病条辨》中所未涉及或虽有所论述但又不够完善的内容，以便大家对温病学有更全面、深入的了解。

编辑前言

聆听中医大家讲授四大经典

——我们为什么推出《四大经典名家讲话》系列丛书

中国中医药出版社　刘观涛

对于中医而言，公认的四大经典为《内经》《伤寒论》《金匮要略》《温病条辨》，这也是大学教科书对中医经典的教学内容。

那么，对中医四大经典的深入学习，成为每位中医人的必修课程。北京四大名医、北平国医学院院长孔伯华先生曾经毫无保留地向世人公布名医的“修炼之路”：从浩如烟海的中医书籍中，精选最为精华的“四大经典”；聆听名家通俗的临床讲话、揣摩名医生动的临证医案，将经典进行纵横关联、条分缕析，就能把“死读书”变成“活解书”。用自己独特的教学方式，孔伯华先生培育出一大批医术高超的中医名家。

为了让读者深入浅出地学习、理解和应用四大经典，早日实现成为名医的理想，我们特选取四位当代杰出的中医大家，分别对四大经典进行紧密结合临床的阐释，并力求精要简捷、通俗生动。于是，任应秋《〈黄帝内经〉通俗讲话》、胡希恕《〈伤寒论〉通俗讲话》、何任《〈金匮要略〉通俗讲话》、刘景源《〈温病条辨〉通俗讲话》就成为我们这套《四大经典名家讲话》系列丛书的组成部分。学习和运用经典的重要性，历代名医既反复强调，又在

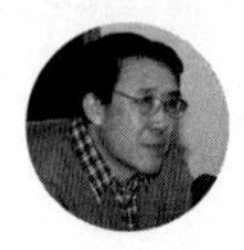

临床中坚持不懈。以现代伤寒临床大家胡希恕为例，他取得众口皆碑的临床卓效，靠的就是原方、原剂量地运用《伤寒论》上的方子。他常说：“这个哮喘病人是大柴胡汤合桂枝茯苓丸证，这个肝炎患者是柴胡桂枝干姜汤合当归芍药散证……”很少加减，疗效却很好。刘渡舟高度赞赏：“群贤会诊，高手如云，惟先生能独排众议，立方遣药，效果非凡！”

对于学习中医四大经典，聆听名家通俗讲话，我们特别推崇姜佐景在《经方实验录》中的治学与人生境界：“明窗净几，焚香盥手，恭展《伤寒论》，凝神细读，恍然见标题曰‘辨太阳病脉证并治上’数大字。窃谓在此寥寥数字中，仲圣垂教之精义，仿佛尽之矣……”

前　言

《温病条辨》一书是清代的著名温病学家吴瑭（字配珩，号鞠通）继承了《黄帝内经》及张仲景、喻嘉言、叶天士等前辈学者的学术思想与临床经验，历经数十年临床实践而著成的一部温病学理论与实践相结合的实用之书。它对温病的病因病机、发生发展规律以及多种温病的辨证论治都做了较详实的阐述，书中的诸多方剂在临床实践中都确有效验。因为它是一部理、法、方、药自成体系的温病学专著，所以自1813年刊行以来，多次刊印，传播极广，对温病的辨证论治有着重大指导意义，直到今天仍然被视为学习和研究温病学的必读之书。

该书著成于清代的中后期，因为距现代不远，所以原文并不难懂，但因为书中涉及三焦辨证、卫气营血辨证、六经辨证、温病的病名分类等诸多内容，所以其编写体例与结构独具特色，内容纵横交织，初学者往往难以掌握其要领，给深入学习造成了一定的困难。我自学生时代起开始阅读该书至今已历40余年，在边读书、边教学、边临床的过程中反复研读，领悟渐深，体会日多，自觉受益匪浅。我曾在20世纪80年代为北京中医学院（现北京中医药大学）本科生、研究生开设过《温病条辨》选修课，选讲了书中的重点条文百余条，反映良好，学生认为对学习《温病学》有很大启发，于是萌生了把自己读书及在实践中运用的心得体会辑录成册的想法，但因自知学养不足，所以迟迟未付诸行动。适逢中国中医药出版社拟出版“四大经典”名家讲话丛书，惠予我执笔《〈温病条辨〉通俗讲话》的任务，终使此书成稿面世，得与广大学界同好共同研讨。因为是“通俗讲话”，所以采取了口语

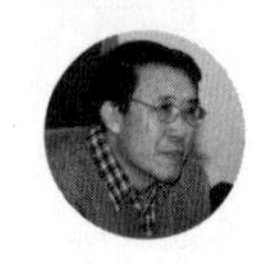

的形式，俗则俗矣，通耶？否耶？则有待读者诸君评说。

《温病条辨》原书共分为七卷，“卷首·原病篇”引《黄帝内经》原文十九条以“原温病之始”。“卷一·上焦篇”“卷二·中焦篇”“卷三·下焦篇”通称三焦篇，分别论述上、中、下三焦各种温病的证治，共载238法，198方。“卷四·杂说”“卷五·解产难”“卷六·解儿难”共收入吴鞠通的短篇论文59篇。可以说，书中的三焦篇才是真正讲述温病的内容，而在三焦篇中又附有“补秋燥胜气论”（在“上焦篇”）讲凉燥病，还列有寒湿门讲寒湿病，这些内容都不属于温病的范畴。本书为了突出重点，只选讲了三焦篇中属于温病的内容。本书共分为十讲，为了使读者，特别是初学者对《温病条辨》一书先有初步了解，第一讲就以“《温病条辨》评介”为题，首先对原书作出综合性的简要评介。因为温病学作为中医学的一个重要分支，至今已经形成了专门的学科，所涉及的内容相当广泛，远不是《温病条辨》一部书所能包容的。为了使读者对温病学有较全面的了解，第二讲就以“学习温病学应当掌握的几个问题”为题，对温病学的有关知识作了简要介绍，作为讲评《温病条辨》原文的铺垫。第三讲是“温热病的辨证纲领与治疗原则”，内容是讲卫气营血辨证与治则。第四、五、六讲分别是“上焦篇·温热病”“中焦篇·温热病”“下焦篇·温热病”，在这三讲中，把原书三焦篇中温热病的条文分别按卫分证候、气分证候、营分证候、血分证候归类讲评。第七讲是“湿热病的辨证纲领与治疗原则”，内容是讲三焦辨证与治则。第八、九、十讲分别是“上焦篇·湿热病”“中焦篇·湿热病”“下焦篇·湿热病”，在这三讲中，把原书三焦篇中湿热病的条文分别按湿重于热证候、湿热并重证候、热重于湿证候归类讲评。

关于本书的编写体例，有以下三点需要加以说明。

一是，在《温病条辨》中，吴鞠通是以三焦为纲、病名为目作为分类辨证的方法。所谓三焦为纲，是以上、中、下三焦来判定病变的部位，也就是定位诊断。所谓病名为目，并不是按书中所说的九种温病一一进行分类，而是按病变的性质把九种温病归纳为温热病与湿热病两大类别综合讲述，也就是定性诊断。就是说，原书中是把温病分为三焦温热病与三焦湿热病分别讲述的，这是一种非常简约、非常科学的分类方法，充分体现了中医学辨证论

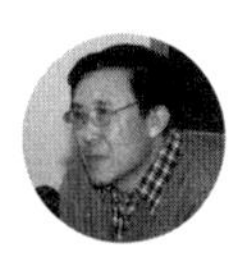

治的特色。但是吴鞠通在原书中只是把几种温病综合排列，却没有对以温热病与湿热病进行分类的用意作出说明，所以初学者往往难以理解他的良苦用心。为了突出吴氏这种执简驭繁的分类方法，本书采取了以三焦为纲，以温热病、湿热病为目的的分类方法，分别对上、中、下三焦中的温热病与湿热病进行分类讲评。

二是，在《温病条辨》中，吴鞠通采取了以卫气营血辨证为主、以六经辨证为辅辨温热病，以三焦辨证为主、以六经辨证为辅辨湿热病的辨证体系。这种做法是非常符合临床实际的，但是他在书中对这种分类辨证的思路没有作出说明。为了彰显他的这种学术思想，本书就以卫气营血辨证作为温热病的辨证纲领，以三焦辨证作为湿热病的辨证纲领分别对原书的条文进行归类。

三是，湿热病是外感湿与热两种邪气而发病，由于湿邪与热邪的比重不同，其临床表现有湿重于热、湿热并重、热重于湿的区别，治法也大有不同。《温病条辨》中虽然指出了这三种类型的区别，但是在条文的排列中却没有体现出来。为了突出这三种病变类型各自的特点，本书把上、中、下三焦湿热病的条文都按湿重于热、湿热并重、热重于湿进行分类重新排列，分别讲述这三类证候群的证治规律。

因为本书是对古代医学著作的诠释，为保存原书原貌，书中的药物剂量一律保留了旧制的计量单位，临床应用中应当加以换算，如一两大约 30g，一钱大约 3g，一分大约 0.3g 等。本书在选录原文时，对原书中存在的个别错别字根据不同版本进行了校订，择其优者选录，各本皆同而又明显有误者，则在讲评中加以说明。

本书可供中医临床、教学、科研工作者参考，也可以作为高等中医药院校本科生、研究生学习与研究《温病学》课程的参考书。

还需说明的是，在《温病条辨》中，吴鞠通在处方、用药方面不仅继承了前辈学者，特别是张仲景与叶天士的学术思想及临床经验，而且多有发挥，充分体现了他师古而不泥古的临床思路，对后学者有极大的启示，本书在这些方面都做了重点讲评，以强调中医工作者在学习过程中“读经典，做临床”的重要性。《温病条辨》一书在温病学发展史上占有不可替代的重要地位，它的成就是不可否认的，但它毕竟是成书于200年前的著作，由于当时的学术水平以及作者阅历的局限，这部优秀的温病学专著也不可避免地存在着某些缺点甚至错误，所以后世一些学者如王士雄（孟英）、叶霖（子雨）等人对它多有批评。虽然他们在批评中有的用语不免过于尖刻，某些批评也未必正确，但书中存在的问题也确实无法否认。为了引发读者对这些问题的思考，我在本书编写过程中按照吴鞠通本人在《温病条辨·凡例》中所说的“非敢谓高过前贤也，至于驳证处，不得不下直言，恐误来学。礼云：‘事师无犯无隐’，瑭谨遵之”的原则，本着“不为尊者讳”的态度，对原书中存在的问题在力所能及的范围内给予了分析评论。因为本书对《温病条辨》中的创新思路与存在问题都进行了评析，所以在本书中把对原书条文的分析称为“讲评”。在这里要特别说明的是，由于本人水平所限，讲评的内容未必合理，也难免浅陋甚至错误，谨将一己之见掬诸同好，如蒙批评指正，即如吴鞠通所说“将感之如师资之恩”。另外，如前所述，出于编写体例的需要，本书对《温病条辨》的条文重新进行了分类排列，这种编排方法是否允当，也一并敬请同道师友不吝赐教。

刘景源

2008年4月1日于北京中医药大学

目　录

第一讲
《温病条辨》评介

清代吴瑭所著的《温病条辨》刊刻于1813年，是一部理、法、方、药自成体系的温病学专著。该书问世迄今已将近两百年，因为它对温病的辨证论治在理论上和实践上都有重大指导意义，所以一经刊行，就传遍大江南北，被广大医家所称誉、效法，至今越来越引起人们的重视，被看作是学习和研究温病学的重要文献。但是因为它的体例独特，内容纵横交织，初学者往往难以掌握要领，所以在这一讲里，对这部书及其作者的学术思想进行简要评介，以供大家参考。

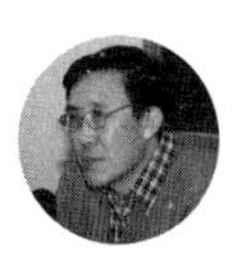

一、《温病条辨》的作者与成书的时代背景

《温病条辨》的作者吴瑭，字配珩，号鞠通，江苏淮阴人，生于1758～1836年间（清代乾隆至道光）。19岁时，由于父亲病故，他“愧恨难名，哀痛欲绝，以为父病不知医，尚复何颜立于天地间”，于是立志攻读医书。读到张仲景所著的《伤寒杂病论》，深受张氏思想的启迪，于是他“慨然弃举子业，专事方术”。4年之后，他的侄子患温病，请了不少医生诊治，多是用辛温发散的药物，最终因治不得法而夭亡。吴鞠通当时因为初学医，所以“未敢妄赞一词，然于是证，亦未得其要领”。由此，就更激励他深入研究关于温病辨证论治的问题。又过了3年，他来到北京，在检校《四库全书》的过程中看到了明末吴又可所著的《温疫论》。他认为，吴又可“议论宏阔，实有发前人所未发”，然而“细察其法，亦不免支离驳杂，大抵功过两不相掩，盖用心良苦，而学术未精也。”于是他“又遍考晋、唐以来诸贤议论”，认为“非不珠璧琳琅”，但“求一美备者，盖不得”。对于晋、唐以来，直至当时温病学说未能得到大发展的原因，他认为：“其故皆由不能脱却《伤寒论》蓝本。”也就是说，是由于未能摆脱《伤寒论》的框框所致。他赞赏王履、吴又可大胆突破《伤寒论》的束缚，在温病学说的发展上所做出的努力，但是也指出了他们的不足之处。他说：“至王安道，始能脱却伤寒，辨证温病，惜其论之未详，立法未备。吴又可力为卸却伤寒，单论温病，惜其立论不精，立法不纯，又不可从。”他非常拥戴叶天士，认为叶氏“持论平和，立法精细”。但是也指出了他的缺憾：“然叶氏吴人，所治多南方证，又立论甚简，但有医案散见于杂证之中，人多忽之而不深究。”从他这些话中可以看出，在吴鞠通所处的时代，经过历代医学家的努力，温病学说已经逐渐脱离《伤寒论》的框框而向前发展，但是当时并没有一部系统研究温病学的专著，温病学说也还未被广大医家所接受。叶天士在温病学方面的卫气营血辨证理论和丰富的实践经验，还没有得到推广，当时医界的多数人还是沿袭伤寒法治疗温病，因此用药杂乱，收效甚微，这也就促使吴鞠

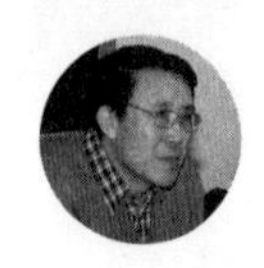

通下定了发愤著书的决心。他说："癸丑岁（1793年），都下温疫大行。诸友强起瑭治之，大抵已成坏病，幸存活数十人，其死于世俗者，不可胜数。呜呼！生民何辜，不死于病，而死于医，是有医不若无医也，学医不精，不若不学医也。因有志采辑历代名贤著述，去其驳杂，取其精微，间附己意，以及考验，合成一书，名曰《温病条辨》。"这部书完成于1798年，初刻于1813年。可以说，吴鞠通是由于对当时医界沿袭伤寒法治疗温病之时弊的不满而潜心攻读历代名家著作，吸取前人经验，结合自己的读书体会和丰富的临床经验，经过数十年的努力，才写成了《温病条辨》这部温病学专著的。从某种意义上讲，它是一部愤世之作，也是一部温病学的集大成之书。

吴鞠通平生著作除了《温病条辨》外，现在所能见到的还有《吴鞠通医案》《医医病书》。从这些著作中可以看出，他在中医学理论上有相当高深的造诣，临床经验也非常丰富。他对《黄帝内经》《伤寒论》等经典著作都做过深入的研究，而且有很多独到的精辟见解，对后世诸多名家的著作也涉猎极广。他既能吸取前人的长处加以发挥，又不盲从，对前人错误观点的批评有很多地方是切中要害的。关于吴鞠通的治学态度和为人品格，他的友人曾经有所评述。汪廷珍说他："怀救世之心，秉超悟之哲，嗜学不厌，研理务精，抗志以稀古人，虚心而师百氏"（《温病条辨·汪序》）。征保说他："近师承于叶氏，而远追踪乎仲景。其临证也，虽遇危疾，不避嫌怨。其处方也，一遵《内经》，效法仲祖。其用药也，随其证而轻重之，而功若桴鼓"（《温病条辨·征序》）。这些评价，虽然难免有溢美之词，但是与吴鞠通著作的内容对照来看，确实也反映出了他学识渊博，学有所宗，临床经验丰富和性情刚直，不人云亦云的品格。

吴鞠通之所以能著成《温病条辨》这部在温病学发展史上占有重要地位的著作，除了他本人的勤奋努力之外，与他所生活的时代也有着密切的关系。吴氏生活于清代中期的乾隆、嘉庆、道光年间，他一生中的大部分时间是处于清朝的鼎盛时期，即所谓"康乾盛世"。这个时期，清帝国的政权相对稳定，比较重视发展文化，人民的生活也较为安定，这就为文人、学者读书学习，致力于研究工作和著书立说提供了有利条件，因此《古今图书集成》《四库全书》等卷帙浩繁的丛书相继问世。吴鞠通也正是在这种背景下才有机会"来游京师，检

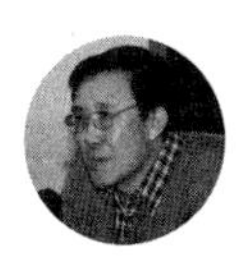

校《四库全书》，能够从中看到历代医家的著述，这不能不说对开阔他的视野，奠定他进一步深造的基础起到了重要的作用。在中医学的学术上，自金、元、明代直至清初，经过刘完素、王履、吴又可、喻嘉言、叶天士等医学家的不断深入研究和倡导，温病学说在理论上和实践上已经逐步脱离《伤寒论》的束缚而有自成体系的趋势。特别是叶天士《温热论》的问世，对《温病条辨》的成书有着重大的指导意义，正如吴氏自己在《温病条辨·凡例》中所说："瑭故历取诸贤精妙，考之《内经》，参以心得，为是编之作。诸贤如木工钻眼，已至九分，瑭特透此一分，做圆满会耳。"另外，从《温病条辨》和《吴鞠通医案》中也可以看出，吴氏一生经历过多次温疫的流行，亲自治疗过大量的温病患者，因此他有机会在临床观察中深入研究温病的发生发展情况，总结温病的辨证论治规律，这也为他著书立说提供了可靠的实践依据。

由以上所讲可以看出，吴鞠通是一位勤奋学习，刻苦钻研，勇于在实践中探索的伟大医学家。他在当时有利的社会条件下，继承了前人的理论和临床经验，但又不落窠臼，能结合自己的丰富实践经验而有所创见。他花费了数十年的精力，终于著成了《温病条辨》这部集温病学之大成的专著，从而丰富了中医学伟大宝库的内容，给后人留下了珍贵的财富。

二、《温病条辨》的体例与编写特点

1.《温病条辨》的体例——全书分为七卷

（1）卷首·原病篇（引经十九条）

"历引经文为纲，分注为目，原温病之始"。也就是说，在这一卷中吴氏引用了《黄帝内经》中与温病有关的内容加以注释，说明中医学对温病的认识是发端于《黄帝内经》的。

（2）卷一·上焦篇（法五十八条，方四十六首）

"凡一切温病之属上焦者系之"。这句话是说，"上焦篇"的内容是讲述温邪侵袭上焦各脏腑的病证及其治法。

（3）卷二·中焦篇（法一百零二条，方八十八首，外附三方）

“凡温病之属中焦者系之”。这句话是说，“中焦篇”的内容是讲述温邪侵入中焦各脏腑的病证及其治法。

（4）卷三·下焦篇（法七十八条，方六十四首，图一首）

“凡温病之属下焦者系之”。这句话是说，“下焦篇”的内容是讲述温邪侵入下焦各脏腑的病证及其治法。

三焦篇共二百三十八法，一百九十八方。

（5）卷四·杂说

“杂说、救逆、病后调治”。“卷四”中，收入了吴氏的一些论文及讲述救逆法、病后调理的短文 18 篇。

（6）卷五·解产难

“专论产后调治与产后惊风”。“卷五”收入了吴氏论述产后调治与产后惊风等短文 17 篇。

（7）卷六·解儿难

专论“小儿急、慢惊风、痘证”。“卷六”收入了吴氏论述小儿急、慢惊风与痘证的短文 24 篇。

“卷四”“卷五”“卷六”共收入短文 59 篇。这些论文并不全是专论温病的，可以说是《温病条辨》这部书的附篇。

（以上引文见《温病条辨》目录与凡例）

2.《温病条辨》的编写特点

（1）效仿《伤寒论》做法

《温病条辨》仿照《伤寒论》的体例，以条文分证，使读者便于记诵，所以名为“条辨”。又在条文后自己加了分注和按语，使读者一目了然，便于理解，并避免后人妄注，曲解原意。

（2）“往往义详于前而略于后，详于后而略于前”

《温病条辨》的写作特点是三焦篇中内容互相交叉、重复的问题，有的放在前面重点讲，有的放在后面重点讲，以避免重复，阅读时必须前后互相参照，才能全面、深入地理解。

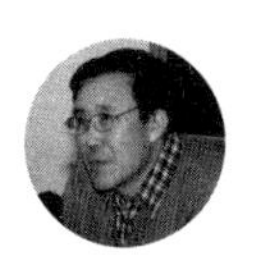

（3）全书的主要内容在三焦篇

《温病条辨》的结构特点是以三焦为纲，病名为目，将六经辨证和卫气营血辨证穿插于三焦各病之中。下面把这四者在书中的作用分别简要讲解。

①三焦辨证在《温病条辨》中的作用　书中的三焦篇以三焦辨证为"纲"，纵贯全文，其作用是以三焦来划分病变部位：上焦——心、肺病变，中焦——脾、胃、大肠病变，下焦——肝、肾病变，从而按温病侵袭人体的部位分为上焦温病、中焦温病、下焦温病三类不同的证候群。每一类证候群中，都包含了多种不同的证候，三类证候群之间，又有由上至下、由浅入深传变的内在联系，正如吴氏在"中焦篇"第一条分注中所说："上焦病不治，则传中焦，胃与脾也。中焦病不治，即传下焦，肝与肾也。始上焦，终下焦。"

关于三焦温病的治则，吴氏在"卷四·杂说·治病法论"中说："治上焦如羽，非轻不举；治中焦如衡，非平不安；治下焦如权，非重不沉。"这就明确地指出了病在上焦，用轻宣的药物治疗，以举邪外出；病在中焦，治法虽有多种，但总的原则不外祛除邪气，调整脏腑升降功能的平衡；病在下焦，肝血肾精受损，往往见虚风内动之证，治疗要用质重潜镇的药物，以息虚风。这段文字虽然简洁，却指出了三焦温病的治疗原则，为临床提供了重要的理论依据。

②病名分类在《温病条辨》中的作用　在三焦篇中，吴氏以病名为"目"，把各种温病分门论述，实质上是依据各种温病的病因有别，治法有异，把它们按照病变的性质归纳为温热病和湿热病两大类。凡是由温热邪气致病的，都属温热病的范畴；凡是由湿热邪气致病的，都属湿热病范畴。

书中把风温、温热（《温病条辨》中的"温热"，实际上就是现在所说的春温）、温疫、温毒、冬温五个病并列为一门。这五个病的病因都属温热邪气，所以它们都属温热病的范畴。

暑温、伏暑列为一门，病因有暑热邪气和暑湿邪气两种，暑热邪气属于温热性质，暑湿邪气属于湿热性质。因为病因有暑热与暑湿的不同，临床表现及治法也都有所区别。感受暑热邪气而发病的称为暑热病，属温热病范畴；感受暑湿邪气而发病的称为暑湿病，属湿热病范畴。吴氏在"上焦篇"第三十五条中说："暑兼湿、热。偏于暑之热者为暑温，多手太阴证而宜清；

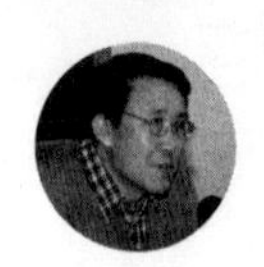

偏于暑之湿者为湿温，多足太阴证而宜温；湿热平等者，两解之。各宜分晓，不可混也。”吴氏这段话的用意在于强调暑病应该分为暑热与暑湿两类，二者不可混同。在“上焦篇”中，暑温与伏暑虽然分为两门，但吴氏在伏暑病名下加了按语，他说“按：暑温、伏暑，名虽异而病实同，治法须前后互参，故中、下焦篇不另立一门。”

湿温为一门，病因是湿热邪气，属湿热病范畴。三焦篇中都载有寒湿病，“上焦篇”与湿温同列为一门，中、下焦篇另列一门，实际上寒湿病不属于温病的范畴，但是它与湿温病都有湿邪为患，临床表现也有疑似之处，所以附入篇中与湿温对照，以示鉴别。正如吴氏在“上焦篇”第四十九条分注中所说：“载寒湿，所以互证湿温也……以见湿寒、湿温不可混也。”另外，“中焦篇”与“下焦篇”湿温门中都有“疟痢疸痹附”，这四种病虽然不是湿温病，但因为多是感受湿热邪气而致病，也属温病的范畴，所以在湿温门后附带提出，又因为前人对这四种病的论述较多，所以书中不作系统地详述。

温疟为一门，大多属温热病范畴，其中肺疟属湿热病范畴，因为温疟主要是上焦证候，所以仅在“上焦篇”中列为一门，中、下焦篇不再列出。

秋燥为一门，论述温燥病的辨证论治。温燥的病因是燥热邪气，属温热病范畴。“上焦篇”中附有“补秋燥胜气论”，是讲凉燥为病的，实际上不属温病范畴，但可以与温燥病对照分析。

上述内容可以归纳为下面的简表。

温病分类简表

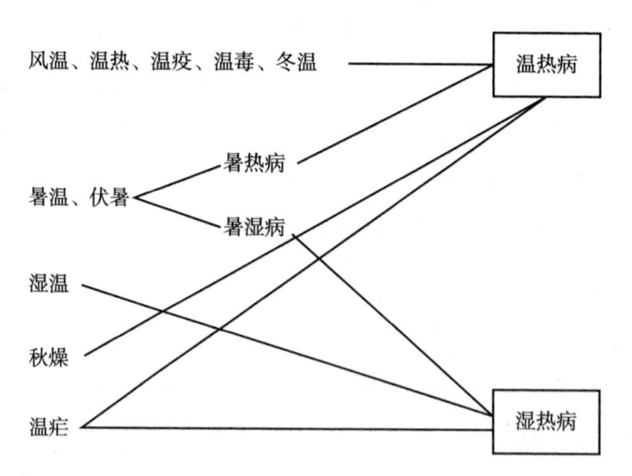

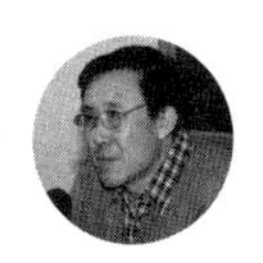

由表中可以看出，吴鞠通把温病按病名分类的用意，是在于强调每个病种各自的临床特点，也就是个性。把这些病种按病变的性质归纳为温热病和湿热病两大类，又是为了突出这两大类温病各自所包含的几种温病的共同特点，也就是共性，也可以说是为了执简驭繁。

③六经辨证在《温病条辨》中的作用　在三焦篇各病证中，多处提到六经辨证，其作用是以六经统括其所联系的脏腑，作为病变所在脏腑的定位诊断。如：太阴温病——指病变在上焦手太阴肺或中焦足太阴脾；少阴温病——指病变在上焦手少阴心或下焦足少阴肾；厥阴温病——指病变在上焦手厥阴心包或下焦足厥阴肝；阳明温病——指病变在中焦足阳明胃或手阳明大肠。

④卫气营血辨证在《温病条辨》中的作用　在三焦篇各病证中，也常常穿插卫气营血辨证，其作用是以卫、气、营、血来标明邪气由表入里、由浅入深的传变层次，用来划分病变浅深轻重的四个不同阶段。卫分证，标志邪气在表，邪浅病轻；气分证，标志邪气入里，正邪相争激烈，多见里热炽盛；营分证、血分证，标志邪气深入，消耗血中津液，或耗血动血，病势危重。卫分证与气分证属功能活动障碍的阶段；营分证与血分证属营养物质损伤的阶段。由书中可以明显看出，卫气营血辨证主要是用于辨温热病，而在湿热病中就较少提及。

总而言之，《温病条辨》中的三焦辨证，是用来划分病变部位，把温病分为三类不同的证候群，并标示出温病由上至下传变的内在联系。病名分类的目的，是根据病变的性质，把多种不同名称的温病分为温热病与湿热病两大类别，以便于执简驭繁，这是一种由杂返约的分类方法。六经辨证是用来判定病变所在的脏腑经络。可以说，三焦辨证是粗线条、大范畴的定位诊断，六经辨证则是细线条、具体脏腑经络的定位诊断。卫气营血辨证是用来划分病变浅深轻重的四个不同阶段。三焦辨证、病名分类、六经辨证、卫气营血辨证四者相结合，构成了一个完整、独特的分类辨证体系，为临床治疗提供了可靠的依据，这正是《温病条辨》这部著作编排结构的主要特点。但是吴鞠通对这四者交错运用的各自作用和内在联系却未做说明。另外，书中虽然有以卫气营血辨证辨温热病、以三焦辨证辨湿热病的倾向，但也没有明确提出，这些都不能不说是本书存在的缺点。对这样纵横交错的分类辨证体

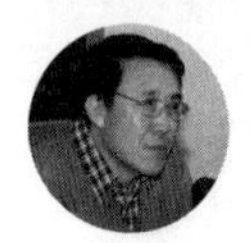

系、纷繁庞杂的内容，如果不反复研讨，深入探究，是很难掌握其学术特点的，所以不少初学者往往致力于背诵条文，结果大多是虽能全篇背诵，但所获知识凌乱纷杂，仅局限于一证一方之得，对其学术体系未必能够得出完整的概念。因而不少人对这部著作做出“编排混乱”的评论，这种说法虽有失公允，但也不无道理。

三、《温病条辨》的主要内容及其学术思想的核心

《温病条辨》一书的主要内容在三焦篇。在三焦篇中，吴鞠通把各种温病按病变性质分为温热病和湿热病两大类别，分别论述它们的辨证论治，在这里把它的主要内容及学术思想的核心简要地加以概括讲评。

1. 温热病

纵观三焦篇有关温热病的全部内容，上、中、下三焦的证候类型虽然繁多，但自始至终以温热邪气损伤阴液为主要特点，因此，治疗上处方用药始终以泄热存阴为目的。

（1）上焦篇

第三条说：“太阴之为病，脉不缓不紧而动数，或两寸独大，尺肤热，头痛，微恶风寒，身热，自汗，口渴，或不渴而咳，午后热甚者，名曰温病。”

本条讲述了太阴温病初起邪袭肺卫的临床特点，并从脉象上与伤寒初起做出鉴别诊断。它是上焦“太阴温病”卫分证的提纲，是“上焦篇”第一条所说的三焦温病“始于上焦，在手太阴”的具体证候，是感邪即发的新感温病的发端。在后面的条文中，吴鞠通分别论述了上焦温热病各证候的辨证论治，可以归纳为：温热病初起，温热邪气侵袭手太阴卫分，导致卫外失司，肺失宣降，治疗用辛凉轻宣法以清解表热，宣畅肺气。其中以卫外失司而致发热、微恶风寒为主症者，用辛凉平剂银翘散；以肺失宣降而致但咳为主症者，用辛凉轻剂桑菊饮。温燥犯肺，以燥热伤津为主要特点者，治疗用宣表

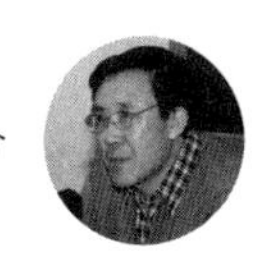

润燥法，方用桑杏汤。

太阴卫分热邪未解，内传太阴气分，邪气盛而正气不衰，正邪相争，人体功能活动亢奋，以壮热、汗出、口渴、脉浮洪为主症者，治以辛寒清气，泄热保津，达热出表，方用辛凉重剂白虎汤。如果热邪耗气伤津，热邪仍盛而津气已伤，就要清热与扶正并施，方用白虎加人参汤。如果持续高热，大汗不止，导致津气欲脱，治疗要补气生津，敛阴固脱，方用生脉散。其余各方，如清燥救肺汤、栀子豉汤、普济消毒饮去升麻柴胡黄芩黄连方、翘荷汤等，都属清泄气热的方剂。如果气分热邪已解而津液损伤，或发热，或咳，或渴者，应当以甘寒清热生津为法，方如沙参麦冬汤、雪梨浆、五汁饮。总的来说，气分证候类型虽多，组方虽各有不同，但是都不外乎以清泄气热为法。

热邪深入手少阴营分，消灼血中津液，热邪盛而营阴伤，以身热夜甚、躁扰不寐、舌红绛为主症者，治疗用清营养阴、透热转气法，方用清营汤。如果见卫营同病，卫有邪阻，营有热逼，使血液瘀于皮肤表面的血络中而发疹者，治疗要清透卫营与凉营养阴并施，用银翘散去豆豉加细生地丹皮大青叶倍元参方。如果见气营两燔，治疗要清气与凉营并施，用玉女煎去牛膝熟地加细生地元参方。热邪内陷手厥阴心包，灼液成痰，痰蒙热扰，以神昏谵语、舌蹇、肢厥为主症者，治疗要清营养阴，豁痰开窍，方用清宫汤或安宫牛黄丸、紫雪丹、至宝丹。

热邪深入血分，灼伤血络，迫血妄行，往往导致血不循经，溢出脉外而见各部位出血，治疗要凉血散血，方用犀角地黄汤。如果见血从上溢，口、鼻出血，用犀角地黄汤合银翘散。如果是气血两燔，血溢脉外，瘀于皮下而发斑，治疗要清气凉血化斑，方用化斑汤。

综观“上焦篇”温热病的条文可以看出，尽管病情有浅深轻重的区别，温热邪气有在卫分、气分、营分、血分的不同，治疗方法有清解表热、清泄气热、清营透热、清热凉血之分，但是因为都属无形之热，所以总的来说，治疗原则可以统称为清法，清热即可以保津。如果津液耗损较重，可以在清热之中加入甘寒生津之品。

清法，是“上焦篇”论述的重点。

（2）中焦篇

第一条说："面目俱赤，语声重浊，呼吸俱粗，大便闭，小便涩，舌苔老黄，甚则黑有芒刺，但恶热，不恶寒，日晡益甚者，传至中焦，阳明温病也。脉浮洪躁甚者，白虎汤主之；脉沉数有力，甚则脉体反小而实者，大承气汤主之……"本条紧接"上焦篇"，引出"中焦篇"的证候，是承上启下之文，是中焦阳明温病的提纲，论述了上焦太阴气分热邪不解，传至中焦阳明气分的证治。《灵枢·经脉》说："肺手太阴之脉，起于中焦，下络大肠，还循胃口。"可见，手太阴肺与足阳明胃，经脉相联，所以上焦太阴气分的无形热邪不解，势必顺传中焦，导致足阳明胃无形热盛。论其治疗，仍须清泄气热，因为白虎汤中的主要药物石膏、知母既清肺热，又清胃热，所以仍然要用白虎汤。

由此可见，白虎汤是两解太阴、阳明气分无形热邪、泄热保津的重要方剂。阳明为多气多血之经，所以阳明病多属里实热证，临床见一派高热之象，但因为又有邪在足阳明胃与在手阳明大肠的区别，所以证治又大不相同。如果肺胃高热不解，大汗不止，津液大伤，导致大肠燥热，传道失司，热邪与糟粕相炼成实而形成有形热结，再用白虎汤清热，就无异于扬汤止沸，必须用大承气汤釜底抽薪，急下存阴。从临床表现来看，阳明温病虽然有相同症状，但是又有无形热盛与有形热结的不同反映，本条从脉象加以区别，实际上是以脉象论病机。无形热盛，里热蒸腾，气血涌越，所以"脉浮洪躁甚"，治疗用白虎汤清泄气热；有形热结，燥屎内壅，气机阻滞，气血内闭，所以"脉沉数有力，甚则脉体反小而实"，治疗用大承气汤攻下热结。至于有形热结的证候还应当见腹满痛拒按等症状，以大承气汤之方测其证就可以知道，所以条文中省略未述。简而言之，把本条内容与"上焦篇"联系起来分析，可以概括为：上焦手太阴气分无形热盛用白虎汤→中焦足阳明胃的气分无形热盛仍然用白虎汤→中焦手阳明大肠的气分有形热结用大承气汤。

"中焦篇"其余各条，大致可以归纳为 3 种类型。

一种类型是阳明气分无形热盛波及到其他方面，但还未形成腑实证，治疗也用清法，方剂如减味竹叶石膏汤、黄连黄芩汤、冬地三黄汤、小陷胸加

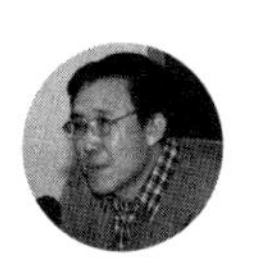

枳实汤等。如果中焦气分无形热邪深入营分、血分而引起气营两燔或气血两燔，治法同“上焦篇”，仍然用清气凉营法或清气凉血法。

另一种类型是阳明腑实，有形热结，治疗用下法，这部分内容是“中焦篇”论述的重点。书中根据有形热结的轻重缓急程度，分别论述了苦寒急下的大承气汤、小承气汤、调胃承气汤三个方剂的运用。在这个基础上，又根据有形热结的各种兼症、变症的不同情况，讲述了六个新组制的通下方剂的具体运用。一是下后邪气未尽，阴液耗损，邪气复聚，又成腑实，用护胃承气汤滋阴清热通下。二是应当用下法而未及时攻下，迁延时日，以致实邪未去而气阴大伤，用新加黄龙汤攻补兼施。三是阳明腑实又兼痰热壅肺，肺与大肠同病，用宣白承气汤宣肺化痰与通腑泄热并施。四是阳明腑实又兼小肠热盛，大、小肠同病，用导赤承气汤清泄小肠与攻下热结并施。五是阳明腑实兼痰热蒙蔽心包，用牛黄承气汤清心豁痰开窍与攻下热结并施。六是阴津亏损，液枯肠燥，“无水舟停”，先用增液汤滋阴润下，如无效，再用增液承气汤滋阴与攻下并施。以上六个方剂是吴鞠通在《伤寒论》三承气汤的基础上，针对温病的不同情况，对下法的灵活运用，也是对《伤寒论》下法的发展。书中另外还讲述了阳明腑实兼痰热结胸证用承气合小陷胸汤治疗，攻下与清化并施。阳明热结发黄证用茵陈蒿汤治疗，以通利大、小便，泄热降火。这类方剂也属下法的范畴。

再一种类型是使用攻下法之后，阳明有形热结已去而无形热邪仍存，或津液未复的善后治疗。方剂如白虎汤、白虎加人参汤、银翘汤、清燥汤、栀子豉汤、益胃汤、雪梨浆、玉竹麦门冬汤、牛乳饮等。如果见下后疹续出，是腑实已去，气血宣畅，已被逼入营分的热邪外达的反映，治疗要清透与凉营养阴并施，方用银翘散去豆豉加细生地大青叶元参丹皮汤。

综观“中焦篇”温热病的条文可以看出，温热邪气在中焦气分，属无形热盛的，用清泄气热法以清热保津；属有形热结的，用下法以急下存阴。

下法，是“中焦篇”论述的重点。

（3）下焦篇

第一条说：“风温、温热、温疫、温毒、冬温，邪在阳明久羁，或已下，或未下，身热，面赤，口干舌燥，甚则齿黑，唇裂，脉沉实者，仍可下之；

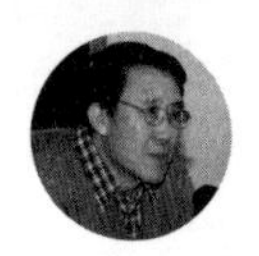

脉虚大，手足心热甚于手足背者，加减复脉汤主之。”本条紧接“中焦篇”，引出“下焦篇”的证候，是承上启下之文，是下焦温病的提纲，论述了中焦阳明气分有形热结之证不解，深入下焦，吸灼真阴，土燥水竭，导致肝血肾精大亏，真阴耗损的证治。中焦阳明气分有形热结证与下焦真阴耗损证，二者虽然都有燥热与阴伤的表现，但是虚实却判然有别，本条是以热型与脉象作为鉴别的标准。中焦阳明气分有形热结的腑实证，是以燥热为主，症见高热而“脉沉实”，无论是否用过下法，都必须用下法以急下存阴。而下焦真阴耗损证，则症见“脉虚大，手足心热甚于手足背”。脉虚大是指轻取浮大而重按空虚，是因真阴亏损而致心阴虚，脉中津液不足，阴不敛阳，阳气虚浮所致，手足心热甚于手足背也是阴虚内热的表现，所以必须用加减复脉汤以滋阴复脉，兼清虚热。这个方剂是“下焦篇”的首方，篇中有 7 条都是讲这个方剂的适应证。篇中的救逆汤、一甲复脉汤、二甲复脉汤、三甲复脉汤、大定风珠等方，都是由这个方剂加减化裁而来的，所以统称“复脉辈”。“下焦篇”还有小定风珠方，也属同类方剂。这类方剂都是由大队滋补之品组成，纯属滋阴法，必须以真阴耗损为主症者才可以使用，如果热邪仍盛者切不可滥用，以防闭门留寇，正如吴氏在第十七条中所说：“壮火尚盛者，不得用定风珠、复脉。”以上证候与方剂是“下焦篇”论述的重点。

“下焦篇”其余各条，大致可以归纳为 3 种类型。

一种类型是真阴耗损而热邪犹存，治疗要清热与滋阴并施，方剂如黄连阿胶汤、青蒿鳖甲汤、竹叶玉女煎、连梅汤等。

另一种类型是热邪深入下焦与血互结，形成瘀血停蓄的证候，这类证候多属实证，治疗要泄热逐瘀，方剂如犀角地黄汤、桃仁承气汤、抵当汤、加减桃仁承气汤等。

再一种类型是下焦温热病治疗后，邪气退而未尽，或邪气已退但阴液已伤，或阳气已伤，或气阴两伤各种证候的善后调理法，方剂如桃花汤、桃花粥、护阳和阴汤、加减复脉汤仍用参方、半夏汤、桂枝汤、小建中汤、五汁饮、牛乳饮、益胃汤、三才汤、专翕大生膏等。

综观“下焦篇”温热病的条文可以看出，论述的重点是温热邪气深入下焦肝肾，导致真阴耗损，治疗用滋阴法。

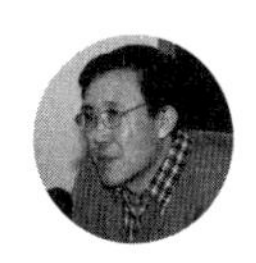

滋阴法是“下焦篇”论述的重点。

总而言之,《温病条辨》三焦篇中所讲述的温热病，沿上、中、下三焦传变，按卫、气、营、血四个阶段由浅入深发展，在传变发展过程中，始终体现着温热伤阴这一特点。在治疗上，上焦用清法，清热以保津；中焦无形热盛仍然用清法，有形热结用下法，急下以存阴；下焦以滋阴法为主。三焦温热病的治疗，都以泄热存阴为原则，可以说，泄热存阴是吴鞠通辨治温热病学术思想的核心。

温热病传变规律与治疗原则可以归纳为下面的简表。

温热病传变规律与治疗原则简表

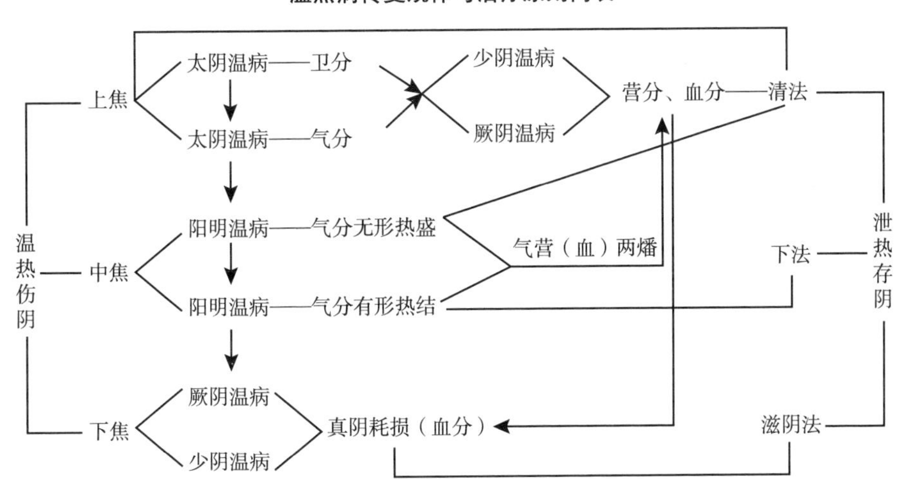

另外，吴鞠通对温热病的治疗禁忌也很重视，他主要强调三个方面：

一是忌辛温发汗。他在“上焦篇”第四条银翘散方论中说：“温病忌汗，汗之不惟不解，反生他患。”在“上焦篇”第十六条中也说：“太阴温病，不可发汗。”

一是忌淡渗利尿。他在“中焦篇”第三十条中说：“温病小便不利，淡渗不可与也，忌五苓、八正辈。”

一是慎用苦寒药。他在“中焦篇”第三十一条中说：“温病燥热，欲解燥者，先滋其干，不可纯用苦寒也，服之反燥甚。”

这些方面也充分体现了吴氏治疗温热病处处注意保护津液的学术思想。

2. 湿热病

在“三焦篇”中，吴鞠通将暑温、伏暑中属于暑湿病的证候与湿温病一同归入湿热病范畴。因为其病因是湿热邪气，湿热熏蒸，弥漫表里，初起卫分与气分的界限并不明显，在湿热未化燥阶段，一般又不入营分、血分，往往始终留连气分，所以用卫气营血辨证很难标示湿热病的发展传变规律。湿是重浊之邪，有自上流下的特性，三焦辨证恰恰能清楚地标明湿热邪气由上至下的传变途径，所以书中论述湿热病很少用卫气营血辨证，而是以三焦辨证为纲领。综观三焦篇中湿热病的内容，始终突出湿邪弥漫，阻滞气机这一特点，治疗上则强调祛除湿浊，宣畅气机，湿去则热不独存。

（1）上焦篇

第四十三条说：“头痛，恶寒，身重疼痛，舌白，不渴，脉弦细而濡，面色淡黄，胸闷，不饥，午后身热，状若阴虚，病难速已，名曰湿温……三仁汤主之。”本条讲述了湿热邪气在上焦的临床表现及治法。湿邪困阻上焦，肺气失宣，表气不畅则头痛、恶寒、身重疼痛。湿阻脾胃，升降失司，所以见胸闷、不饥。临床见症虽多，但都是因为湿邪困阻、肺气失宣所致，所以治疗采用轻宣肺气、化湿泄浊法。正如吴氏在本条分注中所说：“惟以三仁汤轻开上焦肺气。盖肺主一身之气，气化则湿亦化也。”其他如新加香薷饮、银翘散去牛蒡子元参加杏仁滑石方等也都属这类方剂。如果属热重于湿者，则以清热为主，兼以祛湿，方剂如白虎加苍术汤。

（2）中焦篇、下焦篇

湿热邪气在中、下焦，主要临床特点是湿困脾胃，升降失司，三焦气滞，小便不利，大便不爽。治疗要以辛开苦降、宣畅气机、健脾开胃、淡渗利湿为组方遣药的原则，即吴氏在“中焦篇”第五十九条分注中所说的“以升降中枢为要”，以及在“中焦篇”第六十三条分注中所说的“共成宣气利小便之功，气化则湿化，小便利则火腑通而热自清矣”。因为湿热病有湿重于热、湿热并重、热重于湿的区别，所以在药物配伍上也有不同变化。治疗湿重于热，用辛温、苦温、淡渗三类药物相配，以祛湿为主，从湿中泄热，方剂如茯苓皮汤、一加减正气散、二加减正气散、三加减正气散、小半夏加

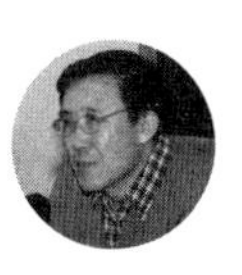

茯苓汤、二金汤、厚朴草果汤、滑石藿香汤、宣清导浊汤等。治疗湿热并重，用辛温、苦温、苦寒、辛寒、淡渗的药物相配，祛湿与清热并重，方剂如半夏泻心汤去干姜甘草加枳实杏仁方、杏仁滑石汤、人参泻心汤、黄芩滑石汤、宣痹汤、薏苡竹叶散、加减木防己汤、茵陈五苓散、草果知母汤等。治疗热重于湿，以清热为主，佐以祛湿之品，方剂如栀子柏皮汤、茵陈蒿汤、三石汤、杏仁石膏汤、加味白头翁汤等。

总而言之，《温病条辨》三焦篇中所讲述的湿热病，在沿三焦传变发展的过程中，始终体现着湿邪弥漫、阻滞气机这一特点。在治疗上，上焦用轻宣肺气，化湿泄浊法；中焦用辛开苦降，宣畅气机，健脾开胃法；下焦用淡渗利湿法。三焦湿热病的治疗，都以祛除湿浊、宣畅气机为原则。吴氏对上、中、下三焦湿热病的治法，可以用开上、畅中、渗下六个字来概括，也可以说，这是吴鞠通辨治湿热病学术思想的核心。另外，因为湿热邪气有弥漫三焦的特点，所以治上焦要兼顾中、下焦，治中焦要兼顾上、下焦，治下焦也要兼顾上、中焦。综合剖析书中治疗湿热病各方剂的配伍，可以明显看出处处兼顾三焦的特点，而且以用杏仁、滑石、通草三味药相配，通利三焦水道为用药特长。

湿热病传变发展的一般规律与治疗原则可以归纳为下面的简表。

湿热病传变发展的一般规律与治疗原则简表

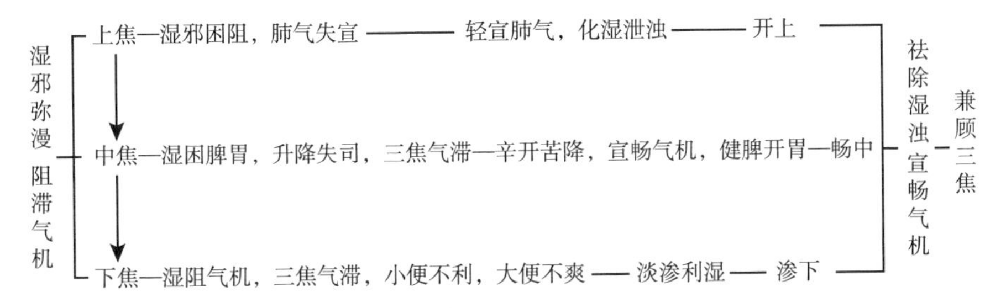

另外，吴鞠通对湿热病的治疗禁忌也很重视，他在“上焦篇”第四十三条中明确地提出了治疗湿温的三禁：一是忌辛温大发汗，以防鼓动湿邪，内蒙心包，上蒙清窍。他说：“汗之则神昏耳聋，甚则目瞑不欲言。”二是忌苦寒峻下，以防损伤脾阳。他说：“下之则洞泄。”三是忌滋腻壅补，以防阴柔敛邪助湿。他说：“润之则病深不解。”

综上所述，《温病条辨》以三焦为纲，标明了多种温病的各类证候，以条文形式论述了各类证候的辨证论治，并在条文后自加分注、按语、方论，以分析病机及方药配伍原则。书中理、法、方、药条分缕析，是一部在理论上和临床实践上都有重大指导意义的温病学著作，它在中医学的发展史上占有重要的地位。

第二讲 学习温病学应当掌握的几个问题

学习温病学，首先要掌握温病的概念、特点与病因，在这个基础上，还要掌握温病的发病、病机与分类。因为温病与伤寒都属于外感发热性疾病，所以在掌握了温病的有关知识的前提下，还必须掌握温病与伤寒的关系。以上这些问题，在《温病条辨》中虽然有所涉及，但是散在于书中的各篇、各门、各条文中，初学者一般难以得到系统的知识，所以在这一讲里加以归纳、补充，以便于大家学习、掌握。

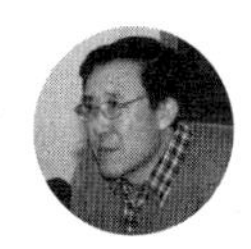

一、温病的概念

温病是外感四时温热邪气所引起的，以发热为主要临床特征的多种急性热病的总称。在这里，应当注意温病的概念中包括四个方面。一是温病属外感病，其致病是由外界邪气所引起，这就把温病与内伤杂病区别开来。二是温病与四时（四季）关系非常密切，不同的季节，气候各异，就导致了一年四季中温病的病种不同。三是温病的致病因素总的来说是温热邪气，简单地说，也就是热邪，这就把温病与伤寒区别开来。温病与伤寒同为外感发热性疾病，但病因不同，一热、一寒，所导致的病种、证候、发展趋势都不同，其治法当然也不相同。四是温病的主要临床特征是感受热邪之后有明显的急性发热过程。

从以上所述可以看出，温病并非单指某一种疾病，而是具有上述特征的一类疾病的总称。它主要包括西医学所说的多种感染性疾病，其中当然也就包括多种急性传染病，如流行性感冒、肺炎、流行性脑脊髓膜炎、流行性乙型脑炎、急性黄疸型肝炎、痢疾等，还有某些急性热病，如中暑等，虽然不是感染性疾病，但因其符合温病的特征，也属于温病的范畴。温病学，就是专门研究温病的病因病机、发展变化规律及辨证论治的一门学科。

二、温病的特点

温病虽然包括多种疾病，其证候类型复杂多变，临床表现多种多样，每一个病证都有其个性，但是由于同属温病，所以它们又具有共同的特点，也就是温病的共性，概括地说有五个方面。

1. 外感温热邪气而发病

温病是外感性疾患，其病种虽多，但总体来说都是由于外感温热邪气而发病。

2. 具有特殊的临床表现

温病是外感温热邪气而发病，因此它具有既不同于内伤杂病，又不同于伤寒的临床表现。简而言之，温热病主要表现为起病急、传变快、变化多、热象偏重、易伤津液等特点，湿热病多表现为身热不扬、脾胃运化功能障碍、水液代谢失常、病势缠绵难愈等特点。

3. 具有明显的季节性、地域性

温病的发生与季节密切相关，如春季温暖多风，易发生温热病；长夏季节气温高而多雨，则多发湿热病。

我国地域广阔，各地自然环境及气候特点不同，因而所发生的温病病种也具有地域特点，如江南水乡气温偏高而水域广阔，所以多见湿热病。

4. 大多具有传染性、流行性

温病是外感时令之邪而为患，邪气自口、鼻、皮毛侵袭人体，在大多数情况下，病者可以通过呼吸或接触而由口、鼻传染他人，某些温病，如温疫，甚至可以造成大面积流行，但是也有些温病并不传染他人，所以说，温病大多具有传染性、流行性，但并不是所有的温病都必然传染。

5. 发展变化有独特的规律性

温病发展变化的一般规律是：由表入里、由浅入深、由轻转重、因实致虚、由功能失常到实质损伤。其最终结果，或邪气渐退而向愈，或邪盛正衰而导致死亡。

三、温病的病因

温病的病因，笼统地说是温邪，或称热邪。温与热同属阳邪，温为热之

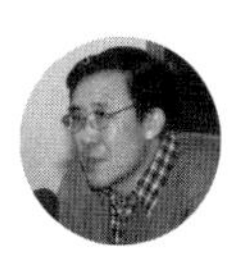

渐，热为温之甚。可以说，二者之间只有程度轻重的差别而无本质的不同，所以常称为温邪或热邪，或合称温热邪气。由于一年四季气候特点的不同，如春季温暖而多风、夏季暑热盛、长夏热而多湿、秋季（初秋）气温偏高而干燥，所以不同季节的热邪侵犯人体往往与其季节的主气相兼夹而呈多样性。温病的病因可以归纳为以下 7 种。

1. 风热邪气

风为春季之主气。春季温暖而多风，所以风热邪气为病多见于春季，其所导致的温病称为风温。如果冬季气候反常，应寒而反温，也可以产生风热邪气，其所导致的温病称为冬温。风温与冬温发病季节虽然不同，但病因相同，所以临床表现与辨治都相同。

风热为阳邪，其性开泄。感受风热邪气而发生的风温病，一般来说先伤及肺卫，初起多见发热，微恶风寒，咳嗽，舌边尖红，脉浮数等临床表现。风性善行而数变，因此风热为患往往变化迅速，很容易由肺卫内陷心包而出现神昏肢厥之变。

2. 暑热邪气

暑为夏季之主气。暑为热之极，独见于夏季，所以暑邪为病只发生于夏季，其所导致的温病称为暑温。暑为阳邪，其性开泄、升散。暑热邪气为患，多发病急骤，见高热恶热，汗出，口渴，脉洪数等热盛征象，进而耗损津液，甚至损及肝血肾精，而致亡阴脱液的重证。暑邪易耗气伤津，所以暑热为患又容易导致津气两伤，甚至成虚脱危证。

夏季不仅气候炎热，而且雨水较多，热蒸湿动，湿热弥漫，所以暑邪为患又往往夹有湿浊而发生暑湿病，其属湿热病范畴，多见热重于湿的类型，也称为暑热夹湿。应当指出，夏季虽然多湿，暑邪虽易夹湿，但并不等于暑必夹湿，所以暑邪为患有不夹湿与夹湿的区别，二者病变性质不同，临床表现与治法也都大不相同。

暑温病根据其夹湿与否分为暑热病和暑湿病两种类型。暑邪不夹湿而为患，称为暑热病，属温热病范畴；暑邪夹湿而为患，称为暑湿病，属湿热病范畴。

夏季感受暑热或暑湿邪气而发生的温病，除暑温病外，还有冒暑、暑咳、中暑、暑厥、暑秽等。

3. 湿热邪气

湿为长夏之主气。长夏气温高而多雨，自然界湿热弥漫，这个季节人体最易感受湿热邪气而为患，其所导致的温病称为湿温。

湿为阴邪，热为阳邪。热与湿合，如油入面，热蕴湿中，难解难分，湿遏则热伏，热蒸则湿动，所以湿热病初起往往以湿邪为患的特点更为突出，多表现为湿重于热。因为湿性重浊黏腻，阻滞气机，易困脾胃，所以湿热病过程中多见身热不扬、头身困重、神识呆痴、胸脘痞闷、纳呆不饥、大便溏滞、舌苔白腻、脉濡等临床表现。

4. 燥热邪气

燥为秋季之主气。早秋季节，天气晴朗，秋阳曝晒，气温高而干燥，人体易感受燥热邪气而为患，其所导致的温病称为温燥，属温热病范畴。而深秋季节，西风萧瑟，气候清凉，人体易感受凉燥邪气而为患，其所导致的疾病称为凉燥，因其无热邪，所以不属温病范畴。秋季因燥邪而致病者，均称为"秋燥"，但因为有燥邪与热邪相合或与寒凉之邪相合的区别，所以病种有温燥与凉燥之分，二者证治不同，应当加以区分。

燥热邪气易伤津液，病变初起多先侵袭于肺，消耗肺津而见口、鼻、唇、咽、皮肤干燥，干咳无痰，小便短少，舌苔干燥等津液损伤的临床表现。燥热邪气为患一般以损伤肺、胃、大肠津液为主，如辨治及时，一般易于痊愈，不至于出现危重证候。

5. 伏寒化温

寒为冬季之主气。外感寒邪为患，一般是导致伤寒病，可见寒邪并非温病的病因。但是有的发于春季的温病，初起没有明显的表证阶段，而是开始即以里热证为主，与春季外感风热邪气所致的风温病初起先见表证，然后再

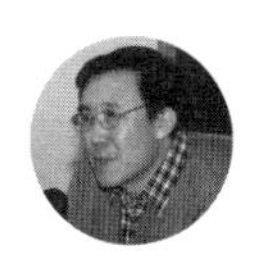

由表入里的临床表现大相径庭，因此就把这种温病命名为春温。

春季气候并不炎热，为什么春温病初起就见里热炽盛呢？究其原因，古代一些医学家认为，这类病变并非感受春季的风热邪气为患，而是冬季感受了寒邪。如果人体阳气不虚或属阴虚火旺体质，邪气就伏于体内，郁而化热，至春季气候温暖，人体腠理疏松，体内所伏的郁热就自内而向外发。因为热邪是自里而发，所以初起即见里热证，这种发病类型称为伏邪自发。如果春季又感受时令之邪而引动体内伏热，初起可以见表里同病，但以里热为主，这种发病类型称为新感诱发。在伏邪自发型中，如果人体属阳盛体质，则病发于气分，初起见气分里实热证；如果人体属阴虚火旺体质，则发于营分，初起见营分虚实夹杂证。在新感诱发型中，如果人体属阳盛体质，则初起见卫气同病；如果人体属阴虚火旺体质，则初起见卫营同病。

由上面所讲述的内容可知，寒邪并非温病的直接致病因素，但如果冬季感受寒邪伏于体内，郁而化热，转化成温热邪气，至春季而发，也可以导致温病，而导致温病发生的直接病因，还是温热邪气。这种病因的产生就称为“伏寒化温”，由此而产生的理论，称为“伏气温病”或“伏邪温病”学说。追本溯源，这种学说的理论基础是导源于《素问・生气通天论》所说的“冬伤于寒，春必病温”的论点。

6. 温热毒邪

温热毒邪也称为温毒邪气，或简称“温邪”，这种邪气所导致的温病称为“温毒”。可见，“温毒”一词有两种含义，一是指病因，一是指病种。“温毒”为病，除具有一般温病的特征之外，还具有两个特点：一是局部红、肿、热、痛，甚或溃烂；二是具有传染性。也正是由于这两个特点，才称其为“毒”，以示与一般温病的区别。可以说，“温毒”是具有“毒”的临床特点的一类温病，究其属性，多属温热病范畴。还应当说明的是，“温毒”并非一个具体病名，而是具有“温毒”特点的一类温病的总称，它包括的病种较多，临床常见的有痄腮（流行性腮腺炎）、大头瘟（颜面丹毒）、烂喉痧（猩红热）等。

7. 疫疠邪气

疫疠邪气又称“疠气”“戾气”，是一类具有强烈传染性的致病因素，其所导致的温病，统称为温疫。疫，就是传染之意，温疫与一般温病的不同点就在于传染性的强弱。一般把不传染或传染性不强的病种称为温病；而把发病急骤，病情严重，传染性强烈，甚至造成大流行的一类温病加一“疫”字，称为温疫。可见，温疫就是温病中传染性极强的一种类型，因其起病急骤，病势暴戾，所以将其病因称为“疠气”“戾气”。究其性质，也不外乎温热性疠气和湿热性疠气两类，因此，温疫也有温热病与湿热病之分。温疫并非一个具体病名，而是具有强烈传染性，甚至造成大流行的一类温病的总称，它包括的病种较多，如传染性极强，造成大流行的重型流感、疫痢、霍乱、鼠疫等。

中医温病学病因学说的产生是从长期的临床实践中总结出来的，是对各种温病的临床表现进行综合归纳，运用中医学理论进行分析而推究出的致病因素，这种通过分析证候而探求病因的方法，称为“辨证求因”或“审证求因”。从现代的观点来看，温病包括多种感染性疾病，其中也包括多种传染病，其发病大多由病原微生物感染所致。由于历史条件所限，古代医学家还不可能直接观察到病原微生物，因而对温病的病因以外感立论，从六淫、温毒、疠气方面去认识，从而不断完善、提高，发展成完整而严密的辨证论治理论体系，成为中医学伟大宝库中的一个重要组成部分，有效地指导着临床实践。

自然界存在着风热、暑热、湿热、燥热、寒（伏寒化温）、温毒、疠气等温病的致病因素，但这些病因是否一定会引起发病？在同样的环境条件下，为什么有人发病，而又有人不发病？温病发病的机制如何？温病的种类有哪些？对这些病种如何划分才更有利于指导临床实践？这就涉及下面所要讲的温病的发病、温病的病机与温病的分类。

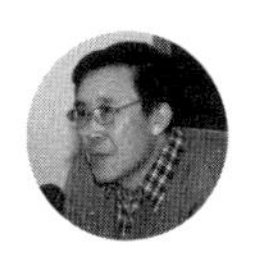

四、温病的发病

温病的致病因素侵入人体的途径是口、鼻、皮毛这些人体与外界相通的体表器官、组织。邪气是否能通过这些途径侵入人体而发病，一旦侵入人体之后会发生哪种类型的温病，就涉及发病因素与发病类型的问题。

1. 发病因素

温病的发病因素可以概括为体质因素、自然环境因素和社会因素三个方面。

（1）体质因素

体质因素是指人体正气的充盛与否，抗邪能力的强弱，这是温病发病与否的决定性因素。《素问遗篇·刺法论》说“正气存内，邪不可干”，明确指出了人体正气充盛，对外界致病因素的防御能力强，抗邪有力，则邪气难以干扰、侵犯人体。一般来说，在正气充盛的情况下，邪气就不容易侵犯人体，也就不会发生温病。

（2）自然环境因素

自然环境是人类生存的依托，生存环境的优劣直接影响着人类的生活质量，也与温病的发生与否密切相关。如环境优美，气候变化正常，就不容易发生温病；而环境恶劣，气候变化反常，或空气污染，或暴寒暴热，或干旱淫雨，就极易导致温病发生甚至流行。

自然界一年四季的气候有别，不同地区的气候特点各异，也都直接影响着温病的发生和病种的不同。如夏季炎热多雨或江南水乡炎热潮湿，就容易发生湿热病；干旱季节或干旱地区就容易发生温热病。

（3）社会因素

社会因素包括社会制度、社会的发达程度和科学技术水平等诸多方面，其对温病的发生也有着直接影响。古人说：“大乱之后，必有大疫。”“大灾之后，必有大疫。”这就指出，如果连年战乱或发生水旱灾荒，而社会保障

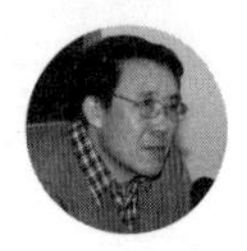

制度又不完善，科学技术水平落后，对战后、灾后疾病的防治措施不力，就必然引起温疫的流行。反之，如果预防措施及时、得当，则可以控制其发展，使其不致造成大流行。

2. 发病类型

温病的发病类型是指温病发生后，病变初起所表现出的证候类型。温病的种类虽多，但发病初起的临床证候，不外先见表证和初起即见里热证两种类型。一般来说，初起先见表证者，称为新感温病；初起即见里热证者，称为伏气温病，或称为伏邪温病。

（1）新感温病

感而即发的温病，称为新感温病。也就是说，感受邪气当时就发病，因为邪气首先侵犯体表，所以新感温病的临床特点是初起先见发热、微恶风寒、脉浮数等表证症状，继而再由表入里，由浅入深。因其初起有一个明显的表证过程，病位浅而病势轻，对人体损害尚轻浅，如能及时采取措施，治疗也较容易，所以预后较好，常见病种如风温、湿温、温燥、冬温等。

（2）伏气温病

伏而后发的温病，称为伏气温病。因为伏气温病的发病特点与其发病季节的主气，也就是气候特点不相符，比如春温发于春季而初起即见里热炽盛证，伏暑发于秋、冬而初起即见暑热或暑湿内蕴之证，所以古代一些医学家就认为，这类温病是感受邪气的当时并不发病，邪气伏于体内，过一段时间后伏邪自发，或伏邪由新感诱发。因其以伏邪为主而发病，因此，伏气温病的临床特点是初起即见高热、口渴、心烦、舌苔黄、脉数等里热证症状，或者虽然兼见表证而呈表里同病，但仍以里热为主，表证时间短暂。因其热邪伏于里，未发病之先已有伤阴趋势，发病之后，热势鸱张，继续伤阴，所以伏气温病往往来势迅猛，阴伤较甚，病情深重，常见病种如春温、伏暑等。

应当说明的是，暑温虽然属新感温病，但是病变初起往往不见表证而直接见里热证，叶天士所说的“夏暑发自阳明”就是指此而言。造成暑温这种发病特点的原因有两个方面：一是夏季气候炎热，人体的生理功能处于腠理开泄状态，使邪气有可入之隙；二是暑为热极之邪，致病力强，易于侵入体

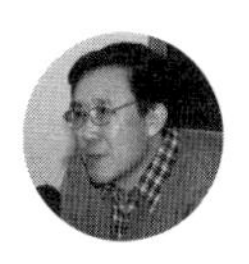

内。以上两种原因，就导致暑邪伤人直入于里而初起就见里热证。因为暑温病的这种发病特点是由夏季炎热的气候特点所决定的，发病与季节的主气相符，所以它虽然初起就见里热证，但仍属新感温病的范畴。

了解新感温病与伏气温病的学说，主要在于解释初起先见表证与初起即见里热证这两种温病发病类型的不同。从临床治疗来讲，不论是新感温病还是伏气温病，都必须按温病的辨证纲领辨治，而不必拘于新感与伏气之别。

五、温病的病机

温病病变的机制，总括来说是各种温病的致病因素侵袭人体后，正邪相争，从而扰乱了人体的正常生理功能，导致人体动态平衡的破坏，出现脏腑功能失常，气血阴阳失调的病理性改变。由于致病因素有别，侵袭人体后所造成的病种各异，每个病种的病变机制及临床表现也就有所不同，这些内容将在温病的辨治中再具体介绍。

六、温病的分类

温病的种类繁多，临床表现各异，因而辨治也就有所不同。在临床中为了执简驭繁，便于对各种温病进行诊断、鉴别诊断及辨证论治，有必要根据某些共性对其进行分类。温病的分类方法一般有三种：一是根据病名分类；一是根据发病类型分类；一是根据病变性质分类。

1. 根据病名分类

由于四时气候不同，致病因素有别，发生于不同季节的温病其临床表现和发展变化规律也有所差异。古代温病学家以发病季节为主，把各种温病在加以“温”字的前提下，分别命以不同名称，作为对温病进行分类的一种方法。这些名称中有以季节命名的，如春温、冬温；有以季节的主气也就是

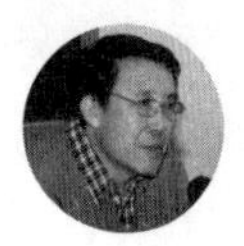

气候特点命名的，如风温、暑温、湿温；有以季节与其主气结合命名的，如秋燥；也有以病变特点及流行特点命名的，如温毒、温疫；还有以其伏而后发命名的，如伏暑。下面将几种常见温病病名的概念及特点分别进行简要讲述。

（1）风温

风温是发生于春季的新感温病。它是因感受风热邪气而致病，初起先见发热、微恶风寒、头痛、咳嗽、口微渴、无汗或少汗、舌边尖红、苔薄白、脉浮数等肺卫表证的临床表现，继而由表入里，深入发展，可以传入肺、胃、大肠气分；也可以逆传心包，深入营分，如西医学中的流行性感冒、急性支气管炎、支气管肺炎、大叶性肺炎等。

（2）春温

春温是发生于春季的伏气温病。因其初起就以里热为主，与春季的主气不相符，古人认为是冬季感寒，伏寒化温，春季自内而发或由新感诱发，初起就以里热证为主，或发于气分，或发于营分，进一步发展可致神昏、动风、出血，甚至耗损真阴而致亡阴脱液，来势凶险，病情严重，如西医学中的重型流感、流行性脑脊髓膜炎等。

（3）暑温

暑温是发生于夏季（夏至到处暑期间）的新感温病。因为夏季或炎热干旱，酷暑炎炎，或炎热多雨，湿热熏蒸，所以暑温又有暑热病与暑湿病之分。

暑热病：是感受暑热邪气引起的以里热证为主的暑温病，属温热病范畴。

暑湿病：是感受暑湿邪气引起的以里湿热证为主且多见热重于湿的暑温病，属湿热病范畴。

在暑温病中，无论是暑热病还是暑湿病，都发病急骤，病情较重，多见窍闭神昏、动风、出血之症。如果暑温病出现动风证候，又称为“暑风”或“暑痫”。暑温病出现咯血、衄血、吐血的证候，又称为“暑瘵”，如西医学中的流行性乙型脑炎、钩端螺旋体病等。

由于夏季气候或干旱炎热，或湿热熏蒸，所以发生的温病病种较多，除暑温外，还有一些其他暑病，择其常见者简介如下：

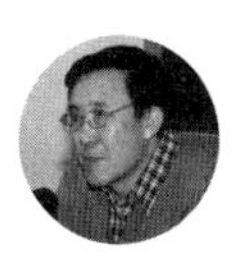

①冒暑、暑咳　冒暑是夏季偶然感受暑热或暑湿邪气引起的病变，其病变部位在口、鼻、皮毛与肺，病位浅而病情轻，一般仅见发热恶寒、头晕等临床表现，如以咳嗽见症为主者，又称为暑咳，如西医学中的夏季感冒或上呼吸道感染。

②中暑、暑厥　夏季在烈日或高温下作业，暑热邪气卒中人体而致高热、突然昏倒、不省人事者，称为中暑，如果中暑而又见四肢厥逆者，称为暑厥，如西医学中的中暑、中暑并发休克。

③暑秽　暑湿秽浊之气猝中人体而致发热、头痛、烦躁、胸脘痞闷甚则神昏的病证，是中暑的另一种类型。

（4）湿温

湿温是发生于长夏季节的新感温病。它是因感受湿热邪气而致病，初起见恶寒发热、身热不扬、身重、脘痞、舌苔白腻、脉濡等临床表现，以脾胃为病变中心部位，导致水液代谢失常，病程长，缠绵难愈，如西医学中的伤寒、副伤寒，以及其他沙门菌属感染的疾病、钩端螺旋体病、急性期血吸虫病等。

（5）温燥

温燥是发生于秋季的新感温病。它是因感受燥热邪气而致病，初起先见肺卫表证，并有燥伤肺津的特点，进而可伤及胃肠津液，一般病势轻浅，病程短而易于痊愈，如西医学中的上呼吸道感染、急性支气管炎、支气管肺炎等。

（6）伏暑

伏暑是发生于秋、冬季节的伏气温病。因其初起即见暑热病或暑湿病的临床表现，与秋、冬季节的主气不相符，古人认为是夏季感受暑热邪气或暑湿邪气，当时不发病，邪气内伏，至秋、冬季节由时令之邪所诱发，所以称之为“伏暑”，初起多见表里同病，或见卫气同病，或见卫营同病，进而发展为暑热或暑湿里证，多深入营、血分，导致窍闭神昏的重症，起病急骤，病势深重，且缠绵难愈，如西医学中发于秋、冬季节的流行性感冒、流行性乙型脑炎、钩端螺旋体病、伤寒、流行性出血热等。

（7）冬温

冬温是发生于冬季的新感温病。它是冬季气候反常，应寒反温，人体感受风热邪气而致病，其病变及证治与风温相同。

（8）温毒

温毒是感受温热毒邪而引起的，具有传染性的新感温病，除一般温病见症外，又有局部红、肿、热、痛，甚或溃烂的特点。温毒是一类温病的总称，它包括痄腮（流行性腮腺炎）、大头瘟（颜面丹毒）、烂喉痧（猩红热）等病。

（9）温疫

温疫是感受疫疠邪气所引起的具有强烈传染性、易造成大流行的新感温病。温疫是一类温病的总称，它包括传染性极强，易造成大流行的重型流感、疫痢、霍乱、鼠疫等病种。

除上述病名外，温病的其他病名也很多，如疟疾、痢疾、黄疸、湿热痹等。

关于温病的病名，历代温病学家的说法不尽相同，对每一个病名的界定也不完全一致，因而就难免有一病数名，或名同而病异的混乱现象。应该说，温病的每个病名，一般能涵盖该病的发生发展规律，对临床治疗有参考作用，它在历史上曾经起过积极作用，作为温病的一种分类方法，也有一定的意义，但总起来看，病名分类这种分类法，没能更好地突出“证候”的概念。温病虽然种类繁多，名称各异，但从病变性质来看，不外温热病与湿热病两大类，依此归类，则对温病临床辨证论治更具指导意义，因此本讲座仅将温病的病名作为一般的概括介绍，而其辨治方法，则按温热病与湿热病分类。

2. 根据发病类型分类

所谓根据发病类型分类，就是根据温病有感而即发，初起先见表证者，有邪气伏而后发，初起即以里热证为主者的不同临床特征，将温病分为新感温病与伏气温病两类。这种分类方法，旨在说明温病初起的发病类型，“证候”的概念也不够突出。新感温病与伏气温病虽然初起发病类型不同，究其病变性质也不外乎温热病与湿热病两类。

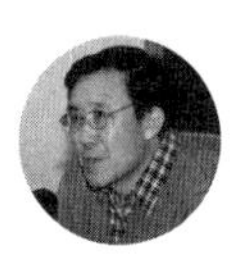

把根据发病类型分类与根据病名分类这两种分类方法联系起来看，属新感温病的有风温、暑温、湿温、温燥、冬温、温毒、温疫等；属伏气温病的有春温、伏暑等。

3. 根据病变性质分类

温病的名称虽多，发病的类型虽有不同，但从其致病因素及其临床表现来看，其病变性质不外温热病与湿热病两大类。因感受温热邪气而发病，具有起病急、传变快、变化多、热象偏重、易伤津液等特点的称为温热病；因感受湿热邪气而发病，具有身热不扬、脾胃运化功能障碍、水液代谢失常、病势缠绵难愈等特点的称为湿热病。

把根据病变性质分类与根据病名分类的两种分类方法联系起来看，属温热病的有风温、春温、暑温中的暑热病、秋燥中的温燥、冬温、温毒、因温热性疠气而致病的温疫等；属湿热病的有暑温中的暑湿病、湿温、伏暑、因湿热性疠气而致病的温疫等。温病的 3 种分类方法及其相互关系可以归纳为下面的简表。

温病的 3 种分类方法及其相互关系简表

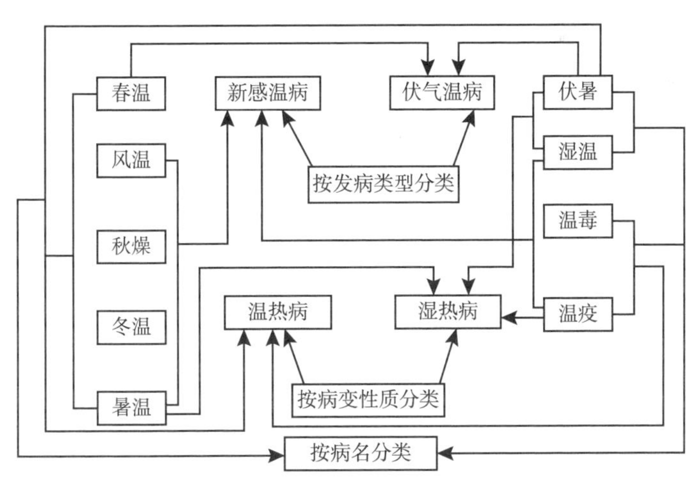

从表中可以看出，在 3 种分类法中，以根据病变性质分类的方法最能概括温病的全貌，最能反映不同温病的性质及临床特点，而且更能突出“证候”的概念，便于掌握两类不同性质温病的发生发展规律，从而执简驭繁地

对温病进行辨证论治。

七、温病与伤寒

温病与伤寒都属外感病的范畴，但是因为感受邪气的性质不同，二者又有很大区别，因此搞清伤寒与温病之间的关系，对于学习、掌握温病学是非常必要的。

伤寒，在中医历代文献中有广义与狭义两个概念。广义伤寒，是一切外感热病的总称，它既包括外感寒邪而发病的伤寒，也包括外感热邪而发病的温病，因此，温病与广义伤寒是隶属关系，温病隶属于广义伤寒，如《素问·热论》所说的“今夫热病者，皆伤寒之类也”，显然是将温病包括在广义伤寒之中。《难经·五十八难》所说的“伤寒有五：有中风、有伤寒、有湿温、有热病、有温病”，其中“伤寒有五”中的“伤寒”是指广义伤寒，是一切外感热病的总称，而“有伤寒”的“伤寒”是与中风、湿温、热病、温病并列的狭义伤寒，只是外感热病中的一个种类。这句话中“有温病”所指的“温病”，虽然与现代所讲的温病概念有所不同，但从文中可以明显看出，狭义伤寒与温病是并列关系。

对温病与伤寒的不同之处论述最为深刻的古代学者当首推清代著名医学家叶天士。他以高度概括的语言，精辟地分析了温病与伤寒的病因病机、发生发展规律、对人体损伤的机制，以及发展趋势的不同，从而奠定了温病学的理论基础，把温病从伤寒的范畴中分化出来，形成了独立的温病学体系。下面从四个方面对温病与伤寒的不同进行分析。

1. 温病与伤寒病因病机及发生发展规律的不同

叶天士《温热论》第一条说：“温邪上受，首先犯肺，逆传心包。肺主气属卫；心主血属营。辨营卫气血虽与伤寒同，若论治法，则与伤寒大异也。”这段话不仅论述了温病的发生发展规律，而且高度概括地总结了温病与伤寒的鉴别要点。

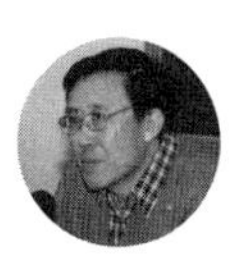

“温邪”二字，明确指出了温病的致病因素是温热邪气，这就把温病与外感寒邪所导致的伤寒病从病因上严格区分开，明确了二者性质的不同。

“上受”二字，指出了温热邪气侵入人体的途径。其“上”字含义有二：一是指口、鼻，温热邪气袭人，自口、鼻而入；一是指肺，肺居上焦，开窍于鼻，肺气通于口、鼻，且外合皮毛，主表，温热邪气袭表，自口、鼻、皮毛而入，导致肺的卫外功能失常而发生表证，所以说病自“上受”。

“首先犯肺”一句，指出了温病初起的病变部位。其“犯肺”，不是单纯指肺脏，而是指肺系而言。从中医学的整体观念来看，五脏不是孤立的脏器，而是以脏为中心，通过经络与其相表里的腑以及体表的组织器官相联系的功能系统。肺系，就是以肺脏为中心，通过手太阴肺经与体表的口、鼻、皮毛相联系的一个系统。温热邪气侵袭人体，首先导致肺系病变，所以说“首先犯肺”。

“逆传心包”一句，指出了温病的发展规律。“逆传”是与“顺传”相对而言。也就是说，如果温热邪气既不从肺系外解，又不顺传中焦阳明胃肠，就往往会出现逆传心包的险证。因为肺与心包同居胸中，所以肺系的温热邪气最易灼液成痰而蒙蔽心包。如果人体心气、心阴素亏，或温热邪气猖獗，或误用辛温发散药物而耗伤心气、心阴，则可导致邪气由肺系直接传入心包。其传变形式有两种：一是太阴卫分温热邪气不经太阴气分而直接传入心包，由卫分直接传入营分；一是太阴气分温热邪气不顺传阳明气分而直接传入心包营分。因为二者都来势迅猛，病情凶险，所以称为“逆传”，因其内逼心包，直犯心主，所以又称为“热陷心包”。上述温病发生发展规律可以归纳为下面的简表。

综上所述，温病是外感温热邪气而发病。温热为阳邪，主升散开泄，其性上行，其侵袭人体，始从上受，由口、鼻、皮毛而入，先侵袭手太阴肺系，进而深入发展，或顺传阳明胃肠，或逆传心包，终至肝肾，损伤真阴。

伤寒是外感寒邪而发病。寒为阴邪，主收引凝滞，其性下行，其侵袭人体，始从下受，先犯皮毛，袭于足太阳膀胱经，进而深入发展，传入阳明胃肠，终至三阴脾、肾、肝，损伤阳气。因为寒邪重在伤人阳气，所以无灼液成痰逆传心包之变。

温病发生发展规律简表

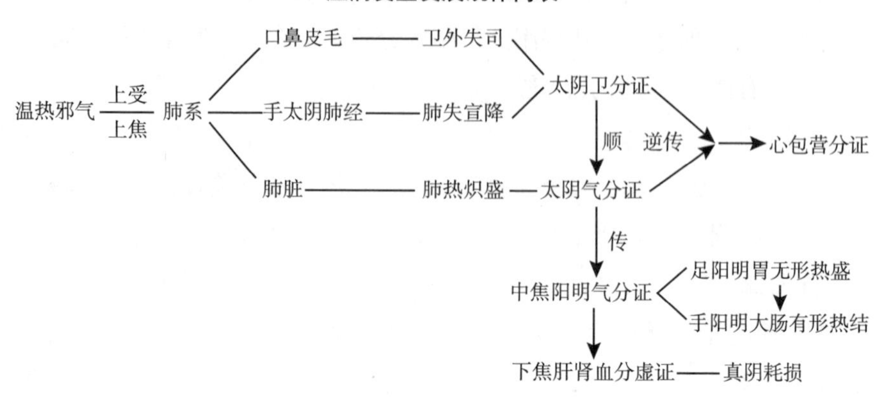

温病与伤寒，病因有温邪与寒邪之分；发病初起有温邪上受于手经与寒邪下受于足经之别；其传变规律有温病顺传阳明胃肠或逆传心包，终至三阴而伤阴与伤寒三阳传变终至三阴而伤阳之异。所以叶天士在本条最后强调指出："辨营卫气血虽与伤寒同，若论治法，则与伤寒大异也。"

2. 温病与伤寒对人体损伤的机制和证治的不同

叶天士指出，温病"辨营卫气血虽与伤寒同，若论治法，则与伤寒大异也。"既然温病与伤寒均可导致人体营卫气血损伤，然二者治法又"大异"，可见二者所损伤的虽然都是营卫气血，但损伤机制却大有不同，故其证治也大相径庭。下面以伤寒的太阳病为例，将其与温病做一比较，以见二者对人体营卫气血损伤机制与证治的差异。

（1）*辨营*

营，即营阴，是指血中津液。寒邪伤营，是导致营阴凝滞；温热邪气伤营，是灼伤营阴。可见，二者虽然都是伤营，但损伤的机制却不相同。

①伤寒寒伤营证候及治法　所谓寒伤营，是指太阳伤寒证候，其病机是寒邪束表，卫阳被郁，营阴凝滞，所以症见恶寒重，发热轻，无汗而喘，头项强痛，周身疼痛，舌苔薄白，脉浮紧。其头项强痛、周身疼痛、脉紧都是寒邪凝滞营阴的表现，所以称为"寒伤营"，这就如同水液遇寒而冻结。因其病变关键在于寒邪凝滞营阴，所以治疗应当辛温发汗，散寒解表，代表方剂如《伤寒论》的麻黄汤。

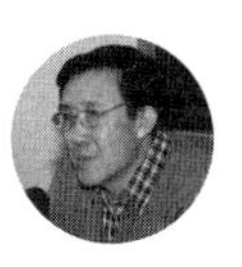

②温病营分证候及治法　温病营分证候的病机是温热邪气深入血脉之中，灼伤营阴，所以症见身热夜甚，口反不甚渴，或竟不渴，心烦躁扰不寐，甚或时有谵狂，舌红绛无苔，脉细数。这些症状都是热邪耗伤血中津液的表现，所以称为“营热阴伤”，这就如同水受热而蒸发。因其病变关键在于温热邪气耗伤营阴，所以治疗应当清营养阴，透热转气，代表方剂如《温病条辨》的清营汤。

（2）辨卫

卫，是指卫外功能。风寒邪气与风热邪气伤卫，都可以导致卫外失司，但因为邪气有寒、热之别，其损伤机制就必然有所不同。

①伤寒风伤卫证候及治法　所谓风伤卫，是指太阳中风证候，其病机是风邪外袭，卫外不固，营阴外泄，营卫不和，所以症见发热，恶风，汗出，头痛，鼻鸣，干呕，舌苔薄白，脉浮缓。因其病变关键在于风邪外袭，卫外不固，所以称为“风伤卫”，又因其风邪夹寒，所以治疗应当用辛温之剂以解肌祛风，调和营卫，代表方剂如《伤寒论》的桂枝汤。

②温病卫分证候及治法　温病卫分证候的病机是风热邪气外袭，卫外失司，肺失宣降，所以症见发热，微恶风寒，无汗或少汗，头痛，咳嗽，口微渴，舌边尖红苔薄白，脉浮数。因其病变关键在于风热邪气外袭，所以治疗应当用辛凉轻剂以疏风透热，代表方剂如《温病条辨》的银翘散。

（3）辨气

气，是指脏腑功能。在伤寒太阳病中，寒邪引起的气分证是气化不利，水液停蓄；在温病中，温热邪气引起的气分证是脏腑功能亢奋，里热炽盛。二者虽然都是导致脏腑功能失常，但损伤的机制不同。

①伤寒气分证候及治法　伤寒太阳病的气分证候称为太阳蓄水证，病机是太阳经证不解，风寒邪气循经入腑，导致膀胱气化功能障碍，所以症见发热，恶风，汗出，烦渴，水入则吐，小便不利，脉浮。因其病变关键在于气化不利，以致水蓄膀胱，所以称为病在“气分”，治疗应当外疏内利，通阳化气行水，代表方剂如《伤寒论》的五苓散。

②温病气分证候及治法　温病气分证候的病机是温热邪气入里，导致脏腑功能失常，其证候虽因所在脏腑不同而各异，但其共同特点是邪气盛而

正气不衰，正邪激争，功能亢奋，呈现一派里热炽盛之象，所以症见高热恶热，心烦，口渴，舌红苔黄，脉数有力。因其病变关键在于里热炽盛，所以治疗应当清泄热邪，代表方剂如《温病条辨》的白虎汤。

（4）辨血

血，是指血液。伤寒以蓄血证候为主，温病则以动血与耗血证候为多。因为二者邪气性质有异，所以对血的损伤机制也有所不同。

①伤寒血分证候及治法　伤寒太阳病的血分证候，称为太阳蓄血证，其病机是太阳表邪化热入里，循经深入下焦，热入血络，耗伤血中津液，致使血液黏聚成瘀，瘀血与热邪互相搏结于少腹，所以症见：少腹急结或硬满，精神如狂或发狂，小便自利，舌紫暗或有瘀斑，脉沉涩。因其病变关键在于瘀血与热邪相互搏结，所以称为病在“血分”，治疗应当泄热逐瘀，代表方剂如《伤寒论》的桃核承气汤、抵当汤。

②温病血分证候及治法　温病过程中热邪深入下焦，也可以导致蓄血证候，其治法与伤寒也大体相同，但温病是热邪为患，其对血液危害严重，所以温病血分证的范围远较伤寒为广。温病的血分证，大致可以分为动血与耗血两大类。

动血是指热邪鼓动血液而造成的出血证候，病机是热邪灼伤血络，迫血妄行，致使血不循经，溢出脉外而导致人体各部位出血，所以症见身热，躁扰昏狂，或吐血，或衄血，或便血，或尿血，或妇女非时经血、量多色紫，或发斑，斑色紫黑，舌紫绛而干，脉数。因其病变关键在于热邪动血，所以治疗应当凉血散血，代表方剂如《温病条辨》的犀角地黄汤。

耗血是指热邪耗伤血液而造成的阴血耗损证候，其病机是热邪耗伤血液，甚则耗损肝血肾精而导致真阴耗损，所以症见低热，五心烦热，口干舌燥，心悸，神倦，甚则神昏，瘛疭，耳聋，舌强，舌红绛少苔，脉虚大或迟缓结代。因其病变关键在于热邪耗血伤阴，所以治疗应当滋阴养血以清虚热，代表方剂如《温病条辨》的加减复脉汤、大定风珠等。

3. 温病与伤寒由表入里传变的机制及发展趋势的不同

叶天士《温热论》第二条说：“盖伤寒之邪留恋在表，然后化热入里，

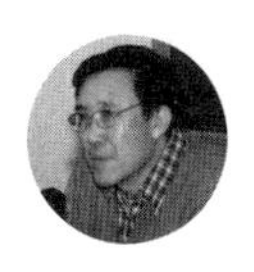

温邪则热变最速。”这句话概括地指出了温病与伤寒由表入里传变的机制不同，也提示了二者发展趋势的不同。

（1）伤寒由表入里传变的机制及其发展趋势

伤寒初起，寒邪束表，腠理闭塞，使卫阳被郁不得外达，临床以恶寒为主症，必待卫阳之气郁极而发，正气奋起驱邪，才出现正邪交争而发热。因为寒邪留恋，所以这段时间持续较长，《伤寒论》所说的“太阳病，或已发热，或未发热，必恶寒……”就指出了伤寒初起、寒邪留恋在表的这一特点。如果表寒不解，而且人体阳气充盛，经过一段较长时间，阳气勃发，正邪激争，寒邪才能逐渐化热入里而传入阳明，这就是叶天士所说的“盖伤寒之邪留恋在表，然后化热入里”。从发展趋势来看，伤寒的寒邪化热入里传入阳明的过程，也就是阳气与寒邪交争的过程。在这个过程中，寒邪化热要大量消耗阳气，可以说，伤寒能由太阳表寒证发展为阳明里实热证，是以阳气的耗伤为代价的。如果患者素体阳虚，阳气无力与寒邪抗争，伤寒是不会出现阳明病的，其发展趋势一般是太阳表寒入里而成为太阴虚寒证，通常所谓“实则阳明，虚则太阴”即指此而言。

由此可见，伤寒传入阳明，尽管由于人体阳气充盛，表现为里实热证，但是已经潜伏着阳气被寒邪所伤的危机，在阳明阶段又呈现持续高热，热邪继续耗气伤津，阳气已耗而再耗，其结局往往是阳气大伤，导致三阴虚寒、亡阳厥逆之证。

（2）温病由表入里传变的机制及其发展趋势

温病初起，温热邪气袭表，腠理开泄，卫阳当即奋起驱邪，正邪交争，临床以发热为主症而兼微恶风寒，而且因热邪耗伤津液而见口微渴。如果表证不解，热邪就很快直接由表入里，或顺传阳明胃肠气分，或逆传心包营分而转为里热证。因其邪气性质本为温热，不需经过转化，所以由表热转为里热的传变过程迅速而为时短暂，这就是叶天士所说的“温邪则热变最速”。从发展趋势来看，温病是温热邪气直接由表入里，热邪在卫分的表证阶段就已经耗伤津液，入里之后，无论是顺传阳明胃肠气分，还是逆传心包营分，都在继续伤津耗气，津液已伤而再伤，其结局往往是津枯液涸，进而深入肝肾，消灼真阴而导致真阴耗损，亡阴脱液之证。

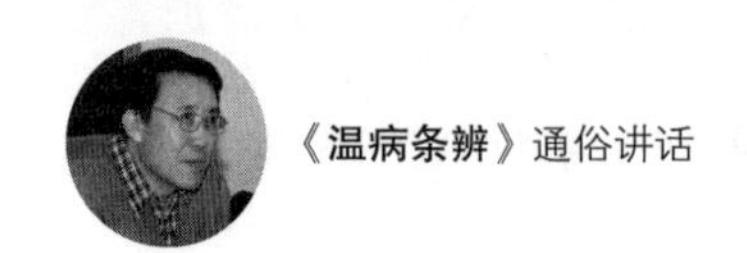

温病与伤寒由表入里传变的机制与发展趋势的不同可以归纳为下面的简表。

温病与伤寒由表入里传变的机制与发展趋势简表

伤寒 寒邪 → 足太阳表寒证 —留恋在表，化热入里／耗伤阳气→ 阳明里实热证 —耗气／伤津→ 三阴虚寒／亡阳厥逆 证

温病 热邪 → 手太阴卫分表热证 —热邪迅速入里／耗伤津液→ 逆传心包营分／顺传阳明气分 —伤津／耗气→ 真阴耗损／亡阴脱液 证

4. 湿热病与伤寒病因病机及传变规律的不同

上述内容重点论述了温病中的温热病与伤寒的不同，而温病中的湿热病与伤寒也同样存在着很大差异。叶天士《温热论》第三条说："……湿与温合，蒸郁而蒙蔽于上，清窍为之壅塞，浊邪害清也。其病有类伤寒，其验之之法，伤寒多有变证；温（湿）热虽久，在一经不移，以此为辨。"

这段话重点论述了湿热病与伤寒的不同。句中的"湿与温合"，就是指湿邪与温热两种邪气相合导致湿热病而言。湿热病初起，往往以湿邪为主，湿遏热伏，热蕴湿中，湿热郁蒸，上蒙清窍，就是叶天士所说的"蒸郁而蒙蔽于上，清窍为之壅塞"，同时还导致肺气不宣，脾失健运。湿为阴邪，重浊黏滞，湿热病初起，由于湿阻气机，卫气不宣，往往见恶寒发热、身热不扬、头身沉重疼痛，其证候与伤寒初起颇为相似，但伤寒初起是以头身疼痛为主，并无沉重感，其舌苔薄白而脉象浮紧，而湿热病初起则以头身沉重困顿为主，同时兼有疼痛，其舌苔腻而脉濡。

对湿热病与伤寒的不同，叶天士特别强调从二者的传变情况去进行辨析，以此作为鉴别要点。伤寒初起，寒邪侵袭足太阳膀胱经，虽然留恋在表，而一旦发生传变，则形式多种多样，或为少阳病，或为阳明病，或为三阴病，或为合病、并病等，而且在其传变过程中，证候又有表寒、里实热、里虚寒、寒热错杂等多种变化。湿热病初起，多见表里同病，邪气一旦入里，则往往以脾胃，特别是脾为病变中心。因脾主运化水湿，湿越滞则脾越困，而脾越困则湿越滞，互为因果而形成恶性循环，缠绵日久，难解难移，就如叶天士所说的"温（湿）热虽久，在一经不移"。文中的"温"字，应

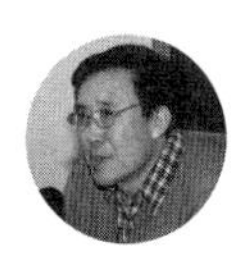

是“湿”字之误。

总起来看，在外感病的伤寒病、温热病、湿热病3种类型中，由于邪气的性质及特点不同，其病证的传变及变化情况也就大有差异。温热为阳邪，升散开泄，易伤津耗气，所以温热病传变最快，而且变化多端；寒为阴邪，收引凝滞，易伤阳气，所以伤寒病传变较慢，然而一旦发生传变之后，则又多有变化；湿为阴邪，重浊黏滞，易遏伤阳气，阻滞气机，热为阳邪，湿与热合，胶结难解，所以湿热病传变最慢，病程长，缠绵难愈，而且变化较少。

第三讲

温热病的辨证纲领与治疗原则

在第一讲中已经讲过，《温病条辨》的结构特点是以三焦为纲，病名为目，把六经辨证和卫气营血辨证穿插于三焦各病之中的辨证论治体系。书中的三焦辨证，是用来划分病变部位，把温病分为上焦温病、中焦温病、下焦温病三类不同的证候群，并标示出温病由上至下传变的内在联系。病名分类的目的，是根据病变的性质，把多种不同名称的温病分为温热病与湿热病两大类别。六经辨证，是用来判定病变所在的脏腑经络，从而补充三焦辨证的不足，二者相结合，对具体病证作出明确的定位诊断。卫气营血辨证的作用，是用来划分病变浅深轻重的四个不同阶段。细读《温病条辨》一书，可以明显地看出，书中的温热病是在三焦辨证与六经辨证相结合作出定位诊断的基础上，以卫气营血四个阶段来分别辨治的。也就是说，在《温病条辨》中，是以卫气营血辨证作为温热病的辨证纲领的。

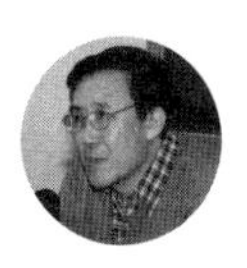

一、温热病的辨证纲领——卫气营血辨证

卫气营血辨证是清代著名温病学家叶天士所创立的温病辨证纲领。叶氏按温病发展过程中对人体损伤的部位与机制的不同，把温病分为卫、气、营、血四个阶段，全面揭示了温病由表入里、由浅入深、由轻转重、因实致虚、由功能失常到实质损伤的传变规律。叶氏虽然在《温热论》中提出了卫气营血辨证的理论体系，但在文章中对卫、气、营、血四个阶段的各种证候并未做详细讲述，所以吴鞠通说他："立论甚简，但有医案散见于杂证之中，人多忽之而不深究。"

吴氏在叶天士卫气营血辨证理论的指导下，撷取叶氏《临证指南医案》中有关温病验案的精华，结合自己的丰富实践经验，在《温病条辨》三焦篇中，列出了卫、气、营、血四个阶段的各种具体证候，使卫气营血辨证更为具体化，使后人更容易学习掌握。卫气营血辨证，是依据温热邪气对人体卫、气、营、血的损伤而产生的各种证候而创立的辨证纲领，它是以卫、气、营、血的生理概念为基础，以生理功能失常所产生的病理变化为依据而构建的辨证体系。所以要掌握卫气营血辨证的内容，必须首先掌握卫、气、营、血的生理概念，在此基础上，再进一步掌握卫气营血证候的病机与证候特点、卫气营血证候的传变规律及其相互关系。

1. 卫气营血的生理概念

卫气营血都是构成人体和维持人生命活动的基本物质，卫与气、营与血之间，卫气与营血之间在生理上都有着密切联系，下面简要地讲述它们各自的概念和相互关系。

（1）卫

卫，是指卫气，它是循行于人体周身，内而胸腹、肓膜，外而肌肉、皮毛，对人体各部位起温煦和保卫作用，主司腠理、毛孔的开合，从而调节体温并抵御外邪侵袭的阳气。可以说，卫气的生理功能就是人体一身之气对人体温煦、保卫功能的具体体现。

（2）气

气，是指人体的一身之气，它由受之于父母与生俱来的先天之气、饮食物中的水谷之气和自然界的清气三者相互结合而生成，它提供各脏腑活动的动力而产生脏腑功能。可以说，气就是正气、阳气，又称为真气、原气或真元之气，它是人体生命活动的动力，它的生理功能也就是全身各脏腑功能活动的外在反映。

（3）营

营，是血中之气和血中津液的统称，它来源于水谷精微，运行于经脉之中，通于心，是血液的组成成分。血中之气有推动血液运行的功能，称为“营气”；血中津液有营养人体和化生血液的功能，称为“营阴”。

（4）血

血，是指血液，它由水谷精微和肾精所化生，循经脉运行于周身，其生理功能是营养和滋润人体。

2. 卫气营血证候的病机与证候特点

温热邪气侵袭人体而发生的温热病，一般初起先侵犯体表，导致人体卫外功能失常；进而邪气入里，侵犯脏腑，导致脏腑功能失常；再深入发展，则热入血脉，灼伤营阴，进而耗血动血，损伤血液。

按照卫气营血辨证，可以把温热病的发展过程分为卫分证候、气分证候、营分证候、血分证候四大类别。也就是说，温热病的发展过程可以划分为温热邪气伤卫、伤气、伤营、伤血四个阶段。

（1）卫分证候

卫分证候，简称卫分证，是温热邪气由口、鼻、皮毛侵袭肺系，导致人体卫外功能失常、卫外失司的阶段，因为病在表，所以它是温热病的初期，也称初起阶段。其证候特点是发热，微恶风寒，头痛，咳嗽，口微渴，无汗或少汗，舌边尖红苔薄白，脉浮数。

（2）气分证候

气分证候，简称气分证，是温热邪气入里，侵犯脏腑，导致脏腑功能

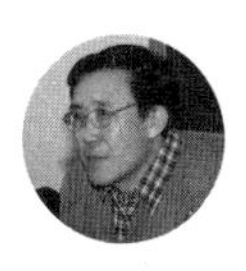

失常的阶段。气分证初起，脏腑功能往往呈现亢奋状态，称为气分实证；气分证后期，由于高热耗伤正气，有时可呈现脏腑功能衰竭状态，称为气分虚证。

①气分实证：温热邪气入里，则正气奋起驱邪，正邪相争于里，使脏腑功能处于亢奋状态。因为邪气所犯脏腑不同，或在肺，或在胃，或在肠，或在胆……所以气分证范围相当广泛，证候类型也多种多样，但因为都属邪气盛而正气不衰，所以都称为气分实证，临床见一派热象，它是温热病发展的中期阶段。因为正邪相争激烈，所以也称为极期阶段。其共同的证候特点是高热，不恶寒，反恶热，口渴饮冷，尿少而黄，舌红苔黄，脉数有力。

②气分虚证：在气分实证过程中，如果高热持续不退，耗气伤津，可以导致津气欲脱，甚至亡阳厥逆，因其属正气大伤，脏腑功能衰竭，所以称为气分虚证。其证候特点是身热骤退，大汗不止，气短神疲，脉微欲绝，甚或冷汗淋漓，四肢厥逆。

（3）营分证候

营分证候，简称营分证，是温热邪气深入血脉，灼伤营阴，导致血中津液亏损以及心神被扰的阶段，它是温热病的中、后期阶段。其证候特点是：身热夜甚，口反不甚渴，或竟不渴，心烦躁扰不寐，甚或时有谵狂，或见斑点隐隐，舌红绛无苔，脉细数。

（4）血分证候

血分证候，简称血分证，是温热邪气深入血脉，损伤血液，导致动血或耗血的阶段，它是温热病的后期阶段。

①动血：是指温热邪气深入血脉，灼伤血络，迫血妄行，导致血不循经、溢出脉外而见局部或全身各部位出血，以及心神被扰的证候，因其热邪炽盛，所以称为血分实证。其证候特点是身热，躁扰昏狂，或吐血，或衄血，或便血，或尿血，或女性非时经血、量多色紫，或发斑、斑色紫黑，舌绛紫而干，脉数。

②耗血：是指热邪耗伤血液，甚则耗损肝血肾精而导致真阴被损，甚至亡阴脱液的证候，因其阴血大伤，所以称为血分虚证。其证候特点是低热，五心烦热，口干舌燥，心悸，神倦，甚则神昏，瘛疭，耳聋，舌强、质红绛

无苔，脉虚大或弛缓结代。

3. 卫气营血证候的传变规律及其相互关系

由以上所讲述的内容可以看出，温热病的传变规律一般来说是按卫分证候→气分证候→营分证候→血分证候的顺序依次递传，逐步深入发展。反之，则病势逐步转轻。

卫分证候是温热邪气袭表，导致人体卫外功能失常的阶段，邪浅病轻；气分证候是温热邪气入里，导致脏腑功能失常的阶段，较之卫分证候邪深病重。二者虽然有浅深轻重的区别，但都属功能失常的病变，并无质的不同，因此说，卫分证是气分证的轻浅阶段，也有人说“卫为气之表”，二者可以统称为气病。营分证候是温热邪气深入血脉，灼伤营阴，导致血中津液耗损，心神被扰的阶段；血分证候是温热邪气深入血脉，鼓动血液而导致出血，或消耗血液而导致真阴耗损的阶段，较之营分证候更为深重。二者虽然有浅深轻重的区别，但都属血液被耗的实质性的损伤，并无质的不同，因此说，营分证是血分证的轻浅阶段，也有人说“营为血之表”，二者可以统称为血病。可以说，由卫分到气分是邪气深入、病情加重的量变过程，由营分到血分，也是邪气深入、病情加重的量变过程，而由卫、气到营、血，则不仅标志着病势更加深重，而且是由功能失常到实质损伤的质变过程。叶天士《温热论》第八条所说的“大凡看法，卫之后方言气，营之后方言血”这句话，就明确指出了卫、气与营、血之间的这种相互关系。所以说，卫气营血辨证就是表明温热邪气侵袭人体后，由表入里、由浅入深、由轻转重、因实致虚、由功能失常到实质损伤这个发展传变过程的辨证纲领。其关键在于辨明温热邪气对人体功能活动与营养物质——也就是气与血的损伤过程，所以说，卫气营血辨证的核心是气血辨证。

需要说明的是，由于人体禀赋的差异，邪气性质、邪气轻重的不同，治疗的及时和恰当与否，卫气营血传变的规律也不是固定不变的。如果体壮邪轻，治疗及时、得法，则邪气可从卫分、气分而解，未必深入营分、血分；体虚邪重，或治疗不及时、不得法，则邪气可以由卫分而逆传入营；还有初起就发于气分或发于营分者；有初起就见卫气同病或卫营同病者；有气分证

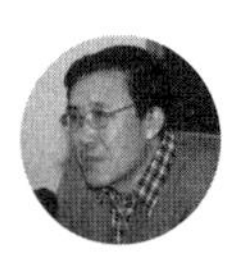

未罢而营热已起的气营两燔者；有气分高热直入血分而呈气血两燔者。

卫气营血证候的传变规律及其临床表现虽然多种多样，错综复杂，但是又万变不离其宗，只要掌握了卫、气、营、血四个阶段各自的病机及其证候特点，就能抓住辨证关键，进行及时而准确的治疗。可见，卫气营血辨证对温热病的临床辨治具有重大指导意义。总的来说，其临床意义可以概括为三个方面：一是概括了温热病发展传变过程四个阶段中的四类证候群；二是揭示了温热病发展传变的一般规律；三是标明了温热病各阶段病位的浅深、病情的轻重、正邪的盛衰。上述三者互相联系，为临床论治及判断预后提供了可靠的依据。

二、温热病的治疗原则

因为温热病是外感温热邪气为患，所以总的治疗原则是以寒凉药物清泄热邪，就是《素问·至真要大论》所说的“热者寒之”“治热以寒”。在这个大前提下，再针对病变所在的部位以及卫气营血的不同阶段，选用相应的寒凉药物进行治疗。

关于三焦各部位的治疗，吴鞠通提出了“治上焦如羽，非轻不举；治中焦如衡，非平不安；治下焦如权，非重不沉”的治疗原则。这就是说，治疗上焦温病，要用质地轻扬的药物以透泄表邪，举邪外出；治疗中焦温病，要调整脾胃的升降功能，使其恢复平衡；治疗下焦温病，要用重镇沉降的药物以滋阴潜阳。

关于卫气营血各阶段的治疗，叶天士在《温热论》中有具体论述。对卫分证候的治疗，叶天士说“在表，初用辛凉轻剂”，又说“在卫汗之可也”。就是说，治疗卫分证应当选用辛凉轻扬的药物，清透在表之风热，使邪气得除，营卫通达而病解汗出。对气分证候的治疗，他说“到气才可清气”。就是说，治疗气分证应当选用寒凉清热的药物以清泄热邪，临床一般以辛寒药物为主。对营分证候的治疗，他说要“凉血清热”，又说：“入营犹可透热转气”。就是说，治疗营分证应当选用清营凉血药物，再配伍清宣气分热邪之品以清透营分热邪，使之透出气分而解。对血分证候的治疗，他说“直须凉血散血”。就是说，治疗血分证应当选用凉血散血药物以凉血散瘀。

治疗温热病除了掌握卫、气、营、血四个阶段的治法外，还应当注意到，温热邪气易伤津液，可以说，在温热病过程中，自始至终都存在着热邪伤阴的问题，因此治疗温热病在泄热的同时，也要时时考虑到存阴，也就是保津、生津、养阴。由于热邪伤阴与内伤杂病的阴虚不同，所以用药应当选甘寒、酸寒、咸寒之品，使之润而不腻，补中有清。总之，温热病的特点是热邪伤阴，其治疗应当着眼于泄热存阴，泄热是手段，而存阴才是根本目的，即如前人所说：“存得一分阴液，便有一分生机。”

在温热病的治疗中，除了按卫、气、营、血四个阶段辨证论治外，还应当注意治疗禁忌，如忌辛温发汗、忌淡渗利尿、慎用苦寒药等，这些内容在第一讲中已经讲过，这里不再重复。

第四讲
上焦篇·温热病

在《温病条辨》中，上焦温病是指肺系和心的病变，称为“太阴温病”“少阴温病”。因为心包是心主的宫城，既可代心用事，又可代心受邪，所以上焦温病也包括心包的病变，称为“厥阴温病”。太阴温病包括卫分证和气分证，少阴温病和厥阴温病包括营分证和血分证，这就是叶天士所说的“肺主气属卫；心主血属营。”

在《温病条辨·卷一·上焦篇》中，吴鞠通把温病分为六门。风温、温热、温疫、温毒、冬温为一门，这五个病种都属温热病范畴。暑温为一门，伏暑为一门，这两门中既有属温热病类的暑热病，又有属湿热病类的暑湿病。在伏暑门中，吴氏特别用按语加以说明。云：“按：暑温、伏暑，名虽异而病实同，治法须前后互参，故中、下焦不另立一门。”湿温、寒湿为一门，在湿温中专论湿温病，在寒湿中论寒湿病是为了与湿温病相对照，以示鉴别。温疟为一门，其中既有属温热病的证候，也有属湿热病的证候。秋燥为一门，论述温燥病的证治，又有“补秋燥胜气论”一篇，论凉燥的证治，但凉燥不属温病的范畴。

本讲专讲“上焦篇”中的温热病。在讲评过程中，不按原书中的病名分门讲评，也不完全按照原书中条文的序号依次讲评，而是把上焦温热病按卫气营血辨证分为卫分证候、气分证候、营分证候、血分证候分类讲评，以便于大家对温热病的卫气营血辨证形成一个系统、完整的概念。在《温病条辨》中，吴鞠通在条文之后自加分注、按语，在方剂之后自加方论，在分注、按语和方论中多有精辟的论述，所以在讲评中除了对条文进行讲评外，对分注、按语和方论也有选择地进行讲解、分析。

一、温病概述

吴鞠通在“上焦篇”的第一条、第二条中，首先对温病作了概括的讲述。在第一条，讲述了九种温病的名称，“首揭诸温之大纲”。在第二条，讲述了温病初起邪气入侵人体的途径和病变部位。这两条的讲述，为全书打下了基础。

1. 温病的病名

一、温病者：有风温、有温热、有温疫、有温毒、有暑温、有湿温、有秋燥、有冬温、有温疟。

此九条，见于王叔和“伤寒例”中居多，叔和又牵引《难经》之文以神其说。按时推病，实有是证，叔和治病时，亦实遇是证，但叔和不能别立治法，而叙于“伤寒例”中，实属蒙混，以《伤寒论》为治外感之妙法，遂将一切外感悉收入“伤寒例”中而悉以治伤寒之法治之（心苦为分明——朱评）。后人亦不能打破此关，因仍苟简，千余年来，遗患无穷，皆叔和之作俑，无怪见驳于方有执、喻嘉言诸公也。然诸公虽驳叔和，亦未曾另立方法，喻氏虽立治法，仍不能脱却伤寒圈子，弊与叔和无二，以致后人无所遵依。本论详加考核，准古酌今，细立治法，除伤寒宗仲景法外，俾四时杂感，朗若列眉，未始非叔和有以肇其端，东垣、河间、安道、又可、嘉言、天士宏其议，而瑭得以善其后也。

风温者，初春阳气始开，厥阴行令，风夹温也。温热者，春末夏初，阳气弛张，温盛为热也。温疫者，疠气流行，多兼秽浊，家家如是，若役使然也。温毒者，诸温夹毒，秽浊太甚也。暑温者，正夏之时，暑病之偏于热者也。湿温者，长夏初秋，湿中生热，即暑病之偏于湿者也（热、湿两字著眼——朱评）。秋燥者，秋金燥烈之气也。冬温者，冬应寒而反温，阳不潜藏，民病温也。温疟者，阴气先伤，又因于暑，阳气独发也。

按：诸家论温，有顾此失彼之病，故是编首揭诸温之大纲，而名其书曰

《温病条辨》。

【讲评】本条是《温病条辨》三焦篇中的第一条，首先列出了9种温病的名称，简述了每种病名的基本概念，使读者明了温病不是一种病，而是由外感温热邪气引起的多种急性热病的总称，所以吴氏在按语中指出："故是编首揭诸温之大纲，而名其书曰《温病条辨》。"

吴氏在分注中指出，9种温病的病名大多数见于《伤寒论·伤寒例》中。吴氏认为，"伤寒例"虽然收入《伤寒论》中，但不是张仲景的原著，而是王叔和的伪作，王叔和当时确实在临床中见到过这些病证，"但叔和不能别立治法……而悉以治伤寒之法治之"。后世诸家如方有执、喻嘉言等人虽然已经认识到王叔和以伤寒法治疗温病的谬误，但"亦未曾另立方法，喻氏虽立治法，仍不能脱却伤寒圈子，弊与叔和无二，以致后人无所遵依"。所以吴鞠通在"本论详加考核，准古酌今，细立治法，除伤寒宗仲景法外，俾四时杂感，朗若列眉"，这也就明确地说出了他写作《温病条辨》的目的。在这里应当考虑的问题是，吴鞠通对王叔和的批评是否客观？关于这一点，首先应当搞清楚"伤寒例"是不是王叔和的伪作？根据目前的史料来看，这种说法的依据并不充足。"伤寒例"中提出了诸多温病的名称，但确实仍是沿袭伤寒法治疗，而且在《伤寒论》第六条中虽然明确指出"太阳病，发热而渴，不恶寒者，为温病"，但是书中也没有提出治法与方药。可见，在《伤寒论》中不仅是讲伤寒病的辨治，同时也涉及了温病的内容，但现存文献中确实是"详于寒而略于温"。因为现存的《伤寒论》是经过兵火洗劫之后由王叔和收集、整理、编次的版本，原书是"十六卷"，现仅存十卷，所以说现存本并非原书的全貌。失佚的那六卷是什么内容，到目前为止仍然是千古之谜，于是就有人提出已经失佚的六卷可能是讲温病的，这种说法并非全无道理。所以一味地指责王叔和，说他"以《伤寒论》为治外感之妙法，遂将一切外感悉收入'伤寒例'中而悉以治伤寒法治之……千余年来，遗患无穷，皆叔和之作俑"，这种武断的评价未免有失公允。应当说，目前所见到的《伤寒论》，主要内容是讲伤寒病，它也确实曾经束缚了温病学说的形成与发展，这是由于古代医学界尊经复古的观念所造成的，并非王叔和一人之过。而在历史发展的进程中，经过历代具有创新思想的医学家的努力，温病

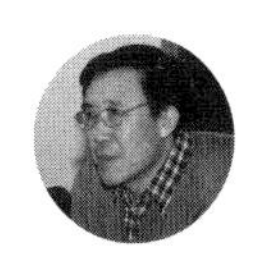

学说在明末清初脱颖而出，才为吴鞠通写作《温病条辨》提供了坚实的理论与实践基础。由此看来，吴氏在分注中所说的“未始非叔和有以肇其端，东垣、河间、安道、又可、嘉言、天士宏其议，而瑭得以善其后也”这段话，还可以说是实事求是的公允之言。

吴鞠通对9种温病概念的叙述，与现代的说法有一定的差距。这是因为随着时代的发展，后世对这些病种的认识比吴氏更前进了一步，但是也应当承认，吴氏明确地提出了9种温病的名称也确实为后世的发展奠定了基础。还需要说明的是，本条中所说的“温热”，相当于现代所说的春温。另外，在三焦篇中都有“伏暑”，而在本条中并未列出，这是因为，吴氏认为伏暑与暑温是同一病种，只是发病季节不同而已。他在“上焦篇”伏暑门下的按语中所说的“按：暑温、伏暑，名虽异而病实同”就说明了他的这种观点。由此而言，本条中虽然只列出了9种温病，而在书中实际上是10种。

在“中焦篇”和“下焦篇”的湿温门中都有“疟痢疸痹附”。这是因为吴氏认为，疟疾、痢疾、黄疸、湿热痹这些病种都是外感湿热邪气所致，也都属温病范畴，但是按传统的分类方法，这些病种往往都归入到杂病，所以书中不列入9种温病之内，而是附于湿温病中。严格说来，吴氏这种分类方法并不确切，因为这4个病种与湿温病都是湿热邪气致病，同属湿热病的范畴，它们与湿温病应当是平列关系而不是“附”的关系。

2. 温病初起邪气入侵人体的途径与病变部位

二、凡温病者，始于上焦，在手太阴。

伤寒由毛窍而入，自下而上，始足太阳。足太阳膀胱属水，寒即水之气，同类相从，故病始于此，古来但言膀胱主表，殆未尽其义。肺者，皮毛之合也，独不主表乎（按：人身一脏一腑主表之理，人皆习焉不察。以三才大道言之，天为万物之大表，天属金，人之肺亦属金。肺主皮毛，经曰：皮应天，天一生水，地支始于子，而亥为天门，乃贞元之会，人之膀胱为寒水之腑，故俱同天气而俱主表也）？治法必以仲景六经次传为祖法。温病由口鼻而入，自上而下，鼻通于肺，始手太阴。太阴，金也，温者，火之气，风者，火之母，火未有不克金者，故病始于此，必从河间三焦定论。再，寒为阴邪，虽《伤寒论》中亦言中风，此风

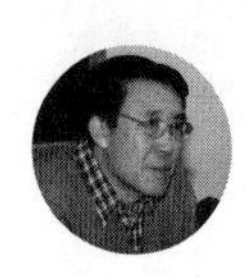

从西北方来，乃觱发之寒风也，最善收引，阴盛必伤阳，故首郁遏太阳经中之阳气，而为头痛、身热等证。太阳，阳腑也，伤寒，阴邪也，阴盛伤人之阳也。温为阳邪，此论中亦言伤风，此风从东方来，乃解冻之温风也，最善发泄，阳盛必伤阴，故首郁遏太阴经中之阴气，而为咳嗽、自汗、口渴、头痛、身热、尺热等证（风字从无人辨析至此——朱评）。太阴，阴脏也，温热，阳邪也，阳盛伤人之阴也。阴阳两大法门之辨，可了然于心目间矣（提纲——朱评）。

夫大明（大明，日也）生于东，月生于西，举凡万物，莫不由此少阳、少阴之气以为生成，故万物皆可名之曰东西。人乃万物之统领也，得东西之气最全，乃与天地东西之气相应。其病也，亦不能不与天地东西之气相应。东西者，阴阳之道路也。由东而往，为木、为风、为温、为火、为热，湿土居中，与火交而成暑，火也者，南也。由西而往，为金、为燥、为水、为寒，水也者，北也。水火者，阴阳之征兆也，南北者，阴阳之极致也。天地运行此阴阳以化生万物，故曰天之无恩而大恩生。天地运行之阴阳和平，人生之阴阳亦和平，安有所谓病也哉。天地与人之阴阳一有所偏，即为病也。偏之浅者病浅，偏之深者病深。偏于火者病温、病热，偏于水者病清、病寒。此水火两大法门之辨，医者不可不知。烛其为水之病也，而温之、热之；烛其为火之病也，而凉之、寒之。各救其偏，以抵于平和而已，非如鉴之空，一尘不染，如衡之平，毫无倚着，不能暗合道妙，岂可各立门户，专主于寒、热、温、凉一家之论而已哉（医学总论，偏于补泻者，厥罪惟均——朱评）。瑭因辨寒病之原于水，温病之原于火也，而并及之。

【讲评】本条是讲温病初起邪气入侵人体的途径与病变部位并在分注中与伤寒初起进行了鉴别。

按照吴氏在分注中的解释，伤寒的病因是寒邪，是水之气，属阴邪，其侵犯人体是从毛窍而入，因为足太阳膀胱经主一身之表，为人身之藩篱，所以寒邪侵犯人体是“自下而上”，先犯足太阳经而见太阳病表寒证。《伤寒论》的太阳病中，虽然也有太阳中风证，但其所中之风是“从西北方来”的冬季之寒风，所以仍然属于伤寒病的范畴。总而言之，伤寒病是外感阴邪，以阴盛伤阳为特征。温病的病因是温热邪气，是火之气，属阳邪，其侵犯人

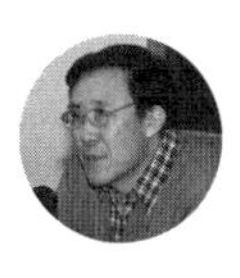

体是由口、鼻而入，内通于肺，所以温热邪气侵犯人体是“自上而下”，先犯手太阴肺经。温热邪气侵袭人体除由口、鼻而入外，也可以由皮毛而入，所以吴氏说：“肺者，皮毛之合也，独不主表乎？”也就是说，温邪无论是从口、鼻而入，还是从皮毛而入，都是先犯手太阴。温病中也有“伤风”之说，但其所伤之风是“从东方来”的春季“解冻之温风”，温与风都属阳邪，以阳盛伤阴为特征。吴氏的这段论述，从理论上对伤寒与温病的病因、属性、发病途径、临床特征进行了详细鉴别，是很有见地的。

吴氏关于膀胱与肺都“主表”的说法也是符合中医理论的。主表，是卫气的生理功能。卫气，就是人体一身之气运行到体表，保卫人体、抵御外邪的体现，所以吴氏说“皮应天……乃贞元之会”。卫气之所以能够运行到体表，既要依靠肾阳的蒸腾，通过与肾相表里的足太阳膀胱经的气化功能而敷布到皮毛，也要依靠肺的宣发肃降功能向体表敷布到皮毛。也就是说，卫气的敷布是以三焦为通道，由下焦肾与膀胱的蒸腾气化功能、中焦脾胃的升降功能、上焦肺的宣发肃降功能共同来完成的，这也正是中医学整体观念的具体体现。伤寒学派以“卫出下焦”立论，强调足太阳膀胱经主表，认为寒为阴邪，其性下行，先犯足经，所以把伤寒初起的表寒证称为“太阳病”。温病学派以“卫出上焦”立论，强调肺主表，认为温为阳邪，其性上行，先犯手经，所以把温病初起的表热证称为“太阴温病”。伤寒学派与温病学派立论的着眼点不同，因而形成了不同的理论体系，但是都没有脱离中医学整体观念的基本理论，所以二者都是在中医学理论的指导下进行辨证论治的。

关于伤寒与温病治法的不同，吴鞠通在分注的第二段中指出：“偏于火者病温、病热，偏于水者病清、病寒……烛其为水之病也，而温之、热之；烛其为火之病也，而凉之、寒之。各救其偏，以抵于平和而已……”这段话正是《素问·至真要大论》“寒者热之，热者寒之”的治疗原则在伤寒与温病治疗中的具体运用。

应当特别强调的是，吴鞠通在本条所说的温病“始于上焦，在手太阴”，仅限于新感温病初起先见卫分表热证者，并不适用于所有的温病，可以说，“凡病温者，始于上焦，在手太阴”这段条文存在着很大的偏颇。吴氏这句话，是从叶天士《温热论》中的“温邪上受，首先犯肺”这句话变化而来。

叶天士的原意是说，温热邪气侵袭人体，自口、鼻、皮毛而入，由于肺为五脏六腑之华盖，上通于口、鼻，外合皮毛，所以温热邪气由口、鼻、皮毛内侵脏腑，必然首先犯肺。这句话的关键在于“上受”二字，明确地指出了是新感温热邪气致病，初起先犯肺系之表而见卫分表热证，这种说法是完全正确的。吴氏的话，从字面上看似乎与叶氏相仿，实际却出现了偏差。这句话的偏颇之处就在于“凡病温者”的“凡”字，凡字是指规律而言，“凡病温者，始于上焦”，就是指所有的温病都发于上焦，这种说法就出现了以偏概全的弊病。因为温病的发病类型分为新感温病与伏气温病两类，新感温病的特点是感而即发，这种类型虽然多“始于上焦，在手太阴”，但也有其他情况，比如，暑温病虽然属新感温病，但也可以不始于手太阴肺而直接侵入足阳明胃或手少阴心。伏气温病的特点是伏而后发，邪气侵袭人体的当时并不发病，而是潜伏于体内，遇适当时机自内而发，这种类型更未必始于上焦手太阴肺。正如王孟英在吴氏这一条后的按语中所说：“伏气自内而发，则病起于下者有之。胃为藏垢纳污之所，湿温、疫毒，病起于中者有之。暑邪夹湿者，亦犯中焦。又，暑属火而心为火脏，同气相求，邪极易犯，虽始上焦，亦不能必其在手太阴一经也。”王氏按语对吴鞠通的批评恰中要害，这也更启示我们，读书必须仔细分析，才能取其精华而摒其错讹。

二、卫分证候

卫分证候，只见于上焦温热病中，它是外感温热邪气侵袭肺系初起，导致卫外失司，肺失宣降所引起的表热证，以发热、微恶风寒或咳为主症，治疗用辛凉轻解法。

1. 太阴温病卫分证提纲

三、太阴之为病，脉不缓不紧而动数，或两寸独大，尺肤热，头痛，微恶风寒，身热，自汗，口渴，或不渴而咳，午后热甚者，名曰温病。

不缓，则非太阳中风矣；不紧，则非太阳伤寒矣；动数者，风火相煽之

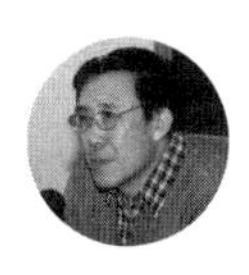

象，经谓之躁，两寸独大，火克金也（按：温病之脉多洪，或长，或滑，或数，兼见不一，然总无紧脉，紧则为寒，乃非温病。但紧、数二脉相类，辨之宜确。《脉诀》云：数而弦急为紧。又云：紧来如数似弹绳，数脉惟看至数间。玩此，则知紧、数矣——朱评）。尺肤热，尺部肌肤热甚，火反克水也。头痛、恶风寒、身热、自汗与太阳中风无异，此处最足以相混，于何辨之？于脉动数，不缓不紧，证有或渴，或咳，尺热，午后热甚辨之。太阳之头痛，风寒之邪循太阳经上至头与项而项强头痛也。太阴之头痛，肺主天气，天气郁，则头亦痛也，且春气在头，又火炎上也。吴又可谓浮泛太阳经者，臆说也。伤寒之恶寒，太阳属寒水而主表，故恶风寒；温病之恶寒，肺合皮毛而亦主表，故亦恶风寒也。太阳病则周身之阳气郁，故身热；肺主化气，肺病不能化气，气郁则身亦热也。太阳自汗，风疏卫也；太阴自汗，皮毛开也，肺亦主卫。渴，火克金也。咳，肺气郁也。午后热甚，浊邪归下，又火旺时也，又阴受火克之象也。

【讲评】本条是上焦“太阴温病”卫分证的提纲，论述太阴温病的临床表现。“太阴之为病”，是指上焦温病中的太阴病，病变部位在手太阴肺系。“脉不缓不紧而动数”，是与伤寒病相鉴别。《伤寒论》说：“太阳之为病，脉浮，头项强痛，而恶寒”，说明伤寒表证见浮脉，伤寒病中的太阳中风证脉浮而缓，太阳伤寒证脉浮而紧。上焦太阴温病的脉象既不缓，又不紧，而是“动数”，说明是热证。究竟是表热证还是里热证？从文义来看，既然是与中风、伤寒相鉴别，当然是表热证，所以其脉象应当是浮而数，其病变部位在肺系的卫分。因为风热邪气袭表，病在上焦肺卫，而两手寸脉候上焦病变，所以脉象可见两手寸脉搏动幅度大，就是条文中所说的“两寸独大”。“尺肤”，是指上肢肘以下的皮肤，因为这个部位是手太阴肺的皮部，所以邪袭肺卫可见“尺肤热”。风热邪气上犯清窍，气血逆乱，所以头痛。风热袭表，卫外失司，则见微恶风寒。正邪相争，功能亢奋，则体温升高而见身热。其身热与微恶风寒并见，可以作为诊断表热证的主要依据，是必有症，也就是主症。自汗，是热邪开泄皮毛，逼迫津液外泄所致。热邪易伤津液，在表证阶段，伤津较甚则口渴，伤津轻则不渴。可见，口渴与不渴在本条是或有症，也就是兼症。如果风热袭表，导致肺气不利，宣降失常，也可以出现咳的症状，但也属兼症。“午后热甚”，是因为午后阳明经气主令，阳明为多气多血之经，其气血充盛，正气抗邪有力，正邪激争而功能亢奋，因而使体温更高。

上述临床表现，条文中称为“名曰温病”，确切地说，应当称为太阴温病卫分证，按八纲辨证属表热证。因为本条是“太阴温病”的提纲，所以吴鞠通重点讲临床表现而未列出方剂，具体治法应当与第四条、第五条、第六条联系起来分析。

2. 风热外袭，卫外失司

四、太阴风温、温热、温疫、冬温，初起恶风寒者，桂枝汤主之；但热，不恶寒而渴者，辛凉平剂银翘散主之。温毒、暑温、湿温、温疟不在此例。

按：仲景《伤寒论》原文：太阳病（谓如太阳证，即上文头痛，身热，恶风，自汗也）但恶热，不恶寒而渴者，名曰温病，桂枝汤主之。盖温病忌汗，最喜解肌，桂枝本为解肌，且桂枝芳香化浊，芍药收阴敛液，甘草败毒和中，姜、枣调和营卫，温病初起，原可用之。此处却变易前法，恶风寒者主以桂枝，不恶风寒主以辛凉者，非敢擅违古训也，仲景所云不恶风寒者，非全不恶风寒也，其先亦恶风寒，迨既热之后，乃不恶风寒耳，古文简质，且对太阳中风热时亦恶风寒言之，故不暇详耳。盖寒水之病，冬气也，非辛温春夏之气不足以解之。虽曰温病，既恶风寒，明是温自内发，风寒从外搏，成内热外寒之证，故仍旧用桂枝辛温解肌法，俾得微汗，而寒热之邪皆解矣。温热之邪，春夏气也，不恶风寒，则不兼寒风可知，此非辛凉秋金之气不足以解之。桂枝辛温，以之治温，是以火济火也，故改从《内经》“风淫于内，治之辛凉，佐以苦甘”法（全书力辟以温治温之非，而以桂枝发端，明乎外寒搏内热，或非寒时而感寒气者，本可用之，而纯乎温病者不可用，明矣。又按：外寒搏内热及非时伤风，春、秋皆有之，即暑中亦有之，皆可少投辛温，但须辨之清切耳——朱评）。

桂枝汤方

桂枝六钱　芍药（炒）三钱　炙甘草二钱　生姜三片　大枣（去核）二枚

煎法、服法，必如《伤寒论》原文而后可。不然，不惟失桂枝汤之妙，反生他变，病必不除。

汪按：麻黄、桂枝既系肺药，故传足不传手。前人多不以为然，但人之

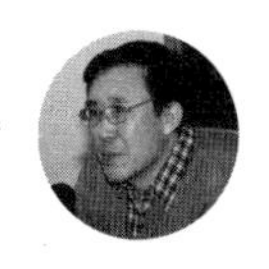

经络相通，而天之感气则异，故治法不同也。

银翘散方（辛凉平剂）

连翘一两　银花一两　苦桔梗六钱　薄荷六钱　竹叶四钱　生甘草五钱　芥穗四钱　淡豆豉五钱　牛蒡子六钱

上杵为散，每服六钱，鲜苇根汤煎，香气大出，即取服，勿过煎，肺药取轻清，过煎则味厚而入中焦矣。病重者，约二时一服，日三服，夜一服；轻者，三时一服，日二服，夜一服。病不解者，作再服。盖肺位最高，药过重，则过病所，少用又有病重药轻之患，故从普济消毒饮时时轻扬法（妙甚——朱评）。今人亦间有用辛凉法者，多不见效，盖病大药轻之故。一不见效，遂改弦易辙，转去转远，即不更张，缓缓延至数日后，必成中下焦证矣。胸膈闷者，加藿香三钱，郁金三钱，护膻中；渴甚者，加花粉；项肿、咽痛者，加马勃、元参；衄者，去芥穗、豆豉，加白茅根三钱，侧柏炭三钱，栀子炭三钱；咳者，加杏仁利肺气；二、三日病犹在肺，热渐入里，加细生地、麦冬保津液；再不解，或小便短者，加知母、黄芩、栀子之苦寒与麦、地之甘寒，合化阴气而治热淫所胜。

【方论】按：温病忌汗，汗之不惟不解，反生他患（要著——朱评）。盖病在手经，徒伤足太阳无益；病自口、鼻吸受而生，徒发其表亦无益也。且汗为心液，心阳受伤，必有神明内乱，谵语癫狂，内闭外脱之变。再，误汗虽曰伤阳，汗乃五液之一，未始不伤阴也。《伤寒论》曰：尺脉微者为里虚，禁汗，其义可见。其曰伤阳者，特举其伤之重者而言之耳（精能之至——朱评）。温病最善伤阴，用药又复伤阴，岂非为贼立帜乎？此古来用伤寒法治温病之大错也。至若吴又可开首立一达原饮，其意以为直透膜原，使邪速溃，其方施于藜藿壮实人之温疫病，容有愈者，芳香辟秽之功也；若施于膏粱纨绔及不甚壮实人，未有不败者。盖其方中首用槟榔、草果、厚朴为君，夫槟榔，子之坚者也，诸子皆降，槟榔苦辛而温，体重而坚，由中走下，直达肛门，中、下焦药也；草果亦子也，其气臭烈大热，其味苦，太阴脾经之劫药也；厚朴苦温，亦中焦药也。岂有上焦温病，首用中、下焦苦温雄烈劫夺之品，先劫少阴津液之理？知母、黄芩，亦皆中焦苦燥里药，岂可用乎？况又有温邪游溢三阳之说，而有三阳经之羌活、葛根、柴胡加法，是仍以伤寒之法杂之，全不知温病治法，后人止谓其不分三焦，犹浅说也。其三消饮加入大黄、芒硝，惟邪入阳明，气体稍壮者，幸得以下而解，或战汗而解，然往往成弱证，虚甚者则死矣。况邪有在卫者、在胸中者、在营者、入血者，妄用下法，其害可胜言耶？岂视人与铁石一般，并非气血生成者哉？究其始意，原以矫世医以伤寒法治病温之弊，颇能正陶氏之失，奈学未精纯，未足为法。至喻氏、张氏，多以伤寒三阴经法治温病，其说亦非，以世医从之者少，而宗又可者多，故不深辩耳。本方谨遵《内经》“风淫于内，治以辛凉，佐以苦甘”，“热淫于内，治以咸寒，佐以甘苦”之训（王安道《溯洄集》亦有温暑当用辛凉不当用辛温之论，谓仲景之书为即病之伤寒而设，并未尝为不即病之温暑而设。张凤逵集治暑方，亦有暑病首用辛凉，继用甘寒，再用酸泄酸敛，不必用下之论，皆先得我心者），又宗喻嘉言芳香逐秽之说，用东垣清心凉膈散，辛凉苦甘。病初起，且去入里之黄芩，勿犯中焦，加银花辛凉、芥穗芳香，散热解毒；牛蒡子辛平润肺，解热散结，除风利咽，皆手太阴药也。合而论之，经谓：冬不藏精，春必温病，又谓：藏于精者，春不病温，又谓：病温，虚甚死。可见，病温者，精气先虚（著眼。止此二语，沾丐后学无穷矣——朱评）。此方之妙，预护其虚，纯然清肃上焦，不犯中、下，无开门揖盗之弊，有轻以去实之能，用之得法，自然奏效，此叶氏立法所以迥出诸家也。

五、太阴温病，恶风寒，服桂枝汤已，恶寒解，余病不解者，银翘散主之。余证悉减者，减其制。

太阴温病，总上条所举而言也。恶寒已解，是全无风寒，止余温病，即禁辛温法，改从辛凉。减其制者，减银翘散之制也。

【讲评】第四条是讲述太阴温病卫分证的证治。其原意是：风温、温热、温疫、冬温这四种温病，初起在手太阴肺卫阶段，如果有恶风寒的症状，用桂枝汤治疗；如果只发热，不恶寒，而且口渴者，用辛凉平剂银翘散治疗。温毒、暑温、湿温、温疟这四种温病有其特殊性，初起的证候与本条不同，所以治法也与此不同。

温病是因温热邪气而致病，如果用辛温药物治疗，势如抱薪投火，必然助热劫阴，反而加重病情，古人说“桂枝下咽，阳盛则毙”，可见桂枝剂尤其不能用于温病。本条提出治疗温病用辛温解表之剂桂枝汤的说法，存在

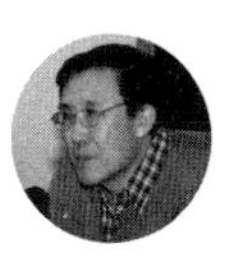

很大问题，而且在方中桂枝用量达六钱之多，比《伤寒论》原方增加了一倍，因此颇遭后世医学家的非议。吴氏把桂枝汤作为全书第一方的理由，他在《温病条辨·卷四·杂说·本论起银翘论》中说：“本论第一方用桂枝汤者，以初春余寒之气未消，虽曰风温（系少阳之气），少阳紧承厥阴，厥阴根乎寒水，初起恶寒之证尚多，故仍以桂枝为首，犹时文之领上文来脉也。本论方法之始，实始于银翘散。”这种说法实质上是自相矛盾的，既然是“初春余寒之气未消”，“初起恶寒之证尚多”，就应当属伤寒的范畴而不是温病。如果是风温，就是感受风热邪气致病，应当用辛凉轻解法，而桂枝汤断不可用。吴氏把桂枝汤列为《温病条辨》第一方，并加这段说明，并非他不懂伤寒与温病的区别，也不是他真的主张以桂枝汤治疗温病，而是违心之说，其中有难言之隐。在当时的历史条件下，医家多推崇《伤寒论》，治疗温病也多用伤寒之法，温病学派作为不同于伤寒学派的一个新体系而出现，在当时还没有被广泛接受，所以吴鞠通迫于医界偏见的压力，在倡导温病学说的时候，也不得不借推尊伤寒学派之名而行标新立异之实。究其本心，他对太阴温病初起的治疗，是力斥辛温发汗而主张用辛凉之剂的。他在银翘散方论中明确地指出：“温病忌汗，汗之不惟不解，反生他患。盖病在手经，徒伤足太阳无益；病自口、鼻吸受而生，徒发其表亦无益也。”而且他在“本论起银翘散论”中也明确地指出：“本论方法之始，实始于银翘散。”可见，《温病条辨》第一方用桂枝汤是假，而用辛凉平剂银翘散是真，综观全书，前后对照，反复推敲，就可以知道他的本意。虽然如此，但对初学者来说，对吴氏的用心是很难一目了然的，往往容易被其所迷惑，因而误人非浅，这不能不说是《温病条辨》中的一大缺憾。《伤寒论》第六条说：“太阳病，发热而渴，不恶寒者，为温病。”吴氏在本条按语开头就说“按：仲景《伤寒论》原文：太阳病，但恶热，不恶寒而渴者，名曰温病，桂枝汤主之。”吴氏所引的既不是《伤寒论》原文，更在文中多加了“桂枝汤主之”一句，吴氏这种篡改经文的做法，确实令人难以接受，因而叶霖说他：“售奸欺世，莫此为极。”这种评价虽然未免苛刻，但确实指出了问题的实质。

再者，本条中提出的“但热，不恶寒而渴者，辛凉平剂银翘散主之”也存在着较大问题。从临床实践来看，“但热，不恶寒而渴者”是里热证，应

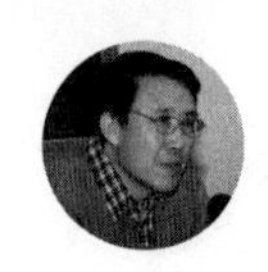

当用清热法，而不能以辛凉平剂银翘散解表清热。吴氏之所以执此说法，是为了强调伤寒与温病的区别主要在于恶寒与否，其实温病初起也不是绝对不恶风寒，只是与伤寒相比较来看，伤寒初起恶寒重，发热轻；温病初起发热重，恶寒轻。吴氏在本条中强调初起“恶风寒”与“但热，不恶寒而渴者”，实际上是矫枉过正的偏执之见。综观其上下文，应当是把本条与第三条结合起来，第三条所说的“太阴之为病，脉不缓不紧而动数，或两寸独大，尺肤热，头痛，微恶风寒，身热，自汗，口渴，或不渴而咳，午后热甚者”用“辛凉平剂银翘散主之”。

将第四条与第三条相联系并结合临床实践来看，外感风热邪气侵袭肺卫，导致卫外失司的证候，其临床表现多见发热，微恶风寒，无汗或汗出不畅，头痛，或咳，口微渴，舌边尖红苔薄白，脉浮数。

分析其病机，是因为风热邪气侵袭肺卫，郁于肌表，不得宣泄，正气奋起驱邪，正邪交争，功能亢奋，致使体温升高而见发热。风热在表，肺气失宣，卫外失司，所以微恶风寒。应当说明的是，风热为阳邪，其侵袭人体，腠理开泄，正气得以由里达表，立即起而抗邪，所以初起就见发热。因为邪郁肌表，卫气宣发受阻，卫外失司，所以初起也见恶风寒。但是表虽郁却不同于伤寒的表闭，卫气宣发虽然受阻却并非完全不能宣发，所以其恶风寒较之伤寒为轻。发热与恶风寒二者相比较，是以发热为重而微恶风寒，这正是温病初起表热证与伤寒初起表寒证的主要区别。发热与恶寒并见，是表证的最主要特征，因而发热、微恶风寒就是卫分证的主症。风与热都是阳邪，主升发、开泄，可以使腠理开泄而汗出，但因为邪郁肌腠，营卫之气不得宣畅，所以卫分证初起可见无汗或虽有汗却少而不畅。风热上扰清窍，头部气血逆乱，可致头痛。风热外袭，肺失宣降，气逆而上，就可见时而作咳。风热伤津则口渴，但因邪在表而津伤不甚，所以口虽渴而不甚。风热在表，里热未盛，所以舌边尖红，苔薄白。脉浮是风热在表，气血趋于表以抗邪的征兆，脉数是风热鼓动，血行加速所致。

因为病变是风热邪气在表，所以治疗要遵循叶天士所说的“在表，初用辛凉轻剂”的原则，选用味辛、性凉、质地轻扬的药物组成方剂，以其辛散、凉清、轻宣作用，疏风透热，解除表邪。银翘散是吴鞠通总结叶天士的

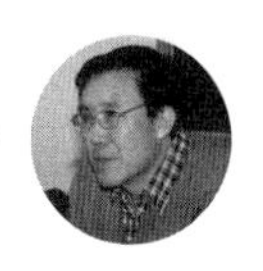

经验而制定的方剂，方中的金银花、连翘都性凉而质轻，有轻扬宣透、清解表热之功，是方中的君药。芥穗、淡豆豉都是辛温之品，有疏表散邪、开郁宣肺之效，为方中的臣药。在方中，金银花、连翘的用量都是30g，而芥穗用12g，淡豆豉用15g。这样配伍的原因在于表热非轻凉不能清透，表郁非辛味不能宣散，而轻凉药物又不具有辛味，所以在大队轻凉之品中配入少量辛温而平和之药是取其辛散宣郁之长，而制其温燥伤津之弊，从药物配伍规律来讲，属“七情”中的“相使”。也就是说，取芥穗、淡豆豉的辛味，而以金银花、连翘的寒凉制约其温性，通过这种取其辛而制其温的配伍应用，使本方成为辛凉之剂。可以说，银翘散作为叶天士所说的“辛凉轻剂”的代表方，并不是指方中君药或大部分药物的性味属于辛凉，而是指君药的凉性与臣药的辛味相使相得而共成辛凉之剂。因方中以金银花、连翘为君药，所以用“银翘”名方。方中其他药物为佐、使药。薄荷、竹叶是轻清宣透之品，可助银、翘清宣表热。牛蒡子清风热而利咽。桔梗宣肺止咳，配生甘草有清热利咽止痛之功。鲜苇根甘寒，清热生津止渴。方中诸药配伍，辛凉轻扬，以其辛散、凉清、轻宣之功而疏透卫分的风热邪气。这个方剂是以《素问·至真要大论》“风淫于内，治以辛凉，佐以苦甘”，“热淫于内，治以咸寒，佐以甘苦”的组方原则为理论依据而制定的。因其辛而不温燥，凉而不寒凝，性质平和，所以吴鞠通称之为“辛凉平剂”。

应当强调的是，温病忌用辛温发汗法，银翘散虽然是解表剂，但并非发汗之方，而是以其辛凉轻解之功，使药力达表，疏透风热。邪气除则表郁解而肺气宣，气机调畅，腠理通达，营卫调和，津液四布，自然病解而汗出，是不发汗而得汗，叶天士所谓“在卫汗之可也”，正是指此而言。“汗之”的文意，不是指用药物发汗。“汗”字是名词使动用法，“汗之”，就是使之汗出之意。也就是指用辛凉轻剂使表解里和，生理功能恢复而津液通达，自然汗出。

在临床中使用本方，除了应当熟练掌握其药物组成外，还应当特别注意其煎法与服法。

煎法：原方为散剂，是取“散者，散也”之意，用散剂以发散表邪。吴鞠通在银翘散的煎服法中说：“上杵为散，每服六钱，鲜苇根汤煎，香气大

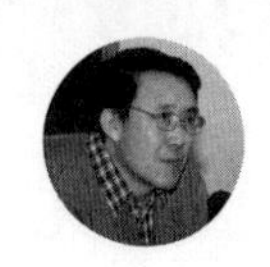

出，即取服，勿过煎”。就是说，把方中的药物按规定剂量配好后，捣碎、拌匀，做成粗散剂备用。煎药的时候，先取鲜苇根30g煎汤，大约煎20分钟，然后取银翘散18g再用鲜苇根汤煎，煎至药“香”味很浓时，也就是在水沸后3～5分钟就趁热取服，这种煎药法属“煮散”法。煮散与汤剂都是用水煎药，二者的区别在于：汤剂煎煮时间长，而煮散的时间短，正是因为时间短，药物中的辛味才不致散失，因而才能发挥其辛凉宣透作用。如果煎煮时间过长，药物中的辛味散失了，就失去了解表透邪的作用，这就是吴鞠通所说的“过煎则味厚而入中焦矣。”吴氏之所以强调先煎鲜苇根，后煎散剂，是因为鲜苇根是甘寒生津的药物，先煎时间长，以取其甘润之效，后下散剂，煎的时间短，则取其辛散之功。

服法：一是热服。吴氏所说的“香气大出，即取服”，就是趁热取服之意。热服是取其热力以助药物发散表邪。

一是服药剂量与时间。剂量是每服18g，时间是“病重者，约二时一服，日三服，夜一服。”这里所说的“时”是指把一天分为12时，每1时就是现代所说的两小时。也就是说，白天每隔4小时服1次，全天共服3次，夜间再服1次，24小时共服4次，其总剂量是72g。“轻者，三时一服，日二服，夜一服。”就是说，白天每隔6小时服1次，全天共服2次，夜间再服1次，24小时共服3次，其总剂量是54g。无论病情轻重，每次服药都应当取散剂即煎即服、热服。

吴鞠通在银翘散方论中分析本方说：“此方之妙，预护其虚，纯然清肃上焦，不犯中、下，无开门揖盗之弊，有轻以去实之能，用之得法，自然奏效。”这段话的关键是在“用之得法”，当前临床医生治疗风热袭表，卫外失司的证候，大多使用银翘剂，但疗效反应却很不一致，认为疗效不佳者也不在少数。究其原因，并非本方疗效不佳，而是使用不当，也就是用不得法。使用不当的原因有以下三个方面：

一是煎法不当。临床将此方作为汤剂使用时，医生大多只开处方，并不向患者说明煎药方法，患者往往按一般习惯煎煮，时间多在20分钟以上，而且第二煎仍然用原药再煎，致使轻清辛散作用全失，“味厚而入中焦矣”，疗效当然不佳。根据我多年来临床使用银翘散作汤剂治疗风热感冒和风温病

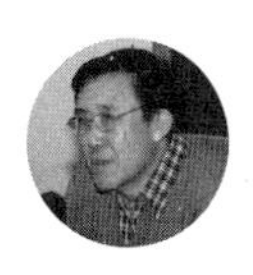

的经验，主要是掌握好煎法与服法。煎法是：先用凉水泡药20分钟，然后用武火煮沸，一旦煮沸，马上用文火，再煎5分钟就会“香气大出”，立即把药汤滤出。再加热水煎第2次，沸后用文火煎15分钟，把药汤滤出。再加热水煎第3次，沸后煎20分钟，把药汤滤出。把3次所煎的药汤混匀，分4次热服，日3服，夜1服。因为是煎3次，所以芦根不必先煎。按照这样的煎服法，一般都能取得1剂热退、2剂痊愈的效果。当前也有使用袋泡剂者，因其仅用开水冲泡，可以避免煎煮时间过长之弊，所以疗效也较好。

二是服药时间不当。患者服药往往是早、晚各服1次，达不到“日三服”。即使早、中、晚各服1次，达到了“日三服”，也很少有人夜间再服1次。由于服药时间间隔过长，药力不续，致使疗效难以保证。

三是药量不足。当前多以本方制成丸剂或片剂，服用固然方便，但如果服之不当，也往往影响疗效。常见患者每服蜜大丸的银翘解毒丸1丸，日服2次，收效甚微，其原因就在于药量不足。蜜丸的银翘解毒丸每丸重9g，去掉其中蜜的重量，药量大约只有4.5g，仅有吴氏每次所用药量的1/4，以如此轻微的药量，又有蜜的甘缓牵制的副作用，如何能取得好的疗效呢？正如吴鞠通所说：“今人亦间有用辛凉法者，多不见效，盖病大药轻之故。一不见效，遂改弦易辙，转去转远，即不更张，缓缓延至数日后，必成中、下焦证矣。”我在临床中使用银翘解毒丸，首次量用4丸，共重36g，其中药物净重约18g，而后再视病情轻重减至每服2丸或1丸，日服3次，夜服1次，每次都以开水或生姜汤送服，如此用法，一般都能获得满意疗效。如果使用片剂，也应当保证达到应有的剂量。至于“浓缩丸”，因其煎煮时间过长，辛散宣透之力全失，所以难以收效，这种剂型最不可取。

第五条是接第四条而言。前面已经讲过，太阴温病用桂枝汤治疗是错误的。条文中所说的“服桂枝汤已，恶寒解”，是表证已解，“余病不解者”，应当是热邪已入里，用银翘散也与证情不符，所以本条的前半段与上条中的谬误相同。后半段中的“余证悉减者，减其制”的说法在临床中确有参考价值，就是说，服用银翘散后病情减轻者，可以减小药物剂量，减少服药次数。

3. 风热外袭，肺失宣降

六、太阴风温，但咳，身不甚热，微渴者，辛凉轻剂桑菊饮主之。

咳，热伤肺络也。身不甚热，病不重也。渴而微，热不甚也。恐病轻药重，故另立轻剂方。

桑菊饮方（辛凉轻剂）

杏仁二钱　连翘一钱五分　薄荷八分　桑叶二钱五分　菊花一钱　苦梗二钱　甘草八分　苇根二钱

水二杯，煮取一杯，日二服。二、三日不解，气粗似喘，燥在气分者，加石膏、知母；舌绛，暮热，甚燥，邪初入营，加元参二钱、犀角一钱；在血分者，去薄荷、苇根，加麦冬、细生地、玉竹、丹皮各二钱；肺热甚，加黄芩；渴者，加花粉。

【方论】此辛甘化风，辛凉微苦之方也。盖肺为清虚之脏，微苦则降，辛凉则平，立此方所以避辛温也。今世咸用杏苏散通治四时咳嗽，不知杏苏散辛温，只宜风寒，不宜风温，且有不分表里之弊。此方独取桑叶、菊花者，桑得箕星之精，箕好风，风气通于肝，故桑叶善平肝风，春乃肝令而主风，木旺金衰之候，故抑其有余。桑叶芳香有细毛，横纹最多，故亦走肺络而宣肺气。菊花晚成，芳香味甘，能补金水二脏，故用之以补其不足。风温咳嗽虽系小病，常见误用辛温重剂消烁肺液，致久嗽成劳者，不一而足（吃紧语——朱评）。圣人不忽于细，必谨于微，医者于此等处，尤当加意也。

【讲评】本条是讲风热邪气侵袭肺卫，导致肺失宣降的证候。从临床实践看，其临床表现多见但咳，身不甚热，口微渴，舌苔薄白，脉浮。

但咳，是指以咳为主症而无痰。分析其病机，是因为外感风热邪气郁于肺卫，阻滞气机，使手太阴肺的经络不畅，导致肺的宣发、肃降功能失常，气逆而上，遂致以咳为主症，但因为邪气在表，肺热不甚，所以但咳无痰而不嗽。因其邪浅病轻，伤津较轻，所以身热不甚，口仅微渴，或身无热，口不渴，舌、脉也无大变化。

因为是风热袭表而致肺失宣降，以咳为主症，所以治疗应当用辛凉轻解法，以祛除表邪，宣肺止咳。桑菊饮方中以桑叶、菊花为君药，佐以连翘、

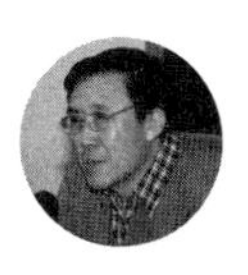

薄荷，四者都质轻而性凉，轻扬清宣，疏透肺卫风热，以开通肺气。杏仁降肺气，桔梗宣肺气，二者相配，共为臣药，升降相因，以调整肺气宣降功能之失常，使其宣、降复而咳自止。甘草止咳且调和诸药，苇根清热生津止渴，二者也属佐药。本方诸药配伍，辛凉轻扬而微苦，共奏疏透风热、宣肺止咳之功。因为该药力轻而平和，所以吴鞠通称之为“辛凉轻剂”。

外感致咳是临床常见病，我在治疗这类病证时，一般多在桑菊饮中加款冬花、紫菀、桑白皮、葶苈子，疗效比原方更好。银翘散与桑菊饮都属于叶天士所说的“辛凉轻剂”，吴氏又特称桑菊饮为“辛凉轻剂”，是与银翘散为“辛凉平剂”相对而言。叶氏所说的“轻”，是指药物的质地轻；吴氏所说的“轻”，是指方剂的作用轻。二者用同一个字，但含义有所不同。

银翘散与桑菊饮两方都用于治疗风热袭表的卫分证候，但二者具体功用又有所区别。银翘散以银花、连翘为君，芥穗、淡豆豉为臣，组成辛凉平剂，因其辛散、凉清、轻宣之力较强，所以重在疏风透热，主治以发热，微恶风寒为主症的卫分卫外失司证候。桑菊饮以桑叶、菊花为君，杏仁、桔梗为臣，组成辛凉轻剂，因其辛散之力较弱而宣肺之功突出，所以重在宣肺止咳，主治以咳为主症的卫分肺失宣降证候。简而言之，银翘散以透表退热为其所长，适用于西医学中的感冒或流感初起以发热、微恶风寒为主症者；桑菊饮以宣肺止咳为其优势，适用于西医学中的上呼吸道感染以咳为主症者。二者各有所长，临床应用可以斟酌选取。

4. 暑热致咳

二十八、手太阴暑温，但咳无痰，咳声清高者，清络饮加甘草、桔梗、甜杏仁、麦冬、知母主之。

咳而无痰，不嗽可知。咳声清高，金音清亮，久咳则哑，偏于火而不兼湿也。即用清络饮清肺络中无形之热，加甘、桔开提，甜杏仁利肺而不伤气，麦冬、知母保肺阴而制火也。

清络饮加甘桔甜杏仁麦冬汤方

即在清络饮内加甘草一钱　桔梗二钱　甜杏仁二钱　麦冬三钱。

【**讲评**】本条是讲暑热邪气侵袭肺系，导致肺热而咳的证治。在条文中，吴鞠通的叙述较为简略，仅提出“手太阴暑温，但咳无痰，咳声清高”。以方测证，本证的临床表现应当见发热，微恶风寒，干咳无痰，咳声清亮，咽干口渴，舌红苔薄黄，脉浮数。

分析其病机，本证是外感暑邪导致卫外失司，所以见发热，微恶风寒。肺失宣降，肺气上逆，所以作咳。因为邪气轻浅，尚未灼液成痰，所以干咳无痰。因为暑热为无形之邪，没有痰阻肺气，肺中清虚，所以咳声清亮而高亢。暑热伤津，所以咽干口渴。舌红苔薄黄，脉浮数，都是暑热侵袭肺系的征象。

因为本证是暑热邪气侵袭肺系而致咳，所以治疗要清透暑热，宣肺止咳，方用清络饮加味。清络饮的组成是鲜荷叶边二钱，鲜银花二钱，西瓜翠衣二钱，鲜扁豆花一枝，丝瓜皮二钱，鲜竹叶心二钱。这些药物都是轻凉芳香之品，有清热透表、“清肺络中无形之热”、宣肺解暑的功效，使肺气宣则咳自止。方中加甘草配桔梗开提肺气，甜杏仁降肺气，三药配伍，恢复肺的宣发肃降功能以止咳。麦冬、知母清肺热而保津、生津。这个方剂药性平和，祛邪而不伤正，扶正而不留邪，适用于暑热致咳的轻证。在条文中有“知母”而方剂中没有，临床使用时可以酌情加入。

5. 燥热外袭，卫外失司

五十四、秋感燥气，右脉数大，伤手太阴气分者，桑杏汤主之。

前人有云：六气之中，惟燥不为病，似不尽然，盖以《内经》少秋感于燥一条，故有此议耳。如阳明司天之年，岂无燥金之病乎？大抵春、秋二令，气候较夏、冬之偏寒偏热为平和，其由于冬、夏之伏气为病者多，其由于本气自病者少，其由于伏气而病者重，本气自病者轻耳。其由于本气自病之燥证，初起必在肺卫（著眼——朱评），故以桑杏汤清气分之燥也。

桑杏汤方（辛凉法）

桑叶一钱　杏仁一钱五分　沙参二钱　象贝一钱　香豉一钱　栀皮一钱　梨皮一钱

水二杯，煮取一杯，顿服之。重者，再作服（轻药不得重用，重用必过病所。再，一次煮成三杯，其二三次之气味必变，药之气味俱轻故也）。

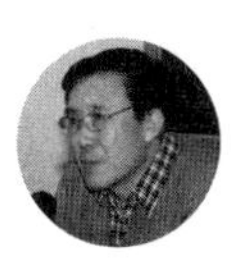

【讲评】本条在秋燥门，所讲述的是温燥初起，外感燥热邪气侵袭肺卫，导致卫外失司的证候。条文中的“秋感燥气”说明是秋季外感燥邪而发生的秋燥病。秋燥有温燥与凉燥之分，由“右脉数大”可知是外感燥热邪气而致的温燥病。右手脉候气分，所以说其病变是“伤手太阴气分”，但其治疗用“桑杏汤主之”，而桑杏汤是宣表润燥的方剂，并不适用于气分证候，以方测证，可知其病变应当是燥热邪气侵袭肺卫，病在卫分而非气分。条文中的“伤手太阴气分”之说，是以气统卫，就是叶天士“肺主气属卫”的论点。吴氏在本条分注中也说“其由本气自病之燥证，初起必在肺卫”，所以说本条所讲的是温燥卫分证。本条所述症状很简略，从临床实践来看，其临床表现多见：发热，微恶风寒，头痛，咽干口渴，唇干鼻燥，干咳无痰或少痰，尿少而黄，舌边尖红苔薄白而燥，脉浮数而右大。

分析其病机，温燥初起，燥热邪气侵袭肺卫，正邪交争，所以见发热。邪气郁阻，卫外失司，所以在发热的同时见微恶风寒。燥热上扰，则清窍不利而致头痛。燥热损伤肺津，所以咽干口渴、唇干鼻燥、尿少而黄、舌苔干燥。邪郁肺卫，肺失宣降，加之燥热损伤肺津，以致肺气上逆，就导致干咳无痰或少痰。热邪在表，所以舌边尖红苔薄白。脉浮数而右大，是邪在肺卫的征兆。

因为是燥热邪气侵袭肺卫，所以治疗要用宣表透邪、清肺润燥法。桑杏汤中以桑叶、杏仁为君药，沙参、豆豉、象贝为臣药，其他为佐、使药。桑叶配香豆豉，辛凉轻宣疏透燥热表邪。杏仁宣降肺气，润燥止咳。象贝清肺化痰。沙参、梨皮甘寒生津润肺。栀子皮质轻而入上焦，清透肺热。诸药配伍，共奏宣表透邪、清肺润燥之功。

6. 燥热外袭，肺失宣降

五十五、感燥而咳者，桑菊饮主之。

亦救肺卫之轻剂也。

桑菊饮方（见前）

【讲评】本条是讲燥热外袭、肺失宣降的证治。文中指出“感燥而咳者”用辛凉轻剂桑菊饮治疗，说明其证候是因肺失宣降以致咳重，而燥伤津液并

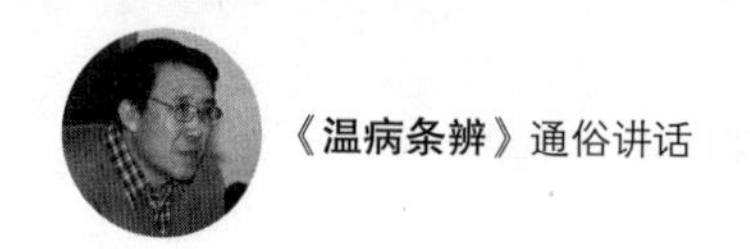

不严重，所以治疗重点在于宣肺止咳而不在润燥生津。

桑杏汤证与桑菊饮证都属卫分证候，但桑杏汤证因燥热损伤肺津较重，所以咽干口渴、唇干鼻燥、尿少而黄、舌苔干燥等燥象更为突出，而桑菊饮证以咳为主症，这是二者的主要区别。因此，治疗上一以宣表润燥为主而用桑杏汤；一以宣肺止咳为主而用桑菊饮。在临床中可针对具体病情加减化裁而灵活运用。

三、气分证候

上焦温热病的气分证候，重点部位在手太阴肺，也可以发生于胸膈或上焦其他部位。它可以因肺卫表证不解，由表入里而发生；也可以因热邪炽盛，不经表证阶段而直入于里；还可以因伏邪自内而发，初起就见气分证。总而言之，气分证是温热邪气在里，导致脏腑功能失常的病变。气分证初起，邪气盛而正气不衰，正邪相争激烈，脏腑功能亢奋，以高热恶热、口渴、喘急、舌红苔黄、脉数有力为主要临床特征，因其邪气盛而正气不衰，功能亢奋，所以称为“气分实证”，治疗用清气法。在气分证的发展过程中，如果高热不退，持续耗气伤津，可以导致津气欲脱，甚或亡阳厥逆，以身热骤退、汗出不止、脉微欲绝、甚或汗冷、肢厥为主要临床特征，因其心气大伤，功能衰竭，所以称为“气分虚证”，治疗用补气固脱，回阳救逆法。上焦气分实证后期，热邪已退，津液损伤者，治疗用甘寒清养法。

1. 热邪壅肺

四十八（“下焦篇·寒湿”）、喘咳息促，吐稀涎，脉洪数，右大于左，喉哑，是为热饮，麻杏石甘汤主之。

《金匮》谓：“病痰饮者，当以温药和之。”盖饮属阴邪，非温不化，故饮病当温者，十有八九，然当清者，亦有一二，如此证息促，知在上焦；涎稀，知非劳伤之咳，亦非火邪之但咳无痰而喉哑者可比；右大于左，纯然肺病；此乃饮邪隔拒，心火壅遏，肺气不能下达，音出于肺，金实不鸣。故以

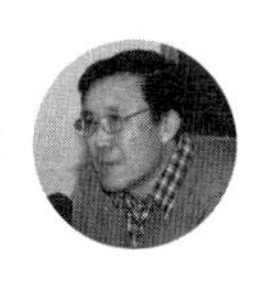

麻黄中空而达外，杏仁中实而降里，石膏辛淡性寒，质重而气清轻，合麻、杏而宣气分之郁热，甘草之甘以缓急，补土以生金也。按：此方即大青龙之去桂枝、姜、枣者也。

麻杏石甘汤方（辛凉甘淡法）

麻黄（去节）三钱　杏仁（去皮、尖、碾细）三钱　石膏（碾）三钱　甘草（炙）二钱

水八杯，先煮麻黄，减二杯，去沫，内诸药，煮取三杯，先服一杯，以喉亮为度。

【讲评】本条在《温病条辨》中并不在“上焦篇”，而是列在“下焦篇”寒湿门中，序号为“四十八”。本条所讲述的是上焦气分的肺热咳喘证，吴鞠通在本条分注中也明确地指出“如此证息促，知在上焦”，“右大于左，纯然肺病”。吴氏把上焦的肺热证列入下焦寒湿门中的原因，是与小青龙汤所主治的寒饮等病证相互对照而论。究其实，本条内容应当归属于上焦温热病气分证的范畴。

本证是外感热邪入里、壅滞在肺的太阴温病气分证。从临床实践看，其临床表现多见身热，不恶寒，咳喘气急，甚则鼻翼扇动，咳吐稀涎，口渴，有汗或无汗，舌红苔黄，脉滑数。

分析其病机，因为热邪入里，正邪相争于里，所以身热而不恶寒。热邪壅肺，肺气郁闭，失于宣降，气逆而上，所以咳喘气急，甚至鼻翼扇动。因为内有痰饮，所以咳吐稀涎，其痰饮是由肺热壅滞，津液不布，凝聚而成，所以吴氏称之为“热饮”。里热伤津，所以口渴。这种病人可以见汗出，也可以无汗出，在临床中要根据病人的临床表现进行分析。如果肺热外蒸，逼迫津液从皮毛外渗，就可以见汗出；如果肺热不盛，或热虽盛但气机壅滞，热郁于里而使肺的宣降功能失常，皮毛郁闭，表气不通，津液不能外渗，也可以无汗。可以说，有汗者标示肺热外蒸，向外发散；无汗者标示肺热内郁，不得发散。舌红苔黄，脉数标示里热盛，脉滑主痰饮。

因为是热邪壅肺而引起咳喘，所以治疗要辛凉宣泄，清肺平喘，代表方剂是麻杏甘石汤。这个方剂出自《伤寒论》，方中麻黄辛温，宣肺开郁散邪，止咳平喘。石膏辛寒，清透肺热。麻黄得石膏的制约，则功专宣肺平喘而不在发汗解表；石膏与麻黄相配，则功专清透肺热，二者相伍，组成了辛

凉清宣肺热之剂。方中的杏仁降肺气，与麻黄相伍，宣降相因，助麻黄止咳平喘。炙甘草益气扶正，调和诸药。这个方剂在《伤寒论》中的主治证是"汗出而喘"，说明是肺热外蒸，逼迫津液外渗，可见腠理是开泄的，所以仲景原方中的剂量是麻黄四两、石膏半斤，麻黄与石膏之比是1∶2，石膏的量大于麻黄，清肺的力量强。在《温病条辨》中，吴氏在条文中仅提出"喘咳，息促"，并未提出"汗出"，可见是无汗而喘，说明是肺气失宣而致表气不通，毛窍不开，所以在吴氏的方剂中，麻黄与石膏的剂量都是三钱，二者的比例是1∶1，其目的是突出麻黄的宣肺开郁作用，给邪气找出路，使邪从表出。

麻杏甘石汤是很好的清宣肺热、止咳平喘的方剂，对肺炎喘嗽有良好的治疗效果，在临床使用时，如果痰多者可以加浙贝母、瓜蒌、葶苈子、桑白皮，或用竹沥兑入汤剂中。

2. 肺胃热炽

七、太阴温病，脉浮洪，舌黄，渴甚，大汗，面赤，恶热者，辛凉重剂白虎汤主之。

脉浮洪，邪在肺经气分也。舌黄，热已深。渴甚，津已伤也。大汗，热逼津液也。面赤，火炎上也。恶热，邪欲出而未遂也。辛凉平剂焉能胜任，非虎啸风生，金飙退热而又能保津液不可（篇中屡言保津液，读者不可忽也——朱评），前贤多用之。

辛凉重剂白虎汤方

生石膏（研）一两　知母五钱　生甘草三钱　白粳米一合

水八杯，煮取三杯，分温三服。病退，减后服。不知，再作服。

【方论】义见法下，不再立论，下仿此。

二十二、形似伤寒，但右脉洪大而数，左脉反小于右，口渴甚，面赤，汗大出者，名曰暑温，在手太阴，白虎汤主之……

此标暑温之大纲也。按：温者热之渐，热者温之极也。温盛为热，木生火也。热极湿动，火生土也。上热下湿，人居其中而暑成矣。若纯热不兼湿者，仍归前条温热例，不得混入暑也（著眼——朱评）。形似伤寒者，谓头痛、

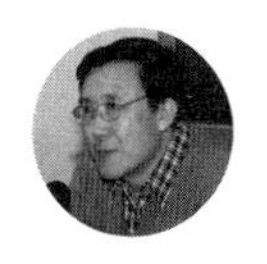

身痛、发热、恶寒也。水火极不同性，各造其偏之极，反相同也，故经谓：水极而似火也，火极而似水也。伤寒，伤于水气之寒，故先恶寒而后发热，寒郁人身卫阳之气而为热也，故仲景《伤寒论》中有已发热或未发之文。若伤暑，则先发热，热极而后恶寒，盖火盛必克金，肺性本寒，而复恶寒也。然则伤暑之发热恶寒虽与伤寒相似，其所以然之故实不同也，学者诚能究心于此，思过半矣。脉洪大而数，甚则芤，对伤寒之脉浮紧而言也。独见于右手者，对伤寒之左脉大而言也。右手主上焦气分，且火克金也，暑从上而下，不比伤寒从下而上，左手主下焦血分也，故伤暑之左脉反小于右。口渴甚，面赤者，对伤寒太阳证面不赤、口不渴而言也。火烁津液，故口渴。火甚未有不烦者，面赤者，烦也，烦字从火从页，谓火现于面也。汗大出者，对伤寒汗不出而言也（伤寒、伤暑，或症或脉，此篇辨之详矣。学者亦宜留意，无致临证他歧——朱评）。首白虎例者，盖白虎乃秋金之气，所以退烦暑，白虎为暑温之正例也，其源出自《金匮》，守先圣之成法也（不知守先圣成法者，不可与读此书——朱评）。

白虎汤、白虎加人参汤方（并见前）。

二十六、手太阴暑温，或已经发汗，或未发汗，而汗不止，烦渴而喘，脉洪大有力者，白虎汤主之……

此条与上文少异者，只已经发汗一句。

四十、太阴伏暑……脉洪大，渴甚，汗多者，仍用白虎法……

【讲评】“上焦篇”的第七条、第二十二条、第二十六条、第四十条都是讲述白虎汤的适应证。第七条在风温、温热、温疫、温毒在冬温门中；第二十二条、第二十六条在暑温门中，第四十条在伏暑门中。也就是说，在9种温病中，除湿温、秋燥、温疟外，都可以出现白虎汤证。综合这四条所讲述的内容，白虎汤证的临床表现是壮热恶热，面赤，大汗出，渴喜冷饮，喘急鼻扇，舌红苔黄燥，脉浮洪数而有力，右大于左。

这个证候在伤寒病中也可以出现，是太阳伤寒的表寒证化热入里而转化成阳明里实热证，所以在《伤寒论》中称之为阳明经热证，是足阳明胃经热盛的证候。吴鞠通在《温病条辨》中首先把这个证候列入“上焦篇”中，称之为“太阴温病”，而后在“中焦篇”中又列入了这个证候，称之为“阳明温病”。这个证候到底是“太阴温病”，还是“阳明温病”呢？也就是说，病变部位到底是在肺，还是在胃呢？可以说，病变部位既在肺，又在胃，是肺胃同病，所以称为“肺胃热炽”。在《温病条辨·上焦篇》中，第一个方剂是“辛凉平剂银翘散”，第二个方剂是“辛凉轻剂桑菊饮”，第三个方剂就是“辛凉重剂白虎汤”。“上焦篇”第七条说：“太阴温病，脉浮洪，舌黄，渴甚，大汗，面赤，恶热者，辛凉重剂白虎汤主之。”由此可见，吴鞠通是用白虎汤来清肺热的。

“中焦篇”第一条说：“面目俱赤，语声重浊，呼吸俱粗，大便闭，小便涩，舌苔老黄，甚则黑有芒刺，但恶热，不恶寒，日晡益甚者，传至中焦，阳明温病也。脉浮洪躁甚者，白虎汤主之；脉沉数有力，甚则脉体反小而实者，大承气汤主之。”在这条里，吴鞠通是通过脉象来区别手、足阳明的病变。“面目俱赤……日晡益甚者”，是手、足阳明热盛的共有症状，所以统称为“阳明温病”。但是足阳明胃热属于无形热盛，所以“脉浮洪”，应当用白虎汤清胃热；手阳明大肠热属于有形热结，所以“脉沉数有力，甚则脉体反小而实”，就应当用大承气汤攻下热结。由这条可以看出，白虎汤是用来清胃热的。综合这两条所述，可以看出，白虎汤既能清肺热，又能清胃热，是肺胃同治的方剂。吴鞠通在《温病条辨》中把白虎汤的应用范围由清胃热扩展到肺、胃两清，实际上是对《伤寒论》的一大发展。

在风温病的发展过程中，风热邪气“首先犯肺”，出现卫分证，或导致卫外失司，治疗用银翘散；或导致肺失宣降，治疗用桑菊饮。进一步发展，就由卫分传入气分，导致热邪壅肺，轻症用麻杏甘石汤治疗，重症用白虎汤治疗。再深入发展，则有两种趋势，一是顺传于胃，一是逆传心包。在由肺传胃的过程中，可以出现肺热不解而胃热又起的肺胃热炽证，治疗仍然用白虎汤。为什么肺热容易传胃呢？这有四个方面的原因。

第一，从体表的器官来讲，肺开窍于鼻，胃开窍于口，鼻与口在外面看是两个器官，但向里都进入口腔，外感邪气从鼻入、从口入，既可以入肺，又可以入胃，所以肺与胃往往同时发病，导致肺胃热炽。

第二，从体表的组织来讲，肺合皮毛，胃主肌肉，皮肤与肌肉紧密相连，不可分割，热邪从皮毛而入，必然内传于肺，皮毛受邪也可以通过肌肉

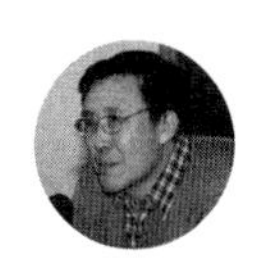

内传于胃，引起肺胃热炽。

第三，从经脉循行来看，《灵枢·经脉》说："肺手太阴之脉，起于中焦，下络大肠，还循胃口，上膈属肺。"可见，手太阴肺经与胃的关系非常密切，肺有热通过经脉传于胃，胃有热通过经脉传于肺，都是势所必然的。

第四，从生理功能来讲，肺主一身之气，与气的运行有关；肺朝百脉，与血液的运行有关。肺通过宣发、肃降的形式，推动气血运行于周身，肺脏热盛，也通过宣发、肃降，向周身散热。胃是水谷之海，十二经气血之源，全身的气血都由胃消化水谷精微而产生，全身经络中的气血都是来自于胃。胃热盛，也通过气血的运行散布到周身。从生理功能的联系来看，肺、胃热盛都可以相互影响而散布到全身。总而言之，在温病的发展过程中，肺热与胃热往往互相传递而呈现肺胃同热的证候。

分析其病机，肺胃热炽证之所以呈壮热之势，是因为邪气盛而正气不衰，正邪相争激烈，这种病人的体温一般都在39℃以上。肺主宣发肃降，合皮毛；胃为十二经气血之源，主肌肉。肺胃热炽，必然向体表的皮毛、肌肉散发，所以这种热势是里热外蒸，称为蒸腾之热。因为它里热虽盛，但还未形成有形的实邪，如燥屎之类，所以称之为无形热盛。由于里热外蒸，就要求外环境的温度低，才能更好地向外散热，所以病人恶热喜冷。热邪持续蒸发津液外渗，就导致大汗不止，就如同烧开水一样，热气向外蒸，就向外冒出大量的水气。大汗伤津，就导致口渴喜饮，这是人体需要补充津液的自然反应，称之为引水自救，这种病人喜冷饮而不是热饮，是因为冷水可以降温。热邪迫肺，肺气上逆，就出现喘息气急，如果气逆过甚，就出现鼻翼扇动。面赤与舌红是热邪鼓动气血上行，充斥于面部与舌面所致。舌苔黄燥是因为热炽津伤。脉浮是因为热邪内蒸、气血外涌使脉搏随之而浮于表。洪脉如钩是因为热邪鼓动，气血涌盛，就像刮大风吹得水起波浪一样，波浪到高峰之后，由于地球引力的作用就打个旋儿而突然下落，使波峰下降而出现"钩"。波峰到来波形长，所以称为"来盛"，波峰突然下落波形短，所以称为"去衰"。脉象如波涛汹涌，来盛去衰而频数，是热盛而气血不衰，气血涌越的结果。总而言之，脉浮洪而有力标志着气血涌越，向体表鼓动。右手脉候气分病变，左手脉候血分病变，因为病在气分，所以脉右大于左。

肺胃热炽的热型特点是里热蒸腾，热邪有自内向外发越的趋势，所以治疗就要因势利导，用辛寒清气的药物，内清外透，以解除热邪，具体治法就是辛寒清气，泄热保津，代表方剂是白虎汤。为什么用泄热这个词而不说清热呢？因为泄热比清热范围广。清热是指用寒药以制热，使热势解除，它只是有降温作用而没有透热作用。泄热则既包括内清，又包括外透，不仅从里面降温，而且有外透作用。中医学经常使用泻、泄这两个字，它们读音虽然相同，但含义却有区别。泻是指液体很快地流，液体流动当然是向下。泄又写作洩，是指液体或气体向外排出，液体与气体排出不仅是向下，而且也向四周弥散。可见，泄字的含义比泻字要广泛得多。所以说，用泄热这个名词，既包括清热，又包括透热，正符合白虎汤的特点。方中石膏辛甘大寒，入肺经与胃经，清热解肌，是方中的君药，它既能从里面清肺、胃的热邪，又能透热解肌，使热邪从肌肉外解。吴鞠通所说的“白虎汤本为达热出表”，就是指白虎汤中的君药石膏既能清肺、胃之热，又能辛散透泄，给热邪找出路，使热邪从表而出。知母苦寒，在苦寒药中是特殊的一味，说它特殊，是因为一般的苦寒药都有燥性，知母不仅不燥，而且还能滋阴生津。石膏、知母配伍，既能清透热邪，又能保津、生津。甘草与粳米有保胃气的作用，是佐、使药。因为白虎汤以辛甘大寒的石膏为君药，所以吴氏称其为“辛凉重剂”。石膏大寒，肺胃热炽虽然应当用大寒的药物清热，但是大热的病用大寒药难免对脏腑有所伤害。比如说，用铸铁锅烧水，把水烧干了，铁锅烧红了，马上往锅里倒冷水，由于热胀冷缩，锅就炸裂了。热铁锅突然遇冷都会炸裂，又何况人的胃腑呢！为了防止高热的胃腑被大寒的药物损伤，所以用甘草与粳米来保护胃气，使石膏、知母清肺、胃之热而又不伤正气。粳米就是旱田里生长出的稻米，因为它产量太低，现在很少有人种植了，一般就用水稻米代替。

前面讲了热邪壅肺的证候用麻杏甘石汤治疗，这里讲肺胃热炽的证候用白虎汤治疗，这两个证候都有肺的气分热盛，两个方剂都有清肺热的作用，怎么鉴别？这两个方剂中虽然都有石膏，但是在麻杏甘石汤中是用石膏配伍麻黄；白虎汤中是用石膏配伍知母。热邪壅肺证是上焦气分证的初起阶段，热邪壅滞在上焦肺，还没有深入到中焦胃，所以用麻杏甘石汤，以石膏配伍

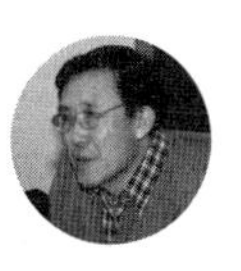

麻黄清热宣肺，重点在于宣肺，而不涉及清泄胃热。肺胃热炽证是热邪已由上焦肺传入中焦胃，热势更重，是气分证的极期，所以用白虎汤，以石膏配伍知母，辛寒清气，泄热保津，肺与胃同治。

上焦温热病中的“太阴温病”，病变在肺系，初起在卫分，进而发展到气分，其证候类型及发展过程可以归纳为下面的简表。

温热病肺系证候简表

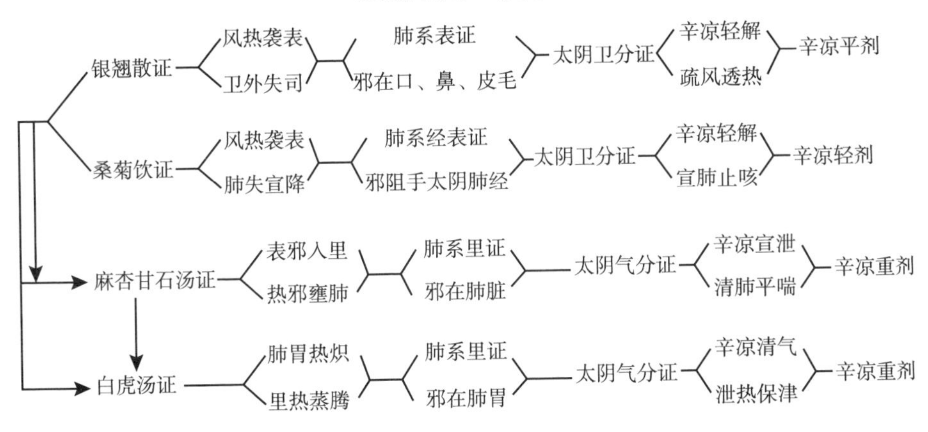

3. 白虎汤“四禁”

九、白虎本为达热出表，若其人脉浮弦而细者，不可与也；脉沉者，不可与也；不渴者，不可与也；汗不出者，不可与也。常须识此，勿令误也。

此白虎之禁也。按：白虎剽悍，邪重非其力不举，用之得当，原有立竿见影之妙，若用之不当，祸不旋踵。懦者，多不敢用，未免坐误事机；孟浪者，不问其脉证之若何，一概用之，甚至石膏用至斤余之多，应手而效者固多，应手而毙者亦复不少。皆未真知确见其所以然之故，故手下无准的也。

【讲评】本条是讲白虎汤的禁忌证。白虎汤的方剂组成非常严谨，既能清气泄热，又能保胃气，存津液，是临床治疗肺胃热炽的代表方剂。因为方中的石膏大寒，用之不当，副作用也很大，所以吴鞠通在本条分注中说：“白虎剽悍，邪重非其力不举，用之得当，原有立竿见影之妙，若用之不当，祸不旋踵。”踵，就是脚后跟，旋踵，就是指转身，形容给病人喂药后还没转过身来，危险就表现出来了，所以吴鞠通在本条中就指出了使用白虎汤的

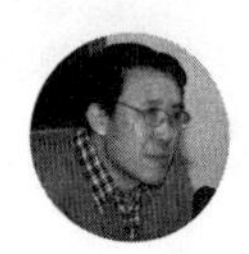

四禁，也就是有 4 种情况不可以用。在这四禁里，两禁是讲脉象，两禁是讲症状，应当怎样理解呢？不要把它看成是讲脉象与症状，实际上，这四句都是在讲病机，是说脉象不相符、症状不相符，就意味着病情不相符，是病机不同，所以就不能用白虎汤。分析这段条文，要以脉象测证、以症状测证来分析证候。

第一种情况是“脉浮弦而细者，不可与也”。

白虎汤证的脉象应当是浮洪数而有力，是因为邪气盛而正气不衰，正邪激争，气血涌盛，所以脉不仅数，而且浮洪有力，属于实脉类。脉浮弦而细者，虽然也是浮脉，但不是洪大，而是弦细。细主阴伤，脉弦是由于阴液损伤了，阴液不能养筋，筋脉因失养而拘急，已有阴虚动风的趋势。在温病中，脉弦细为什么又浮呢？一种可能是阴伤不能敛阳，而致阳气浮越，所以脉象有浮的趋势；另一种可能是又外感表邪，所以脉浮。无论是阴虚阳浮，还是阴虚又有外感表邪，都是以阴虚为本，所以都不能用白虎汤。吴鞠通在这里提出“脉浮弦而细”，就要以脉来测证，这种脉象应当同时见低热、颧红、甚至有手指蠕动或瘛疭、舌红绛少苔等症状，它当然不是白虎汤证。

第二种情况是“脉沉者，不可与也”。

沉脉主病有两种类型，一种是沉而有力；一种是沉而无力。脉沉而有力者，以脉测证，往往伴见日晡潮热、大便数日不下、腹满痛拒按、手足濈然汗出、舌苔黄燥或焦燥。这种证候虽然也是阳明病，但它病在手阳明大肠腑，是有形热结之证，治疗必须用下法以釜底抽薪，用白虎汤无异于扬汤止沸，反而延误时机而致阴液大伤，深入下焦，所以不能用白虎汤。

脉沉而无力者，是肾阳虚。如果是单纯气虚，应当见弱脉而不是沉脉。肾阳虚的病人还会误用白虎汤吗？这种情况是有的，我在临床中就曾经遇到过。这例病人经西医诊断是急性粒细胞性白血病，到后期合并了败血症。他的临床表现是身大热，口大渴，大汗出，面赤。医生确实就用了白虎汤，而且还与银翘散、犀角地黄汤合用。这种治疗方案对不对呢？不对，是误治。为什么会误治呢？是因为误诊。这例病人虽然有大热、大渴、大汗、面赤，但都是假象。白虎汤证的病人是高热恶热，而这例病人体温高达 40℃，的确是身大热，但是不恶热，却怕吹风，要关窗、盖厚被，正如《伤寒论》第

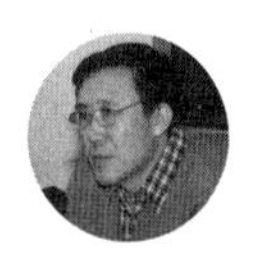

十一条所说："病人身大热，反欲得衣者，热在皮肤，寒在骨髓也。"所谓"热在皮肤"，说明热在浅表，"寒在骨髓"，说明寒在里，是内寒外热，内寒是肾阳虚所致，外热是浮阳外越的表现。因为肾主骨生髓，所以"寒在骨髓"就是指肾阳虚，因阳虚而生寒，就导致了阴寒内盛。阴盛于内，格阳于外，以致浮阳外越而出现内真寒外假热的现象。假热也可以是高热，所以张仲景称之为"身大热"，但从中医理论来讲，它不是阳盛之热，而是阴盛阳浮的虚热，所以称之为假热。病人口大渴，但不欲冷饮，而是喜少量的热饮，说明他不是想喝水，而是喜热，因为阳气太虚，所以他喜热饮以助阳散寒。病人确实有大汗出，甚至顺着头发梢向下滴汗，但却是冷汗。白虎汤证是蒸蒸汗出，是热汗，这例病人是出冷汗，这是因为阳气大衰，不能固密腠理而致津液外泄，是阳不敛阴的表现。这例病人还有面赤，但却是浮红娇嫩，在㿠白的面部有一抹淡淡的红色浮在颧部的皮肤表面，这是浮阳上越的表现，是戴阳证。我认为，这例病人是真寒假热证，是里面阳气太虚而阴寒太盛，阳气被阴寒给逼到体表而出现的假热。这种证候应当温补阳气，所以处方用六君子汤补气，加附子、肉桂、仙茅、仙灵脾温阳散寒以引火归原，这就是中医治疗学中"热因热用"理论的临床运用。为了防止内寒格拒热药而引起呕吐，采用热药冷服的方法，以起反佐作用。病人下午 3 点钟服药，到晚上体温就从 40℃降到 37℃多一点，第二天早上就降到 36℃。这例病人虽然通过"热因热用"治疗的方法收到了暂时的效果，但最后还是因为病情过于危重而亡故了。举这个病人为例，是说明虽然有白虎汤证的疑似症状，但要以脉测证，分析病机，切不可盲目地滥用。

内真寒外假热的病机，可以用北方农村烧炕的道理作比喻。北方农村冬季睡火炕是为了取暖驱寒，需要每天烧火。夏季气温高，就不能每天烧火了，但是炕是用土坯搭起来的，夏季潮湿，长期不烧火，土坯就容易受潮而坍塌，所以隔几天就要给它烧火以驱潮气。冬季每天烧炕，炉火很容易燃烧，热气很快就进入炕洞，炕很快就热了，而夏季隔几天烧 1 次，炉火就很不容易燃烧，起初是只向外冒烟，不起火。这是因为炕洞内的阴霾潮湿之气太重，而致炉火被逼于外，也可以说是"阴盛于内，格阳于外"。过一段时间，炉火越烧热量越大，把炕洞里的潮湿之气驱除出去了，炕就热了，这如同用温热药助阳散寒而引火归原了。

第三种情况是“不渴者，不可与也”。

不渴的病人为什么容易误用白虎汤呢？比如说湿热病的病人，在湿热并重或热重于湿的情况下也可以出现高热，体温可以达到39℃以上，由于湿热郁蒸，也可以有汗出，但是病人口不渴，或渴喜热饮，舌苔黄腻而不是黄燥，脉濡数而不是浮洪。这种情况就不能用白虎汤，而应当用祛湿清热法治疗。这里是以口渴的症状论病机，因为病机不同，所以治法不同。

第四种情况是“汗不出者，不可与也”。

吴鞠通在第二十二条说：“形似伤寒，但右脉洪大而数，左脉反小于右，口渴甚，面赤，汗大出者，名曰暑温，在手太阴，白虎汤主之……”在第二十四条又说：“手太阴暑温，如上条证，但汗不出者，新加香薷饮主之。”他在这条分注中注释说：“证如上条，指形似伤寒，右脉洪大，左脉反小，面赤，口渴而言。”这就是说，新加香薷饮证与白虎汤证有疑似之处，但不同点在于“汗不出”。这句话实际上也是以“汗不出”的症状来论病机，新加香薷饮证是夏季外感寒邪、内蕴暑湿的证候，它虽然与白虎汤证有疑似症状，但是因为有寒邪束表，所以没有汗出，这个证候就不能用白虎汤，而应当用新加香薷饮疏表散寒，涤暑化湿。

吴鞠通所强调的白虎汤“四禁”，对临床确实有重大指导意义，应当引起重视。

4. 肺胃热炽，津气两伤

八、太阴温病，脉浮大而芤，汗大出，微喘，甚至鼻孔扇者，白虎加人参汤主之，脉若散大者，急用之，倍人参。

浮大而芤，几于散矣，阴虚而阳不固也。补阴药有鞭长莫及之虞，惟白虎退邪阳，人参固正阳（人参不专固阳——朱评），使阳能生阴，乃救化源欲绝之妙法也。汗涌、鼻扇、脉散，皆化源欲绝之征兆也。

白虎加人参汤方

即于前方内加人参三钱。

二十二、形似伤寒，但右脉洪大而数，左脉反小于右，口渴甚，面

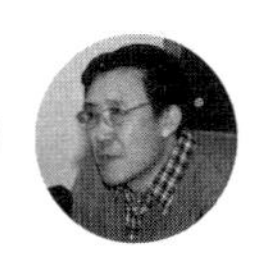

赤，汗大出者，名曰暑温，在手太阴，白虎汤主之；脉芤甚者，白虎加人参汤主之。

二十六、手太阴暑温，或已经发汗，或未发汗，而汗不止，烦渴而喘，脉洪大有力者，白虎汤主之；脉洪大而芤者，白虎加人参汤主之……

四十、太阴伏暑……脉洪大，渴甚，汗多者，仍用白虎法；脉虚大而芤者，仍用人参白虎法。

此邪在气分而表虚之证也。

白虎法、白虎加人参法（俱见前）

【讲评】第八条、第二十二条、第二十六条、第四十条都是讲述在白虎汤证的基础上进一步发展，由于高热大汗而导致津气两伤的证治。从临床实践来看，其临床表现多见：壮热，大汗出，渴喜冷饮，微喘鼻扇，倦怠乏力，背微恶寒，舌红苔黄燥，脉洪大而芤。

分析其病机，壮热、大汗出、渴喜冷饮、舌苔黄燥是肺胃热炽的临床表现。由于持续高热、大汗出而使津液与阳气外泄，必然导致津气两伤。倦怠乏力、背微恶寒是阳气不足的表现，气虚而推动功能低下，所以倦怠乏力，阳气伤则温煦功能低下，所以恶寒，因为督脉行于背部，总督人体一身之阳，所以恶寒先见于背部。本证属实中夹虚证，是因热邪消耗而导致津气两伤，从正邪两方面的关系来讲，还是以邪气盛为主，所以仍然呈高热状态而恶寒仅见于背部，既不同于表证的发热恶寒，又不同于阳虚证的全身寒冷。本证的大汗出与单纯的肺胃热炽也有所不同，它既有高热迫津外泄的原因，也有气虚不能敛津的原因。微喘鼻扇与喘急鼻扇不同，喘急是热邪迫肺所致，微喘则是肺气不足，少气不足以息的征兆。从脉象来看，洪大而芤是指轻取洪大，但按之豁然而空。脉管空虚是因为津液大伤不能充脉所致，轻取洪大是因为津亏不能敛气而致脉管中的阳气浮越，支撑脉管，使它仍然维持洪大状态，由于脉中津伤气浮，所以按脉如按葱管，稍用力就空瘪了。如果再继续发展，津气耗伤更重，以至阳气失去支撑能力，脉搏就微细欲绝了。

因为其证候是既有气分高热，又有津气两伤的实中夹虚证，所以治疗要用白虎加人参汤以清气泄热，补气生津。因为热邪仍盛，热不退则津气不能复，所以治疗仍以白虎汤为主方，辛寒清气，泄热保津。因其津气已伤，所以加人参补气生津，就是吴鞠通所说的“白虎退邪阳，人参固正阳”。条文及分注中的“扇”字，应为扇。

5. 津气欲脱

二十六、手太阴暑温，或已经发汗，或未发汗，而汗不止，烦渴而喘，脉洪大有力者，白虎汤主之；脉洪大而芤者，白虎加人参汤主之……汗多，脉散大，喘喝，欲脱者，生脉散主之。

汗多而脉散大，其为阳气发泄太甚，内虚不司留恋可知。生脉散酸甘化阴，守阴所以留阳，阳留，汗自止也。以人参为君，所以补肺中元气也。

生脉散方（酸甘化阴法）

人参三钱　麦冬（不去心）二钱　五味子一钱

水三杯，煎取八分二杯，分两次服，渣再煎服。脉不敛，再作服，以脉敛为度。

【讲评】本条中的白虎汤证、白虎加人参汤证已在前面讲过了，这里主要讲述津气欲脱的生脉散证。从临床实践来看，其临床表现多见身热骤退，大汗不止，喘息气微，精神萎靡，脉散大无根。

分析其病机，本证是白虎加人参汤证的进一步发展，是由于高热大汗伤津耗气未得到及时控制而导致津气欲脱。因为正气大衰，无力抗邪，所以身热骤降。温热病治疗得法，身热逐渐下降而神清脉静，是向愈的表现，但是大汗不止而身热骤降，比如体温在短时间内突然由40℃降到36℃甚至更低，则标志正气衰败欲脱，无力抗邪。由于气虚不能固表，所以汗出不止，这种汗虽然还不至于是冷汗，但也不同于白虎汤证的高热大汗蒸蒸而出，而是身冷汗出。喘息而呼吸微弱喝喝有声，说明不是热邪逼迫肺气上逆的实喘，而是肺气欲绝，呼吸功能低下的虚喘。精神萎靡是气虚功能低下的表现。脉散大若扬花，飘忽不定，按之无根是阳气外脱，不能敛束脉气的征兆。这些症状都标志着津气大亏，正气不支而将要脱离人体，所以称为津气欲脱，也称为虚脱证。这里还要补充一点在《温病条辨》中没有讲到，但在临床中容易发生的问题：如果虚脱没能得到有效控制，再进一步发展，就要出现阳气大衰的亡阳证，临床可见在虚脱的基础上又出现冷汗淋漓，四肢厥冷，面色苍

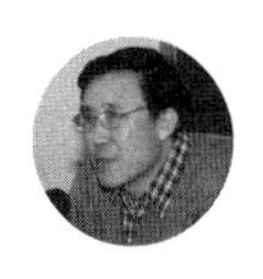

白，舌淡白，脉微细欲绝。亡阳的“亡”字，是逃亡、丢失的意思，不能理解为死亡。阳气大量外耗而不能内守，津液失于收敛，就出现大汗淋漓，由于阳气极虚不能温化水液，所以汗液冰冷。阳气虚衰不能达于四末，所以四肢厥冷，而且随着病情的加重，四肢厥冷也呈向心性加重。阳气大衰无力鼓动血行，血液不能上荣于面部与舌，所以面色与舌色苍白、淡白。津亏不能充盈脉管，阳气虚鼓动无力，所以脉微细欲绝。虚脱与亡阳是两个证候，但二者联系密切，一般来说，虚脱得不到控制，必将导致亡阳，二者的区别就在于有没有冷汗与四肢厥冷。

治疗津气欲脱证，要用生脉散以补气生津，敛阴固脱。因为证候是由津气欲脱而致，所以用人参大补元气以固脱，同时还有生津作用。麦冬甘寒，五味子酸温，二药配伍，酸甘化阴以养阴生津。五味子味酸，有敛汗之功，汗止则阳气不外泄，所以称之为守阴留阳。本方三药配伍，使阳气得固则汗不外泄，阴液内守则阳不外脱，共同达到补气生津，敛阴固脱的目的。津气恢复则脉象可以由散大而恢复正常，因而以“生脉”作为方名。亡阳证的治疗要用补气固脱，回阳救逆法，代表方剂是参附汤。

参附汤是由《伤寒论》中的四逆汤与生脉散两方中各取一味君药组成，是固脱回阳的代表方剂。因为亡阳证是虚脱证的进一步发展，是由气脱进而导致亡阳，所以回阳必先固脱，方中用人参大补元气而固脱，用附子大辛大热以回阳救逆。如果冷汗不止，四肢厥冷不复，需要加大附子的用量，甚至可以用到一两（30g），但必须煎至1小时以上，以减其毒性。近年来，在临床使用参附汤时往往加入龙骨、牡蛎以增强潜阳敛汗固脱的作用。

白虎汤、白虎加人参汤、生脉散这三个方剂都能治疗大汗与喘，三者有什么区别呢？白虎汤证、白虎加人参汤证、生脉散证是气分证过程中，由邪气盛而正气不衰的气分实证向正气不足，功能衰退的气分虚证逐步发展的过程。白虎汤证的大汗出是里热蒸腾迫津外渗，所以是蒸蒸热汗。喘是因为肺胃热炽，热邪迫肺，肺气上逆，所以喘急鼻扇。白虎汤证是里实热证，所以治疗要泄热保津。白虎加人参汤证是实中夹虚证，以肺胃热炽为主，又有津、气两伤，它的汗出与喘是由热与虚两方面造成的，所以治疗既要泄热，又要兼补气生津。生脉散证的汗出与喘是津、气欲脱的表现，汗多但不热，

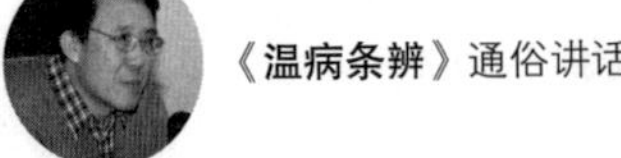
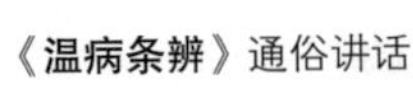

喘息而无力，所以治疗要补气生津，敛阴固脱。这三个证候，病机不同，所以组方用药也不一样，在临床中一定要注意鉴别。可以说，白虎汤纯属清气法，白虎加人参汤是清气法与补法相结合，生脉散则纯属补法。

白虎汤证→白虎加人参汤证→生脉散证→参附汤证是温热病气分证候由实转虚的四个阶段，这个发展过程可以概括归纳为下面的简表。

温热病气分证候由实转虚的四个阶段

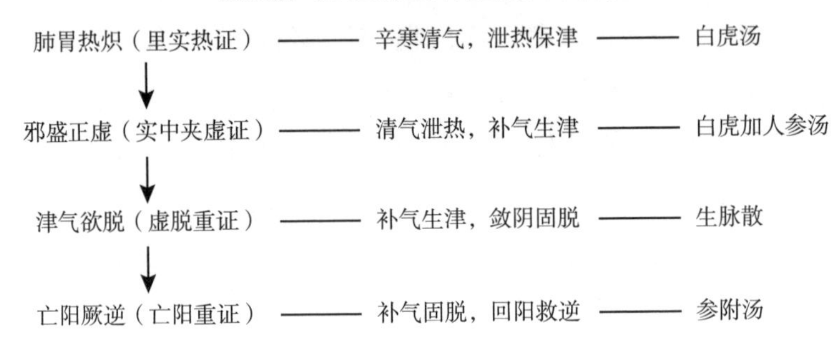

6. 燥热伤肺

五十八、诸气膹郁，诸痿喘呕之因于燥者，喻氏清燥救肺汤主之。

喻氏云：诸气膹郁之属于肺者，属于肺之燥也，而古今治气郁之方，用辛香行气，绝无一方治肺之燥者。诸痿喘呕之属于上者，亦属于肺之燥也，而古今治法，以痿、呕属阳明，以喘属肺，是则呕与痿属之中、下，而惟喘属之上矣，所以千百方中亦无一方及于肺之燥也。即喘之属于肺者，非表即下，非行气即泻气，间有一二用润剂者，又不得其肯綮。总之，《内经》六气脱误秋伤于燥一气，指长夏之湿为秋之燥，后人不敢更端其说，置此一气于不理，即或明知理燥，而用药夹杂，如弋获飞虫，茫无定法示人也。今拟此方，命名清燥救肺汤，大约以胃气为主，胃土为肺金之母也。其天门冬虽能保肺，然味苦而气滞，恐反伤胃阻痰，故不用也。其知母能滋肾水，清肺金，亦以苦而不用。至如苦寒降火正治之药，尤在所忌。盖肺金自至于燥，所存阴气不过一线耳，倘更以苦寒下其气，伤其胃，其人尚有生理乎？诚仿此增损以救肺燥变生诸证，如沃焦救焚，不厌其频，庶克有济耳。

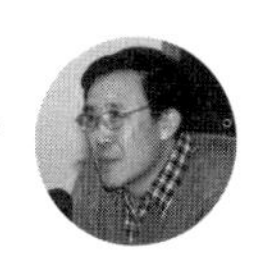

清燥救肺汤方（辛凉甘润法）

石膏二钱五分　甘草一钱　霜桑叶三钱　人参七分　杏仁（泥）七分　胡麻仁（炒、研）一钱　阿胶八分　麦冬（不去心）二钱　枇杷叶（去净毛，炙）六分

水一碗，煮六分，频频二三次温服。痰多加贝母、瓜蒌；血枯加生地黄；热甚加犀角、羚羊角，或加牛黄。

【讲评】本条是讲燥热伤肺的证治。《素问·至真要大论》说："诸气膹郁，皆属于肺。""诸痿喘呕，皆属于上。"这两句话指出，多种喘息气急、气滞胸闷的病变以及痿证与呕逆，都与上焦的肺有密切关系。吴氏在本条中用"因于燥者"一句，明确地指出了燥热邪气伤肺，耗损肺津，可以导致肺燥气逆而出现喘息气急、气滞胸闷，也可以因为肺失濡润而导致肺痿或因为肺不布津，筋脉失养而导致肢体痿废，肺痿与肢痿，统称"诸痿"。如果因肺燥而导致胃燥气逆，也可以出现呕吐。因为病因是燥热邪气，所以用"喻氏清燥救肺汤主之"。从病变的发生发展过程来看，燥热伤肺证多由燥热邪气侵袭肺卫的桑杏汤证发展而来，是燥热邪气由肺卫进入肺脏的气分证。从临床实践来看，其临床表现多见身热，干咳无痰，或痰少而燥，咳痰带血，气逆而喘，胸闷胁痛，咽喉干燥，鼻燥，齿燥，心烦，口渴，舌红，苔薄黄而燥，脉数。

分析其病机，本证是燥热邪气盛而津气两伤，是以燥热盛为主，但肺津、肺气已伤的病变。这种病人的身热多呈高热，体温一般在39℃以上，是热入气分、正邪相争的表现。由于肺有燥热，津液损伤，所以干咳无痰，如果因燥热灼伤津液而凝聚成痰，也可以咳出少量燥痰，甚至因为燥热损伤肺络而咳痰带血。出现咳喘的原因，一方面是由于燥热迫肺而致肺气上逆，一方面是由于燥热伤津耗气，以致肺失濡润，宣降失常而气逆，肺燥气逆，轻则咳，重则喘。由于燥热壅滞在肺，导致肺失宣降，所以胸闷胁痛，而且随着呼吸加重。热扰心神，就可以出现心烦。津液损伤而不能上供，就出现口渴。由于肺津不足而官窍失于濡润，所以咽喉、鼻腔、牙齿都干燥。这种齿燥是光燥如石，而不是燥如枯骨，因为燥热在肺，伤的是肺、胃津液而不是伤肾精，所以尽管齿燥，但它有光泽，不是干枯无光泽。舌红、苔薄黄干燥、脉数都是燥热盛而津液损伤的反映。

治疗燥热犯肺证，要用清肺润燥、养阴益气法，代表方剂是清燥救肺汤。这个方剂出自喻嘉言的《医门法律》，吴鞠通把它收入了《温病条辨》中。方中用石膏与桑叶清宣肺热，石膏辛寒，既能清肺，又能透热，桑叶轻扬宣透，这两味药相配伍，石膏重在清而桑叶重在宣。桑叶质轻而石膏沉重，但从方中的剂量来看，桑叶用三钱（9g）是方中用量最大的药，而石膏仅用二钱五分（7.5g），可以说石膏的用量相当小。这是因为，本证是燥热盛而津气两伤，治疗重点在于“燥者濡之”，而不是以清为主，况且石膏大寒，又有损伤肺气之弊，所以仅用少量石膏清气分热，而以甘苦微寒，清宣肺热又能润燥的桑叶为主。胡麻仁、阿胶、麦门冬、杏仁这四味药都有润燥作用，但是又有所不同。胡麻仁润肺与大肠，又能养阴。阿胶能滋肺阴，润肺燥，还能止血。麦冬甘寒，养阴润燥生津。杏仁不仅润肺，还有降气止咳平喘作用。枇杷叶降肺气，与杏仁配伍，降肺气以止咳逆。肺为娇脏，外邪最容易损伤肺气，燥热邪气入肺，不仅损伤肺津，也耗伤肺气，所以用小剂量的人参、甘草补益肺气，这就是《难经·十四难》所说的“损其肺者益其气”。这个方剂既清透肺热，润肺燥，又养阴益气，而重点在于清肺润燥，如果有痰而难以咯出，可以加化痰药，如栝蒌皮、川贝母、黛蛤散等。

清燥救肺汤证与麻杏甘石汤证都有肺热咳喘的见症，但二者病机不同，治法也不同。清燥救肺汤证是燥热伤肺，燥热盛而津气两伤，属实中夹虚证，所以治疗既要清肺润燥以祛邪，又要养阴益气以扶正，方中虽用石膏，但用量很小。麻杏甘石汤证是热邪壅肺，热邪盛而正气未伤，所以用石膏配麻黄重在清泄肺热。

7. 热郁胸膈

十三、太阴病，得之二三日，舌微黄，寸脉盛，心烦懊憹，起卧不安，欲呕不得呕无中焦证，栀子豉汤主之。

温病二三日，或已汗，或未汗，舌微黄，邪已不全在肺中矣。寸脉盛，心烦懊憹，起卧不安，欲呕不得，邪在上焦膈中也。在上者，因而越之，故涌之以栀子，开之以香豉。

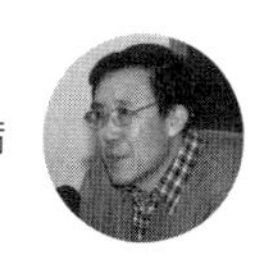

栀子豉汤方（酸苦法）

栀子（捣碎）五枚　香豆豉六钱

水四杯，先煮栀子数沸，后纳香豉，煮取二杯，先温服一杯，得吐，止后服。

【讲评】本条是讲热郁胸膈的证治。热郁胸膈证可以因太阴卫分证未解而传入胸膈，也可以因伏邪发于胸膈。所谓胸膈，是指横膈以上的胸腔，因为胸腔为肺之所居，所以吴鞠通仍称其为“太阴温病”，但是从其临床表现来看，与热邪在肺又有所区别，所以吴氏在分注中又说：“温病二三日，或已汗，或未汗，舌微黄，邪已不全在肺中矣……邪在上焦膈中也。”因为热邪既不在表，又未入营分、血分，而是郁于胸膈不得发越，所以属胸膈气分证。从临床实践来看，其临床表现多见：身热不甚，心烦懊憹，坐卧不安，恶心欲呕而不得呕，舌苔略黄，脉略数而寸部有力。

分析其病机，热郁胸膈的证候特点是热邪不在脏腑，而且热邪也不重，所以身热不甚，体温不很高。因为热势不盛，所以身虽热而无汗，突出的表现是心烦懊侬，坐卧不安，这是胸膈郁热扰乱心神所致。所谓懊侬，就是自觉心中郁闷微烦，似有一团热气在搅扰，“侬”字与“恼”字通用，是指病人很烦恼。“欲呕不得呕”，是指恶心欲呕而不能呕出，这是因胸膈郁热扰胃，使胃气上逆所致，但热邪不盛而且没有入胃，所以仅感恶心欲呕而又不得呕，也正因如此，吴氏称其为“无中焦证”。舌苔略黄、脉略数都说明里有热，但热势并不重。寸脉候上焦，因病在上焦，所以寸脉有力。

治疗热郁胸膈证，要用清宣郁热法，代表方剂是栀子豉汤。方中用栀子苦寒泄热，它不仅能清热，而且苦寒直折下行，可以导热从小便而出。豆豉宣透郁热，能使热邪外达。栀子下引，豆豉外透，这两味药共用，给胸膈的郁热找了两条出路。在临床实践中，如果初起兼有表证，可以加透表的药，如薄荷、蝉衣、银花等；如果热郁影响到胃，使胃失和降而欲呕吐，可以加生姜汁、竹茹以清热止呕。

8. 热痰郁阻胸膈

十四、太阴病，得之二三日，心烦不安，痰涎壅盛，胸中痞塞，欲呕者，无中焦证，瓜蒂散主之，虚者加参芦。

此与上条有轻重之分，有有痰无痰之别。重剂不可轻用，病重药轻又不能了事，故上条只用栀子豉汤快涌膈中之热，此以痰涎壅盛，必用瓜蒂散急吐之，恐邪入包宫而成痉厥也。瓜蒂、栀子之苦寒，合赤小豆之甘酸，所谓酸苦涌泄为阴，善吐热痰，亦在上者，因而越之方也。

瓜蒂散方（酸苦法）

甜瓜蒂一钱　赤小豆（研）二钱　山栀子二钱

水二杯，煮取一杯，先服半杯，得吐，止后服。不吐，再服。虚者，加人参芦一钱五分。

【讲评】本条是讲热痰郁阻胸膈的证治。本条与第十三条同属上焦胸膈气分证，但上条证候轻，仅有郁热而无痰；本条是既有热又有痰，热痰郁阻于胸膈，病情较上条为重。从临床实践来看，其临床表现多见：心烦不安，痰涎壅盛，胸中痞塞，恶心欲呕，舌苔黄腻，脉滑数。

分析其病机，因为有热痰内郁，内扰心神，所以心烦不安。热痰壅于胸膈，所以痰涎壅盛，吐痰涎较多。热痰阻滞气机，升降失常，就出现胸闷痞塞不通之感。由于热痰阻滞，导致三焦气机不畅而使胃气不降，所以胃气上逆而恶心欲呕吐。因为胃气不降是上焦胸膈痞塞不通所致，邪不在胃，所以吴氏说“无中焦证”。

治疗热痰郁阻胸膈之证，应当用涌吐热痰的方法，代表方剂是瓜蒂散。方中瓜蒂苦寒，善于涌吐热痰。赤小豆甘酸平，祛湿除满。瓜蒂与赤小豆配伍，酸苦涌泄，可以使胸膈的热痰由涌吐而出，使邪有出路。山栀子苦寒清泄热邪，与瓜蒂、赤小豆配伍，也更增强了酸苦涌泄之性。本证因为热痰郁于上焦胸膈，部位在上，所以用涌吐法使热痰涌越于上而吐出，这正是《素问·阴阳应象大论》“其高者，因而越之”治法的具体运用。瓜蒂的涌吐作用虽强，但有毒，容易损伤正气，所以临床使用时剂量不宜过大，中病即止。

9. 温毒——大头瘟、虾蟆瘟气分证候

十八、温毒咽痛，喉肿，耳前耳后肿，颊肿，面正赤，或喉不痛，但外

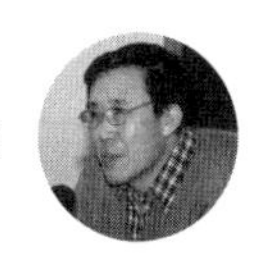

肿，甚则耳聋，俗名大头温、虾蟆温者，普济消毒饮去柴胡、升麻主之。初起一二日，再去芩、连，三四日加之佳。

温毒者，秽浊也。凡地气之秽，未有不因少阳之气而自能上升者，春夏地气发泄，故多有是证，秋冬地气间有不藏之时，抑或有是证，人身之少阴素虚，不能上济少阳，少阳升腾莫制，亦多成是证，小儿纯阳火多，阴未充长，亦多有是证。咽痛者，经谓：一阴一阳结，谓之喉痹。盖少阴、少阳之脉，皆循喉咙，少阴主君火，少阳主相火，相济为灾也。耳前、耳后、颊前肿者，皆少阳经脉所过之地，颊车不独为阳明经穴也。面赤者，火色也。甚则耳聋者，两少阳之脉皆入耳中，火有余则清窍闭也。治法总不能出李东垣普济消毒饮之外，其方之妙，妙在以凉膈散为主，而加化清气之马勃、僵蚕、银花，得轻可去实之妙，再加元参、牛蒡、板蓝根败毒而利肺气，补肾水以上济邪火。去柴胡、升麻者，以升腾飞越太过之病，不当再用升也，说者谓其引经，亦甚愚矣！凡药不能直至本经者，方用引经药作引，此方皆系轻药，总走上焦，开天气，肃肺气，岂须用升、柴直升经气耶？去黄芩、黄连者，芩、连里药也，病初起未至中焦，不得先用里药故犯中焦也。

普济消毒饮去升麻柴胡黄芩黄连方

连翘一两　薄荷三钱　马勃四钱　牛蒡子六钱　芥穗三钱　僵蚕五钱　元参一两　银花一两　板蓝根五钱　苦梗一两　甘草五钱

上共为粗末，每服六钱，重者八钱，鲜苇根汤煎，去渣服。约二时一服；重者一时许一服。

十九、温毒外肿，水仙膏主之，并主一切痈疮（此治温毒第一捷径法门也——朱评）。

按：水仙花得金水之精，隆冬开花，味苦微辛，寒滑无毒，苦能降火败毒，辛能散邪热之结，寒能胜热，滑能利痰。其妙用全在汁之胶黏，能拔毒外出，使毒邪不致深入脏腑伤人也。

水仙膏方

水仙花根，不拘多少，剥去老赤皮与根须，入石臼捣如膏，敷肿处，中留一孔出热气，干则易之，以肌肤上生黍米大小黄疮为度。

二十、温毒敷水仙膏后，皮间有小黄疮如黍米者，不可再敷水仙膏，过敷则痛甚而烂，三黄二香散主之。

三黄取其峻泻诸火而不烂皮肤，二香透络中余热而定痛。

三黄二香散方（苦辛芳香法）

黄连一两　黄柏一两　生大黄一两　乳香五钱　没药五钱

上为极细末，初用细茶汁调敷，干则易之，继则用香油调敷。

【讲评】本条是讲温毒病中的大头瘟与虾蟆瘟的证治。大头瘟多发生于冬、春两季，是感受风热时毒所引起的一种以全身憎寒发热与头面焮赤肿大为特征的温病。由于大头瘟既有头面红肿热痛，又具有传染性，符合温毒的特点，所以属于温毒类疾病。中医学对大头瘟的认识比较早，《诸病源候论》与《备急千金要方》中都有与之类似的记载。金代刘完素在《素问病机气宜保命集·大头论》中称之为“大头病”。元代的李东垣最早创制了治疗大头瘟的有效方剂普济消毒饮，这个方剂收载于李氏门人罗天益汇集整理东垣平时所用效方而成书的《东垣试效方》中。书中说：“泰和二年（1202年）……时四月，民多疫疠，初觉憎寒体重，次传头面肿盛，目不能开，上喘，咽喉不利，舌干口燥，俗云‘大头天行’，亲戚不相访问，如染之，多不救。先师曰……遂处方……凡它所有病者，皆书方以贴之，全活甚众。时人皆曰此方天人所制，遂刻于石，以传永久。”从书中所述可知，当时称这种病为“大头天行”，所谓“天行”，就是指这种病有很强的传染性、流行性。明代张景岳在《景岳全书·杂证谟·瘟疫》中称之为“大头瘟”“虾蟆瘟”。俞根初的《通俗伤寒论》中称其为“大头伤寒”“大头风”。吴鞠通在《温病条辨》中将本病列入温毒门中，并指出这个病种“俗名大头温、虾蟆温”。总而言之，这个病种名称虽多，但都有“大头”两个字。就是说，这个病是以头面部红、肿、热、痛为主要特点。古代对本病的病名有用“瘟”字者，也有用“温”字者，本书用“瘟”字。虾蟆瘟与大头瘟病情相似，但是仔细分析又有所区别。虾蟆就是癞蛤蟆，它的长相是头部尖，两腮大，顾名思义，虾蟆瘟应该是指两腮肿大，而不是像大头瘟那样整个头面肿大。可以说，从虾蟆瘟这种形象的描述来看，更符合痄腮的特点。西医学中的颜面丹毒、流行性腮腺炎等病，可以参考大头瘟、虾蟆瘟辨证论治。从临床实践来看，其临床表现多见初起憎寒，发热，头面红肿，甚则目不能开，或伴咽喉肿痛，

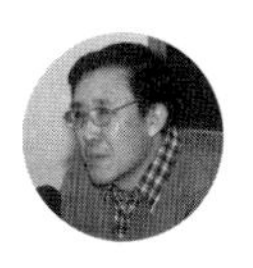

继则憎寒渐罢而热势增高，口渴引饮，烦躁不安，头面焮肿，咽喉疼痛加剧，舌红苔黄燥，脉数有力，或痄腮两腮肿胀酸痛。

分析其病机，初起憎寒，发热是因致病因素为风热时毒，这种邪气比一般的风热邪气致病力强，初起就呈卫气同病，所以病情更重。憎寒是形容恶寒重，这是因为邪气郁阻气机，体表气机不畅，以致阳气宣发受阻而体表失于温煦，所以恶寒症状很突出。发热是正邪相争所致，因为邪气盛而正气不衰，正邪相争比一般的表证更激烈，所以这种病人的发热较重，初起就可以见高热。也就是说，因为它初起就呈卫气同病，所以寒、热症状都很突出。热毒上攻头面，气血壅滞不通，血液瘀滞在头面，就出现头面部红肿，甚至两只眼睛不能睁开。头面部是少阳经与阳明经的循行部位，由此可以判断热毒主要是在少阳、阳明气分。如果热毒壅滞在咽喉，也可以见咽喉肿痛。进一步发展，邪气入里而到气分，就不再恶寒而热势增高。高热伤津，则口渴喜饮。热扰心神，则烦躁不安。由于气分热毒壅滞而无出路，就导致头面、咽喉红肿疼痛加剧。舌红苔黄燥，脉数有力都说明热毒壅滞，邪气内盛。痄腮的两腮肿胀痠痛与大头瘟的头面肿痛病机相同，也是风热时毒上攻，气血壅滞的表现。

因为大头瘟、痄腮的气分证以热毒上攻，头面肿痛为特点，所以治疗要用疏透清泄、解毒消肿法，内服普济消毒饮，外敷三黄二香散。

普济消毒饮　这个方剂出自《东垣试效方》，它的组成是：

黄芩酒炒　黄连（酒炒）各五钱　陈皮（去白）甘草（生用）玄参　柴胡　桔梗各二钱　连翘　板蓝根　马勃　牛蒡子各一钱　僵蚕　升麻各七分

上方为末，汤调，时时服之，或蜜拌为丸，噙化。亦有加大黄治便秘者，或酒浸，或煨用。

普济消毒饮方中用药较多，可以分为四类。

第一类是疏风透热，解毒消肿药。方中的连翘、升麻、柴胡、薄荷、僵蚕、牛蒡子都具有疏散风热的作用，其中大部分又是解毒消肿药。它们不仅能疏透卫分的风热毒邪，也有宣透气分热邪的作用，所以无论是病变初起的卫气同病，还是进一步发展为气分证，都可以一直使用。

第二类是作用于气分的清热解毒药。方中的黄连、黄芩、板蓝根、连翘

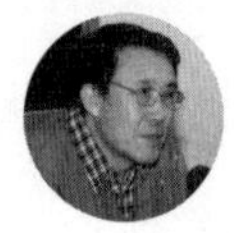

都是苦寒药，具有清泄气热，解毒消肿的功效。

第三类是利咽消肿止痛药。方中的马勃、牛蒡子、生甘草、桔梗相配，有清利咽喉、消肿止痛的功效。

第四类是引经药。大头瘟的特点是头面肿，耳前、耳后肿，头面部的经脉属阳明经，升麻引药入阳明经，耳前、耳后的经脉属少阳经，柴胡引药入少阳经，桔梗为舟楫之药，可以载药上行，这三味药都可以引药上行，使诸药行于头部而发挥作用。

除了这四类药之外，另外还有两味药，一是陈皮，它是行气药，能理气行滞，可以配合僵蚕可以散结消肿。另一味药是玄参，它有滋阴降火解毒的功效，大头瘟热邪炽盛，易伤津液，而方中除玄参外又都是燥烈的药物，就更易伤津，所以方中用玄参滋阴降火，既保津液，又增强泻火解毒的功效。这个方剂看似用药杂乱，实际上既不杂，又不乱。它使药物从几个方面发挥作用：一方面是向外疏散；一方面是从里面清，向下降；一方面是把药向上引，使它作用于头面部；一方面是兼顾阴液，可以说是一个组织相当严密的方剂。吴鞠通对普济消毒饮这个方剂的运用有不同的看法，他主张在普济消毒饮中去柴胡、升麻。他在第十八条分注中说："去柴胡、升麻者，以升腾飞越太过之病，不当再用升也，说者谓其引经，亦甚愚矣！凡药不能直至本经者，方用引经药作引，此方皆系轻药，总走上焦，开天气，肃肺气，岂须用升、柴直升经气耶？"从这段话中可以看出，吴氏认为柴胡、升麻是升提发散药，而大头瘟是外感风热时毒，毒邪上攻头面的病变，如果再用升散药就容易使上部的热毒加重。他的这种观点不无道理，但是应当看到，柴胡、升麻不仅有升提作用，同时还有透邪、散邪、解毒的功效，而且它们是和黄芩、黄连、板蓝根这些苦降的药同用，相辅相成，不会产生吴鞠通说的那种弊病，所以临床使用中不必去掉这两味药。关于"初起一二日再去芩、连"的理由，吴鞠通在分注中说："芩、连里药也，病初起未至中焦，不得先用里药故犯中焦也。"他在条文中又说："三四日加之佳，"其用意是，初起一二日邪气在卫分，所以不用芩、连，到第三四日，恶寒罢，热势增，已经转入气分了，所以要再加芩、连。实际上也没有必要这么做，因为病变初起就不是单纯的卫分证而是卫气同病，黄芩、黄连的作用是清气，它们并不

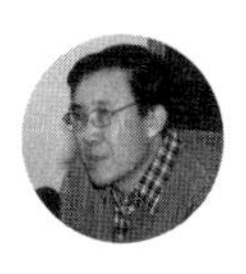

影响透卫，所以也没有必要去掉。

普济消毒饮原方不是汤剂，是散剂用热水调服，取其发散热毒功能，即“散者，散也”。它的服用方法是“时时服之”，也就是说，不是1天只服两次，而是要频频服用，1天服五六次、七八次都可以，隔一两小时就服1次，这样作用更好。吴鞠通在银翘散的煎服法中说普济消毒饮的服法是“时时清扬法”。就是说，要时时频频地服用，药物才能持续不断地作用于上焦，起到轻扬发散的作用。现代的用法多是把普济消毒饮作汤剂煎服，临床使用时也要遵循“时时清扬法”，小量、多次地频频服用。现代多用普济消毒饮治疗小儿痄腮，这个方剂不仅临床治疗效果好，而且有较好的预防作用，在痄腮流行季节，除了采取隔离措施之外，没得病的小儿也可以服用，以预防传染。

大头瘟与痄腮的头面肿痛，除内服普济消毒饮治疗外，还应当同时使用外敷药消肿止痛，吴鞠通提出了水仙膏与三黄二香散两个外用方。由于水仙膏的毒性对皮肤刺激强烈，容易引起溃烂，所以一般不用，而是用三黄二香散。方中用黄连、黄柏、大黄这三个“黄”清热泻火解毒，用乳香、没药这两个“香”活血消肿止痛，但是三黄二香散没有市售成药，使用不方便，可以用如意金黄散代替，它与三黄二香散的作用相近，同样具有清热解毒、消肿散结止痛的功效。使用时先用醋调，醋既有透入作用，又有消肿作用，它能使药物的作用向里渗透，但是醋有容易干的缺点，药粉用醋调和之后敷在面部，很短时间就干燥了，作用也就减低了，所以要经常用纱布蘸醋在药上洇一洇，使它始终保持湿润。肿势见消之后，可以改用芝麻香油调敷，香油挥发慢，它能长时间保持湿润，使药物的作用能够始终向里透入。

10. 湿热化燥上攻咽喉

四十五、湿温，喉阻咽痛，银翘马勃散主之。

肺主气。湿温者，肺气不化，郁极而一阴一阳（谓心与胆也）之火俱结也。盖金病不能平木，木反挟心火来刑肺金。喉即肺系，其闭在气分者即阻，闭在血分者即痛也，故以轻药开之。

银翘马勃散方（辛凉微苦法）

连翘一两　牛蒡子六钱　银花五钱　射干三钱　马勃二钱

上杵为散，服如银翘散法。不痛但阻甚者，加滑石六钱、桔梗五钱、苇根五钱。

【讲评】本条是讲咽喉疼痛的证治。条文中提出“湿温，喉阻咽痛”，但未列出其他症状，从其所用的银翘马勃散方剂来看，方中多属寒凉药物，以方测证，可以知道这个证候是湿温化燥，已经转化成温热邪气而上攻咽喉，郁结不散，以致气血上壅，出现咽喉部红肿疼痛，吞咽不利，有阻塞感。从临床实践来看，还应当见舌红苔少，脉数。

因为本证是热邪上攻，郁于咽喉，所以治疗应当轻凉宣透，发郁散邪。银翘马勃散方中金银花、连翘轻凉清透，发郁透邪。牛蒡子、射干、马勃清热利咽止痛。这个方剂的煎法与银翘散一样，也是煮散，服法也与银翘散相同，以取其“时时轻扬”，宣郁透邪的作用。

11. 温疟

五十、骨节疼烦，时呕，其脉如平，但热不寒，名曰温疟，白虎加桂枝汤主之。

阴气先伤，阳气独发，故但热不寒，令人消烁肌肉，与伏暑相似，亦温病之类也（是故入本论——朱评），彼此实足以相混，故附于此，可以参观而并见。治以白虎加桂枝汤者，以白虎保肺清金，峻泻阳明独胜之热，使不消烁肌肉。单以桂枝一味，领邪外出，作向导之官，得热因热用之妙（谁人能言，谁人能解此言——朱评）。经云：“奇治之不治，则偶治之，偶治之不治，则求其属以衰之”是也，又谓之复方。

白虎加桂枝汤方（辛凉苦甘复辛温法）

知母六钱　生石膏一两六钱　粳米一合　桂枝木三钱　炙甘草二钱

水八碗，煮取三碗，先服一碗，得汗为知。不知，再服，知后仍服一剂，中病即已。

【讲评】本条是讲温疟的证治。温疟的病名最早见于《素问·疟论》。文中说：“温疟者，得之冬中于风，寒气藏于骨髓之中，至春则阳气大发，邪

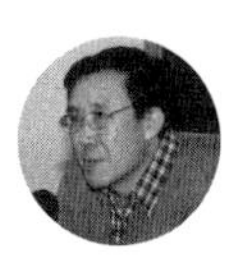

气不能自出，因遇大暑，脑髓烁，肌肉消，腠理发泄，或有所用力，邪气与汗皆出，此病藏于肾，其气先从内出之于外也。如是者，阴虚而阳盛，阳盛则热矣，衰则气复反入，入则阳虚，阳虚则寒矣，故先热而后寒，名曰温疟。”按照这段经文的说法，温疟的病因是冬季感受风寒之邪，病机是寒邪藏于肾，郁而化热，消灼肾阴，至暑热之时，或强劳之后，腠理开泄，邪气随汗而出，自内外发。因其阴虚阳亢，热邪嚣张，所以先发热。因发热时正邪相争，正气不支，阳气内潜，表阳不足，卫外不固，所以发热之后，继则恶寒而形成寒热往来。因为经文中提出温疟的病机是冬季感受风寒，邪气内藏，至夏暑季节发病，所以后世多以温疟为伏气温病。汉代的张仲景在《金匮要略方论》中也对温疟有所论述，书中说：“温疟者，其脉如平，身无寒但热，骨节疼烦，时呕，白虎加桂枝汤主之。”《温病条辨》中所说的温疟，与《金匮要略方论》中所述的证候与治法一致。从临床实践来看，其临床表现多见发热不恶寒，骨节红肿疼痛，时有呕恶，汗出，口渴，舌红苔黄燥，脉数。

分析其病机，吴鞠通在分注中说：“阴气先伤，阳气独发，故但热不寒，令人消烁肌肉，与伏暑相似，亦温病之类也。”从他这句话可以看出，吴氏仍是沿袭《黄帝内经》的观点，认为温疟是伏气温病。因为热邪内伏伤阴，阳气独亢，所以发热而不恶寒。热邪郁于关节，气血壅塞不通，所以关节红肿疼痛。热邪上蒸，胃气上逆，所以时时有恶心甚至呕吐。热邪蒸迫，津液外泄则汗出。热伤津液则口渴。舌红苔黄，脉数都主里热盛。舌苔干燥，主热盛津伤。条文中所说的“其脉如平”，并不是说温疟的脉象如正常人，而是与寒热往来的疟疾相比较而言，疟疾脉弦，温疟脉不弦，所以相对来说称为“如平”，从临床实践来看应当见数脉。

因为温疟是“阴气先伤，阳气独发”的病变，其热邪壅盛，蒸迫津液，所以治疗要泄热保津，兼以透发，使邪有出路，方用白虎加桂枝汤。吴鞠通在分注中说：“以白虎保肺清金，峻泻阳明独胜之热，使不消烁肌肉。单以桂枝一味，领邪外出。”由这段话可以看出，吴氏认为温疟是肺胃热炽之证，所以把它收入“上焦篇”中，用白虎汤来清泄肺胃热邪而保津液。桂枝辛散，解肌透热，而且有通血脉利关节的功效，与白虎汤相配伍，辛寒与辛温并用，清散热邪，行血通痹，相得益彰。方中的桂枝木是桂枝剥去外皮，使其辛燥之力减缓，既有桂枝的功效，又无燥烈的副作用。后世多用白虎加桂枝汤治疗热痹，一般都能取得较好的疗效，也可以用来治疗疟疾热重者。

12. 燥热化火上犯清窍

五十七、燥气化火，清窍不利者，翘荷汤主之。

清窍不利，如耳鸣、目赤、龈胀、咽痛之类。翘荷汤者，亦清上焦气分之燥热也。

翘荷汤（辛凉法）

薄荷一钱五分　连翘一钱五分　生甘草一钱　黑栀皮一钱五分　桔梗二钱　绿豆皮二钱

水二杯，煮取一杯，顿服之。日服二剂，甚者日三。

加减法：耳鸣者，加羚羊角、苦丁茶；目赤者，加鲜菊叶、苦丁茶、夏枯草；咽痛者，加牛蒡子、黄芩。

【讲评】本条是讲燥热化火上犯清窍的证治，其证候类型在温燥病中比较特殊。说它特殊，是因为它不以燥伤津液为主要特点，而是以“清窍不利”为特征。从临床实践来看，其临床表现多见发热，咽痛，目赤，齿龈肿胀、疼痛，耳鸣，舌红，苔薄黄而干，脉数。

分析其病机，就是吴鞠通所说的“燥气化火”。燥气之所以化火，是因为燥热邪气入里之后不能发散出去，邪无出路，郁而化火，因为火性炎上，所以上犯于头部而导致“清窍不利”。由于火邪逼迫气血上涌于清窍，导致气血充斥于头部的官窍而使其壅塞不通，所以出现咽痛、目赤、齿龈肿痛以及暴发性耳鸣等症状。发热，舌红苔薄黄而干，脉数都主火热内盛，这一系列表现，民间俗称就是“上火”了。

因为这个证候是燥热化火上犯清窍，病变在头部的官窍，所以治疗要用宣透郁火之法，所用的药物一是要有上行的作用；一是必须有向外透发的作用，透发才能使郁火外达；一是要有清热泻火的作用，但是药物又不能太过寒凉。为什么呢？因为这是火郁证，是邪无出路而导致郁火上炎，逼迫气血上行，壅滞不通而出现红肿。使用大寒的药物，必然会遏阻气机，使气血凝

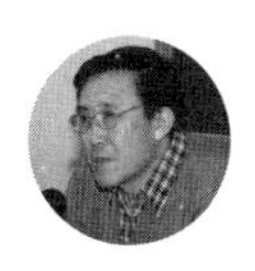

滞不通而成凉遏甚至冰伏之势，就如同把血液冷冻了，所以用药必须灵动，要具有宣透作用，既能清热泻火，又不遏伤阳气。翘荷汤中薄荷辛凉，连翘微苦而寒，这两味药都具有性凉而质轻的特点，能轻凉宣郁透热，使火郁外达。黑栀皮是把栀子皮炒黑使用，以减低它的寒性，既能泻火，又能宣透发郁。绿豆皮质轻宣扬，清热解毒。生甘草配桔梗利咽止痛，桔梗又是“舟楫之药”，可以载药上行，引药作用于上部。在临床中，如果以耳鸣为主症，加羚羊角、苦丁茶。耳鸣是足少阳胆经气血壅滞的表现，用羚羊角能清肝胆之热，苦丁茶能泻肝胆之火。以目赤为主症的，加鲜菊叶、苦丁茶、夏枯草，没有鲜菊叶可以用白菊花。目赤是肝火上炎的表现，所以用鲜菊叶或白菊花、苦丁茶、夏枯草泻肝火。以咽痛为主症的，除了用甘草、桔梗利咽止痛之外，可以再加牛蒡子、黄芩以增强清热泻火，利咽喉的作用。这个方剂轻扬宣透，发郁透邪，使邪有出路，虽清凉而不寒凝，非常符合《黄帝内经》“火郁发之”的原则，其组方思路很有深意，发人深省。临床中一定要注意，凡是郁火上炎而导致上部出现红肿的，都是因为气血壅滞所致，治疗要发散，要宣透，但是不能用大寒，如果寒凉太过，必然导致气血因凉遏而凝滞。例如急性扁桃体炎，中医学称为乳蛾，出现发热，扁桃体红肿疼痛，治疗就必须遵循宣透郁火的原则，不能使用大剂寒凉药物，如石膏、黄连或紫雪之类。在临床中常常见到由于误用这类药物，虽然使体温降下来了，扁桃体也不红了，但是扁桃体肿大不仅不消，反而形成大硬疙瘩，堵在咽部，吃饭喝水都有困难，长期不能消散，这就是寒凉遏伏的恶果。

13. 肺胃津伤

五十六、燥伤肺胃阴分，或热或咳者，沙参麦冬汤主之。

此条较上二条则病深一层矣，故以甘寒救其津液。

沙参麦冬汤（甘寒法）

沙参三钱　玉竹二钱　生甘草一钱　冬桑叶一钱五分　麦冬三钱　生扁豆一钱五分　花粉一钱五分

水五杯，煮取二杯，日再服。久热久咳者，加地骨皮三钱。

【讲评】本条是讲温热病气分证后期肺胃津伤的证治。条文中所讲的

“燥伤肺胃阴分”就是指燥热邪气损伤肺胃的阴液，从临床实践来看，其临床表现多见：低热或不发热，干咳无痰或痰少而黏，口干舌燥，舌红苔少，脉细。

分析其病机，条文中说本证是燥热邪气损伤肺胃津液所致，但是在临床中肺胃津液损伤的证候不独见于温燥病，可以说，凡是温热病后期，由于热邪伤津，都可以导致肺胃津伤证候，因此本条所述的证候可以看作是各种温热病后期的后遗症。从正气方面来看，是肺与胃的津液已伤，从邪气方面来看，热邪或者已经退净，或者虽未退净但大部分已解，仅存余邪而已。如果是余邪未净，可以见发热，但是因其邪气不盛，所以仅见低热，如果邪气已净，则不发热。因为津液不足，所以临床表现以燥象为主。干咳无痰是因肺津不足，失于濡润，肺燥气逆所致。津液凝聚成痰，也可见痰少而黏，难以咳出。口干舌燥、舌红苔少、脉细也都是津液不足的表现。

因为本证是燥热损伤肺胃津液的病变，所以治疗要甘寒清养，滋润肺胃，代表方剂是沙参麦冬汤。方中沙参、玉竹、麦冬、花粉都是甘寒清养的药物，既能生津液以滋养肺胃，又能清虚热。生甘草、生扁豆和胃益气。冬桑叶质轻性凉，既可以宣肺气以恢复肺的宣降功能，又能清透余邪。本方用药清灵，养阴而不留邪，祛邪而不伤正，是治疗热病后期肺胃津液损伤的代表方剂。

14. 阴虚内热

十二、太阴温病，口渴甚者，雪梨浆沃之。吐白沫黏滞不快者，五汁饮沃之。

此皆甘寒救液法也。

雪梨浆方（甘冷法）

以甜水梨大者一枚薄切，新汲凉水内浸半日，时时频饮。

五汁饮方（甘寒法）

梨汁　荸荠汁　鲜苇根汁　麦冬汁　藕汁（或用蔗浆）

临时斟酌多少，和匀凉服。不甚喜凉者，重汤炖温服。

五十一、但热不寒，或微寒多热，舌干口渴，此乃阴气先伤，阳气独

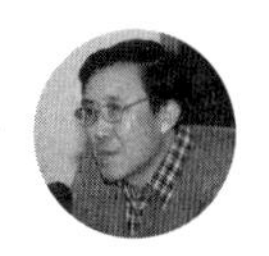

发，名曰瘅疟，五汁饮主之。

仲景于瘅疟条下，谓以饮食消息之，并未出方，调如是重病而不用药，特出饮食二字，重胃气可知。阳明于脏象为阳土，于气运为燥金，病系阴伤阳独，法当救阴何疑。重胃气，法当救胃阴何疑。制阳土燥金之偏胜，配孤阳之独亢，非甘寒柔润而何！此喻氏甘寒之论，其超卓无比伦也，叶氏宗之，后世学者咸当宗之矣。

五汁饮方（见前）

加减法：此甘寒救胃阴之方也。欲清表热，则加竹叶、连翘；欲泻阳明独胜之热而保肺之化源，则加知母；欲救阴血，则加生地、元参；欲宣肺气，则加杏仁；欲行三焦开邪出路，则加滑石。

【讲评】第十二条与第五十一条都是讲温热病气分证后期阴虚内热的证治。第十二条前半段仅指出"口渴甚"，既未提及发热，也未提及咳，可见其证候是温热病后期热邪已退，肺胃津液尚未恢复的轻证，所以用雪梨薄切浸水频饮以甘寒生津，滋润肺胃。后半段所说的"吐白沫黏滞不快者"，是指口中吐白沫，但黏滞难以吐出，口中有干燥黏滞感，这是温热病后期津伤肺燥，津液凝聚不布所致，其治疗仍不外乎甘寒生津法，方用五汁饮。方中梨汁、荸荠汁、藕汁都是果汁，与鲜苇根汁、麦冬汁同属甘寒生津的药物，通过滋润肺胃而生津制燥。

第五十一条中所说的"瘅疟"，病名最早见于《素问·疟论》。文中说："其但热而不寒者，阴气先绝，阳气独发，则少气烦冤，手足热而欲呕，名曰瘅疟。"

《金匮要略方论》在《素问·疟论》的基础上提出："师曰阴气孤绝，阳气独发，则热而少气烦冤，手足热而欲呕，名曰瘅疟。若但热不寒者，邪气内藏于心，外舍分肉之间，令人消烁脱肉。"

这两部经典著作中所说的内容基本相似。所谓"阴气先绝，阳气独发"，是指阴液损伤而致阳热亢盛，因为阴伤热盛，所以"但热而不寒""手足热"。因为热盛伤气，又内扰心神，所以"少气烦冤"。阴伤胃热，胃气上逆，则"欲呕"。经文中没有治疗方剂，但由其所述的病机及症状可以看出，瘅疟是热盛而津气伤的证候，所以后世注家有的主张用白虎汤、白虎加人参汤治疗，也有的主张用竹叶石膏汤治疗。

吴鞠通在本条中所述的瘅疟，虽然也沿袭了经典著作的说法，但从他用五汁饮治疗来看，以方测证，其所谓“阴气先伤，阳气独发”应当是阴虚不能制阳而虚热内生，所以症见“但热不寒”“舌干口渴”，治疗用五汁饮甘寒生津，养阴清热。如果临床见阴液已伤但热邪仍盛者，还必须针对不同情况灵活加减，吴鞠通所列的加减法可供参考。

四、营分证候

营分证候，可以由气分传入，也可以是伏邪自营分而发，还可以由卫分直接窜入营分，它是温热邪气深入阴分、损伤人体营养物质的轻浅阶段。叶天士说：“心主血属营。”可见，营分证候的病变部位在心，当然也包括心包。因为“心主血脉”，所以营分证候实际上是热邪深入血脉之中，灼伤营阴，也就是消耗血中津液的病变。因为热邪深入营分既可消灼营阴而导致血中津液亏损，又可灼液成痰而蒙蔽心包，所以营分证候主要分为营热阴伤和痰热蒙蔽心包两种类型。这两种证候类型虽然有所不同，但是因其既有热邪，又有阴伤，所以都属虚实夹杂证。营热阴伤证候，以热邪消灼营阴，血中津液大伤，心烦躁扰为主要临床特征；痰热蒙蔽心包证候，以营阴损伤及痰蒙热扰、神识昏愦为主要临床特征。营分证候无论属上述哪种类型，因为都是热邪消耗血中津液而导致血液浓稠，所以都见舌质红绛，这是临床诊断的主要依据。

营分证候的治疗，应当以清营泄热为主，配入养阴生津与透热转气之品。叶天士说：“营分受热，则血液受劫……即撤去气药，如从风热陷入者，用犀角、竹叶之属；如从湿热陷入者，犀角、花露之品，参入凉血清热方中。”又说：“入营犹可透热转气。”从叶氏这两段话中可以看出，营分证的治疗大法是“凉血清热”，也就是清营泄热，同时还应当加入透热转气药物。

1. 营热阴伤

十五、太阴温病，寸脉大，舌绛而干，法当渴，今反不渴者，热在营中也，清营汤去黄连主之。

渴乃温之本病，今反不渴，滋人疑惑，而舌绛且干，两寸脉大的系温病。盖邪热入营，蒸腾营气上升，故不渴，不可疑不渴非温病也，故以清营汤清营分之热，去黄连者，不欲其深入也。

清营汤方（见暑温门中）

三十、脉虚，夜寐不安，烦渴，舌赤，时有谵语，目常开不闭，或喜闭不开，暑入手厥阴也。手厥阴暑温，清营汤主之。舌白滑者，不可与也。

夜寐不安，心神虚而阳不得入于阴也。烦渴，舌赤，心用恣而心体亏也。时有谵语，神明欲乱也。目常开不闭，目为火户，火性急，常欲开以泄其火，且阳不下交于阴也。或喜闭不开者，阴为亢阳所损，阴损则恶见阳光也。故以清营汤急清营中之热而保离中之虚也。若舌白滑，不惟热重，湿亦重矣，湿重忌柔润药，当于湿温例中求之，故曰不可与清营汤也。

清营汤方（咸寒苦甘法）

犀角三钱　生地五钱　元参三钱　竹叶心一钱　麦冬三钱　丹参二钱　黄连一钱五分　金银花三钱　连翘（连心用）二钱

水八杯，煮取三杯，日三服。

【讲评】第十五条与第三十条都是讲营分热盛，营阴损伤的证治。第十五条在风温、温热、温疫、温毒、冬温门中，第三十条在暑温门中，病种虽然不同，但证候相同，所以这两条可以互相对照、补充。根据条文所述并结合临床实践来看，营热阴伤证的临床表现多见：身热夜甚，口反不甚渴，或竟不渴，心烦躁扰不寐，甚或时有神昏谵狂，或见斑点隐隐，舌红绛无苔，脉细数。

分析其病机，身热夜甚是指昼夜都持续发热而夜间热势更高。热邪深入阴分，正邪相争，所以昼夜发热。人体卫阳之气昼行于阳（表），夜行于阴（里），本证是因为热入营分消耗血中津液而致营阴亏损，夜间阳入于里则阴更不能制阳，致使阳气相对亢盛而助长热势，所以其身热以夜间为甚。热

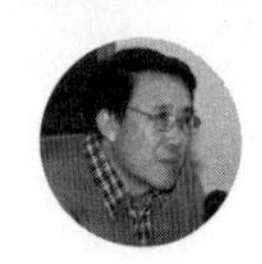

邪在气分阶段，消灼肺、胃津液，必然口渴饮冷以引水自救，而热邪深入营分，则蒸腾营阴，使血中津液上潮于口，因而口反不甚渴，或竟不渴。营分证的口渴程度虽然比气分证轻，但并不意味着病情转轻，而是热邪深入，蒸腾血中津液的标志，如果进一步发展，势必导致津亏液涸，甚则真阴耗损，亡阴脱液。营阴亏损，则神无所舍，热邪内扰，则心神外越，二者交迫，就导致心烦躁扰，夜不能寐，甚或时有神昏谵语，狂躁不安。斑点隐隐，是热伤血络，使血不循经，溢出脉外所致。因为营分证比血分证病势尚轻，所以未必出现发斑，即或发斑，也仅见斑呈点状，稀疏而且隐隐约约，不至于呈大片发斑之势。营阴耗伤，津液亏乏，无以生苔，所以舌光无苔，血液浓稠，则舌质红绛，叶天士说："再论其热传营，舌色必绛。绛，深红色也。"这是血中津伤而血液浓缩黏稠的标志，是营分证的重要指征。营阴亏而血脉不充，则脉细，营热鼓动，血行加速，所以脉数。

从虚实的角度来看，本证营分热邪盛属实，营阴损伤属虚，所以属虚实夹杂证。由于营阴伤是因营热盛所致，是因实而致虚，所以确切地说应当称之为实中夹虚证。

营热阴伤证的治疗，应当用清营养阴、透热转气法，方用清营汤。方中的犀角现在用水牛角代替，水牛角咸寒，清心凉营，为方中的君药。生地、元参、麦冬三药相配，甘寒与咸寒并用，清营热而养阴生津，共为臣药。金银花、连翘、竹叶为方中佐药，其性凉质轻，轻扬宣透，宣畅气机，使营分热邪有外达之路，透出气分而解，就是叶天士所说的"透热转气"。竹叶、黄连有清心泄热之功，但黄连苦燥，用不宜多，以防其苦燥伤阴之弊。如果阴伤过甚，口反不渴者，方中应当去黄连，这就是吴鞠通在第十五条中所说的"今反不渴者，热在营中也，清营汤去黄连主之"。丹参清心凉营，又有活血之功，可预防因营热阴伤血液浓稠而致血凝成瘀。竹叶、黄连、丹参既佐君药以清热，又都入心经而引经报使，是为佐、使药。本方诸药配伍，共奏清营泄热、养阴生津、透热转气之功，所以是治疗营热阴伤证候的代表方剂。

透热转气法在营分证治疗中有特殊意义。因为热邪有从热势高处向热势低处传递的趋势，气分病位浅而营分病位深，如果气分高热不除，势必内

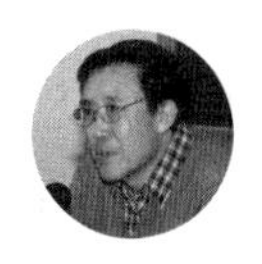

逼入营。在气分热邪不解的情况下，即使通过用清营药物已经使营分之热减轻，而气分之热仍然可以再逼入营分，可以说，气分热不解，则营分热终不能除。反之，如果气分热势低而营分热势高，则营分之热可以外达气分，或竟自出表而解，而一旦营分热外转，邪有出路，其病情自然转轻。另外，要想使营分之热转出气分，必然以气机通畅为前提，气机通畅，气分热得清，营分热才能外转，透出气分而解。所谓“透热转气”，就是指用清泄气热、宣畅气机的药物开通门径，使营分热邪外达，透转气分而言，所以说，凡是营分证而兼气热不解、气机不畅者都应当在清营养阴的同时，配以清泄气热，宣通气机之品，以求营热有外达之路。导致气热不解，气机不畅的原因较多，如过服寒凉郁遏阳气、饮食积滞、痰热内停、湿浊内聚、燥屎内结、瘀血内阻等。在治疗上就应当在清营养阴之中，配入行气宣阳、消导、化痰、祛湿、通下、活血行瘀等类药物，祛除阻滞，使气机通畅，则营热自然外达。即使营分证没有明显的气机不畅征兆，治疗中也应当加入轻扬宣透之品，以清透气热而促其营热外达。上述种种，都属于透热转气法在临床中的具体运用。

1975 年 8 月份，我曾治疗 1 例痢疾化燥入营的患者。痢疾本属湿热病，经过西药治疗后，腹痛、里急后重、便脓血症状都已消失，但患者 3 天来表现为身热夜甚，白天体温 38.5℃，夜间高达 39℃以上，烦躁不安，不能入睡，口不甚渴，舌红绛、中心有少量黄腻苔，脉弦细而数。这种情况就是叶天士所说的“从湿热陷入者”，也就是湿热化燥，深入营分，灼伤营阴。治疗用清营汤去连翘、竹叶，加青蒿、陈皮、生姜两剂而愈。因为这位患者虽然是湿热已经化燥入营，但舌中心仍有少量黄腻苔，说明中焦湿邪未净，所以去寒凉的连翘、竹叶，保留芳香的金银花，配伍青蒿、生姜辛香化湿，陈皮理气行滞，共同达到透热转气的目的而获效。方中不去黄连也是因为湿邪未净，取其清热燥湿的功效。这一验案说明，透热转气法在营分证的治疗中应用非常灵活，只要辨证准确，随证变法，就能取得较好的疗效。

2. 卫营同病

十六、太阴温病，不可发汗，发汗而汗不出者，必发斑、疹；汗出过多

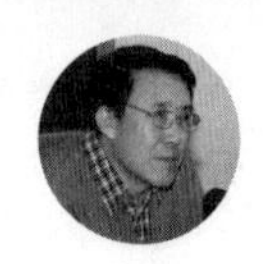

者，必神昏谵语……发疹者，银翘散去豆豉，加细生地、丹皮、大青叶、倍元参主之，禁升麻、柴胡、当归、防风、羌活、白芷、葛根，三春柳（此等处皆深得仲景意，而人不解此久矣——朱评）……

温病忌汗者，病由口鼻而入，邪不在足太阳之表，故不得伤太阳经也。时医不知而误发之，若其人热甚血燥不能蒸汗，温邪郁于肌表血分，故必发斑、疹也……

银翘散去豆豉加细生地丹皮大青叶倍元参方

即于前银翘散内去豆豉，加：细生地四钱　大青叶三钱　丹皮三钱　元参加至一两

【方论】银翘散义见前。加四物，取其清血热。去豆豉，畏其温也。

按：吴又可有托里举斑汤，不言疹者，混斑、疹为一气也。考温病中发疹者十之七八，发斑者十之二三。盖斑乃纯赤或大片，为肌肉之病，故主以化斑汤，专治肌肉；疹系红点高起，麻、瘄、痧皆一类，系血络中病，故主以芳香透络，辛凉解肌，甘寒清血也。其托里举斑汤方中用归、升、柴、芷、穿山甲，皆温燥之品，岂不畏其灼津液乎？且前人有痘宜温，疹宜凉之论，实属确见，况温疹更甚于小儿之风热疹乎！其用升、柴，取其升发之义，不知温病多见于春夏发生之候，天地之气，有升无降，岂用再以升药升之乎？且经谓：冬藏精者，春不病温。是温病之人，下焦精气久已不固，安庸再升其少阳之气，使下竭上厥乎？经谓：无实实，无虚虚，必先岁气，无伐天和，可不知耶？后人皆尤而效之，实不读经文之过也。

再按：时人发温热之表，二三日汗不出者，即云斑疹蔽伏，不惟用升、柴、羌、葛，且重以山川柳发之。不知山川柳一岁三花，故得三春之名，俗转音三春为山川，此柳古称柽木，《诗》所谓"其柽其椐"者是也。其性大辛大温，生发最速，横枝极细，善能入络，专发虚寒白疹，若温热气血沸腾之赤疹，岂非见之如雠仇乎？夫善治温病者，原可不必出疹，即有邪郁二三日或三五日，既不得汗，有不得不疹之势，亦可重者化轻，轻者化无。若一派辛温刚燥，气受其灾而移热于血，岂非自造斑疹乎？再，时医每于疹已发出，便称放心，不知邪热炽甚之时，正当谨慎，一有疏忽，为害不浅。再，疹不忌泻，若里结，须微通之，不可令大泄致内虚下陷，法在"中焦篇"。

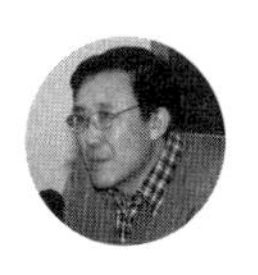

汪按：三春柳一名西河柳，又名观音柳，《图经》《别录》未载，自缪希雍《广笔记》盛推其治疹之功而用者遂多，不知寒疹须发，温疹不需发，可用辛凉，不可用辛温也，木棉纱之类同此。疹以泻为顺，忌升提，忌补涩，亦不宜下以犯中、下二焦。其疹痢者，当苦寒坚阴，治属中、下。

三十九、太阴伏暑，舌赤，口渴，无汗者，银翘散加生地、丹皮、赤芍、麦冬主之。

此邪在血分而表实之证也。

银翘散加生地丹皮赤芍麦冬方

即于银翘散内加生地六钱、丹皮四钱、赤芍四钱、麦冬六钱，服法如前。

【讲评】第十六条与第三十九条都是讲卫营同病的证治。第十六条讲的是太阴温病误用辛温发汗法所导致的三种变证：一是太阴温病卫分证误用辛温发汗而汗不出，却引邪深入，以致卫分热邪未解而营热已起，营阴损伤，出现卫营同病的发疹；二是太阴温病气分证误用辛温发汗而汗不出，却引邪深入，以致气分热邪窜入血分，出现气血两燔的发斑；三是太阴温病卫分证或气分证误用辛温发汗，因汗出过多而损伤心气，耗伤心阴，导致逆传心包而神昏谵语。这三类证候病机不同，所以治法也不同，在本讲中把这一条中的三种类型分别讲述，首先讲卫营同病发疹的证治。从临床实践来看，本证的临床表现多见身热夜甚，微恶风寒，咳嗽，胸闷，心烦不寐，皮肤发疹，疹点红润，舌红绛，脉细数。

分析其病机，身热夜甚是营分证的热型特征，说明热邪已经深入营分。同时又见微恶风寒，说明热邪在由卫分直接窜入营分的过程中，营分证虽然已起，但卫分证仍未罢，因为“有一分寒热，即有一分表证”。本证是身热夜甚与微恶风寒并见，所以属卫营同病。咳嗽胸闷是肺失宣降所致，属卫分见症。心烦不寐、舌质红绛、脉细数是热扰心神、灼伤营阴之征。

本证的外发红疹是卫营同病所致。风热邪气袭表，则肺卫失宣，肤表气机不畅。心营之热在血脉中鼓动，则逼迫血行于表。卫有邪阻，营有热逼，血液郁于肤表不得宣散，则充塞瘀滞在肤表血络之中而发疹。前人有“疹发于肺”“疹发太阴”“疹发于皮毛”之说，都是指出温病发疹的机理是外感风热邪气由卫分内窜入营，卫有邪阻，营有热逼，使血液瘀于肤表血络中而言。疹的形态是皮肤红点突起，形如粟米，高出皮肤，拂之碍手，压之退色，属皮下丘疹。因为疹是血液瘀阻所发，所以色红。因血液充塞瘀阻在肤表细小血络之中，使细小血络凸起，所以小如粟米，高出皮肤，拂之碍手。以手压之，络中瘀血可循血络而回退，所以疹点压之可退色，但随手的抬起而疹点又复现。

疹的发出标志营分热邪逼迫血行于表，热邪有自内向外发散的趋势，是热邪找出路的征兆，所以随着疹的发出，其身热、咳嗽、胸闷、心烦等症状都会有所减轻。

第三十九条是讲伏暑病初起卫营同病的证治。读本条要与第三十七条结合起来分析。第三十七条说："头痛，微恶寒，面赤，烦渴，舌白，脉濡而数者，虽在冬月，尤为太阴伏暑也。"这是"太阴伏暑"初起新感引动伏邪，表里同病的提纲。也就是说，以下各条凡是提到"太阴伏暑"，都必然有这一条所说的症状。因为《温病条辨》的写法是"详于前而略于后"，所以在第三十九条中就不再重复描述"头痛，微恶寒"的症状，把这两条结合起来看，其临床表现应当是：头痛，微恶风寒，舌赤，口渴，无汗。从吴氏在分注中所说的"此邪在血分而表实之证也"可以看出，"表实"是指有外感表证，邪在卫分。"邪在血分"之说，从其所用方药来看，应当是以血统营，是指伏暑发于营分。把这句话综合起来分析，这个证候就是伏暑初发，新感引动伏邪，卫分风热与营热阴伤并见之证，也就是卫营同病的证候。

第十六条与第三十九条所讲的虽然病种不同，但是证候相同，都属卫营同病，所以治疗都用辛凉透表，清营养阴法，方剂都用银翘散加减，主要是加清营养阴的药物。

第十六条用银翘散去豆豉加细生地丹皮大青叶倍元参方，因为其证候是卫分有风热，邪气阻滞于表，卫分邪气不除，营分之热终不能解，所以治疗重点仍然在卫分，卫分之邪解除，营热自然有外达之机。方中用银翘散辛凉轻解，疏透肺卫风热，宣通肤表气机，因为热邪已经入营分，所以去辛温之豆豉，以减其温性，护其营阴。加生地、元参甘寒与咸寒相配，清营热而养营阴。丹皮辛寒，透泄血中伏热，活血行瘀，以通血络之滞。大青叶清热透邪，凉血解毒。方中以金银花、生地为君药，芥穗、大青叶、丹皮为臣药，

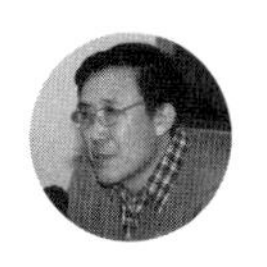

其他药为佐、使，诸药配伍，共奏透卫清营之功。疹未发出者，可透之使营热外达而疹发，疹已发出者，可透之使气机通畅而疹退，所以无论疹已发或未发者，都可以用此方一以贯之。

第三十九条是用银翘散加生地丹皮赤芍麦冬方，它与第十六条中银翘散加减方的区别在于，前方去豆豉而本方不去豆豉，这是因为，伏暑初起“无汗”，吴氏认为是“表实”，所以用豆豉宣郁透表。前方用大青叶与元参，而本方用赤芍与麦冬。以赤芍取代大青叶，是增强清营活血消疹之功，以麦冬取代元参，是因为元参补腻之性大于麦冬，取麦冬之生津养阴而不腻。这两个方剂都以银翘散为基本方，加减用药小有差异，但功用基本相同，临床可斟酌选取。

3. 气营两燔

十、太阴温病，气血两燔者，玉女煎去牛膝加元参汤主之。

气血两燔，不可专治一边，故选用张景岳气血两治之玉女煎。去牛膝者，牛膝趋下，不合太阴证之用。改熟地为细生地者，亦取其轻而不重，凉而不温之义，且细生地能发血中之表也。加元参者，取其壮水制火，预防咽痛、失血等证也（此思患预防之义——朱评）。

玉女煎去牛膝熟地加细生地元参方（辛凉合甘寒法）

生石膏一两　知母四钱　元参四钱　细生地六钱　麦冬六钱

水八杯，煮取三杯，分二次服，渣再煮一盅服。

【讲评】本条是讲气营两燔的证治。在气分高热的过程中，由于热邪炽盛，既可以耗气，又可以伤津，在这种情况下，如果治疗不及时或治不得法，病情就要深入发展而发生变化。如果以热邪耗气为主，一般多向气分虚证发展而出现津气欲脱证；如果以热邪伤津为主，一般多进一步损伤营阴而向营分证发展。在由气分向营分发展的过程中，如果气分高热仍盛而营阴已伤，则可以出现气营两燔证。燔，是指火旺貌，因其气分与营分热邪都很盛，所以称为“两燔”。从临床实践来看，气营两燔证的临床表现多见高热，口渴，心烦躁扰，舌红绛，苔黄燥，脉数。

分析其病机，高热、口渴、舌苔黄燥、脉数是气分热邪炽盛的表现。心烦躁扰是热邪深入营分、营热扰心的征兆。舌红绛是热伤营阴、血中津亏所致。因为本证气分与营分的症状俱在，所以属于“气营两燔”证。因为上焦温热病气营两燔证的热邪多由手太阴肺的气分传入手少阴心的营分，热自太阴而来，所以吴鞠通在本条中称其为“太阴温病”，但是吴氏把这个证候称为“气血两燔”却需要斟酌。因为吴氏所用的方剂是玉女煎加减，这个方剂虽然既可以清泄气分高热，又有凉营养阴之功，但凉血散血的作用毕竟不足，所以从以方测证的角度来看，应当称其为气营两燔，吴氏的说法可以理解为以血统营。

气营两燔证的治疗，应当用清气凉营法，或称为气营两清法，吴鞠通提出用玉女煎去熟地牛膝加细生地元参方，因为本方是《景岳全书》中玉女煎的加减方，所以后世多称其为加减玉女煎。方中以石膏、生地为君药，知母、元参、麦冬为臣药。石膏、知母是白虎汤中的主要药物，辛寒清气，泄热保津。生地、元参、麦冬是《温病条辨》中的“增液汤”，清营热而养营阴。方中诸药配伍，共奏清气凉营之功，以解除两燔之热邪。因为本证的营热是由气分窜入，气热不除则营热不能解，所以治疗重点在于清气。由于该方是以白虎汤为主而配伍生地等凉营养阴之品，所以王孟英又名之为“白虎加地黄汤”。

4. 营热动风

三十三、小儿暑温，身热，卒然痉厥，名曰暑痫，清营汤主之，亦可少与紫雪丹。

小儿之阴，更虚于大人，况暑月乎！一得暑温，不移时有过卫入营者，盖小儿之脏腑薄也（脏腑薄则传变速也——朱评）。血络受火邪逼迫，火极而内风生，俗名急惊，混与发散消导，死不旋踵，惟以清营汤清营分之热而保津液，使液充阳和，自然汗出而解，断断不可发汗也（上紧关头，故叮咛重申——朱评）。可少与紫雪者，清包络之热而开内窍也。

三十四、大人暑痫，亦同上法。热初入营，肝风内动，手足瘛疭，可于清营汤中加钩藤、丹皮、羚羊角。

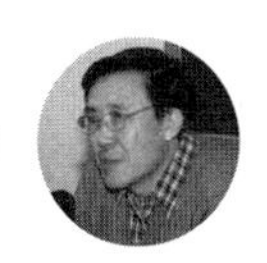

清营汤、紫雪丹（方、法并见前）

【讲评】第三十三条与第三十四条都是讲暑温病中由于营热盛、营阴伤而导致动风的证治，因为是发生在暑温病中，所以又称为“暑痫”。从临床实践来看，营热动风证不仅见于暑温病，其他病种如风温、春温、温疫都可以发生，因其证候相同，治法也相同。

在这两条中，吴鞠通仅列出动风的症状，如“身热，卒然痉厥”、“肝风内动，手足瘛疭”，条文中并未讲营分证的临床表现，但是从他所用的方剂以“清营汤主之”就可以知道，是因为营热阴伤而引动肝风。从临床实践来看，这个证候的临床表现多见身热夜甚，口反不甚渴，或竟不渴，心烦躁扰不寐，甚或时有神昏谵狂，两目上视，手足瘛疭，颈项强直，甚或角弓反张，舌红绛无苔，脉弦细数。

分析其病机，动风的发生是由于营热阴伤淫及于肝，导致肝热阴伤而致动风抽搐，病源在心营而波及肝，所以治疗仍然以清营养阴，透热转气为主，营热除，营阴复，则风自息，这也正是吴鞠通以“清营汤主之”的原因。小儿为纯阳之体，后天未充，易虚易实，即使是卫分证治疗不及时，也可能很快就发生动风，这就是吴氏在第三十三条分注中所说的“不移时有过卫入营者，盖小儿之脏腑薄也”。因为小儿外感热病的动风发病迅速，来势急迫，所以称为“急惊”，但小儿病变如果治疗及时，恢复也快，所以治疗因为营热而引起的动风只用清营汤就能取效，可以不加凉肝息风药。如果病情较重，也可以用清营汤冲服少量紫雪以增加凉肝息风作用。成年人形体已成，比小儿耐受力强，所以在外感热病中不像小儿那样容易出现动风，然而一旦出现动风，病情往往比小儿为重，所以治疗除了用清营汤外，还应当加入凉肝息风的钩藤、丹皮、羚羊角。这种治疗方法只适用于营分证初起，就是吴氏在第三十四条分注中所说的“热初入营”，如果是病程较长，伤阴较重，就应当按“下焦篇”中所讲的虚风内动治疗了。

补充说明一点，现在用羚羊角不入煎剂，而是用羚羊角粉，每次 0.3g 冲服，因为羚羊角不溶于水，所以不要冲在药汁中，而是直接倒入口中用水或药汁冲服。羚羊角粉不仅凉肝息风作用好，清肺止咳作用也很好，如果小儿肺热咳嗽较重，也可以在服汤剂时冲服 0.1 ～ 0.2g 羚羊角粉，效果非常明显。

关于“痉厥”的概念，这里也要加以讲解。痉是指四肢抽搐，颈项强直，甚至角弓反张，又称为动风。厥包括昏厥和肢厥。昏厥是指神志昏迷，不省人事；肢厥是指四肢厥冷。由上面的讲解可以看出，痉与厥并不是同一个症状，但是在温病过程中二者往往同时出现，所以就合称为“痉厥”。有的人在描述症状时习惯说成“神昏痉厥”，这是不确切的，因为“痉厥”就包括了“神昏”，所以这种说法是概念不清的表现。

5. 气营阴伤

四十一、太阴伏暑，舌赤，口渴，汗多，加减生脉散主之。

此邪在血分表虚之证也。

加减生脉散方（酸甘化阴法）

沙参三钱　麦冬三钱　五味子一钱　丹皮二钱　细生地三钱

水五杯，煮二杯，分温再服。

【讲评】本条是讲太阴伏暑阴液大伤的证治。从条文中所说的“舌赤，口渴，汗多”及分注中所说的“此邪在血分表虚之证也”可以看出，本证是以阴伤为主。吴氏既在条文中指出是“太阴伏暑”，又在分注中指出是“邪在血分”，可见是由肺津伤而深入营分，导致营阴伤，因此应当说是气分与营分的阴液均伤，所以才见“口渴”与“汗多”。从其方剂中所用药物来看，是以沙参、麦冬、细生地三味药甘寒生津养阴，以五味子酸敛而止汗，以丹皮之辛寒清营透热。方剂命名为加减生脉散，但方中却没有用人参，是因为本证以阴伤为主，所以用沙参代替人参以生脉中之阴液，仍然属于“生脉”法。这个证候虽然列入“太阴伏暑”中，但在临床实践中凡见温热病气营阴液损伤而热邪不盛者，都可以用加减生脉散治疗，以收生津养阴、敛汗透热之功。

6. 热陷心包

十六、太阴温病，不可发汗，发汗而汗不出者，必发斑、疹；汗出过多者，必神昏谵语……神昏谵语者，清宫汤主之，牛黄丸、紫雪丹、局方至宝

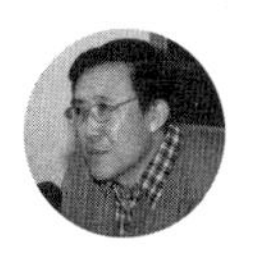

丹亦主之。

……若其人表疏，一发而汗出不止，汗为心液，误汗亡阳，心阳伤而神明乱，中无所主，故神昏。心液伤而心血虚，心以阴为体，心阴不能济阳，则心阳独亢，心主言，故谵语不休也。且手经逆传，世罕知之，手太阴病不解，本有必传手厥阴心包之理，况又伤其气血乎！

清宫汤方

元参心三钱　莲子心五分　竹叶卷心二钱　连翘心二钱　犀角尖（磨冲）二钱　连心麦冬三钱

加减法：热痰盛，加竹沥、梨汁各五匙；咳痰不清，加栝蒌皮一钱五分；热毒盛，加金汁、人中黄；渐欲神昏，加银花三钱，荷叶二钱，石菖蒲一钱。

【方论】此咸寒甘苦法，清膻中之方也。谓之清宫者，以膻中为心之宫城也。俱用心者，凡心有生生不已之意，心能入心，即以清秽浊之品，便补心中生生不已之生气，救性命于微芒也。火能令人昏，水能令人清，神昏谵语，水不足而火有余，又有秽浊也。且离以坎为体，元参味苦属水，补离中之虚；犀角灵异味咸，辟秽解毒，所谓灵犀一点通，善通心气，色黑补水，亦能补离中之虚，故以二物为君（体会入微——朱评）。莲心甘苦咸，倒生根，由心走肾，能使心火下通于肾，又回环上升，能使肾水上潮于心，故以为使。连翘象心，心能退心热。竹叶心锐而中空，能通窍清火，故以之为佐。麦冬之所以用心者，《本经》称其主心腹结气，伤中伤饱，胃脉络绝，试问：去心焉能散结气，补伤中，通伤饱，续胃脉络绝哉？盖麦冬禀少阴癸水之气，一本横生，根颗连络，有十二枚者，有十四五枚者。所以然之故，手足三阳三阴之络，共有十二，加任之尾翳，督之长强，共十四，又加脾之络，共十五，此物性合人身自然之妙也，惟圣人能体物象，察物情，用麦冬以通续络脉。命名与天冬并称门冬者，冬主闭藏，门主开转，谓其有开合之功能也。其妙处全在一心之用，从古并未有去心之明文，张隐庵谓不知始自何人，相沿已久而不可改，瑭遍考始知自陶弘景始也，盖陶氏惑于“诸心入心，能令人烦”之一语，不知麦冬无毒，载在上品，久服身轻，安能令人烦哉？如参、术、芪、草，以及诸仁、诸子，莫不有心，亦皆能令人烦而悉去之哉？陶氏之去麦冬心，智者千虑之失也。此方独取其心，以散心中秽浊之结气，故以之为臣。

安宫牛黄丸方

牛黄一两　郁金一两　犀角一两　黄连一两　朱砂一两　梅片二钱五分　麝香二钱五分　真珠五钱　山栀一两　雄黄一两　金箔衣　黄芩各一两

上为极细末，炼老蜜为丸，每丸一钱，金箔为衣，蜡护。脉虚者，人参汤下；脉实者，银花薄荷汤下，每服一丸。兼治飞尸卒厥、五痫、中恶、大人、小儿痉厥之因于热者。大人病重体实者，日再服，甚至日三服；小儿服半丸，不知，再服半丸。

【方论】此芳香化秽浊而利诸窍，咸寒保肾水而安心体，苦寒通火腑而泻心用之方也（体、用字著眼——朱评）。牛黄得日月之精，通心主之神。犀角主治百毒，邪鬼瘴气。真珠得太阴之精而通神明，合犀角补水救火。郁金，草之香；梅片，木之香（按：冰片，洋外老杉木浸成，近世以樟脑打成伪之，樟脑发水中之火，为害甚大，断不可用）；雄黄，石之香；麝香，乃精血之香。合四香以为用，使闭锢之邪热温毒深在厥阴之分者，一齐从内透出，而邪秽自消，神明可复也。黄连泻心火，栀子泻心与三焦之火，黄芩泻胆、肺之火，使邪火随诸香一齐俱散也。朱砂补心体，泻心用，合金箔坠痰而镇固，再合真珠、犀角为督战之主帅也。

紫雪丹方（从《本事方》去黄金）

滑石一斤　石膏一斤　寒水石一斤　磁石（水煮）二斤　捣、煎，去渣，入后药

羚羊角五两　木香五两　犀角五两　沉香五两　丁香一两　升麻一斤　元参一斤　炙甘草半斤

以上八味，并捣锉，入前药汁中煎，去渣，入后药

朴硝　硝石各二斤　提净，入前药汁中微火煎，不住手将柳木搅，候汁欲凝，再加入后二味

辰砂（研细）三两　麝香（研细）一两二钱　入煎药拌匀合成，退火气，冷水调服一二钱。

【方论】诸石利水火而通下窍。磁石、元参补肝肾之阴而上济君火。犀角、羚羊泻心、胆之火。甘草和诸药而败毒，且缓肝急。诸药皆降，独用一

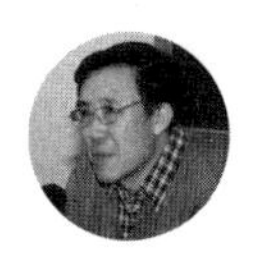

味升麻，盖欲降先升也。诸香化秽浊，或开上窍，或开下窍，使神明不致坐困于浊邪而终不克复其明也。丹砂色赤，补心而通心火，内含汞而补心体，为坐镇之用。诸药用气，硝独用质者，以其水卤结成，性峻而易消，泻火而散结也。

局方至宝丹方

犀角（镑）一两　朱砂（飞）一两　琥珀（研）一两　玳瑁（镑）一两　牛黄五钱　麝香五钱

以安息重汤炖化，和诸药为丸一百丸，蜡护。

【方论】此方荟萃各种灵异，皆能补心体，通心用，除邪秽，解热结，共成拨乱反正之功。大抵安宫牛黄丸最凉，紫雪次之，至宝又次之，主治略同而各有所长，临用对证斟酌可也。

十七、邪入心包，舌蹇，肢厥，牛黄丸主之，紫雪丹亦主之。

厥者，尽也。阴阳极造其偏，皆能致厥。伤寒之厥，足厥阴病也。温热之厥，手厥阴病也（著眼——朱评）。舌卷囊缩，虽同系厥阴现证，要之，舌属手，囊属足也。盖舌为心窍，包络代心用事，肾囊前后，皆肝经所过，断不可以阴阳二厥混而为一，若陶节庵所云：“冷过肘膝，便为阴寒”，恣用大热。再，热厥之中，亦有三等：有邪在络居多而阳明证少者，则从芳香，本条所云是也；有邪搏阳明，阳明太实，上冲心包，神迷肢厥，甚至通体皆厥，当从下法，本论载入“中焦篇”；有日久邪杀阴亏而厥者，则从育阴潜阳法，本论载入“下焦篇”。

牛黄丸、紫雪丹方（并见前）

二十一、温毒神昏谵语者，先与安宫牛黄丸、紫雪丹之属，继以清宫汤。

安宫牛黄丸、紫雪丹、清宫汤（方、法并见前）

三十一、手厥阴暑温，身热不恶寒，清神不了了，时时谵语者，安宫牛黄丸主之，紫雪丹亦主之。

身热不恶寒，已无手太阴证。神气欲昏而又时时谵语，不比上条时有谵语，谨防内闭，故以芳香开窍，苦寒清热为急。

安宫牛黄丸、紫雪丹（方、义并见前）

四十四、湿温邪入心包，神昏肢逆，清宫汤去莲心、麦冬，加银花、赤小豆皮煎送至宝丹，或紫雪丹亦可。

湿温著于经络，多身痛、身热之候，医者误以为伤寒而汗之，遂成是证。仲景谓湿家忌发汗，发汗则病痉。湿热相搏，循经入络，故以清宫汤清包中之热邪，加银花、赤豆以清湿中之热而又能直入手厥阴也。至宝丹去秽浊，复神明，若无至宝，即以紫雪代之。

清宫汤去莲心麦冬加银花赤小豆皮方

犀角一钱　连翘心三钱　元参二钱　竹叶心二钱　银花二钱　赤小豆皮三钱

至宝丹、紫雪丹方（并见前）

五十三、热多，昏狂，谵语，烦渴，舌赤中黄，脉弱而数，名曰心疟，加减银翘散主之。兼秽，舌浊，口气重者，安宫牛黄丸主之。

心疟者，心不受邪，受邪则死。疟邪始受在肺，逆传心包络。其受之浅者，以加减银翘散清肺与膈中之热，领邪出卫。其受之重者，邪闭心包之窍，则有闭脱之危，故以牛黄丸清宫城而安君主也。

加减银翘散方（辛凉兼芳香法）

连翘十分　银花八分　元参五分　麦冬（不去心）五分　犀角五分　竹叶三分

共为粗末，每服五钱，煎成去渣，点荷叶汁二、三茶匙，日三服。

安宫牛黄丸方（见前）

【讲评】第十六条、第十七条、第二十一条、第三十一条、第四十四条、第五十三条都是讲热陷心包的证治。第十六条是讲太阴温病误用辛温发汗法所导致的三种变证，这里只讲其中误汗之后导致神昏谵语的证治。关于发生本证的原因，吴鞠通在本条分注中说："若其人表疏，一发而汗出不止，汗为心液，误汗亡阳，心阳伤而神明乱，中无所主，故神昏。心液伤而心血虚，心以阴为体，心阴不能济阳，则心阳独亢，心主言，故谵语不休也。且手经逆传，世罕知之，手太阴病不解，本有必传手厥阴心包之理，况又伤其气血乎！"这段话就明确地指出了因误汗而损伤心阳与心阴，必然导致正气内虚，邪气深入而内陷心包。手厥阴心包病变的发生，一般来说有四个方面的原因：一个方面就是本条所讲的太阴温病误用辛温发汗，耗气伤阴，以致

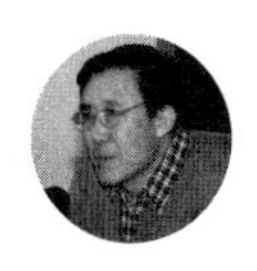

心气、心阴损伤，抗邪无力而邪气内陷，这就是通常所说的“开门揖盗”。另一个方面是患者正气素亏，心气、心阴不足，邪气往往容易乘虚而入。再一个方面是邪气强盛，超越人体的抵抗能力，就容易直接由太阴而内陷厥阴。还有一个方面的原因就是第四十四条所说的，在湿热病过程中，湿热化燥，酿生热痰而蒙蔽心包。

温热邪气传入手厥阴心包的传变途径有3条：一是温热邪气由上焦肺系的手太阴卫分不传气分而直接传入上焦手厥阴心包营分；二是邪气由上焦肺系的手太阴气分不顺传中焦阳明胃、肠气分而直接传入上焦手厥阴心包营分；三是邪气由中焦阳明胃、肠气分传入上焦手厥阴心包营分。以上3种情况，都属于由浅入深，习惯上统称“热入心包”，而前两种情况，无论是由上焦手太阴卫分，还是手太阴气分传入上焦手厥阴心包营分，都未经过顺传中焦阳明气分阶段，所以称为“逆传”，就是叶天士所说的“温邪上受，首先犯肺，逆传心包”。“逆传”的含义，一是与顺传阳明相对而言；一是指该证病势凶险，预后不良，为逆证。总而言之，既非顺传，又非顺证，所以称为“逆”。还应当强调的是，叶氏所说的“首先犯肺”的“肺”字，是指肺系而言，既包括手太阴卫分，又包括手太阴气分，由二者传入心包都属逆传，因为这种传变形式是热邪直陷心主之宫城心包，威逼心主，来势凶险，所以又称为“热陷心包”。

关于温热病顺传与逆传的规律，可以归纳为下面的简表。

温热病顺传与逆传规律简表

上焦 —— 手太阴肺 < 卫分（卫外失司、肺失宣降）↓ 气分 —— 肺热炽盛 → 逆传 → 营分 < 手厥阴心包、手少阴心（血分）

↓ 肺胃热炽

↓ 顺传

中焦 < 足阳明胃 —— 气分 —— 胃热炽盛 → 营分；手阳明大肠 —— 气分 —— 肠腑热结 → 营分

↓ 顺传

下焦 < 足厥阴肝 —— 营（血）分 —— 虚风内动；↓ 足少阴肾 —— 营（血）分 —— 亡阴脱液

（营分 → 下焦）

热陷心包证的特点是既有热邪盛，又有痰浊，所以又称为痰热蒙蔽心包证。其痰的形成，原因有三：一是素体痰盛，又外感热邪，热邪内陷，与痰相合，两相胶结，这就是叶天士所说的“或平素心虚有痰，外热一陷，里络就闭（里络指心包络）”；一是热邪炽盛，灼液成痰而致痰热胶结；一是湿热病中湿热化燥，酿生热痰。总而言之，因为本证是痰热盛而营阴伤，邪盛正虚，所以病情危重。本证在《温病条辨》中条文较多，“上焦篇”第十六条、第十七条是讲它发生在风温、温热、温疫、温毒、冬温五种温病中，第二十一条是讲它发生在温毒病中，第三十一条是讲它发生在暑温病中，第四十四条是讲它发生在湿温病中，第五十三条是讲它发生在温疟中，可见这个证候在多种温热病中都可以出现。从临床实践来看，这个证候的临床表现多见：身热灼手，痰壅气粗，四肢厥逆，神昏谵语或昏愦不语，或见手足瘛疭，舌蹇短缩，质红绛苔黄燥，脉细滑数。

分析其病机，本证是热邪深入营分，既有营热阴伤，又有痰热蒙蔽心包的病变。热邪内盛，正邪相争，所以身热灼手。痰浊壅盛，阻滞气道，所以痰壅气粗。痰热内闭，阻滞气机，阳气不达于四末，所以四肢厥逆，而且热愈深则厥愈甚。痰热蒙蔽心包，心神内闭则神昏，热扰心神则谵语，痰蒙于外，热扰于内，心神失常，所以见神昏谵语，甚或昏愦不语。本证是痰热蒙蔽心包而使心神内闭，所以神识昏愦而不躁扰；营热阴伤证是热扰心神而致心神外越，所以神昏躁扰。二者病机不同，因此虽然都可见神昏，但是又有昏愦与躁扰之别。心包热盛，淫及于肝，热灼筋挛，肝风内动，就可以出现手足瘛疭，属营热动风。舌为心之苗，心之别络系舌本，心包痰热阻络，脉络拘急，所以舌体短缩而蹇。蹇，是指舌体转动不灵活，是因短缩所致。舌质红绛而脉细数，主营分热盛而营阴大伤，苔黄燥而脉滑，主热痰内壅。

痰热蒙蔽心包证的治疗，应当用清营养阴，豁痰开窍法，临床中多用清宫汤送服安宫牛黄丸或至宝丹、紫雪。清宫汤以犀角为君药，现在用水牛角代替，有咸寒清心凉营的功效。其他药物也都属凉性，也有清热作用。元参、麦冬清营热，养营阴。竹叶、连翘透热转气。因为心包为心主之宫城，代心受邪，所以清心包之热就称为“清宫”。安宫牛黄丸的“安宫”，也就是指祛痰热而安心包之意。清宫汤没有豁痰开窍的作用，而热痰不除，则营热

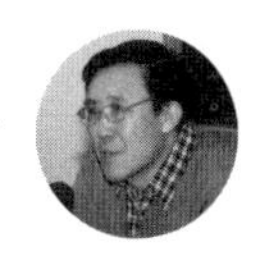

终不能透，所以配入安宫牛黄丸以清心凉营，豁痰开窍，热痰一去，气机通畅，则营热有外达之机，所以豁痰也可以起到透热转气的作用。

安宫牛黄丸与至宝丹、紫雪都是凉性的成药，都有清热解毒，开窍止痉作用，同属“凉开”之剂，因为治疗温热病痉厥之证疗效良好，所以通称“三宝”。三者的区别在于：安宫牛黄丸长于清心凉营，豁痰开窍；至宝丹长于芳香开窍，清心安神；紫雪长于凉肝清热，止痉息风。本证应当以清宫汤送服安宫牛黄丸为首选，如果没有安宫牛黄丸，可以用至宝丹或紫雪代替，至宝丹的开窍作用优于紫雪。“三宝”中多用贵重、短缺的药物，如果药源不足时，可以在清宫汤中加豁痰开窍的药物代替，临床中常用的药物是：竹沥 30g（冲入姜汁少许）、胆南星 12g、石菖蒲 10g、郁金 12g。

第四十四条中，吴鞠通提出：“湿温邪入心包，神昏肢逆，清宫汤去莲心、麦冬，加银花、赤小豆皮煎送至宝丹，或紫雪丹亦可。”因为这一条的证候是湿热化燥酿生热痰而蒙蔽心包，其心包虽闭，但恐湿热未净，所以去苦寒的莲子心与凉润的麦冬，防其有碍湿邪。加银花寒凉清热，芳香化湿；赤小豆皮利尿渗湿。这两味药祛除气分的湿热邪气，就发挥了透热转气作用。之所以用芳香开窍的至宝丹而不用大寒的安宫牛黄丸，也是取其芳化开闭之长，而避免寒凉太过。由这一条也可以看出，虽然同是痰热蒙蔽心包证，但因其来路不同，证情轻重有别，所以用药也略有差异。

第五十三条是讲心疟的证治，实际上就是逆传心包的证治。心疟的病名最早见于《素问·刺疟》篇，文中说：“心疟者，令人烦心甚，欲得清水，反寒多，不甚热，刺手少阴。”这段话是说，心疟的临床表现是病人感到心烦，口渴想喝冷水，但反而感觉寒冷，热势却不甚。由文中所述的症状可以看出，心疟的特点是寒热往来，寒重热轻，因其病位在心，所以治疗要“刺手少阴”。吴鞠通在本条中沿袭了“心疟”的病名，又描述了它的临床表现：身热，烦渴，神昏谵语或狂躁不安，口气重，舌赤苔中心黄燥或黄浊，脉弱而数。

分析其病机，吴鞠通在分注中说：“疟邪始受在肺，逆传心包络。”这就是说，心疟是由手太阴肺系气分逆传心包发展而来，所以身热、烦渴、口气重、舌苔黄燥或黄浊的手太阴气分证与神昏谵语、舌赤而绛的手厥阴心包营分证并见。脉弱主心气心阴损伤，数主热盛。因此可以说，心疟是气营两燔的证候。

关于心疟的治法，吴鞠通在分注中说："其受之浅者，以加减银翘散清肺与膈中之热，领邪出卫。其受之重者，邪闭心包之窍，则有闭脱之危，故以牛黄丸清宫城而安君主也。"在临床实践中，可以用加减银翘散送服安宫牛黄丸。加减银翘散的方剂组成与清宫汤的区别就在于以银花取代了莲子心，方中连翘的比例很大，而且又加入了荷叶汁，所以其清营养阴，透热转气作用与清宫汤基本相同。舌苔黄浊、口气重，说明热痰较盛，所以用安宫牛黄丸清心凉营，豁痰开窍。

五、血分证候

血分证候可以由气分窜入，也可以由营分传入，还可以因于伏邪自血分而发，它是温热邪气深入阴分，损伤人体营养物质的深重阶段，因为"心主血脉"，所以血分证候的病变部位在心与血脉。叶天士所说的"入血就恐耗血动血"这句话，就明确地指出了血分证候主要分为血热动血与血热耗血两种类型。血热动血的证候，以局部或全身各部位出血及躁扰昏狂为主要临床特征，因其热邪炽盛，灼伤血络，迫血妄行，所以称为"血分实证"。血热耗血的证候，以肝血肾精被灼，真阴耗损为主要临床特征，因其是热邪消耗而致阴血大伤，所以称为"血分虚证"。应当说明的是，动血与耗血二者不能截然分开，因为热邪深入血脉之中，既鼓动血液，同时也消耗血液，不过在不同的情况下，有以动血为主者，有以耗血为主者而已，所以血分的"实证"与"虚证"，也是相对而言。

血液是神志活动的物质基础，所以在血分证候中无论是以动血为主还是以耗血为主，都必然引起神志改变，而且血分证都因热邪耗损血中津液以致血液浓缩黏稠，所以都可见舌质绛紫，这都是临床诊断的主要依据。

血分证候的治疗主要在于清热凉血，但是因为热邪耗血往往导致血液黏滞成瘀，所以还必须使用养阴、活血之品以散其瘀，这就是叶天士所说的

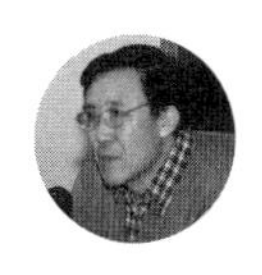

“凉血散血”。如果耗血过甚而导致真阴耗损，甚至亡阴脱液，则应当投入大队补血滋阴之品以救其阴。

如果温热邪气炽盛，由气分直接窜入血分，呈气热仍盛而血热已起的“气血两燔”证候，治疗应当清气泄热与凉血散血并施，因为邪气是由气分窜入血分，气热不清则血热不除，所以治疗重点应当放在清气。

1. 热伤肺络，气血两燔

十一、太阴温病，血从上溢者，犀角地黄汤合银翘散主之。有中焦病者，以中焦法治之。若吐粉红血水者，死不治。血从上溢，脉七八至以上，面反黑者，死不治，可用清络育阴法。

血从上溢，温邪逼迫血液上走清道，循清窍而出，故以银翘散败温毒，以犀角、地黄清血分之伏热而救水，即所以救金也。至粉红水，非血非液，实血与液交迫而出，有燎原之势，化源速绝。血从上溢而脉至七八至，面反黑，火极而似水，反兼胜己之化也，亦燎原之势莫制，下焦津液亏极，不能上济君火，君火反与温热之邪合德，肺金其何以堪？故皆主死。化源绝，乃温病第一死法也。仲子曰：敢问死？孔子曰：未知生，焉知死？瑭以为，医者不知死，焉能救生。细按温病死状百端，大纲不越五条。在上焦有二：一曰肺之化源绝者死；二曰心神内闭，内闭外脱者死。在中焦亦有二：一曰阳明太实，土克水者死；二曰脾郁发黄，黄极则诸窍为闭，秽浊塞窍者死。在下焦则无非热邪深入，消烁津液，涸尽而死也（危矣哉，亦微矣哉——朱评）。

犀角地黄汤方（见下焦篇）

银翘散（方见前）

已用过表药者，去豆豉、芥穗、薄荷。

【讲评】本条是讲上焦手太阴肺的气分热盛窜入血络而导致吐血、衄血的证治，因为是气分热盛而导致出血，所以属于气血两燔证。从临床实践来看，本证的临床表现多见身灼热，口烦渴，咳嗽气粗，甚则喘急鼻扇，头目昏闷不清，甚则神昏，骤然衄血、咯血，甚则口、鼻涌血，舌绛苔黄，脉数或芤，或微细欲绝，或散大。

分析其病机，本证是热邪入肺，进而窜入肺中血络的病变。由于气分热炽，高热津伤，所以出现身灼热，口烦渴。热邪迫肺，肺失宣降，气逆而上，所以见咳喘气急，甚则鼻翼扇动。热为阳邪，其性上行，鼓动气血上涌，头部气血充斥，清窍不利，所以出现头目昏闷不清。热扰心神，就可以出现神昏。热邪由气分窜入肺络，灼伤血络，迫血妄行，就导致肺出血。从肺所出的血由鼻腔而出就见衄血，由气道而出就见咯血。咯血与咳血不同，咳血是伴随着咳声而出血，而咯血是自觉气道有刺激感，主动向外咯出，并不伴随咳声。如果因大的血络破裂而出血量大，甚至可见口、鼻向外涌血，这是病情危重的表现。热邪内盛，血中津液损伤，所以舌绛苔黄，脉数。大量出血之后，血容量不足，血脉空虚，所以脉浮大中空而出现芤脉。再继续发展，如果导致虚脱亡阳，还可以见脉微细欲绝或散大。脉象为什么会有由数到芤再到微细欲绝或散大的变化？这是由于在病情发展的不同阶段病机不同所致。在出血之前，热邪没有出路，在脉内鼓动血行加速，所以脉数。大量出血之后，脉管中血少而阳气浮动，所以脉芤。由于大出血而气随血脱，甚至虚脱亡阳，就可以出现脉微细欲绝或散大。不同阶段的病机不同，所以脉象不同。这个证候如果发生在暑热病中，又称为“暑瘵”，之所以称为暑瘵，是因为它与痨瘵有相似之处。痨瘵是指肺痨，也就是肺结核，其病变部位在肺，临床特点是反复咳血，暑热损伤肺络的特点也是肺出血，从这点上来看，二者有相似之处，所以一称为“痨瘵”，一称为“暑瘵”。但它们是两个完全不同的病种，应当加以区分。暑瘵发生于夏季，是急性传染病，很短时间内就可因大出血而死亡，来势迅猛，病情危重，病程短。痨瘵是慢性传染病，它发展缓慢，到后期主要表现为阴虚内热，见骨蒸潮热，五心烦热，颧红，盗汗，咳痰带血等症状，它可以迁延很长时间，因为它没有明显的急性发热过程，所以不属于温病的范畴。

因为本证是肺热窜入血络而导致气血两燔的病变，所以治疗要用宣肺清热，凉血散血法，代表方剂是犀角地黄汤合银翘散。吴鞠通在条文中所说的“太阴温病，血从上溢者，犀角地黄汤合银翘散主之”这句话的含义，他在本条分注中解释说：“血从上溢，温邪逼迫血液上走清道，循清窍而出，故以银翘散败温毒，以犀角、地黄清血分之伏热而救水，即所以救金也。”这就是说，“血从上溢”是因为手太阴肺的气分热邪窜入血分，损伤血络，迫

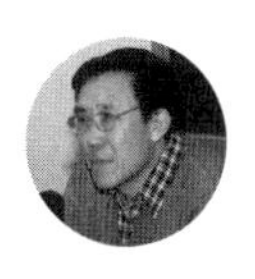

血妄行而导致口、鼻出血。吴鞠通所说的“上走清道”，是指呼吸道。呼吸道是气的通道而不是血的通道，血从呼吸道而出，说明是由手太阴肺的气分窜入血分而导致出血，所以治疗既要清气宣肺，又要凉血散血，犀角地黄汤合银翘散就是清气宣肺法与凉血散血法合用的方剂。用银翘散宣肺透热，使手太阴肺的气分热邪外解，邪有出路，就不再逼入血脉，血脉中的热邪自然就减轻了。因为热邪已经入血分而导致出血了，所以还要用犀角地黄汤凉血散血以止血。这种出血千万不能用止血药，因为血已经出来了，用了止血药就会使已出之血瘀在肺里，使瘀血与热邪聚集于肺而没有出路，反而加重病情。吴鞠通所说的“已用过表药者，去豆豉、芥穗、薄荷”，是因为豆豉、芥穗辛温，薄荷辛凉，宣散的力量大，如果前面已经用过解表药，在目前已无表邪的情况下要去掉。从临床实践来看，无论是否用过表药，这三味药都可以不去。为什么？因为这种病人的口、鼻涌血，是肺的气分热邪没有出路造成的，它不能向外出，就会向血脉里逼，治疗就是要给肺热找出路，使它能够散出去，它自然就不向血脉里面逼了。银翘散的透散作用主要取决于豆豉与芥穗的辛味，它们虽然是辛温药，但与大队银花连翘配伍，是取其辛而制其温，银翘散是辛凉平剂，并无辛温燥烈的弊病，如果去掉这两味辛温药，宣透的作用就会大减，所以不必去。

犀角地黄汤是凉血散血法的代表方剂。凉血的“凉”字，是使动词，就是指通过药物的作用使血液由热变凉，也就是清血热。散血的“散”字，也是使动词，是指使瘀血消散。活血的“活”字，也是使动词，是指使不能流动的血液恢复流动。从字面上看，散血与活血都是指活血散瘀，但是散血的含义比活血更广。本证的临床表现虽然是口、鼻出血，但是血液同时也处于凝滞状态，这是因为，热邪一方面鼓动血液溢出脉外；一方面也在消耗血中津液，使血液黏滞而成瘀，其舌质绛就是血液瘀滞的表现。可以说，凡是血分热盛的证候都是耗血与动血同时存在，所以叶天士才有“入血就恐耗血动血，直须凉血散血”之论。因为血热导致的瘀血是热邪消耗血中津液，使血液黏稠凝聚的结果，不用补充血中津液的药物稀释血液，瘀血就不可能消散，所以必须在养阴生津，使血液稀释的基础上，再用活血药推动血行，才能消散瘀血。因此可以说，散血包括养阴与活血两方面的含义。这个证候的

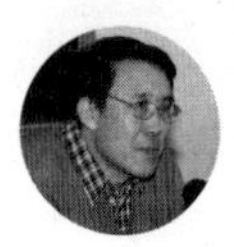

动血与耗血都是血分热盛所导致的，所以治疗的前提是凉血，必须先使血液的温度下降，才能终止出血与耗血。在凉血的基础上，用大剂量的滋阴药补充血中的津液，使血液稀释，同时用活血药推动血行，这种治法实际上也是增水行舟法。犀角地黄汤原方出自孙思邈的《备急千金要方》，由犀角、生地黄、芍药、牡丹皮组成，《温病条辨》里用它来凉血散血。方中犀角咸寒，清热凉血，现在用水牛角代替。这个方剂里的干地黄就是现在用的生地黄，它在方中的用量是一两（30g），在方中用量最大。吴鞠通在《温病条辨·下焦篇》第二十条的分注中对犀角地黄汤中的药物进行了分析，他说地黄的作用是“去积聚而补阴”。这句话是什么意思？“去积聚”，是指去血的积聚，也就是活血。干地黄不是活血药，它为什么能“去积聚”呢？是因为它能“补阴”，通过补阴而稀释血液，使血脉中积聚的瘀血消散，可见大剂量的地黄是作为散血药使用的。吴鞠通所说的“地黄去积聚而补阴”这句话有语病，应当说地黄是通过补阴而去积聚，而不是通过去积聚而补阴，他说颠倒了。生白芍在方中有什么作用呢？吴鞠通说：“白芍去恶血，生新血。”恶血，是指瘀血，“去恶血，生新血”就是指祛瘀生新，具有祛瘀生新作用的药物应当是活血药，而白芍不是活血药，应当用赤芍才有凉血活血，祛瘀生新的作用。丹皮辛寒，吴鞠通说它“泄血中伏火”，这句话也不够规范，因为血中的邪气是伏热而不是伏火，丹皮的作用是凉血活血，泄血分的热邪，而不是火邪。应当说吴鞠通对犀角地黄汤中药物作用的分析是很透彻的，但是在表达中存在语病。总而言之，方剂中的四味药犀角咸寒，干地黄甘寒，赤芍微苦寒，丹皮辛寒，都是凉血药，凉血既能止血，又能终止耗血，这是方中用药的主旨，在治法中只提凉血散血而不提止血与养阴，就是这个道理。在凉血的同时，用大剂量的干地黄养阴而稀释血液，用赤芍、丹皮活血，以推动血行，使瘀血消散而血液恢复正常的流动，既不再出血，也不再凝滞。还需要说明的是，赤芍、丹皮这两味活血药在方剂中的作用，一方面是与干地黄配伍，在滋阴的基础上推动血行以对抗血液的“热凝”。另一方面还应当考虑到，犀角地黄汤中所用的都是寒凉药，大剂量的寒凉药进入血分，也可能导致“寒凝”。因为血液的特点是得温则行，遇寒则凝，血热固然可以导致凝血，但是使用大量凉血药，使血液温度突然下降，又难免出现

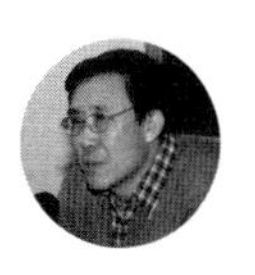

“寒凝”的副作用，所以用活血药推动血液，也可以使血液不会因为用寒凉药而造成寒凝。总而言之，活血药在这里既有抗热凝而消散瘀血的作用，又有抗寒凝以避免副作用的功效。

还应当特别强调的是，血热导致的出血，不能用碳类止血药，如十灰散等，血热导致的耗血伤阴，不能用补血药，如熟地黄、山萸肉等。这是因为，碳类止血药是通过兜涩而止血，在止血的同时，也兜涩热邪，使邪无出路而内闭，反而更容易造成大出血。使用碳类药物堵塞止血，就如同河道涨水，不去疏通河道使洪水入海，而用筑堤挡水的办法去堵塞水路一样，迟早造成堤毁水崩，古人称这种错误治法是“鲧堙洪水”。叶天士说“救阴不在血，而在津与汗”，就是说，温病的热邪耗血，是耗伤血中津液，因此治疗要从养阴生津入手，而不能用重浊滋腻的补血药，防止滋腻敛邪，反而使热邪没有出路。

在本条中，吴鞠通又说：“有中焦病者，以中焦法治之。”这就是说，热邪一方面由肺的气分窜入血分，一方面又向阳明气分发展，虽然仍是气血两燔，但是气分的范畴更广，又涉及胃与大肠。涉及胃，可以见肺胃热炽的症状，如渴欲冷饮、面赤、脉洪大或洪大而芤等，但这种病人不会有大汗出，如果有大汗，热邪向外蒸，就不至于逼入血分而导致出血了。肺胃热炽，窜入血分的中焦气血两燔证，治疗要在犀角地黄汤合银翘散的基础上再合白虎汤。如果再进一步发展，因胃热而导致肠燥，出现大肠热结的便秘、腹满痛等症状，可以用犀角地黄汤合银翘散再合调胃承气汤。总而言之，“血从上溢”的证候如果又合并中焦病变，应当“以中焦法治之”。吴鞠通还指出：“若吐粉红血水者，死不治。”这就是说，吐出来的不是血而是粉红色的血水，吴鞠通在分注中说：“至粉红水，非血非液，实血与液交迫而出，有燎原之势，化源速绝。”所谓“血与液交迫而出”，是指血脉中的血与血脉外的津液相混而大量吐出，在短时间内大量丢失体液，这是人体营养物质丢失，生化之源断绝的危象，所以“死不治”。这种“粉红血水”，西医学称为“粉红色泡沫痰”，是由于急性左心功能不全出现肺淤血、肺水肿，血液渗入肺泡内所致，在西医学看来，也是急需抢救的危重症。吴鞠通还强调：“血从上溢，脉七八至以上，面反黑者，死不治，可用清络育阴法。”一呼一吸脉七八至以上，一分钟脉搏起码在120次以上，这种脉象称为“疾脉”，主阳热极盛而阴液耗竭，是正气将脱的危象。热邪炽盛但面色不红而反黑，这实际上是血液瘀滞的表现。病人一方面由于热邪逼迫而大量地向外吐血，一方面由于热邪大量消耗血中津液，使血液浓缩黏稠瘀滞而出现口唇爪甲青紫，面色黯黑，血液既外溢又内瘀，失去濡养作用，所以“死不治”。在这种情况下，要勉强治疗，以挽危救亡，只有用“清络育阴法”，也就是既要清血络中热，又要养血中之阴，实际上就是凉血散血法，方剂当然非犀角地黄汤莫属。

吴鞠通在指出“若吐粉红血水者，死不治。血从上溢，脉七八至以上，面反黑者，死不治”的情况下，在本条的分注中又附带讲了温病的五种死法，这段话可以说概括了各种温病的危重病证，在这里结合吴氏分注中的原文，一并讲解。吴鞠通说：“温病死状百端，大纲不越五条。在上焦有二：一曰肺之化源绝者死；二曰心神内闭，内闭外脱者死。在中焦亦有二：一曰阳明太实，土克水者死；二曰脾郁发黄，黄极则诸窍为闭，秽浊塞窍者死。在下焦则无非热邪深入，消烁津液，涸尽而死也。”在这五种死证中，上焦有两种，第一种是“肺之化源绝者死”。所谓化源，就是指气血生化之源，气血化生于脾，是人身重要的营养物质，肺在五行中属金，脾属土，土能生金，所以脾为肺之母，肺之化源在脾。大量的血由肺里出来，肺虚则子盗母气而使脾不能化生气血，人体的营养就没有来源，生化之源断绝，所以是死证。上焦的第二种死证是“心神内闭，内闭外脱者死”。这种证候是内有痰热蒙蔽心包，闭塞心窍，外有虚脱亡阳，痰热内闭与阳气外脱并见，开闭则更促其脱，固脱则反使闭不能开，这两种治法本身就互相矛盾，所以死不治。中焦的死证也有两种，第一种是“阳明太实，土克水者死”。这是指大肠热结的阳明腑实证，手、足阳明胃肠一家，在五行中属土，胃肠燥热就是土燥，土燥的结果是导致水竭。就是说，阳明胃肠的热结太重，就大量地吸灼真阴，消耗肾水，最后因为胃肠燥热而导致肾水枯竭，这就是“土克水者死”，这也正是治疗胃肠燥热证强调急下存阴的原因。中焦的第二种死证是“脾郁发黄，黄极则诸窍为闭，秽浊塞窍者死”。所谓“脾郁发黄”，是指湿热郁结在脾，进一步影响到肝胆，因土壅而致木郁，湿邪郁于脾，气机不

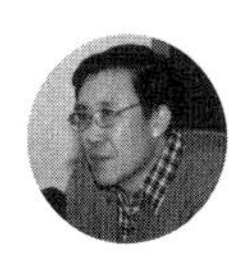

通畅，肝胆不能疏泄，使胆汁不能输入小肠而浸淫周身以致发黄。“黄极则诸窍为闭”的“黄极”，是指遍身金黄，像金人一样，说明湿热壅盛，邪无出路。湿热秽浊之气堵塞浊窍，则见大、小便不通；堵塞心窍，则见神昏狂躁，或昏愦不语；堵塞清窍，则见耳聋、目瞑等。总而言之，浊邪塞窍，以致诸窍闭塞，气机不通，所以也是死证。这种病证，中医学称为急黄，相当于西医学所说的急性肝坏死、亚急性肝坏死。这种病人见高热，神昏狂躁，全身发黄，黄色鲜明，像金人一样，大、小便不通，邪无出路，死亡率非常高，治疗可以用茵陈蒿汤送服安宫牛黄丸，用茵陈蒿汤利胆退黄，用安宫牛黄丸开闭。下焦的死证，“无非热邪深入，消烁津液，涸尽而死”。这就是指热邪深入下焦，耗损真阴而导致亡阴脱液，津液枯涸，使周身失于濡养而致死。吴鞠通所说的五种死证，都是危重证，在临床中一定要高度重视，早期诊治，阻断邪气发展的趋势，以防止这五种死证的发生。

2. 气血两燔发斑

十六、太阴温病，不可发汗，发汗而汗不出者，必发斑、疹……发斑者，化斑汤主之。

温病忌汗者，病由口鼻而入，邪不在足太阳之表，故不得伤太阳经也。时医不知而误发之，若其人热甚血燥不能蒸汗，温邪郁于肌表血分，故必发斑、疹也……

化斑汤方

石膏一两　知母四钱　生甘草三钱　元参三钱　犀角二钱　白粳米一合

水八杯，煮取三杯，日三服，渣再煮一钟，夜一服。

【方论】此“热淫于内，治以咸寒，佐以苦甘”法也。前人悉用白虎汤作化斑汤者，以其为阳明证也。阳明主肌肉，斑家遍体皆赤，自内而外，故以石膏清肺胃之热，知母清金保肺而治阳明独胜之热，甘草清热解毒和中，粳米清胃热而保胃液，白粳米，阳明燥金之岁谷也。本论独加元参、犀角者，以斑色正赤，木火太过，其变最速，但用白虎燥金之品清肃上焦，恐不胜任，故加元参启肾经之气，上交于肺，庶水天一气，上下循环，不致泉源暴绝也（微妙可思——朱评）。犀角咸寒，禀水木火相生之气，为灵异之兽，具阳刚之体，主治百毒蛊疰，邪鬼瘴气，取其咸寒，救肾水以济心火，托斑外出，而又败毒辟瘟也。再，病至发斑，不独在气分矣（著眼——朱评），故加二味凉血之品。

【讲评】本条是讲太阴温病误用辛温发汗导致邪气内窜，气血两燔，使血液外溢于肌肉而发斑的证治。从临床实践来看，除太阴温病误汗之外，凡气分高热窜入血分，灼伤血络，迫血妄行都可以引起发斑。斑是因为血热动血而发，其血由肌肉的脉络溢出，瘀于皮下，所以又称为“肌衄”。因为足阳明胃主肌肉，所以前人有“斑发于胃”、“斑发阳明”、“斑发于肌肉”之说。斑的形态是：形如大豆或联结成片，斑斑如锦纹，不高出皮肤，拂之不碍手，压之不退色，属皮下紫癜。因其血已溢出肌肉，瘀血在血络之外，平铺于皮下，所以一般不高出皮肤，拂之不碍手。如果出血面积小而散在，则形如大豆；如果出血量多且面积大，则斑联结成片，甚或大片分布而如锦上花纹。因为瘀血在脉外，以手压之皮下瘀血无回退之路，所以压之不退色。应当说明的是，如果出血量少，发斑初起也可以呈点状分布，称为“斑点”，其形态有似疹点，但不高出皮肤，而且压之不退色，二者以此为鉴别要点。如果出血量多，而且反复出血，斑呈“饼搭”状，就如同烙饼一张又一张相叠搭的状态，则也可高出皮肤，拂之碍手，但其瘀血面积大而呈片状分布，不再呈点状，且压之不退色，也与疹大不相同。总之，斑与疹的鉴别，以压之退色与否为要点。

热邪窜入血分，不仅可以导致发斑，同时也可以导致其他部位出血，所以无论是气血两燔证还是血分证，都可以见全身某个部位或多个部位出血。从临床实践来看，气血两燔证多见：壮热，口渴，心烦躁扰，甚则昏狂谵妄，衄血、吐血、便血、尿血、非时经血、发斑，斑色紫黑，舌绛紫苔黄燥，脉数。

分析其病机，气血两燔证的特点是气热仍炽，血热已盛。本证和单纯的血分证的不同点在于：单纯的血分证可见高热、躁扰、昏狂谵妄以及各部位出血的见症，但是口不渴，舌质绛紫而无苔。如果同时见口渴，舌上有黄燥苔，说明血热已盛而气分证仍然未罢，是热邪由气分窜入血分而形成的气血两燔证候。

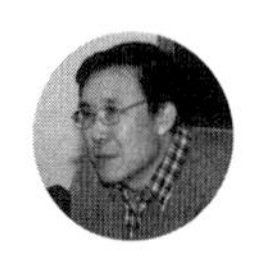

因为气分与血分热邪炽盛，正邪相争激烈，所以体温很高，高热灼手。由于血热扰心，导致心不藏神，心神外越，所以轻则躁扰不安，重则神昏谵语，狂躁妄动。血热扰心而导致的神志改变，以神昏狂躁为其特征，这就如同把鱼放在水里，再给水加热，随着水温的升高，水量因蒸发而减少，鱼在水中就躁动不安，甚至昏迷死亡。这里要特别强调温病营分证、血分证中神志失常的鉴别诊断。前面已经讲过，营分证与血分证都是热邪深入血脉的病变，心主血脉而藏神，血脉中热盛必伤阴液，血热则内扰心神，阴伤则心神失养，所以营分证、血分证都会出现神志失常的表现，但证候类型不同，神志改变的形式也不同，治法也有很大差异。热入心包证是内有营热阴伤，外有热痰蒙蔽，它属气营两燔证，因热扰心神而神昏谵语，但气分有热痰蒙蔽，使心神内闭而不能外越，所以只见神昏谵语或昏愦不语，没有躁动的表现。这就如同把鱼缸放在火上加热，外面再给鱼缸加盖，因为鱼被盖在里面，所以直到把鱼煮熟，也看不到它在躁动，而是只能听到它躁动的声音，这种类型的特点是痰蒙与热扰并存，心神不外越而内闭，所以称为“窍闭”，治疗要清营养阴，豁痰开窍。营热阴伤证、气营两燔证、血分热盛证、气血两燔证这些证候都有热扰心神而致神昏谵语，狂躁妄动的症状。其所以出现神昏谵狂，是因为热扰心神而导致心神外越，所以治疗要清营凉血，使热邪消除则昏狂自止，这类证候是心神外越而并无窍闭，所以治疗中不能使用开窍的药物。总而言之，以上所说的两种神昏类型的鉴别，主要看它有没有狂躁症状，从而分析是心神内闭的窍闭证候，还是心神外越的证候。

本证出血的原因来自于热邪对血络和血液两方面的作用，热邪一方面灼伤血络，使血络受热而变得焦脆，很容易破裂；一方面又迫血妄行，使血液流速加快，单位时间内血脉中的血流量加大，从而对血脉的冲击力加大。血络已经受损，再加上压力增大，就容易导致血不循经，溢出脉外而见出血。不同部位的血络损伤，就会出现不同部位的出血，肺络损伤可见衄血；胃络损伤可见吐血；肠络损伤可见便血；膀胱络脉损伤可见尿血；在女性病人，如果胞宫的络脉损伤，就可以出现非月经期的阴道出血，称为非时经血；肌肉部位的血络损伤，血从肌肉而出，瘀于皮下，就形成斑，又称为肌衄，开始是斑点，血越出越多，就逐渐扩大，形如大豆，甚至连接成片，斑斑如锦纹。如果血分热邪深重，可以导致各部位同时出血，就称为大衄。斑呈紫黑色，说明热邪在动血的同时，也在消耗血液，导致血中津液亏损，血液黏稠而成瘀，不仅斑色紫黑，其他部位所出的血也是紫黑的。舌绛紫，也意味着热盛津伤，血液黏稠。脉数，是血分热盛的标志。从以上分析可以看出，血热动血之证虽然以出血为主要见症，但是同时又有热盛耗血使血液黏稠浓缩而导致的凝血、瘀血，从而形成外溢内瘀的状态。

气血两燔证的治疗，应当用气血两清法，又称为清气凉血法，代表方剂是化斑汤。由于气血两燔证是气分高热窜入血分而致，所以治疗的重点仍以清气为主，通过清气降低了气分的热势，给血分热邪找到了出路，血热自然可以向气分外达。化斑汤中的石膏、知母、生甘草、粳米，就是白虎汤，用来清泄气热，达热出表，使气分热邪达表而邪有出路了，气分的热势下降，血分热邪自然就可以外达。因为血分证已起，已经有耗血、动血的趋势，出现了出血见症，所以要用凉血药，方中用犀角凉血以止血，元参养阴清热。从这个方剂的组成来看，重点是在清气，组方原则是正确的，但是斑已经发出，而且斑色紫黑，舌质绛紫，说明血分热也很重，这个方剂虽然称为化斑汤，但是化斑的力量不够，方中养阴药少而且剂量小，更没有活血药物，所以还应当加重养阴药的剂量并加入凉血活血药以凉血散血，临床实践中可以用白虎汤合犀角地黄汤加减化裁。

第五讲
中焦篇·温热病

在《温病条辨》中，中焦温病是指胃、大肠与脾的病变。胃与大肠的病变统称“阳明温病”，属温热病范畴；脾的病变称为“太阴温病”，多属湿热病范畴。

在《温病条辨·卷二·中焦篇》中，吴鞠通把温病分为五门。风温、温热、温疫、温毒、冬温为一门，这五个病种都属温热病范畴。暑温与伏暑为一门，其中可以分为暑热病与暑湿病两类。寒温为一门，专论寒湿病，但这个病种不属于温病的范畴。湿温为一门，专论湿温病，在湿温门中又有“疟痢疸痹附”，讲述疟疾、痢疾、黄疸、湿热痹的证治，这几个病种也属湿热病范畴。秋燥为一门，论述温燥病的证治。

在本讲中，专讲“中焦篇”中的温热病，在讲评过程中，不按原书中的病名分门讲评，也不完全按照原书中条文的序号依次讲评，而是把中焦温热病按卫气营血辨证分类。因为中焦没有卫分证候，所以本讲把中焦温热病的条文分为气分证候、营分证候、血分证候三类进行讲评，条文后的分注、按语和方论也有选择性地进行讲解、分析。

一、中焦温病的分类

三十七、风温、温热、温疫、温毒、冬温之在中焦，阳明病居多；湿温之在中焦，太阴病居多；暑温则各半也。

此诸温不同之大关键也（总纲，扼要——朱评）。温热等皆因于火，以火从火，阳明阳土，以阳从阳，故阳明病居多；湿温则以湿从湿，太阴阴土，以阴从阴，则太阴病居多；暑兼湿、热，故各半也。

【讲评】本条是讲中焦温病的分类。吴鞠通把中焦温病以“阳明病”与“太阴病”分类，实际上是把“阳明病”作为温热病，把“太阴病”作为湿热病来划分。因为足阳明胃为阳土，主消磨水谷，所以温热邪气多犯胃而出现阳明病；足太阴脾为阴土，主运化水湿，所以湿热邪气多犯脾而出现太阴病。胃与大肠同属阳明，所以阳明病也包括手阳明大肠的病变。从病种来看，风温、温热、温疫、温毒、冬温都属温热邪气为患，所以这些病种的中焦证候以“阳明病居多”。湿温病属湿热邪气为患，所以湿温病的中焦证候以“太阴病居多”。因为暑温病有暑热病与暑湿病之分，暑热病在中焦多表现为“阳明病”，暑湿病在中焦多表现为“太阴病”，所以说“暑温则各半也”。

由本条中可以明显地看出，吴鞠通的学术观点是主张把温病分为温热病与湿热病两大类，所以在《温病条辨》中虽然把温病分为九种，但是他并不把九种温病各自分门讲述，而是按温热病与湿热病分类讲述，所以我在本书中也是按温热病与湿热病分类讲解，从而做到执简驭繁，以便于更好地指导临床实践。

二、气分证候

中焦温热病的气分证候，重点部位在足阳明胃与手阳明大肠，也可以由胃、肠而波及其他部位，如胆、小肠等。中焦气分证可以由上焦肺系传入，也可以因热邪炽盛，不经上焦而直入中焦，如叶天士所说的“夏暑发自阳明”就是指此而言，还可以因伏邪自内而发，初起就发于中焦气分。中焦气分证初起，邪气盛而正气不衰，正邪相争激烈，脏腑功能亢奋，以高热恶热，口渴，尿少而黄，舌红苔黄，脉数有力为主要临床特征，因为其邪气盛而正气不衰，所以称为“气分实证”。在气分实证的各种证候中，根据其有无燥屎内结，又可以分为两种类型，如果热势虽盛，但并无燥屎内结，就称为“无形热盛”；如果热盛伤津导致大肠燥热而燥屎内结，则称为“有形热结”。在无形热盛的各种证候中，根据其有无大汗出，还可以分为两种类型，如果高热而蒸蒸汗出，是热势自里向外蒸腾之象，就称为“里热蒸腾”，其病变部位在足阳明胃；如果虽有高热但无汗出，是里热郁闭不得宣泄之象，所以就称为“里热郁闭”，其病变部位在足少阳胆。气分实证无论属上述哪种类型，因为都属脏腑热盛，所以都必然导致舌苔黄燥甚或焦燥，这是临床诊断的主要依据之一。在气分实证发展过程中，如果高热不退，耗气伤津，可以导致津气欲脱，甚至亡阳厥逆，以身热骤退，汗出不止，脉微欲绝，甚或汗冷肢厥为主要临床特征，因其正气大伤，脏腑功能衰竭，所以称为“气分虚证”。气分实证的治疗，应当用清气法，也就是叶天士所说的“到气才可清气”。由于中焦气分实证的范围广泛，所以临床上应当在采用清气法的大前提下，针对不同的证候而选用相应的药物。无形热盛的里热蒸腾证，用辛寒清气，泄热保津法；里热郁闭证，用苦寒泄热，宣郁透邪法；有形热结证，用苦寒攻下，泄热保津法。治疗气分虚证，则应采用补气生津，敛阴固脱法，甚或用补气固脱，回阳救逆法，因为气分虚证在“上焦篇”中已经作了详细讲解，在这一讲就不再复述。中焦气分证后期，热邪已退，津液损伤的病证，治疗仍然用甘寒清养法。

中焦温热病气分证的主要证候类型及治法可以归纳为下面的简表。

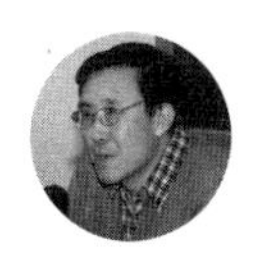

中焦温热病气分证候的主要类型与治法简表

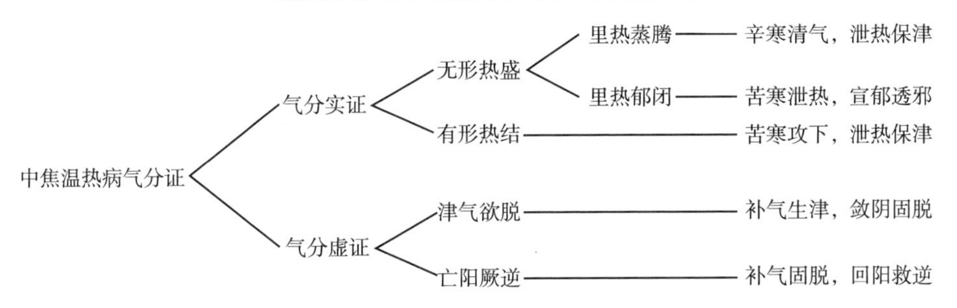

1. 阳明温病提纲

一、面目俱赤，语声重浊，呼吸俱粗，大便闭，小便涩，舌苔老黄，甚则黑有芒刺，但恶热，不恶寒，日晡益甚者，传至中焦，阳明温病也。脉浮洪躁甚者，白虎汤主之；脉沉数有力，甚则脉体反小而实者，大承气汤主之。暑温、湿温、温疟，不在此例。

阳明之脉荣于面，《伤寒论》谓：阳明病，面缘缘正赤。火盛必克金，故目白睛亦赤也。语声重浊，金受火刑而音不清也。呼吸俱粗，谓鼻息来去俱粗，其粗也平等，方是实证，若来粗去不粗，去粗来不粗，或竟不粗，则非阳明实证，当细辨之。粗，则喘之渐也。大便闭，阳明实也。小便涩，火腑不通而阴气不化也。口燥渴，火烁津也。舌苔老黄，肺受胃浊，气不化津也（按：《灵枢》论诸脏温病，独肺温病有舌苔之明文，余则无有，可见舌苔乃胃中浊气熏蒸肺脏，肺气不化而然）。甚则黑者，黑，水色也，火极而似水也。又，水胜火，大凡五行之极盛，必兼胜己之形。芒刺，苔久不化，热极而起坚硬之刺也，倘刺软者，非实证也。不恶寒，但恶热者，传至中焦，已无肺证。阳明者，两阳合明也，温邪之热与阳明之热相搏，故但恶热也。或用白虎，或用承气者，证同而脉异也。浮洪躁甚，邪气近表，脉浮者，不可下，凡逐邪者，随其所在，就近而逐之，脉浮则出表为顺，故以白虎之金飚以退烦热。若沉小有力，病纯在里，则非下夺不可矣，故主以大承气。按：吴又可《温疫论》中云：舌苔边白，但见中微黄者，即加大黄，甚不可从。虽云伤寒重在误下，温病重在误汗，即误下不似伤寒之逆之甚，究竟承气非可轻尝之品，故云舌苔老黄，甚则黑有芒刺，脉体沉实，的系燥结痞满，方可用之。

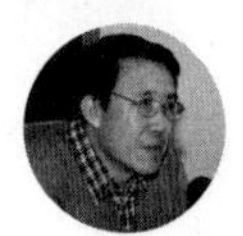

或问：子言温病以手经主治，力辟用足经药之非，今亦云阳明证者何？阳明特非足经乎？曰：阳明如市，胃为十二经之海，土者，万物之所归也，诸病未有不过此者。前人云伤寒传足不传手，误也，一人不能分为两截。总之，伤寒由毛窍而溪，溪，肉之分理之小者。由溪而谷，谷，肉之分理之大者。由谷而孙络。孙络，络之至细者。由孙络而大络，由大络而经，此经即太阳经也。始太阳，终厥阴，伤寒以足经为主，未始不关手经也（通论——朱评）。温病由口、鼻而入，鼻气通于肺，口气通于胃。肺病逆传，则为心包。上焦病不治，则传中焦，胃与脾也。中焦病不治，即传下焦，肝与肾也。始上焦，终下焦。温病以手经为主，未始不关足经也。但初受之时，断不可以辛温发其阳耳（一了百了——朱评）。盖伤寒伤人身之阳，故喜辛温、甘温、苦热以救其阳；温病伤人身之阴，故喜辛凉、甘寒、甘咸以救其阴（著眼——朱评）。彼此对勘，自可了然于心目中矣。

【讲评】本条作为“中焦篇”的首条，紧接“上焦篇”，引出“中焦篇”诸证，为承上启下之文，是中焦阳明温病的提纲，论述上焦太阴气分热邪不解，传至中焦阳明气分的证治。《灵枢·经脉》说：“肺手太阴之脉，起于中焦，下络大肠，还循胃口……”因为手太阴肺与足阳明胃之间有经脉相连，又与手阳明大肠互为表里，所以上焦太阴气分热邪不解，势必顺传中焦，形成阳明温病，其病变部位在足阳明胃与手阳明大肠。条文中的“面目俱赤……传至中焦，阳明温病也”，是讲阳明温病两类证候的共有症状。因为阳明经脉循行于面部，阳明里热上蒸，气血上充，则“面目俱赤”。热邪迫肺，肺失宣降，金实不鸣，所以“语声重浊”。肺气上逆，则“呼吸俱粗”甚则喘急鼻扇。高热伤津，肠道失润，所以“大便闭”。津伤则尿少而浓，所以“小便涩”。热邪上蒸，熏灼舌苔，所以“舌苔老黄，甚则黑有芒刺”。里热炽盛，邪不在表，当然就“不恶寒”。在高热的情况下，如果里热能够外散，邪气就有出路，如果外环境温度高，其热不易外散，使邪无出路，就出现“但恶热”。“日晡”指申时，也就是下午三时到五时，此时阳明经气主令，气血充盛，抗邪有力，正邪激争，故其发热“日晡益甚”。出现上述诸症，说明温病已“传至中焦”，病在足阳明胃或手阳明大肠，统称“阳明温病”。

手太阴肺的气分证传入中焦，首先见足阳明胃的无形热盛，其治疗仍然

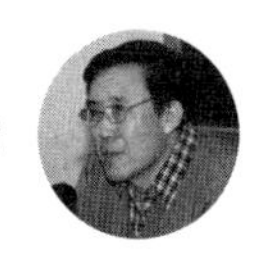

要清泄气热，因为白虎汤中的主要药物石膏、知母既清肺热，又清胃热，所以仍然以“白虎汤主之”。如果肺胃高热不解，大汗不止，津液大伤，导致大肠燥热，传道失司，热邪与糟粕相炼成实，形成有形热结，再用白虎汤清热，无异于扬汤止沸，必须釜底抽薪，急下存阴，就应当以“大承气汤主之”。至于阳明温病无形热盛与有形热结的不同之处，本条以脉象加以区别，实则是以脉象论病机。无形热盛，里热蒸腾，气血涌越，邪气向表发越，所以“脉浮洪躁甚”，治疗用白虎汤清泄气热，是因势利导，达热出表。有形热结，燥屎内壅，气机阻滞，气血内闭，所以“脉沉数有力，甚则脉体反小而实”，治疗要用大承气汤以攻下热结，至于有形热结之证还应当见腹满痛拒按等症状，以大承气汤之方测其证自知，所以条文中略之不讲。简而言之，本条内容与“上焦篇”联系分析，可以概括为：上焦手太阴气分无形热盛用白虎汤→中焦足阳明气分无形热盛仍用白虎汤→中焦手阳明气分有形热结用大承气汤。因为暑温、湿温属湿热病，温疟的主症为骨节疼烦，因而别有治法而“不在此例”。

2. 无形热盛诸证

无形热盛，是指中焦热邪虽盛，但是还没有形成有形的燥屎内结。中焦无形热盛的范围比较广泛，或在胃，或在胆，或在胸脘，或在小肠，或为实证，或为虚实夹杂证，治疗用清气法，下面分别讲解。

（1）胃热炽盛

一、面目俱赤，语声重浊，呼吸俱粗，大便闭，小便涩，舌苔老黄，甚则黑有芒刺，但恶热，不恶寒，日晡益甚者，传至中焦，阳明温病也。脉浮洪躁甚者，白虎汤主之……

白虎汤方（见上焦篇）

【讲评】本条所讲的白虎汤证与“上焦篇”的肺胃热炽证相同，所以在本条中不作为重点，仅以这段话作为承上启下的文字，由此而引出大承气汤证作为重点讲解，这就是吴鞠通所说的“详于前而略于后”，本讲在这里也不再重述。

（2）胃热仍盛，津气已伤

二、阳明温病，脉浮而促者，减味竹叶石膏汤主之。

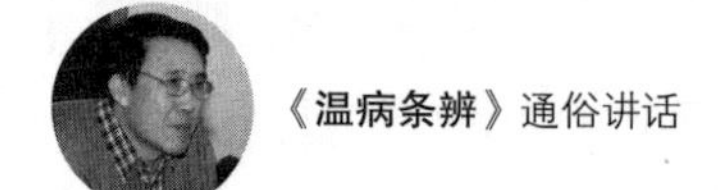

脉促，谓数而时止，如趋者过急，忽一蹶然，其势甚急，故以辛凉透表重剂，逐邪外出则愈。

减味竹叶石膏汤方（辛凉合甘寒法）

竹叶五钱　石膏八钱　麦冬六钱　甘草三钱

水八杯，煮取三杯，一时服一杯，约三时令尽。

【讲评】本条是讲阳明温病无形热盛而津气已伤的证治。吴鞠通在本篇第三条分注中说："以阳明温病发端者，指首条所列阳明证而言也，后凡言阳明温病者仿此。"本条首先指出是"阳明温病"，可见是第一条中所说的"面目俱赤"等症状都存在，但本条脉既不"浮洪躁甚"，也不"沉数有力"，而是"脉浮而促"。其脉浮，说明里热蒸腾，气血涌越，热邪有外达之势。其脉促，是指数而时有一止。数，是因为热邪鼓动。时有一止，是津气已伤，脉气不续的征兆。吴氏在这里虽然仅仅提出脉象，实际上是以脉象论病机，说明本证是胃热仍盛，津气已伤的证候。从临床实践看，其临床表现除了"脉浮而促"之外，还常见发热，心烦，口渴，倦怠乏力，舌红苔少等热邪仍盛，津气已伤的症状。

因为本证既有胃热盛，又有津气伤，属虚实夹杂证，所以治疗既要清宣气热以逐邪外出，又要生津益气以扶正托邪，代表方剂是减味竹叶石膏汤。竹叶石膏汤原方出自《伤寒论》第三百九十七条，原文说："伤寒解后，虚羸少气，气逆欲吐，竹叶石膏汤主之。"其方剂由竹叶、石膏、半夏、麦门冬、人参、炙甘草、粳米组成。由原文中可以看出，其证候是伤寒里热证大热已去，但余热未尽，津气大伤，胃失和降，所以虚弱消瘦，气短息弱，时欲呕吐。因其证候是热势不重而以正虚为主，所以方中用竹叶、石膏清透余邪，用麦门冬、人参、甘草、粳米益气生津以扶正，半夏降逆止呕。从其方剂组成来看，麦门冬与人参并用，是重在补虚扶正而辅以清热祛邪。减味竹叶石膏汤在原方中减去了温性的人参、半夏以及粳米，实际上是减低了益气扶正的作用，由此可见，本证"脉浮而促"说明是胃热仍盛，又有津气损伤，而且以津伤为主，所以方中竹叶与石膏并用，清透胃热而保津，麦冬配甘草甘寒生津益气以扶正。可以说，本方的作用清大于补，而又寓补于清。

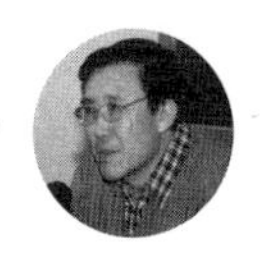

（3）阳明温毒

二十五、阳明温毒，发痘者，如斑疹法，随其所在而攻之。

温毒发痘，如小儿痘疮，或多或少，紫黑色，皆秽浊太甚，疗治失宜而然也，虽不多见，间亦有之。随其所在而攻，谓脉浮则用银翘散加生地、元参，渴加花粉，毒重加金汁、人中黄，小便短加芩、连之类；脉沉内壅者，酌轻重下之。

二十六、阳明温毒，杨梅疮者，以上法随其所偏而调之，重加败毒，兼与利湿。

此条当入湿温，因上条温痘连类而及，故编于此，可以互证也。杨梅疮者，形似杨梅，轻则红紫，重则紫黑，多现于背部、面部，亦因感受秽浊而然。如上法者，如上条治温痘之法。毒甚，故重加败毒。此证毒附湿而为灾，故兼与利湿，如萆薢、土茯苓之类。

【讲评】第二十五条与第二十六条是讲属于温毒类疾病的痘疮与杨梅疮在阳明气分阶段的证治。

第二十五条讲温毒发痘的证治，这条分注中所说的“温毒发痘，如小儿痘疮”，不是指现代所说的“水痘”，而是指“天花”，它是一种传染性极强的急性传染病。在 1978 年 9 月 20 日颁布的《中华人民共和国急性传染病管理条例》中，把规定报告的急性传染病分为甲、乙两类，天花与鼠疫、霍乱及副霍乱一同列入甲类传染病的范围内。近年来，天花在全球范围内已经绝迹。1989 年 2 月 21 日颁布的《中华人民共和国传染病防治法》把规定管理的传染病分为甲、乙、丙三类，在这三类传染病中已经取消了天花这一病种，所以这里不再讲解。

第二十六条中所讲的“杨梅疮”是指梅毒，它是一种性传播疾病，这类疾病，现已归入《外科学》中的“皮肤病及性传播疾病”的范围。吴鞠通在本条条文和分注中对杨梅疮症状的描述，相当于二期梅毒的主要表现，一般在感染后 10 周左右出现，临床多见：发热，头痛，骨节煳痛，咽喉肿痛等全身症状，2 ～ 3 天后上述症状消失，胸、腹、腰、四肢屈侧及颜面、颈部出现形似杨梅的疮疡，伴见口苦纳呆，便秘溲赤，舌红黄腻，脉弦数。治疗用清热泻火，解毒利湿法，方用龙胆泻肝汤加萆薢、土茯苓、丹皮、赤芍等。

（4）热郁少阳

十九、阳明温病，干呕，口苦而渴，尚未可下者，黄连黄芩汤主之。不渴而舌滑者，属湿温。

温热，燥病也。其呕，由于邪热夹秽，扰乱中宫而然，故以黄连、黄芩彻其热，以芳香蒸变化其浊也。

黄连黄芩汤方（苦寒微辛法）

黄连二钱　黄芩二钱　郁金一钱五分　香豆豉二钱

水五杯，煮取二杯，分二次服。

【讲评】本条是以“阳明温病”发端，但是却有“口苦”症状，而且治疗以“黄连黄芩汤主之”，可见这个证候的病位是在足少阳胆。如果说和“阳明”有关，也是因为阳明热盛而影响到胆，使胆失疏泄而热郁于里，所以治疗应当从苦寒泄热，宣郁透邪入手。本证一般多见于春温病中，是春温病初起，伏邪从少阳气分而发的证候。从临床实践来看，其临床表现多见：寒热往来，热重寒轻，或但热不寒，口苦而渴，干呕，心烦，小便短赤，胸胁不舒，或胁痛，舌红苔黄，脉弦数。

分析其病机，在温病中，温热病可以出现少阳病，湿热病也可以出现少阳病。温热病的证候主要表现在足少阳胆，湿热病的证候主要表现在手少阳三焦，但是胆与三焦同属少阳，它们共同主持人体气机的升降出入。胆的出入失常，三焦的升降也失常；三焦的升降失常，胆的出入也失常，二者可分而又密切相关。这个证候虽然主要在足少阳胆，但也涉及手少阳三焦。这里的热郁少阳，是指少阳胆经还是少阳胆腑？是经证还是腑证？在《伤寒论》中，太阳病有经证、有腑证，阳明病有经证、有腑证，而少阳病却没经证与腑证之分。《伤寒论》第263条少阳病提纲中说：“少阳之为病，口苦，咽干，目眩也。”这段条文没有说它是经证还是腑证，这就说明它是经、腑同病。温病中的少阳胆病也是经腑同病，因为春温病是伏寒化温，里热发于少阳，发病之时热邪郁于里，阻滞气机，使足少阳胆经的经气不利，出入失常，热邪不能外发，郁滞在半表半里，卫气不能宣发于表，就出现了恶寒。邪气阻滞在半表半里，正气要驱逐它，正邪相争就发热。邪阻则恶寒，正争则发热，于是就出现了寒热往来的症状。这个证候的发热与恶寒相比较，表

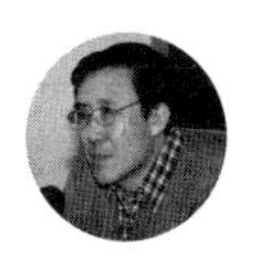

现为热重寒轻。这是因为，邪气不是由表入里，而是郁热由里外发于表，所以发热重而恶寒轻。可以说，春温病初发于少阳者，邪气的部位在半表半里而又偏于半里；伤寒的少阳病，邪气是由外界侵入人体，所以它初起是在半表半里又偏于半表。二者虽然都是半表半里证，但是又有偏于半里与偏于半表的不同，所以恶寒与发热的轻重程度就会有所不同。如果里热很重，热势很高，也可以表现为只发热，不恶寒，这种情况就称为但热不寒。口苦，是因胆热逼迫胆汁上逆于口所致。口渴、小便短赤是里热伤津的表现。干呕，是胆木乘于胃土所致。肝、胆在五行中都属木，胆为甲木，肝为乙木，胆郁则气机出入不利，三焦的气机升降也就不通畅，从而导致了胃气不降，上逆而呕。郁热内扰心神，就出现心烦。足少阳胆经的循行路线经过胸胁部，热郁胆经，少阳经气不利，就出现胸胁胀闷不舒，甚至胁痛。舌红苔黄，脉数都标示里热盛，脉弦则主胆郁气滞。这种高热的病人为什么没有汗出呢？这是因为，热郁于里，少阳经气不利，表里出入枢机阻塞，体内津液不能向外蒸腾而外泄，所以就不出汗。因为高热而无汗，就把这种热型称为郁闭之热，它虽然也属无形热盛，但与肺胃热炽的蒸腾之热不同。因为肺主宣发，胃为十二经水谷之海，它们都是向外发布的，所以肺胃热炽是蒸腾之热，高热、口渴，同时大汗出，而胆是主疏泄的，它出现病变则气机阻滞，疏泄功能失常，阳气与津液不能向外输布，所以同样是高热、口渴但却无汗。

由于热郁少阳证是热邪郁于里，所以治疗要用苦寒泄热，宣郁透邪法以疏通气机，泄热透邪，代表方剂是黄连黄芩汤。方中黄芩苦寒，入少阳经而清泄胆热，黄连苦寒，辅助黄芩清泄热邪。这两味药都是苦寒之品，有折热下行的特性，共同发挥苦寒折热，使热邪从下而泄的作用。因为少阳枢机不利，气机不通，气不行则热邪无出路，必须宣通气机，邪气才有外达的途径，所以方中用郁金辛寒行气解郁，豆豉辛温宣郁透表，使邪有出路。可以说，方中的芩、连是使热邪从下而泄，豆豉是使热邪透表而出，从而使少阳郁热从不同渠道而解。但是也应当看到，这个证候郁热伤津的症状也很突出，黄连黄芩汤虽然有良好的宣郁透邪作用，却没有生津液的功能，在临床使用时可以加白芍、炙甘草以酸甘化阴，加元参以滋阴降火，这样配伍就补充了黄连黄芩汤的不足。如果病人呕吐频繁剧烈，甚至呈喷射状呕吐，可以

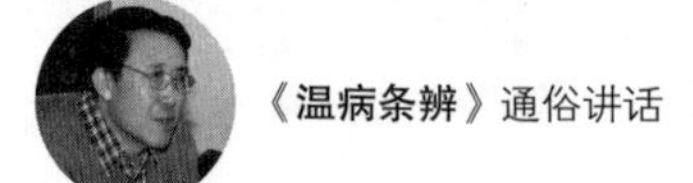

加大剂量的竹茹以清热止呕。如果肝胆热炽，还可以加羚羊角以凉肝清胆。本条分注中“故以黄连、黄芩彻其热”的“彻”字应为撤。

黄连黄芩汤与白虎汤都是清泄气分大热的方剂，但是其组方用药原则却不大相同。热郁少阳证是郁闭之热，里热内郁而不外蒸，无汗出，所以治疗用黄连黄芩汤，一方面用苦寒泄热的药物折热下行，一方面用疏利气机的药物宣郁透邪，使邪气有外达之机。肺胃热炽证是蒸腾之热，里热有外越的趋势，所以治疗用白虎汤，以辛寒清气的药物因势利导，达热出表，而无须理气宣郁之品。但是因为这两个证候都有热盛伤津的趋势，所以治疗中在泄热的同时都要考虑保津、生津。

（5）小肠热炽，津液大伤

二十九、阳明温病，无汗，实证未剧，不可下。小便不利者，甘苦合化，冬地三黄汤主之。

大凡小便不通，有责之膀胱不开者，有责之上游结热者，有责之肺气不化者。温热之小便不通，无膀胱不开证，皆上游（指小肠而言）热结与肺气不化而然也。小肠火腑，故以三黄苦药通之。热结则液干，故以甘寒润之。金受火刑，化气维艰，故倍用麦冬以化之。

冬地三黄汤方（甘苦合化阴气法）

麦冬八钱　黄连一钱　苇根汁半酒杯（冲）　元参四钱　黄柏一钱　银花露半酒杯（冲）　细生地四钱　黄芩一钱　生甘草三钱

水八杯，煮取三杯，分三次服，以小便得利为度。

【讲评】本条是讲因阳明热邪炽盛，导致小肠热炽，津液大伤而出现以无汗与小便不利为主症的证治。吴鞠通在本条分注中说：“温热之小便不通，无膀胱不开证，皆上游（指小肠而言）热结与肺气不化而然也。”可见，本证的小便不利是火腑小肠热炽灼伤津液所致，从临床实践来看，其临床表现多见高热，无汗，烦渴欲饮，大便秘结，小便短少，涩滞不利，舌红苔黄燥，脉细数。

分析其病机，由于阳明热炽，津液大伤，所以高热烦渴而无汗。其无汗不是表邪闭塞腠理，而是因津伤而汗无来源。烦渴，是津伤而欲引水自救。津伤肠燥，所以大便干结不通，但是并无腹满痛拒按的症状，说明尚未形成

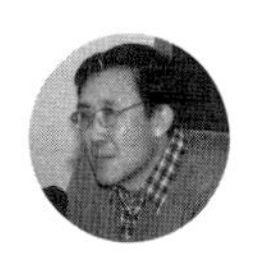

腑实，所以吴氏在条文中说“实证未剧”。“未剧”，说明大便燥结不重，但是并不等于大便不干燥，结合本篇第一条阳明温病提纲中所说的“……大便闭，小便涩”就可以知道，小便不利往往是与大便秘结同时存在的，但是因为“实证未剧”，所以“不可下”。小便不利，说明不仅是阳明胃肠热炽，而且由阳明波及到手太阳小肠火腑，导致了小肠热炽。中医学认为，小肠主受盛化物，泌别清浊，胃所消化的水谷进入小肠之后，由小肠吸收。在吸收的过程中，它对水谷进行分清泌浊的分类，把营养物质吸收，再把水谷的浊气进行分类，谷物的糟粕下输大肠，水液的糟粕通过气化输入膀胱，按照中医学理论，膀胱中的水液有两条来路：一条来路是小肠气化进入膀胱，一条来路是肺通调水道下输膀胱，所以出现膀胱中小便代谢失常的问题，一是责之于小肠，一是责之于肺。因为小肠在五行中属火，为火腑，所以出现小便涩滞的病变，就是火腑小肠热盛，下移膀胱所致。膀胱里的水液不是清水而是浊水，也就是说，水液里含有大量的代谢废物，浊水里的水分被热邪消耗，其中废物就浓缩而黏稠，热邪与浊水互结，于是就导致小便涩滞不利。大肠里的热邪与谷物的浊气互结，就导致大便干燥秘结。舌红苔黄燥，脉数主热邪炽盛，脉细则说明津液大伤。

因为本证既有小肠热炽，又有津液大伤，以致二便不通，是虚实夹杂的病变，所以治疗既要用苦寒清泄火腑，又要甘寒生津增液，也就是吴氏所说的“甘苦合化阴气法”，方用冬地三黄汤。方中用黄连、黄柏、黄芩苦寒折热，以清泄小肠火腑。麦冬、元参、生地、苇根汁甘寒生津增液，辅以银花露透热宣肺，以促其恢复敷布津液的功能。诸药合用，使热邪得清，津液得复，自然热退身凉，二便通畅。方中重用麦冬，剂量达八钱之多，是取其润肺化气以布津之功。

冬地三黄汤既不同于白虎汤的辛寒清气，达热出表，又不同于黄连黄芩汤的苦寒折热，宣郁透邪，而是苦寒直折与甘寒生津并用来“甘苦合化阴气”，应当说是属于清补兼施法。

（6）痰热结胸

三十八、脉洪滑，面赤，身热，头晕，不恶寒，但恶热，舌上黄滑苔，渴欲凉饮，饮不解渴，得水则呕，按之胸下痛，小便短，大便闭者，阳明暑温，水结在胸也，小陷胸汤加枳实主之。

脉洪，面赤，不恶寒，病已不在上焦矣。暑兼湿热，热甚则渴，引水求救。湿郁中焦，水不下行，反来上逆，则呕。胃气不降，则大便闭。故以黄连、栝蒌清在里之热痰，半夏除水痰而强胃，加枳实者，取其苦辛通降，开幽门而引水下行也。

小陷胸加枳实汤方（苦辛寒法）

黄连二钱　栝蒌三钱　枳实二钱　半夏五钱

急流水五杯，煮取二杯，分二次服。

【讲评】本条是讲痰热结胸的证治。按吴氏所讲，这个证候是见于“阳明暑温”，但从临床实践来看，它不仅可以见于暑温病，在其他病种中，凡是痰热互结于胸脘者也都可以出现，其临床表现多见：高热，面赤，渴欲凉饮，饮不解渴，得水则呕，按之胸下痛，便秘，溲短，舌苔黄滑，脉洪滑。

分析其病机，这个证候的病变部位在胸脘。一般来说，是病人胸脘部素有痰饮，外感热邪入里之后，与痰饮互结于胸脘而形成痰热结胸之证。因为痰热邪气内结，但正气不衰，正气奋起驱邪，正邪相争激烈，所以出现高热。热邪鼓动气血上行，导致面部充血，所以病人面部红赤。渴欲凉饮，一方面是因为里热盛，欲饮凉水以解渴降温，更主要的原因是痰饮停滞胸脘，阻滞气机，导致气化的道路阻塞，水液不能正常敷布，津液不能上承，所以口渴而欲饮水，而饮水之后仍不能气化，所以饮不解渴。饮水之后不能气化，水液必然停蓄于胃脘，胸脘部本有痰饮，再加水液停蓄不化，水满则外溢，所以得水则呕。由于痰热聚结在胸脘，阻滞气机，气血不通，所以胸下的胃脘部按之疼痛。气机阻滞则腑气不降，所以大便秘结不通。气化不利则水道不通，所以小便短少不利。舌苔黄主里热盛，滑腻是内有痰饮的标志。热邪盛而正气不衰，所以脉搏洪大有力，脉滑主痰饮内停。

痰热结胸证要与白虎汤证相鉴别：这两个证候都是实热证，都有高热、面赤、渴欲凉饮、舌苔黄的临床表现，二者有类似之处。但是白虎汤证是肺胃的无形热盛，胸脘部没有痰热互结，所以渴喜冷饮，饮入则舒，得水不呕，舌苔黄燥而不滑腻，也没有按之胸下痛的感觉。痰热结胸证也要与承气汤证相鉴别：这两个证候虽然都有大便秘结，但承气汤证的便秘伴见腹满痛

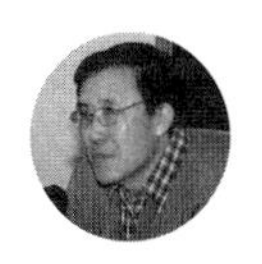

拒按，而不是胸下按之作痛，舌苔黄燥或焦燥而不是黄滑，脉沉而有力，而不是洪滑。

痰热结胸证的形成是痰饮与热邪互结在胸脘，所以治疗要清热化痰，降气开结，方用小陷胸加枳实汤。痰饮为有形之邪而热为无形之邪，所以治疗的关键在于化痰饮，痰去则热无所依附而易清。方中半夏辛苦温，化痰降逆止呕。栝蒌甘寒，宽胸理气化痰。黄连苦寒，清泄热邪。枳实苦辛寒，降气开结。四药配伍，清热化痰，降气开结而解除结聚于胸脘的痰热之邪。方中半夏的用量最大，是五钱，主要取其化痰降逆止呕作用。半夏配黄连是典型的辛开苦降法，用半夏的辛味化痰开结，用黄连的苦味降泄，使热邪下行。枳实苦辛而寒，降气开结，既有助于半夏的辛开，又有助于黄连的苦降，更增强了辛开苦降的作用。可以说，吴鞠通在《伤寒论》小陷胸汤的基础上又加一味枳实，作用比原方更强。

3. 有形热结诸证

有形热结，是指中焦热邪炽盛，耗伤津液，导致大肠干燥，浊热与燥屎内结形成大肠腑实证。因为燥屎是有形的实邪，所以称为有形热结，治疗用攻下法。

（1）热结腑实

一、面目俱赤，语声重浊，呼吸俱粗，大便闭，小便涩，舌苔老黄，甚则黑有芒刺，但恶热，不恶寒，日晡益甚者，传至中焦，阳明温病也……脉沉数有力，甚则脉体反小而实者，大承气汤主之。

大承气汤方

大黄六钱　芒硝三钱　厚朴三钱　枳实三钱

水八杯，先煮枳、朴，后纳大黄、芒硝，煮取三杯，先服一杯，约二时许，得利，止后服。不知，再服一杯。再不知，再服。

【方论】此苦辛通降，咸以入阴法。承气者，承胃气也。盖胃之为腑，体阳而用阴，若在无病时，本系自然下降，今为邪气盘踞于中，阻其下降之气，胃虽自欲下降而不能，非药力助之不可，故承气通胃结，救胃阴，仍系承胃腑本来下降之气（的解——朱评），非有一毫私智穿凿于其间也，故汤名承气。学者若真能透彻此义，则施用承气自无弊窦。大黄荡涤热结，芒硝入阴软坚，枳实开幽门之不通，厚朴泻中宫之实满（厚朴分量不似《伤寒论》中重用者，治温与治寒不同，畏其燥也）。曰大承气者，合四药而观之，可谓无坚不破，无微不入，故曰大也，非真正实热蔽痼，气血俱结者，不可用也。若去入阴之芒硝，则云小矣。去枳、朴之攻气结，加甘草以和中，则云调胃矣。

三、阳明温病，诸证悉有而微，脉不浮者，小承气汤微和之。

以阳明温病发端者，指首条所列阳明证而言也，后凡言阳明温病者仿此。诸证悉有，以非下不可。微，则未至十分亢害，但以小承气通和胃气则愈，无庸芒硝之软坚也。

四、阳明温病，汗多，谵语，舌苔老黄而干者，宜小承气汤。

汗多，津液散而大便结，苔见干黄，谵语，因结粪而然，故宜承气。

五、阳明温病，无汗，小便不利，谵语者，先与牛黄丸。不大便，再与调胃承气汤。

无汗而小便不利，则大便未定成鞭，谵语之不因燥屎可知。不因燥屎而谵语者，犹系心包络证也，故先与牛黄丸以开内窍。服牛黄丸，内窍开，大便当下，盖牛黄丸亦有下大便之功能。其仍然不下者，无汗则外不通，大、小便俱闭则内不通，邪之深结于阴可知，故取芒硝之咸寒，大黄、甘草之甘苦寒，不取枳、朴之辛燥也。伤寒之谵语，舍燥屎无他证，一则寒邪不兼秽浊，二则由太阳而阳明。温病谵语，有因燥屎，有因邪陷心包，一则温多兼秽，二则自上焦心、肺而来（著眼——朱评），学者常须察识，不可歧路亡羊也。

六、阳明温病，面目俱赤，肢厥，甚则通体皆厥，不瘛疭，但神昏，不大便七、八日以外，小便赤，脉沉伏，或并脉亦厥，胸腹满坚，甚则拒按，喜凉饮者，大承气汤主之。

此一条须细辨其的是火极似水，热极而厥之证方可用之，全在目赤，小便赤，腹满坚，喜凉饮定之（危微之辨，学者其审之——朱评）。

大承气汤（方、法并见前）

七、阳明温病，纯利稀水无粪者，谓之热结旁流，调胃承气汤主之。

热结旁流，非气之不通，不用枳、朴，独取芒硝入阴以解热结，反以甘草缓芒硝急趋之性，使之留中解结（此亦作者独得处——朱评）。不然，结不下而

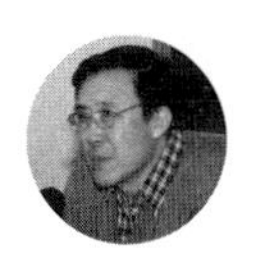

水独行，徒使药性伤人也。吴又可用大承气汤者非是。

八、阳明温病，实热壅塞为哕者，下之。连声哕者，中焦；声断续，时微时甚者，属下焦。

《金匮》谓："哕而腹满，视其前后，知何部不利，利之即愈。"阳明实热之哕，下之，里气得通则止，但其兼证之轻重难以预料，故但云下之而不定方，以俟临证者自为采取耳。再按：中焦实证之哕，哕必连声紧促者，胃气大实，逼迫肺气不得下降，两相攻击而然。若或断或续，乃下焦冲虚之哕，其哕之来路也远，故其声断续也，治属下焦。

九、阳明温病，下利，谵语，阳明脉实，或滑疾者，小承气汤主之；脉不实者，牛黄丸主之，紫雪丹亦主之。

下利，谵语，柯氏谓肠虚胃实，故取大黄之濡胃，无庸芒硝之润肠。本论有脉实、脉滑疾、脉不实之辨，恐心包络之谵语而误以承气下之也，仍主芳香开窍法。

小承气汤方（苦辛通法重剂）

大黄五钱　厚朴二钱　枳实一钱

水八杯，煮取三杯，先服一杯，得宿粪，止后服。不知，再服（温邪恶燥，枳、朴减原方分数极见斟酌——朱评）。

调胃承气汤（热淫于内，治以咸寒，佐以甘苦法）

大黄三钱　芒硝五钱　生甘草二钱

牛黄丸（方、论并见上焦篇）

紫雪丹（方、论并见上焦篇）

四十、阳明暑温，湿气已化，热结独存，口燥咽干，渴欲饮水，面目俱赤，舌燥黄，脉沉实者，大承气汤各等份下之。

暑兼湿热，其有体瘦质燥之人，感受热重湿轻之证，湿先从热化尽，只余热结中焦，具诸下证，方可下之。

汪按：湿热入胃腑方可下。虽云化热，究从湿来，故枳、朴、大黄等份用也。大抵温病诊舌为要，痞满之证，见黄燥方可议下，黄而不燥，仍可宣泄，以驱之入胃，或苦温助之化燥，见黄，方可用苦泄（泻心、陷胸之属）。黄白相兼，或灰白色，仍用开提（三香、杏、蔻、枳、桔之属），以达之于肺，不可

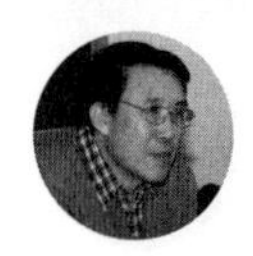

误也。又，叶天士论伤寒热邪劫烁，下之宜猛；温病多湿邪内搏，下之宜轻。伤寒大便溏为邪尽，不可下；湿温病大便溏为邪未尽，便硬方为无湿，不可攻也。此皆要论，不可不知。

小承气汤方（方、义并见前。此处不必以大黄为君，三物各等份可也）

【讲评】以上九条，系统、全面地讲述了各种温病，包括湿温化燥形成的阳明大肠热结腑实证的证治。从临床实践来看，热结腑实证的临床表现多见：高热，日晡潮热，手足濈然汗出，大便秘结，或下利清水，气味恶臭，腹部胀满，硬痛拒按，时有谵语，舌红苔黄燥，甚则焦燥，脉沉实有力。

分析其病机，热结腑实证，是指大肠燥热，津液亏乏而导致的热邪与燥屎互结在肠道不能排出的证候，也称为阳明腑实证，这个证候往往是由肺胃热炽证发展而来。肺胃热炽证热邪虽盛，但内无结聚，所以称为无形热盛，热结腑实证因为有燥屎内结，所以称为有形热结，二者虽然都属气分证，但在程度上有很大的区别。日晡潮热，是热邪在手阳明大肠腑的热型。日晡是指午后申时，也就是下午三时到五时，这个时辰是阳明经气主令，阳明经是多气多血之经，正气充盛，抗邪有力，所以在持续发热的基础上这个时辰的体温更高。热邪蒸迫津液外渗，所以有大汗出，甚至手、足汗出不止，称为"濈然汗出"。由于阳明气分高热大汗，大量消耗津液而导致肠燥，大便里的水分被消耗了，就形成了燥屎。热越盛则肠越燥，肠越燥则热邪越没有出路，形成恶性循环，从而导致大便秘结，数日不下，甚至用手能触摸到腹中有燥屎五六枚。由于燥屎阻滞气机，导致气血不通，所以腹部胀满硬痛，用手按压腹部会更加重气血不通，所以疼痛拒按。燥屎是浊气，它与热邪裹结在一起，浊热上扰心神，就可以出现神昏谵语，循衣摸床，撮空理线。肠腑热结的病人，在大便秘结，腹部胀满硬痛的同时，还可以见下利清水，气味恶臭。所谓下利清水，就是指从肛门排出的纯粹是水而没有粪便，但是气味很臭，古人称之为"热结旁流"。热结，是形容燥屎粪团结聚而堵塞在肠道。旁流，是形容因为高热而导致肠道出汗，汗水下渗，从燥屎的旁边渗下，由肛门排出而下利清水，因为水是从燥屎的旁边渗下，所以气味恶臭。对古人的这种说法我有不同看法，我认为，病人有腹满痛拒按，说明燥屎堵塞得很严实，以至肠道的气机不通而气不能下行，既然气都不能通，水液就更不可能由燥屎的旁边下行，所以说，因为热结而导致水液

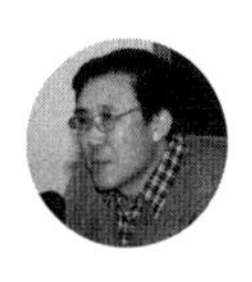

旁流这种说法是难以服人的。我的看法是，不应当称为热结旁流，而应当称为上结下流。就是说，燥屎粪团结聚的部位高，在肠道的上段，接近于胃，是大肠的高位梗阻，因为粪团梗阻在大肠的上段，下面还有很长一段肠道，所以下段没有燥屎堵塞的肠道出汗以后水液能向下通过肛门流出来。这就是说，水液不是从粪团的旁边流下来，而是从粪团下面的肠道流出来，所以应当称为上结下流。正因为是热结于上，接近于胃而肠道下段无燥屎堵塞，所以因燥屎内结而出现下利稀水者与燥屎内结而不下利稀水者相比较，腹部胀满硬痛并不突出。病人舌红，是里热逼迫血液充斥于舌面所致；苔黄而干燥，甚至由黄而进一步发展为灰、黑干焦，标示里热盛而津液大伤。由于燥屎阻塞气机，气血不通，脉搏被挤压而不能弹起来，所以脉沉，甚至沉伏不出，邪气虽盛而正气不衰，所以脉沉而有力。

燥屎与热邪聚结于肠道是有形之邪内结，用清热法治疗无异于“扬汤止沸”，必须用苦寒攻下法才能釜底抽薪，攻逐热结，使其从大便外解，代表方剂是大承气汤、小承气汤、调胃承气汤。这三个承气汤都来源于《伤寒论》，在《温病条辨》中也都有运用，但是因为热结腑实证在伤寒病中是由寒邪化热入里而成，在温病中是热邪直接入里而成，比伤寒病伤津更重，所以吴氏在方剂中把厚朴、枳实的用量都适当减少了，以防其燥烈伤津。承气，是指津气相承，在生理状态下，人体的气机通畅，阳气推动津液运行于全身，环流不息，这就称为津气相承。在热结腑实的病理状态下，由于燥屎阻滞气机，气血不通，津液被耗，所以阳气与津液不能正常环流，两不相承，用方中的药物攻下燥屎，使气机通畅，则津气自然相承而恢复正常环流，所以方剂称为“承气汤”，因为这三个方剂作用的大小及针对的部位不同，所以有大、小、调胃三个名称。

使用大承气汤要具备痞、满、燥、坚、实这五个临床特点。痞，是指心下的胃脘部痞塞不通；满，是指从胃脘以下全腹部都胀满；燥、坚，是指大便燥结、坚硬；实，是指邪气虽盛，但正气不衰。因其病情最严重，攻下力量要大，所以用大承气汤以峻下肠腑热结，因为它作用峻猛，无坚不摧，所以称为大承气汤。方中大黄大苦大寒，攻下热结，荡涤腑实，力量非常峻猛，能够强烈地促进肠蠕动，使燥屎排出。芒硝咸寒，软坚通下，它是含有无机盐类的药物，进

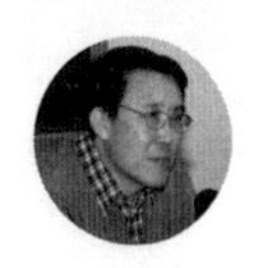

入肠道后可以增加肠道的渗透压，把肠道外面的水液吸收到肠道里面来，增加肠道的水分，把大便泡软，因为它能把坚硬的燥屎变软，所以称它有软坚作用。大黄促进肠蠕动，芒硝吸水软坚，这两味药相配合，就使大便容易下行而排出。由于燥屎阻滞气机，气滞得很严重，气不行则大肠不易蠕动，所以用厚朴、枳实两味降气药增强推动力，使气下行，促进肠蠕动。这四味药共用，在三个承气汤中攻下的力量最强，所以一般情况下要慎用。还要说明的是，大承气汤有“急下存阴”的作用，这是指因为燥屎不下而津液耗伤，燥屎不去则津液不复，所以急下、峻下就可以祛除燥屎而保存津液，不能就此而理解为大承气汤有滋阴作用。芒硝虽然可以软坚，但是并不滋阴。

小承气汤的适应证是以痞、满、实为主而燥、坚不严重。病人感觉脘腹部痞满，但是燥结的时间不长，大便还不很坚硬，腹部胀满的症状也比大承气汤证轻，所以就去掉了软坚的芒硝，只用大黄、枳实、厚朴三味药，因此可以称为行气通下法。小承气汤中这三味药虽然与大承气汤相同，但是剂量都减少了，这就说明，小承气汤证的所有症状都比大承气汤证轻，所以方名有大、小之别。

调胃承气汤的方名，不以大、小而论，而是称为“调胃”，就说明它的作用重点是在胃而不是在大肠，通过清胃热，泻肠燥而保津液。因为证候以胃中燥热为主，所以方中不用燥烈的厚朴、枳实。方中用大黄、芒硝泄热软坚攻下，用甘草甘缓调中。从调胃承气汤的药物组成可以看出，它不用行气药，所以适应证是燥、坚、实而无痞满。调胃承气汤最适用于热结旁流证，这是因为，燥屎堵塞在大肠的上段，梗阻的部位高，接近于胃，用甘草的甘缓之性，使大黄、芒硝缓慢吸收，使它们的作用缓慢下行，在胃里停留的时间延长，逐渐地向下渗透，从而起到软坚散结，攻下泄热的作用。如果用厚朴、枳实降气，药物的作用很快就进入肠道，在胃与大肠上段停留的时间短，因而不仅不能攻下高部位的燥屎，反而容易耗伤津液。加入甘草，缓解了大黄、芒硝的急趋下行之性，使药物逐渐地向下渗透，把燥屎浸泡变软，进而推动它排出来，所以称为缓下实热法。吴鞠通在第七条中说：“阳明温病，纯利稀水无粪者，谓之热结旁流，调胃承气汤主之。”他在本条的分注中又说：“热结旁流，非气之不通，不用枳、朴，独取芒硝入阴以解热结，

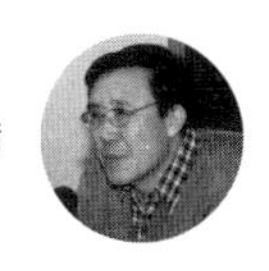

反以甘草缓芒硝急趋之性，使之留中解结。不然，结不下而水独行，徒使药性伤人也。吴又可用大承气汤者非是。”这种见解是非常精辟的。

第五条中说：“阳明温病，无汗，小便不利，谵语者，先与牛黄丸。不大便，再与调胃承气汤。”吴氏在本条分注中指出：“无汗而小便不利，则大便未定成鞭，谵语之不因燥屎可知。不因燥屎而谵语者，犹系心包络证也，故先与牛黄丸以开内窍。”这就是说，在临床中见到无汗，小便不利，神昏谵语的病人，他也可能有大便不通，但是没有腹满硬痛的症状，说明这种谵语可能是热入心包的营分证，可以先用安宫牛黄丸豁痰开窍，如果用药后窍开，气机通畅，则大便可随之而下。如果大便仍然不下，再用调胃承气汤攻下。这一条启示后学者治疗神昏谵语的病人要持慎重态度，要先分清病变部位而后用药。如果一时分辨不清，可以先试探性地用药，不能一见大便不通就轻率地使用攻下法，以免损伤正气，反而使邪气内陷，犯“开门揖盗”的错误。

第九条的内容与第五条相似，是以脉象的实与不实来分辨证候，进而再选择用攻下法或开窍法。

第八条是讲温病中出现“哕”声的辨证与治法。哕，是指呃逆，这个症状的出现有虚实之分。实证的呃逆，声高气涌，呃声连续不断而紧促，是热结腑实阻滞气机，气逆动膈，冲击而上所致，病在中焦，用攻下法通下腑实，使气机通畅则呃止病愈。虚证的呃逆，声低气弱，时断时续，是下焦温病正气大虚，胃气败绝，虚气上逆动膈所致，应当按下焦虚证论治，断不可用承气汤攻下，防其损伤已虚的正气以致厥脱之变。

（2）热结腑实兼痰热结胸

十、温病三焦俱急，大热，大渴，舌燥，脉不浮而躁甚，舌色金黄，痰涎壅甚，不可单行承气者，承气合小陷胸汤主之。

三焦俱急，谓上焦未清，已入中焦阳明，大热大渴，脉躁苔焦，阳土燥烈，煎熬肾水，不下则阴液立见消亡，下则引上焦余邪陷入，恐成结胸之证，故以小陷胸合承气汤涤三焦之邪一齐俱出。此因病急，故方亦急也，然非审定是证，不可用是方也。

承气合小陷胸汤方（苦辛寒法）

生大黄五钱　厚朴二钱　枳实二钱　半夏三钱　瓜蒌三钱　黄连二钱

水八杯，煮取三杯，先服一杯。不下，再服一杯，得快利，止后服。不便，再服。

【讲评】本条是讲热结腑实证又兼痰热结胸证的证治。从临床实践来看，这个证候的临床表现多见高热，口渴，大便秘结，腹满痛，痰涎壅盛，胸脘痞闷，按之作痛，舌红苔黄燥，脉沉滑躁动。

分析其病机，吴鞠通称本证属"三焦俱急"，是指上焦肺与胸膈热盛和中焦胃肠燥热津伤同时存在，因为燥热津伤而形成了热结腑实，燥屎不去则必耗伤肾阴而导致下焦真阴亏损。从其发展趋势来看，上、中焦燥热已将危及下焦，所以病情急而且重。高热、口渴是里热盛而津液伤的表现。津伤肠燥，燥屎聚结于肠道，阻滞气机，所以大便秘结，腹中胀满疼痛。痰热聚结于胸脘部，阻滞气机，痞塞不通，所以胸脘痞闷，按之作痛。痰涎上犯，就可见痰壅气粗，喉间痰鸣。热邪上蒸，则舌红苔黄燥。痰热、燥屎阻滞气机，所以脉沉滑而躁动，叁伍不调。

本证的特点是既有燥屎阻结于肠腑，又有痰热结聚于胸脘，腑实不去则胸脘痰热不解，痰热不去，气机不通则腑实不下，治疗要攻下热结与清化热痰并施，代表方剂是承气合小陷胸汤。小承气汤以大黄、厚朴、枳实行气攻下，釜底抽薪，祛除肠腑燥屎；小陷胸汤以半夏、黄连、瓜蒌辛开苦降，清化热痰，理气宽胸。两方合用，宽胸通肠而收上下同治之功。

（3）热结腑实兼阴液素亏

十一、阳明温病，无上焦证，数日不大便，当下之。若其人阴素虚，不可行承气者，增液汤主之。服增液汤已，周十二时观之，若大便不下者，合调胃承气汤微和之。

此方所以代吴又可承气养荣汤法也，妙在寓泻于补，以补药之体，作泻药之用，既可攻实，又可防虚。余治体虚之温病与前医误伤津液不大便，半虚半实之证，专以此法救之，无不应手而效（润剂即能通便，此法最稳最妙——朱评）。

征按：二十年来，予以此法救温病体虚之当下者，取效屡矣，颇以为独得之奇，而不知鞠通之有是方也，所见略同。

增液汤方（咸寒苦甘法）

元参一两　麦冬（连心）八钱　细生地八钱

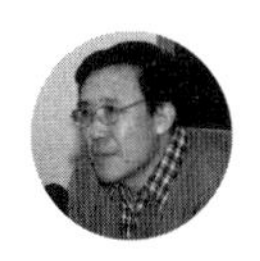

水八杯，煮取三杯，口干则与饮，令尽。不便，再作服（此亦炙甘草汤变化出之——朱评）。

【方论】温病之不大便，不出热结、液干二者之外。其偏于阳邪炽甚热结之实证，则从承气法矣；其偏于阴亏液涸之半虚半实证，则不可混施承气，故以此法代之。独取元参为君者，元参味苦咸，微寒，壮水制火，通二便，启肾水上潮于天，其能治液干固不待言，《本经》称其主治腹中寒热积聚，其并能解热结可知。麦冬主治心腹结气，伤中伤饱，胃络脉绝，羸瘦短气，亦系能补、能润、能通之品，故以为之佐。生地亦主寒热积聚，逐血痹，用细者，取其补而不腻，兼能走络也。三者合用，作增水行舟之计，故汤名增液，但非重用不为功。

本论于阳明下证，峙立三法：热结液干之大实证，则用大承气；偏于热结而液不干者，旁流是也，则用调胃承气；偏于液干多而热结少者，则用增液，所以回护其虚，务存津液之心法也（要论——朱评）。

按：吴又可纯恃承气以为攻病之具，用之得当则效，用之不当，其弊有三：一则邪在心包、阳明两处，不先开心包，徒攻阳明，下后仍然昏惑谵语，亦将如之何哉？吾知其必不救矣。二则体亏液涸之人，下后作战汗，或随战汗而脱，或不蒸汗徒战而脱。三者下后虽能战汗，以阴气大伤，转成上嗽下泄，夜热早凉之怯证，补阳不可，救阴不可，有延至数月而死者，有延至岁余而死者，其死均也（延至数月，延至岁余，佥以为元气素虚，不复归咎于作俑之人矣。痛哉——朱评）。在又可当日温疫盛行之际，非寻常温病可比，又初创温病治法，自有矫枉过正，不暇详审之处，断不可概施于今日也（亦实有之理，非薄责前人也——朱评）。本论分别可与、不可与，可补、不可补之处，以俟明眼裁定，而又为此按语于后，奉商天下之欲救是证者。至若张氏、喻氏，有以甘温、辛热立法者，湿温有可用之处，然须兼以苦泄、淡渗，盖治外邪宜通不宜守也，若风温、温热、温疫、温毒，断不可从。

【讲评】本条是讲阴虚体质的人罹患阳明温病而肠燥热结，大便数日不下的证治。热结腑实证临床见大便秘结，数日不下，腹满痛拒按，本应当用攻下法，但是由于病人素体阴虚，肠道干涩，无水舟停，虽有燥屎，却不能用攻下法，所以要用增液汤增水行舟。至于素体阴虚的临床表现，吴鞠通省略未讲，以增液汤之方测其证，病人应当见形体消瘦、口干唇焦、舌红绛瘦薄萎软，脉细数等临床表现。增液汤中以大剂量的元参为君药，甘苦咸寒，滋阴增液，再辅以大剂量甘寒的麦冬、生地生津增液，三味药共奏生津增液，滋阴润肠之功。这个方剂属于润下法的范畴，也就是吴鞠通在分注中所说的“妙在寓泻于补，以补药之体，作泻药之用，既可攻实，又可防虚”。因为本证是津亏液涸之证，所以方中药物一定要用大剂量才能起到滋阴增液的作用，也就是吴氏在方论中所说的“非重用不为功”，如果剂量太小，杯水车薪，反而延误病情。条文中所说的“服增液汤已，周十二时观之”，是指服药后观察十二时辰，每时辰两小时，也就是观察 24 小时，如果大便仍然不下，说明是肠道的推动力不足，可以用增液汤合调胃承气汤“微和之”，也就是滋阴润下法与缓下法共用，攻补兼施，在增液润肠的基础上缓下腑实。

吴鞠通在本条最后一段按语中还特别强调了不分病情，不辨体质虚实，一见大便不通就用承气汤猛攻急下的三种弊端。第一种弊端是“一则邪在心包、阳明两处，不先开心包，徒攻阳明，下后仍然昏惑谵语，亦将如之何哉？吾知其必不救矣”。这段话是指既有痰热蒙蔽心包，又有热结腑实的病人，不能单用攻下法，而是应当先开窍，或者开窍法与攻下法并用才能奏效，这个问题在前面的第五条、第九条中已经讲过。第二种弊端是“二则体亏液涸之人，下后作战汗，或随战汗而脱，或不蒸汗徒战而脱”。这段话是指虚人误下后因战汗而虚脱的弊端。战汗，是温病中所出现的一种症状，一般多发生在气分证过程中。“战”字有两个含义，一是指正邪交争而战的病机；一是指病人出现全身寒战颤抖的症状。在气分证的过程中，邪气盛而正气不衰，正邪相峙，势均力敌，正气与邪气激烈相争，因而出现高热。但因为正气集中到病变部位与邪气相争而阳气不能达于周身，所以出现全身寒栗战抖，过一段时间就会全身出大汗，因为其表现是先寒战而后汗出，所以称为战汗。战汗之后一般有四种情况：一种情况是汗出肤冷，脉静神疲，这说明汗出之后邪随汗解，是向愈的表现，但是邪气虽解而正气也伤，所以肤冷神疲，只要脉搏平静和缓而不躁动，虽然有虚象也不足为怪，也不必治疗，让病人安心静养一昼夜就自然恢复了。另一种情况是战汗后，肤冷汗出，精神烦躁，脉躁疾，这说明战汗之后正气不支，阳气虚脱。因为阳气外脱，人

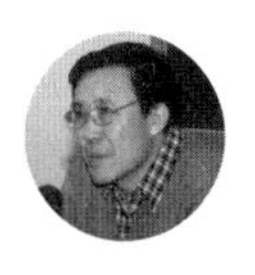

体失去温煦功能，所以周身冰冷，又由于阳气不能固表，所以战汗之后冷汗不止。因阳虚而阴寒内盛，因阴盛于内而格阳于外，所以虚阳浮越，浮阳扰心则精神烦躁，浮阳扰乱血行，则脉来数疾而且躁动不稳，叁伍不调，节律失常。再一种情况是战汗后邪未退而正气衰，隔一、二日后正气来复而再战。还有一种情况是正气大衰，无力托邪外出，只寒战无汗出而虚脱。吴鞠通在这里所说的第二种弊端是指用攻下法之后，燥屎已下，气机已通，所以正气得以与邪气交战而出现战汗，但病人是"体亏液涸"的体质，再加攻下之后损伤正气，这种情况下正气与邪气交战的结果当然是正气不支，所以就会出现正气随汗而脱，甚至由于阴液不足，无汗可出，以致只寒战无汗出而虚脱。第三种弊端是"三者下后虽能战汗，以阴气大伤，转成上嗽下泄，夜热早凉之怯证，补阳不可，救阴不可，有延至数月而死者，有延至岁余而死者，其死均也"。这是指虚人误下之后，虽然能够发生战汗，高热也可以随之而解，但因误下损伤正气，以致真阴亏损，肾水不能上润于肺而成虚劳久嗽，肾阳不能温煦脾土而致虚劳久泄，邪气深伏阴分而呈夜热早凉，日久不退。这种病人虽然不当即死于攻下之后，但也不过迁延数月或年余而亡，实际上还是死于误下。吴鞠通这段论述对误用苦寒攻下的弊端讲得非常全面、深刻，对临床使用下法具有很大的指导意义。

4. 热结腑实下之不通诸证

十七、阳明温病，下之不通，其证有五：应下失下，正虚不能运药，不运药者死，新加黄龙汤主之；喘促不宁，痰涎壅滞，右寸实大，肺气不降者，宣白承气汤主之；左尺牢坚，小便赤痛，时烦渴甚，导赤承气汤主之；邪闭心包，神昏，舌短，内窍不通，饮不解渴者，牛黄承气汤主之；津液不足，无水舟停者，间服增液，再不下者，增液承气汤主之（五证精细详核——朱评）。

经谓：下不通者死。盖下而至于不通，其为危险可知，不忍因其危险难治而遂弃之。兹按温病中下之不通者共有五因：其因正虚不运药者，正气既虚，邪气复实，勉拟黄龙法，以人参补正，以大黄逐邪，以冬、地增液，邪退正存一线，即可以大队补阴而生，此邪正合治法也。其因肺气不降，而里证又实者，必喘促寸实，则以杏仁、石膏宣肺气之痹，以大黄逐肠胃之结，此脏腑合治法也。其因火腑不通，左尺必现牢坚之脉（左尺，小肠脉也，俗候于左寸者非，细考《内经》自知），小肠热盛，下注膀胱，小便必涓滴赤且痛也，则以导赤去淡通之阳药，加连、柏之苦通火腑，大黄、芒硝承胃气而通大肠，此二肠同治法也。其因邪闭心包，内窍不通者，前五条已有先与牛黄丸，再与承气之法。此条系已下而不通，舌短神昏，闭已甚矣，饮不解渴，消亦甚矣，较前条仅仅谵语则更急而又急，立刻有闭脱之虞，阳明大实不通，有消亡肾液之虞，其势不可少缓须臾，则以牛黄丸开手少阴之闭，以承气急泻阳明，救足少阴之消，此两少阴合治法也。再，此条亦系三焦俱急，当与前第十条用承气、陷胸合法者参看。其因阳明太热，津液枯燥，水不足以行舟而结粪不下者，非增液不可。服增液两剂，法当自下，其或脏燥太甚之人，竟有不下者，则以增液合调胃承气汤，缓缓与服，约二时服半杯沃之，此一腑中气血合治法也（此论反复详尽，无一字非的义，诚得《内经》《金匮》之精——朱评）。

【讲评】本条是讲阳明温病热结腑实证用攻下法之后大便仍然不通的五种证候的证治。既然是阳明温病的可下之证，用攻下法治疗之后，应当是便下病解。攻下之后大便仍然不通，必然是另有原因，或是病情发生了变化而产生了变证，或是在热结腑实的同时还有其他兼证，如果不同时治疗这些变证、兼证，则燥屎也不能下，所以吴鞠通在“下之不通”的情况下，审证求因，针对五种不同情况，又拟出五个既治疗变证、兼证，又具有攻下作用的方剂，后世简称为五个加减承气汤。应当说本条才是“中焦篇”“阳明温病”的核心内容。“中焦篇”的内容是以攻下法为主，但苦寒攻下的大、小、调胃三个承气汤都是来自于《伤寒论》，吴氏不过是把它们再用于治疗温病而已，而这一条中的五个加减承气汤却是吴氏针对温热病的具体病情而组成的方剂。这五个方剂的组成既源于《伤寒论》，又有了很大发展，是吴氏在读经典，做临床中的创新，可以说是对温病的下法做出了重大贡献，吴氏的这种随证变法的临床思路，给后世做出了很好的榜样。下面分别讲评条文中“下之不通”的五种证候及其治法。

（1）应下失下，气阴两虚

十七、阳明温病，下之不通，其证有五：应下失下，正虚不能运药，不运药者死，新加黄龙汤主之……

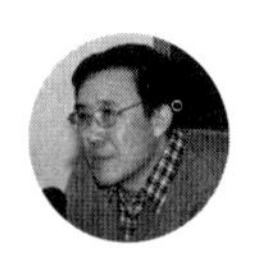

新加黄龙汤（苦甘咸法）

细生地五钱　生甘草二钱　人参（另煎）一钱五分　生大黄三钱　芒硝一钱　元参五钱　麦冬（连心）五钱　当归一钱五分　海参（洗）两条　姜汁六匙

水八杯，煮取三杯，先用一杯冲参汁五分、姜汁二匙，顿服之。如腹中有响声，或转矢气者，为欲便也，候一二时不便，再如前法服一杯，候二十四刻不便，再服第三杯。如服一杯即得便，止后服，酌服益胃汤一剂（益胃汤方见前），余参或可加入。

【方论】此处方于无可处之地，勉尽人力，不肯稍有遗憾之法也。旧方用大承气加参、地、当归，须知正气久耗而大便不下者，阴阳俱惫，尤重阴液消亡，不得再用枳、朴伤气而耗液，故改用调胃承气。取甘草之缓急，合人参补正。微点姜汁，宣通胃气，代枳、朴之用，合人参最宣胃气。加麦、地、元参保津液之难保，而又去血结之积聚。姜汁为宣气分之用，当归为宣血中气分之用。再加海参者，海参咸能化坚，甘能补正。按：海参之液，数倍于其身，其能补液可知，且蠕动之物，能走络中血分，病久者必入络，故以之为使也。

【讲评】本证是阳明热结腑实证应当及时用攻下法，但是医者未能及时攻下，延误了时机，导致热结不去而气阴大伤所产生的变证。因为正气大衰，胃肠功能衰竭，失去了蠕动能力，药物不能吸收、运化了，药不能到病所，所以大便不下。正虚不能运药，当然也就不能运化饮食物了，这实际上就是后天生化之源将要断绝的表现，病人当然就没有生机了，所以吴鞠通用“不运药者死”以说明病情的危重程度。从临床来看，这个证候的临床表现多见身热，便秘，腹满痛，口干咽燥，齿黑唇裂，倦怠少气，精神萎靡，甚至神志昏迷，目不了了，循衣摸床，撮空理线，肢体震颤，舌苔黄燥或焦燥，脉沉细弱。

分析其病机，身热，便秘，腹满痛，脉沉说明有热结肠腑的阳明腑实证。口干咽燥，齿黑唇裂，脉细说明阴液损伤很严重。倦怠少气，精神萎靡，脉弱说明气的损伤也很严重。病变虽然在气分，但是由于燥屎内结，气阴两伤，浊热上扰心神，就可以出现神志昏迷，目不了了，循衣摸床，撮空理线的神志失常症状。阴液大亏而影响到肝，导致肝阴不足，筋脉失养，拘

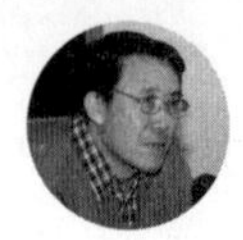

急挛缩，就出现四肢震颤抽搐，虚风内动的症状。因为燥热盛而阴液大伤，所以舌苔黄燥或焦燥。

因为这个证候是虚实并重的虚实夹杂证，所以治疗既要攻下热结，又要补益气阴，方用新加黄龙汤。吴鞠通在新加黄龙汤的方论中说："此处方于无可处之地，勉尽人力，不肯稍有遗憾之法也。"为什么说得这样严重呢？因为病人的正气已经衰竭了，但热结仍然未去，处于虚不能补，实不能攻的状态。实邪仍盛，应当攻逐热结，但是正气已经大衰，攻下就恐导致津气外脱；气阴两虚，应当补益气阴，但是又有实邪，补则恐其敛邪。所以治疗用药处于攻、补两难的境地，只能用攻补兼施法勉为一试。新加黄龙汤是攻补兼施的代表方剂，方中的药物可以分为四类：一类补阴；一类补气；一类攻下；一类醒胃气。细生地、元参、麦冬就是增液汤，用以滋阴增液，另外又加海参两条，海参是动物药，血肉有情之品，咸寒而大补元阴，补而不腻，这四味药共用，滋阴增液的力量很强。用人参大补元气，要另炖冲服。方中用了两种参，人参补气，海参补阴，可见其补益气阴的作用是非常强的。生大黄、芒硝、生甘草就是调胃承气汤，用以攻下热结。诸药共用，组成攻补兼施的方剂。方中当归与姜汁两味药用得很特殊，当归是辛温药，很少用于治疗温病，但是《温病条辨》中有两个方剂用了当归，一个是新加黄龙汤，一个是桃仁承气汤。吴鞠通在新加黄龙汤方论中说当归在方中的作用是"宣血中气分之用"，这句话的意思是说，用当归来行血中之气。因为病人阴液大伤，血中津液必然亏损，血液就会因黏稠而运行涩滞，当归辛温，是血中气药，它能行血中之气而促进血液运行，血行则药力易于发挥。关于方中生姜汁的作用，吴鞠通在方论中说"微点姜汁，宣通胃气，代枳、朴之用……姜汁为宣气分之用"，这就是说，用姜汁的目的是用它的辛温来醒胃，促进胃蠕动以宣通胃气，在这个方剂中用姜汁，就相当于大承气汤中枳实、厚朴的下气作用。方中姜汁与当归配伍，用姜汁醒胃气，促进胃功能的恢复以消化吸收药物，用当归行血中之气，使药力随气血运达病所而发挥治疗作用。新加黄龙汤是由陶节庵《伤寒六书》的黄龙汤加减而来，黄龙汤原方是以大承气汤加甘草、人参、当归、桔梗、生姜、大枣组成。吴鞠通把黄龙汤里的枳实、厚朴、桔梗、生姜、大枣去掉，加入姜汁、增液汤、海参而另成新方，

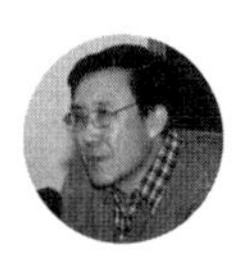

用以治疗虚实夹杂的危重证候。这个方剂是攻补兼施的代表方，临床使用时要分辨虚实的轻重，以决定攻邪与补益药物的用量。

（2）痰热阻肺，热结肠腑

十七、阳明温病，下之不通，其证有五……喘促不宁，痰涎壅滞，右寸实大，肺气不降者，宣白承气汤主之……

宣白承气汤方（苦辛淡法）

生石膏五钱　生大黄三钱　杏仁粉二钱　栝蒌皮一钱五分

水五杯，煮取二杯，先服一杯。不知，再服。

【讲评】本证是既有热结肠腑，又有痰热阻肺的兼证，属肺与大肠同病。上焦肺脏有痰热阻滞，中焦大肠腑有燥屎内结，痰热不去则肺气不宣，肺气闭阻则腑气不降，所以单纯用攻下法当然“下之不通”。从临床实践来看，本证的临床表现多见：身热，便秘，腹满痛，痰涎壅滞，喘促不宁，舌苔黄腻或黄滑，脉右寸实大。

分析其病机，本证是肺与大肠这一对相表里的脏腑同病。它的形成往往是由于肺热壅盛，煎熬津液，把津液凝聚成痰，因痰热壅滞在肺，阻塞气机，而导致肺失宣降。肺与大肠相表里，肺气不降大肠腑气也就不能通降，由于燥热消耗肠液，大肠的津液不足，进而就形成了燥屎，所以大便秘结不下而见腹满痛。上焦的肺中有痰热阻滞，中焦的大肠中有燥屎内结，热痰与燥结都阻滞气机而使气机不通，热痰与燥结就没有出路，从而就形成了恶性循环。身热，是实邪内踞，正邪相争所致。痰涎壅滞，呼吸时喉间有痰鸣声，说明肺中有痰，由于痰阻气机，肺失宣降，就上逆而致喘促不宁，呼吸急促。因为肺有热痰，所以舌苔黄腻或黄滑腻，而不是像单纯热结肠腑证所见的黄燥苔。右手的寸脉候肺与大肠的病变，本证病在肺与大肠，而且是实热证，所以右手寸脉实大有力。

因为本证是肺有痰热，肠有热结，所以治疗要化痰宣肺与泄热通腑并施，方用宣白承气汤。这个方剂之所以称为“宣白承气汤”，是因为肺在五行中与白色相应，宣白，就是指化痰宣肺。承气，就是指通过泄热通腑以使津气相承。这个方剂的药物不多，但是它组成很严密，吴鞠通在本条分注中分析宣白承气汤的功用说：“以杏仁、石膏宣肺气之痹，以大黄逐胃肠之结，此脏腑合治法也。”这就是说，因为有痰热阻肺，以致肺气闭塞不通，所以用杏仁降肺气，石膏清透肺热，两味药共同“宣肺气之痹”。用大黄攻逐胃肠之内的燥屎。瓜蒌皮宽胸理气，清化热痰，原方中栝蒌皮仅用一钱五分，剂量太轻，临床使用可以用一两（30g），瓜蒌皮这味药非常平和，对正气没有损伤，可以大剂量使用。方中用的是瓜蒌皮，重在宣肺化痰，但是病人又有大便燥结，用全瓜蒌效果更好，皮与仁一起用，既能宣肺化痰，又能润肠通便，帮助大黄通下，方中的杏仁粉也有润肠通便的作用。宣白承气汤这个方剂从表面上看，是用石膏、杏仁、栝蒌三味药清热化痰宣肺，用一味大黄通下腑实。实际上，杏仁、栝蒌也有辅助大黄通下的作用，用药虽少，但肺与大肠两相兼顾，可以说是药少而力专的方剂。这个方剂的特色在于宣上与通下并施，宣肺气就可以“提壶揭盖”而使腑气通，大便下；通下腑实则气机畅而肺气宣，痰热除，所以吴氏称其为“脏腑合治法”。如果痰多难以排出，可以在方中加竹沥30g，以增强清化热痰的作用。在临床中用宣白承气汤加减治疗肺部感染痰多难出，喘息气急，同时又有大便不通的病证，疗效良好。

宣白承气汤证与承气合小陷胸汤证都属于上有痰热下有热结的证候，二者的不同点在于：宣白承气汤证是上有痰热阻肺，以痰涎壅滞，喘促不宁为主症，所以肺与大肠“脏腑合治”，以宣白承气汤主之。承气合小陷胸汤证是上有痰热聚结于胸脘，以痰涎壅盛，胸脘痞闷，按之作痛为主症，所以用小陷胸汤合小承气汤主之。

（3）小肠热盛，大肠热结

十七、阳明温病，下之不通，其证有五……左尺牢坚，小便赤痛，时烦渴甚，导赤承气汤主之……

导赤承气汤

赤芍三钱　细生地五钱　生大黄三钱　黄连二钱　黄柏二钱　芒硝一钱

水五杯，煮取二杯，先服一杯。不下，再服。

【讲评】本证是既有阳明腑实，又有小便排泄障碍的兼证，属大、小肠同病。从临床实践来看，本证的临床表现多见身热，便秘，腹满痛，小便涓滴不畅，溺时热痛，尿色红赤，时烦渴甚，舌红苔黄燥，脉沉数而左尺弦劲。

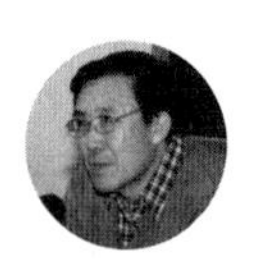

分析其病机，身热、便秘、腹满痛、舌苔黄燥、脉沉都是大肠腑内有热结燥屎的标志。“下之不通”的原因，是因为不仅大肠燥热，而且小肠热盛，下移膀胱，导致水热互结，不清泄火腑小肠之热，则小肠之热也可影响到大肠，所以单纯用攻下法当然“下之不通”。小便涓滴不畅，尿道热痛，是形容尿液排出障碍。涓，是形容水流细，涓滴不畅就是指小便滴沥而出，尿流细而且涩滞热痛，这是因为小肠热下移膀胱，导致膀胱热盛，水液浓缩黏稠而与热邪互结所致。如果热伤膀胱血络，血液外溢，还可以见尿色红赤。烦渴，是热邪消耗津液所致。舌红苔黄燥，脉数都是大、小肠气分热盛的表现。“左尺牢坚”是膀胱水热互结的脉象。左尺脉候肾与膀胱的病变，牢坚，是指沉弦有力，由于膀胱水热互结，气滞不通，所以左尺脉不仅沉，而且弦硬有力。吴氏在本条分注中所说的“左尺，小肠脉也，俗候于左寸者非，细考《内经》自知”这句话缺乏依据，《内经》中无此说法。

因为本证是火腑小肠热盛与大肠燥热内结共存，所以治疗要清泄火腑与攻下热结并举，方用导赤承气汤。因为小肠是火腑，在五行中与赤色相应，所以导赤就是导小肠之热下行。导赤，是清泄火腑小肠，承气，是通利阳明大肠，所以合称导赤承气汤，属二肠同治法。方中黄连、黄柏苦寒清热泻火，导小肠与膀胱之热下行。赤芍清热凉血，活血止血，通利小便。尿道涩滞热痛，尿色红赤，是膀胱气分水热互结进而深入血络，损伤血络而致出血的表现，尿痛，是因尿路不通，不通则痛。用赤芍凉血而清血热，活血而通血络，血热清血络通则出血自止。方中生地用量最大，是因为生地既能清热，又能滋阴，用大剂量生地可以补充津液，津液充足了，膀胱中水液不黏稠了，小便就通利了，所以补阴就可以利尿，这是寓通于补的治法。方中的大黄、芒硝用于攻下大肠热结。可以说，导赤承气汤是导赤散与调胃承气汤合方加减组成的方剂。吴鞠通在本条分注中解释这个方剂说：“以导赤去淡通之阳药，加连、柏之苦通火腑，大黄、芒硝承胃气而通大肠，此二肠同治法也。”这就是说，在导赤散中取一味生地滋阴增液，去掉通利的竹叶、木通、生甘草梢，而用黄连、黄柏清泻火腑小肠，实际上是取导赤散之法而变通其方。

(4) 热入心包，热结肠腑

十七、阳明温病，下之不通，其证有五……邪闭心包，神昏，舌短，内窍不通，饮不解渴者，牛黄承气汤主之……

牛黄承气汤

即用前安宫牛黄丸二丸，化开，调生大黄末三钱，先服一半。不知，再服。

【讲评】本证是既有热结肠腑，又有热入心包的兼证，是心包与大肠同病，也可以说是气营两燔的证候。从临床实践来看，其临床表现多见：身热，神昏，痰壅气粗，四肢厥逆，便秘，腹满痛，渴欲冷饮，饮不解渴，舌蹇，质绛苔黄燥，脉沉数有力。

分析其病机，身热，神昏，痰壅气粗，四肢厥逆，舌蹇，质绛是热入心包的表现。便秘，腹满痛，脉沉有力是肠腑热结的表现。舌苔黄燥，脉数是二者共有的见症。由临床表现可以看出，这个证候是上有热痰蒙蔽心包，下有肠腑热结。至于二者之间的关系，既可以因痰热内壅消耗津液而导致肠燥腑实，也可以因燥屎浊热灼液形成热痰而蒙蔽心包。总而言之，上有热痰闭窍，下有燥屎阻滞，三焦气机不通而形成恶性循环。出现渴欲冷饮，饮不解渴，是因为大肠的燥热消耗了肾阴而导致真阴耗损，全身阴液大亏。饮冷水虽可降温，补充胃中津液，但肾阴不复则渴不能解。吴鞠通在本条分注中说："此条系已下而不通，舌短神昏，闭已甚矣，饮不解渴，消亦甚矣，较前条仅仅谵语则更急而又急，立刻有闭脱之虞，阳明大实不通，有消亡肾液之虞，其势不可少缓须臾，则以牛黄丸开手少阴之闭，以承气急泻阳明，救足少阴之消，此两少阴合治法也。"在这个证候中，痰热蒙蔽心包实际上是闭阻心窍，病在手少阴心，肠腑热结，消耗肾液，直接损伤足少阴肾，所以吴鞠通认为病在"两少阴"。

所谓"两少阴合治法"，是指用安宫牛黄丸豁痰开窍以救手少阴，用生大黄末攻下热结以救足少阴，二者同用，上下合治，所以其方称为牛黄承气汤，使用时用安宫牛黄丸化开调生大黄末的服法是适用于临床急救的既简便又快捷的方法。牛黄承气汤不仅适用于温病，在内伤杂病中也同样可以使用。我在 20 多年前曾用此法治疗过一位 55 岁的男性病人。患者平素嗜酒，每日必饮，患高血压病 20 余年，血压曾高达 200/110mmHg，半月前因眩晕，神志不清而往某医院就诊，诊为高血压病、肾功能衰竭（血尿素氮 103mg/dL）。留急诊观察治疗一周未见好转，转另一医院急诊观察一周仍未见好转，动员回

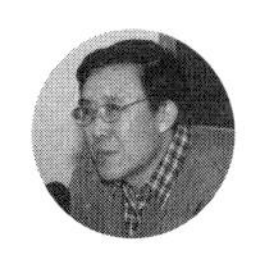

家请中医治疗。初诊见患者面色黧黑，意识不清，头痛眩晕，恶心不能进食，口中有尿味，喉间痰鸣，手指震颤，舌绛紫苔黄燥，脉沉数结代。询问其大、小便情况，家属代述每日尿量在200mL以内，大便已十数日未下。诊为痰热蒙蔽心包，燥屎内结大肠，仿牛黄承气汤法，豁痰开窍与攻下燥屎并施。因为患者家庭经济困难，改安宫牛黄丸为同仁堂牛黄清心丸，考虑清心丸作用逊于安宫牛黄丸，又用胆南星12g，竹沥30g，菖蒲15g，郁金12g煎汤，以增强清化热痰之功。汤剂中冲入生大黄粉6g，送服牛黄清心丸2丸，另冲服羚羊角粉0.6g。患者于晚8点左右服药，夜间12点左右排出大量坚硬粪球（据家属说有1斤多），便后神志旋即转清，吃小米粥两碗。次日再诊患者已能起床，应答较清楚，原方去羚角粉，生大黄粉减为4g，分两次服，每次服牛黄清心丸1丸，嘱患者低蛋白饮食。连服6剂，每日尿量渐增，6日后达到1日1500mL，遂停药以饮食调养。患者平安渡过多尿期后两年未发生任何疾病，后因参加婚礼饮酒过量导致脑出血亡故。这例验案所用的药物虽然不是牛黄承气汤原方，但法是相同的，可见这一治法确有急救作用。

（5）热结肠腑，无水舟停

十七、阳明病，下之不通，其证有五……津液不足，无水舟停者，间服增液，再不下者，增液承气汤主之。”

增液承气汤

即于增液汤内加大黄三钱，芒硝一钱五分。

水八杯，煮取三杯，先服一杯。不知，再服。

【讲评】本证是热结肠腑与阴液大伤同时存在的虚实夹杂证。从临床实践来看，其临床表现多见：身热，大便秘结，腹满痛，口干唇裂，甚至齿燥，舌苔焦燥，脉沉细。

分析其病机，这种证候属于热结肠腑证的变证，它的形成有两种可能，一种可能是本来就是阴虚之体，热邪传到大肠之后，燥热反复伤阴，阴液因越伤越重而致大亏；另一种可能是腑实热结久聚，过度消耗津液。总之，这个证候是燥热既盛，阴伤又重。已经用过攻下法但大便仍然不下的原因是阴液大亏，肠道失于濡润，用攻下法虽然推动力强，但肠道过于干涩，所以“下之不通”。这就如同河道里没有水，船搁浅了，所以吴氏称其为“无水舟停”。身热，大便秘结，腹满痛，脉沉是腑实证的表现。口干唇裂，甚至齿燥，脉细是阴伤的征兆。燥热盛而阴液大伤，所以舌苔焦燥。

按照吴鞠通的治疗方法，第一步是先用增液汤滋阴润肠通便，如果服后大便仍然不下，再用增液承气汤。增液汤中元参、麦冬、细生地的用量都相当大，是取其滋阴增液，润肠通便的作用。如果服增液汤后大便仍然不下，说明推动力不够，就要加入大黄、芒硝，组成增液承气汤以攻补兼施，增水行舟，吴鞠通在分注中称这种治法为“一腑中气血合治法”。一腑，是指大肠腑，为什么称为“气血合治法”呢？增液汤是用来滋阴的，阴与血同类，所以用增液汤滋阴而补阴血，承气汤是用来攻下的，攻下就可以通气机，因为这个方剂有滋阴血，通气机的作用，所以称之为“气血合治法”。

5. 热结腑实下后诸证

下后诸证，是指热结腑实证用攻下法之后，燥屎已下，有形热结已去，但病人并未痊愈，而是表现为无形热邪仍存，或邪气复聚，热结又生等证。因为已经用过攻下法，所以治疗就要针对具体证候，另辟蹊径。

（1）有形热结已去，无形热邪浮泛

十三、下后，无汗，脉浮者，银翘汤主之；脉浮洪者，白虎汤主之；脉洪而芤者，白虎加人参汤主之。

此下后邪气还表之证也。温病之邪，上行极而下，下行极而上。下后里气得通，欲作汗而未能，以脉浮验之，知不在里而在表。逐邪者，随其性而宣泄之，就其近而引导之，故主以银翘汤，增液为作汗之具，仍以银花、连翘解毒而轻宣表气，盖亦辛凉合甘寒轻剂法也。若浮而且洪，热气炽甚，津液立见消亡，则非白虎不可。若洪而且芤，金受火克，元气不支，则非加人参不可矣。

银翘汤方（辛凉合甘寒法）

金银花五钱　连翘三钱　竹叶二钱　生甘草一钱　麦冬四钱　细生地四钱

白虎汤、白虎加人参汤（方、论并见前）

【**讲评**】本条是讲热结腑实证用攻下法之后，有形热结已去，但无形热邪仍存，而且里热浮泛于表的证治。由于热邪的轻重以及津液损伤的程度不

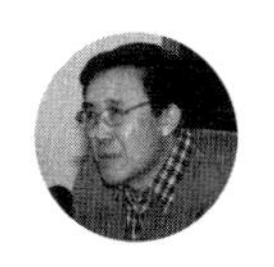

同，所以临床表现及治法就有所不同，吴鞠通列举了3种类型。

第一种类型是无形热邪浮泛于表而阴液已伤的证治，就是本条中所说的“下后，无汗，脉浮者，银翘汤主之”。条文中虽然未提发热与否，但以方测证，说明仍有发热。而从“脉浮”可以知道，无形的热邪是由里向表浮泛，所以就因势利导，用银花、连翘、竹叶轻凉宣透，使邪从表出。里热邪气趋向于表，应当见汗出，但是病人却“无汗”，由此可以看出，是津液已伤，汗无来源，“欲作汗而未能”，所以用麦冬、细生地之甘寒“增液为作汗之具”，使津液得到补充，自然汗出而病解。生甘草在方中既能泄热，又调和诸药，属佐药。

应当指出的是，“上焦篇”有“辛凉平剂银翘散”方，本条又有“银翘汤”方，二者都以“银翘”作为方名，似乎只是散剂与汤剂的区别，其实不然。银翘散是以银花、连翘、竹叶配伍芥穗、豆豉等轻宣药物，组成辛凉平剂以宣透卫分的风热邪气，是使从表而来的邪气还从表而出。银翘汤是以金银花、连翘、竹叶配伍麦冬、生地以滋阴透表托邪外出，使浮泛于表的里热外解。这两个方剂虽然方名相似而且都有宣表作用，但机理却不相同。

第二种类型是肠腑有形热结虽去，但阳明胃热仍盛的证治，就是条文中所说的“脉浮洪者，白虎汤主之”。条文中仅提出“脉浮洪”，是以脉象论病机，从其用“白虎汤主之”就可以知道，这个证候是高热，烦渴，大汗出，脉浮洪的“四大”症状俱在的里热蒸腾之证，因其里热蒸腾浮泛有趋表之势，所以用白虎汤辛寒清气，泄热保津，达热出表。

在《温病条辨》中，白虎汤的使用有3种情况：一种是“太阴温病”气分证，肺热炽盛者；一种是“阳明温病”胃热炽盛者；一种是热结肠腑证用下法之后胃热仍然炽盛者。这三种情况虽然在病变阶段上有所不同，但都表现为气分无形热盛之证，所以治法相同。可以说，吴鞠通对白虎汤的运用虽然源于《伤寒论》，但在临床中又更扩大了其使用范围，这也充分体现了他临床思辨的灵活性。

第三种类型是无形热盛又兼津气大伤的证治，就是条文中所说的“脉洪而芤者，白虎加人参汤主之”。“脉洪”，说明无形热邪炽盛，“芤”，说明津气大伤，所以治疗要用白虎加人参汤，以“白虎退邪阳”，以“人参固正阳”。

（2）有形热结已去，无形燥热不解

十四、下后，无汗，脉不浮而数，清燥汤主之。

无汗而脉数，邪之未解可知，但不浮，无领邪外出之路，既下之后，又无连下之理，故以清燥法增水敌火，使不致为灾，一、半日后，相机易法，即吴又可下后间服缓剂之法也。但又可清燥汤中用陈皮之燥，柴胡之升，当归之辛窜，津液何堪！以燥清燥，有是理乎？此条乃用其法而不用其方。

清燥汤方（甘凉法）

麦冬五钱　知母二钱　人中黄一钱五分　细生地五钱　元参三钱

水八杯，煮取三杯，分三次服。

加减法：咳嗽胶痰，加沙参三钱、桑叶一钱五分、梨汁半酒杯、牡蛎三钱、牛蒡子三钱。

按：吴又可咳嗽胶痰之证而用苏子、橘红、当归，病因于燥而用燥药，非也。在湿温门中不禁。

【讲评】本条是讲热结腑实证用攻下法之后有形热结虽去，但阴液大伤，无形燥热不解的证治。由条文中所说的“下后，无汗，脉不浮而数”可以看出，“无汗”是阴液大伤，无源作汗，“脉不浮而数”是热邪没有浮泛于表的趋势。条文中虽然没有提及发热，但由“脉数”可知发热的症状必然存在。既有阴液伤，又有热邪，究竟是以热邪盛为主，还是以阴伤为主呢？以方测证可以看出，是以阴伤为主，所以吴鞠通在分注中说“故以清燥法增水敌火”。因为是阴伤燥热之证，所以还应当见唇干咽燥、口渴、舌红苔薄黄而燥等症状。清燥汤中用麦冬、细生地、元参甘咸寒增液润燥，以知母清热滋阴。人中黄是用人粪汁浸入甘草制成的药物，有寒凉清热之功。清燥汤是以养阴润燥为主，兼清热邪的方剂，如果因燥热损伤肺津而咳吐黏痰者，可以在方中加沙参、桑叶、梨汁、牡蛎、牛蒡子等药润燥化痰，宣肺止咳。

在条文中吴鞠通批驳了吴又可的组方用药方法，认为吴又可是“以燥清燥”。吴又可在《温疫论·下后间服缓剂》中有柴胡清燥汤方，由柴胡、黄芩、陈皮、甘草、花粉、知母组成，用姜、枣煎服，这个方剂确实用燥药过多，吴鞠通的批评不无道理。

(3)有形热结已去，无形热郁胸膈

十八、下后，虚烦不眠，心中懊侬，甚至反复颠倒，栀子豉汤主之。若少气者，加甘草；若呕者，加姜汁。

邪气半至阳明，半犹在膈，下法能除阳明之邪，不能除膈间之邪（著眼——朱评），故证现懊侬虚烦。栀子豉汤，涌越其在上之邪也。少气加甘草者，误下固能伤阴，此则以误下而伤胸中阳气，甘能益气，故加之。呕加姜汁者，胃中未至甚热燥结，误下伤胃中阳气，木来乘之，故呕，加姜汁和肝而降胃气也，胃气降，则不呕矣。

栀子豉汤方（见上焦篇）

栀子豉加甘草汤

即于栀子豉汤内加甘草二钱，煎法如前。

栀子豉加姜汁方

即于栀子豉汤内加姜汁五匙。

【讲评】本条是讲热结腑实之证用攻下法之后有形热结虽去，但胸膈无形郁热仍存的证治。中焦温热病热郁胸膈气分的证治与上焦温热病热郁胸膈气分的证治相同，这里不再重复讲解，但应当了解的是，上焦的热郁胸膈证是表热入里郁于胸膈气分，或伏邪发于胸膈气分，并无热结腑实之证。而中焦胸膈气分证是胸膈郁热传入阳明而导致热结腑实，是胸膈郁热与热结腑实二者并存，用攻下法之后腑实虽去，但胸膈无形郁热仍存，所以吴鞠通在本条分注中说“邪气半至阳明，半犹在膈，下法能除阳明之邪，不能除胸膈间之邪”。

热郁胸膈证如果出现“少气”，也就是气短的症状，说明是攻下之后损伤了胸中阳气，治疗时要在栀子豉汤中加甘草以益气。如果见呕吐症状，是攻下之后损伤了胃气而导致胃气上逆，治疗时要在栀子豉汤中加生姜汁以温胃降逆止呕。

(4)下后邪气复聚

十五、下后数日，热不退，或退不尽，口燥咽干，舌苔干黑，或金黄色，脉沉而有力者，护胃承气汤微和之；脉沉而弱者，增液汤主之（吴竹如先生云：服增液不应，若下证仍可据，当从下法，迟疑亦恐误事——朱评）。

温病下后，邪气已净，必然脉静身凉。邪气不净，有延至数日邪气复聚于胃，须再通其里者，甚至屡下而后净者，诚有如吴又可所云。但正气日虚一日，阴津日耗一日，须加意防护其阴（作者于益阴三致意焉，真学者金针也。吃紧——朱评），不可稍有鲁莽，是在任其责者临时斟酌尽善耳。吴又可于邪气复聚之证，但主以小承气，本论于此处分别立法（枳、朴伤气劫阴，下后何可轻用——朱评）。

护胃承气汤方（苦甘法）

生大黄三钱　元参三钱　细生地三钱　丹皮二钱　知母二钱　麦冬（连心）三钱

水五杯，煮取二杯，先服一杯，得结粪，止后服。不便，再服。

增液汤（方见前）

十六、阳明温病，下后二、三日，下证复现，脉不甚沉，或沉而无力，止可与增液，不可与承气。

此恐犯数下之禁也。

汪按：邪不传不化，传表传里，因势导之。温热之证，有解表之后，邪复聚表；攻里之后，邪复聚里；或解表之后，邪入于里；攻里之后，邪还于表；甚至温疫邪炽，有下至数十次而后愈者，诚如吴氏所云。总要看其邪正虚实，以定清热、养阴之进退，大抵滋阴不厌频繁，攻下切须慎重。盖下后虚邪与未下实邪不同，攻下稍缓，断无大害，元气一败，无可挽回也。邪少正虚，但与滋阴，便可涤邪，增液、益胃之属酌用；邪虚两停，滋阴之中略佐涤邪，护胃承气主之；即邪炽正未虚者，亦以增液为主，燥结甚者，间服增液承气，约小其制，方合下后治法。

三十三、阳明温病，下后脉静，身不热，舌上津回，十数日不大便，可与益胃、增液辈，断不可再与承气也。下后，舌苔未尽退，口微渴，面微赤，脉微数，身微热，日浅者，亦与增液辈。日深，舌微干者，属下焦复脉法也（方见下焦），勿轻与承气，轻与者，肺燥而咳，脾滑而泄，热反不除，渴反甚也，百日死。

此数下亡阴之大戒也（申数下禁，尤要——朱评）。下后不大便十数日，甚至二十日，乃肠胃津液受伤之故，不可强责其便，但与复阴，自能便也。此条脉静身凉，人犹易解，至脉虽不躁而未静，身虽不壮热而未凉，俗医必谓邪

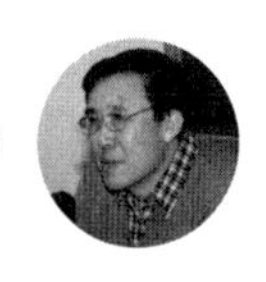

气不尽，必当再下，在又可法中亦必再下。不知大毒治病，十衰其六，但与存阴退热，断不误事（下后邪气复聚，大热，大渴，面正赤，脉躁甚，不在此例）（论于存阴退热类尽之，此则推之于终极也——朱评）。若轻与苦燥，频伤胃阴，肺之母气受伤，阳明化燥，肺无秉气，反为燥逼，焉得不咳。燥咳久者，必身热而渴也。若脾气为快利所伤，必致滑泄，滑泄则阴伤而热渴愈加矣。迁延三月，天道小变之期，其势不能再延，故曰百日死也。

【讲评】第十五条与第十六条是讲热结腑实证用攻下法之后邪气复聚，又出现大便不通的证治。第三十三条是讲热结腑实证攻下后热邪已解，阴虚便秘的证治。

从第十五条的“下后数日，热不退，或退不尽”可以看出，是用攻下法之后热邪仍盛。从“口燥咽干，舌苔干黑，或金黄色”可以看出，是阴液已经大伤。从“脉沉而有力”可以看出，是因为热盛阴伤而导致大肠干燥，燥屎结聚又生，形成了虚实夹杂的证候。在这种情况下，治疗必须用攻补兼施法，因为已用过下法，而且阴伤很重，治疗就应当以滋阴为主，攻下为辅，所以吴氏在分注中说：“邪气不净，有延至数日邪气复聚于胃，须再通其里者，甚至屡下而后净者……但正气日虚一日，阴津日耗一日，须加意防护其阴，不可稍有鲁莽。”护胃承气汤中用元参、细生地、麦冬组成增液汤，再加知母，共同滋阴增液，润肠清热。用生大黄攻下腑实。从其药物组成来看，是以滋阴增液为主，攻下为辅的方剂。因为是“下后数日，热不退”而阴液大伤，热邪已有入阴分的趋势，所以加丹皮透阴分的伏热。如果见“脉沉而弱者”，说明正气损伤严重，就不能再用攻伐伤正的大黄，只能用增液汤滋阴润下。

护胃承气汤与增液承气汤两方基本相似，区别在于前者没有用芒硝，减低了攻伐之力，而加了知母、丹皮，以增强清透无形之热的作用。后者大黄与芒硝同用，攻下作用较强。

第十六条“阳明温病，下后二三日，下证复现”，是指用攻下法之后邪气复聚，燥屎又结，具有可下之征，但又见“脉不甚沉”，说明燥结不甚，“或沉而无力”，说明燥结虽甚，但正气大伤，这两种情况都不能再使用承气汤峻下之品，以防损伤正气，只能用增液汤滋阴润下。

从第三十三条“下后脉静，身不热，舌上津回，十数日不大便”可以看出，这是用攻下法之后肠腑的燥屎热结已去，热邪已解。其“十数日不大便”，是因为阴液尚未恢复，肠道失于濡润所致，用益胃汤、增液汤之类养阴增液的方剂补充津液，滋润肠道就可以通下大便，当然不能再用攻下的药物徒伤正气。如果“下后舌苔未尽退，口微渴，面微赤，脉微数，身微热，日浅者”，说明用攻下法之后肠腑热结已去，但因为阴液已伤又产生了阴虚内热。这种热是由阴虚所致的虚热，用滋阴增液的药物使阴液恢复则热自退而大便自下，所以用增液汤之类方药即可，不能再用攻下的药物。如果“日深，舌微干者”，说明病久阴液损伤严重，不仅是胃肠阴液大伤，而且进一步导致了下焦肝肾阴虚，应当用治疗下焦温病的加减复脉汤一类方剂救阴润燥，更不能再轻率地使用承气汤攻下。如果误用了承气汤，苦燥更伤肺阴，就会导致“肺燥而咳”；如果苦寒攻下损伤了脾阳，就会导致“脾滑而泄”，便泄不止反而更伤阴液。误用苦寒攻下损伤了正气，无论是出现肺燥而咳，还是脾虚泄泻，都使阴伤更甚，必然出现身热不除，口渴不止，正气损伤到这种程度，已无可救药，只能迁延时日，以致“百日死”。

从“中焦篇”有关下法的条文中可以看出，对承气汤类方剂的使用，一定要严格掌握分寸，应当用攻下法时，就要及时攻下，不可因循等待，坐失良机，造成“应下失下，正虚不能运药，不运药者死”的恶果。但是在使用时必须要仔细、全面地观察病人的情况，如果有兼证，在攻下的同时还必须治疗其兼证。如果病人体质素虚，或因攻下后而致虚，使用攻下法就要慎重，或攻补兼施，或增水行舟，寓攻于补，“以补药之体，作泻药之用”。总而言之，要以“保胃气，存津液”为基本原则。

（5）下后宜忌

三十二、阳明温病，下后热退，不可即食，食者必复。周十二时后，缓缓与食，先取清者，勿令饱，饱则必复，复必重也。

此下后暴食之禁也（申暴食禁，亦要——朱评）。下后虽然热退，余焰尚存，盖无形质之邪每借有形质者以为依附，必须坚壁清野，勿令即食。一日后，稍可食清而又清之物，若稍重浊，犹必复也。勿者，禁止之词。必者，断然之词也。

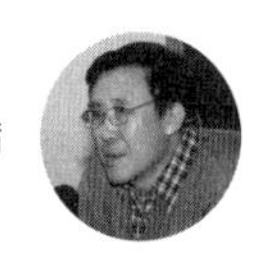

三十五、阳明温病，下后微热，舌苔不退者，薄荷末拭之。

以新布蘸新汲凉水，再蘸薄荷细末，频擦舌上。

【讲评】第三十二条与第三十五条是讲热结腑实证用攻下法之后的饮食宜忌以及善后调理之法。

第三十二条申明热结腑实证用攻下法之后燥屎虽去，热邪虽解，但暂时不能进食，如果进食，必然导致病情反复，热势又起，这种情况称为“食复”。这是因为，用攻下法之后，邪气虽去，但胃气已伤，消化功能尚未恢复，如果勉强进食，必然加重脾胃的负担，不仅食物不能消化，反而会引起死灰复燃，这就是吴氏在分注中所说的“下后虽然热退，余焰尚存，盖无形质之邪每借有形质者以为依附”，所以“必须坚壁清野，勿令即食”。病人进食要待一昼夜之后，而且是进少量清淡的饮食，如流质或半流质之类，如果进“重浊”食物，如煎炸油腻或黏硬之类，或者进食过多过饱，也必然加重脾胃负担而引起食复。凡是食复的病人，病情必然比原来更为严重，这是因为，食复是在正气已虚的情况下又复发，正虚邪盛，虚不受补，实不能攻，进退两难，所以形势严峻，病情危重。病后食复的情况在临床中时有发生，并不鲜见，所以本条中虽然是讲饮食宜忌，但指导意义却非常重大，所以吴氏在分注中特别强调“勿者，禁止之词。必者，断然之词也”。

第三十五条是讲热结腑实证用攻下法之后燥屎已下，邪气已基本解除，但是还有轻微的余热，舌苔还没有退净者，可以用新布蘸凉水再蘸薄荷细末频频地擦舌。这样做既可以因薄荷的芳香而使舌苔消退，又可以因薄荷的轻凉而发散余热，但是这种方法仅适用于邪气极轻微者，如果邪气仍较重者则不适用。

6. 热邪已退，胃阴损伤

十二、阳明温病，下后汗出，当复其阴，益胃汤主之。

温热本伤阴之病，下后邪解汗出，汗亦津液之化，阴液受伤不待言矣，故云当复其阴。此阴指胃阴而言（恐误认肾阴也——朱评），盖十二经皆禀气于胃，胃阴复而气降得食，则十二经之阴皆可复矣。欲复其阴，非甘凉不可，汤名益胃者，胃体阳而用阴，取益胃用之义也。下后急议复阴者，恐将来液亏燥起而成干咳、身热之怯证也。

益胃汤方（甘凉法）

沙参三钱　麦冬五钱　冰糖一钱　细生地五钱　玉竹（炒香）一钱五分

水五杯，煮取二杯，分二次服，渣再煮一杯服。

三十四、阳明温病，渴甚者，雪梨浆沃之。

雪梨浆（方、法见前）

一百、燥伤胃阴，五汁饮主之，玉竹麦门冬汤亦主之。

五汁饮（方、法并见前）

玉竹麦门冬汤（甘寒法）

玉竹三钱　麦冬三钱　沙参二钱　生甘草一钱

水五杯，煮取二杯，分二次服。土虚者，加生扁豆；气虚者，加人参。

一百一、胃液干燥，外感已净者，牛乳饮主之。

此以津血填津血法也。

牛乳饮（甘寒法）

牛乳一杯

重汤炖熟，顿服之。甚者，日再服。

【讲评】第十二条、第三十四条、第一百条、第一百一条都是讲中焦气分证热邪已退，胃阴损伤的证治。这几条所述的证候虽然简略，但是以方测证，可以看出，病情轻重程度有所不同，所以用药也有轻重之分。

从第十二条所说的“阳明温病，下后汗出”，可以看出是阴液损伤较重，因为攻下之前已经有热邪伤阴，用攻下法后热结虽解，但汗出又复伤阴，所以必须“复其阴”。因为胃为水谷之海，十二经气血之源，所以这里的复阴是指复胃阴，胃阴复则全身阴液可复。从临床实践来看，这种证候的临床表现多见：低热或不发热，口燥咽干，或干咳，或口渴喜饮，舌红苔少，脉细或略数。

分析其病机，是热邪已退而阴液损伤，所以临床见症为一派阴虚之象，即使还有低热，也是阴虚的虚热，所以治疗用甘寒清养，滋润胃阴之法。益胃汤中的药物都属甘寒清养之品，有滋胃阴而清虚热的作用，胃阴复则燥热自解。吴鞠通在本条中虽然把益胃汤列为治疗“阳明温病，下后汗出”，胃

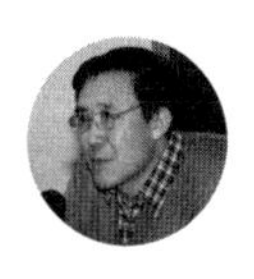

阴损伤的方剂，但实际上凡是温热病气分证后期，热邪已退，阴液未复的证候都可以加减运用。

益胃汤与前面讲过的沙参麦冬汤二者都由甘寒清养的药物组成，功用相近，二者的区别在于：益胃汤甘寒清养的力量更重，偏重于滋阴养胃；沙参麦冬汤中用了桑叶，有宣肺的作用，偏重于养阴润肺。

第三十四条的病证轻，仅见口渴，所以仅用雪梨浆滋润止渴。

第一百条是讲燥热邪气损伤胃阴，但邪气已退，其轻证治疗用五汁饮，较重者用玉竹麦门冬汤，这两个方剂也都是由甘寒清养的药物所组成，作用较益胃汤稍轻，临床中可以根据病情斟酌选用。

第一百一条是讲治疗热邪已净，阴液未复，胃中干燥的轻证用牛乳煮熟润胃，这种治法与五汁饮一样，实际上都是饮食疗法，也可以说是恢复期的善后调理法。

7. 温热病的治疗禁忌

三十、温病小便不利者，淡渗不可与也，忌五苓、八正辈。

此用淡渗之禁也。热病有余于火，不足于水，惟以滋水泻火为急务，岂可再以淡渗动阳而烁津乎（申淡渗禁，吃紧——朱评）！奈何吴又可于小便条下，特立猪苓汤，乃去仲景原方之阿胶，反加木通、车前，渗而又渗乎！其治小便血分之桃仁汤中，仍用滑石，不识何解。

三十一、温病燥热，欲解燥者，先滋其干，不可纯用苦寒也，服之反燥甚。

此用苦寒之禁也。温病有余于火，不用淡渗犹易明，并苦寒亦设禁条，则未易明也。举世皆以苦能降火，寒能泻热，坦然用之而无疑，不知苦先入心，其化以燥，服之不应，愈化愈燥（申苦寒禁，尤吃紧——朱评）。宋人以目为火户，设立三黄汤，久服竟至于瞎，非化燥之明征乎？吾见温病而恣用苦寒，津液干涸不救者甚多。盖化气比本气更烈，故前条冬地三黄汤甘寒十之八、九，苦寒仅十之一二耳。至茵陈蒿汤之纯苦，止有一用，或者再用，亦无屡用之理。吴又可屡诋用黄连之非，而又恣用大黄，惜乎其未通甘寒一法也。

【讲评】第三十条与第三十一条都是讲温热病的治疗禁忌，吴氏虽然把这两条列在“中焦篇”，实际上对上、中、下三焦温热病都适用。

第三十条是讲温热病中出现小便不利的症状禁用淡渗利尿药。这是因为，温热病的小便不利，无论是见于上焦、中焦、下焦，还是见于卫分、气分、营分、血分，都是由于热邪损伤津液而致尿无来源，所以治疗必须生津滋阴增液，阴液恢复则小便自然通利。如果用淡渗利尿的药物强利其尿，不仅无尿可利，反而更伤津液，所以吴鞠通在条文中强调“淡渗不可与也，忌五苓、八正辈”。也就是说，五苓散、八正散这类利尿、通淋的方药都不能使用。

第三十一条是讲温热病中出现燥热口干渴等症状用苦寒药要慎重。温热病的燥热是由于热邪伤津化燥所致，要解除燥热，必须保津、生津，应当用甘寒的药物，而不能只用苦寒药，因为苦寒药虽然能清热，但是苦燥也能伤津，所以“不可纯用”，这也正是治疗温热病常用石膏而不常用黄芩、黄连的原因。我在前面讲过吴鞠通的黄连黄芩汤中用黄连、黄芩、郁金、豆豉苦寒泄热，宣郁透邪治疗热郁少阳的证候，其方清透少阳郁热固然有效，但却没有考虑到苦寒燥烈伤津的问题，所以应当加白芍、炙甘草、元参以保津、生津。也就是说，吴鞠通在本条中讲得非常正确，但是他自己在组方中也有疏漏。

在这两条中，吴鞠通对吴又可《温疫论》中的用药所提出的批评也是正确的。

三、营分证候、血分证候

营分证候和血分证候的病变部位在血脉之中，心主血脉，肝藏血，肾藏精，肝与肾乙癸同源，肝血与肾精互相化生，所以营分证候和血分证候与心、肝、肾三脏密切相关。中焦脾、胃、大肠的病变属气分证范畴，但是气分高热进一步发展可以深入营分与血分，所以中焦温热病也可以出现气营两燔、气血两燔的证候，或因热盛阴伤而呈营分证候、血分证候。因为营分证

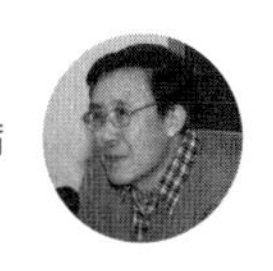

候与血分证候主要放在“上焦篇”讲述，所以“中焦篇”仅列数条，不再多所重复。

1. 营热阴伤

二十、阳明温病，舌黄燥，肉色绛，不渴者，邪在血分，清营汤主之。若滑者，不可与也，当于湿温中求之。

温病传里，理当渴甚，今反不渴者，以邪气深入血分，格阴于外，上潮于口，故反不渴也。曾过气分，故苔黄而燥。邪居血分，故舌之肉色绛也。若舌苔白滑、灰滑、淡黄而滑，不渴者，乃湿气蒸腾之象，不得用清营柔以济柔也。

汪按：此条以舌绛为主（舌绛，不渴，夜甚，乃入营之候）。再按：绛而中心黄苔，当气血两清；纯绛鲜红，急涤包络；中心绛干，两清心胃；尖独干绛，专泄火腑；舌绛而光，当濡胃阴；绛而枯萎，急用胶、黄；干绛无色，宜投复脉（此二证俱属下焦）。以上俱仍合脉证参详。若舌绛兼有白苔，或黄白相兼，是邪仍在气分。绛而有滑苔者，则为湿热熏蒸，误用血药滋腻，邪必难解，不可不慎也。详见上、下二焦。

清营汤方（见上焦篇）

【讲评】本条是讲营热阴伤的证治，要与“上焦篇”第十五条互相对照。这两条都有口不渴，说明热邪已经深入营分，蒸腾营阴上潮于口，所以口反而不渴，与气分证热伤肺胃津液所表现的口大渴不同。“上焦篇”第十五条说“舌绛而干”未讲有黄燥苔，说明热邪已由气分深入营分，耗伤营阴，使血中津液浓缩黏稠，以至舌绛而干，因为气分证已罢，所以没有黄燥苔。因其证候为营阴大伤，所以治疗处方在清营汤中去掉苦燥清气的黄连，防其损伤营阴。本条中所说的“肉色绛”，是指舌质绛，说明热邪已经深入营分，耗伤营阴，所以用清营汤清营养阴，透热转气。“舌黄燥”是指舌苔黄燥，说明热邪虽已入营，但气分证仍然未罢，所以清营汤方中不去黄连，是用它来清泄气分的热邪。从本条用清营汤治疗来以方测证，可知本条是以营热阴伤为主，虽有“舌黄燥”，但重点已经不在气分，所以仅用原方中的黄连而不再加其他清气药。关于舌象与治法的关系，本条的“汪按”中讲得非常详细，可供临床参考。如果见滑腻苔，说明是气分湿热邪气盛，不能用清营汤治疗，以防滋阴柔润之品敛邪助湿。

本条中吴氏所说的“邪在血分”，是以血统营，从他所说的症状以及用清营汤治疗来看，应当是营分证，属营热盛而营阴伤的证候。

2. 营热发疹

二十二、阳明温病，下后疹续出者，银翘散去豆豉加细生地大青叶元参丹皮汤主之。

方、义并见上焦篇。

【讲评】从条文中所说的“阳明温病，下后疹续出”可知，这个证候是营分热郁的发疹性疾患。营分热盛逼迫血液行于体表，瘀于肤表的血络之中可以见发疹，疹点的出现，说明营分的热邪有向外发散，自找出路的趋势，但是由于大肠有燥屎内结，阻滞气机，以致气血内闭，邪无出路，所以疹欲发而不能发。使用攻下法之后，燥屎得下，气机通畅，无形热邪趋向于表，使营热外达，所以“下后疹续出”。疹点的发出，说明有形热结已去，但气分与营分的无形热邪仍盛，所以用银翘散辛凉透泄，使趋向于表的热邪外散。因其热邪是自内达外而趋于表，并无表邪，所以方中去豆豉以减其辛温之性，加细生地、大青叶、元参、丹皮以清营养阴，全方共奏清营养阴，疏表透疹之功。本条应当与“上焦篇”第十六条“前后互参”，这里不再重复。

3. 气营两燔

一百二、燥证气血两燔者，玉女煎主之。

玉女煎方（见上焦篇）

汪按：燥证路径无多，故方法甚简，始用辛凉，继用甘凉，与温热相似，但温热传至中焦，间有当用寒苦者，燥证则惟喜柔润，最忌苦燥，断无用之之理矣。其有湿未退而燥已起，及上燥下湿，下燥上湿者，俱见湿门。

【讲评】本条是讲燥热邪气侵入中焦，由气分高热窜入营分而引起气营两燔的证治。条文中所说的“气血两燔”是以血统营，严格地说应当是气营两燔证，本条应当与“上焦篇”第十条“前后互参”。本条所讲的“玉女煎

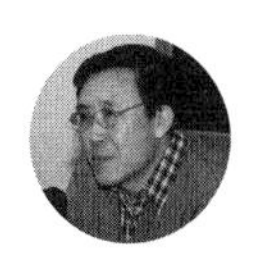

主之”也不是用玉女煎原方，而是前文中的“玉女煎去牛膝熟地加细生地元参方”。从临床实践来看，气营两燔证在上焦、中焦的各种温热病中都可以出现，而不是独见于温燥病。吴氏在“上焦篇”把本证列入“风温、温热、温疫、温毒、冬温”五门中，在“中焦篇”又列入“秋燥”门中，实际上也是意在说明本证在各种温热病过程中都可以发生，前面已经详细讲过，这里不再重复。本条的“汪按”中关于“燥证则惟喜柔润，最忌苦燥，断无用之之理矣”的论述，对临床很有指导意义，应当引起重视。

4. 热入心包

三十六、阳明温病，斑、疹、温痘、温疮、温毒、发黄，神昏谵语者，安宫牛黄丸主之。

心居膈上，胃居膈下，虽有膜隔，其浊气太甚则亦可上干心包络，且病自上焦而来，故必以芳香逐秽开窍为要也。

安宫牛黄丸（方见上焦篇）

四十一、暑温蔓延三焦……邪气久留，舌绛苔少，热搏血分者，加味清宫汤主之；神识不清，热闭内窍者，先与紫雪丹，再与清宫汤（气血二字扼要——朱评）。

蔓延三焦，则邪不在一经一脏矣，故以急清三焦为主（著眼——朱评）……若邪气久羁，必归血络，心主血脉，故以加味清宫汤主之。内窍欲闭，则热邪盛矣，紫雪丹开内窍而清热最速者也。

加味清宫汤方

即于前清宫汤内加知母三钱、银花二钱、竹沥五茶匙冲入。

【方论】此苦辛寒法也。清宫汤前已论之矣，加此三味者，知母泻阳明独胜之热而保肺清金，银花败毒而清络，竹沥除胸中大热，止烦闷消渴，合清宫汤为暑延三焦血分之治也。

【讲评】第三十六条与第四十一条都是讲热入心包的证治。

第三十六条所说的“阳明温病，斑、疹、温痘、温疮、温毒、发黄，神昏谵语者”，是指在这些病变的过程中，由于阳明气分无形热盛，灼液成痰，蒙蔽心包而出现神昏谵语的症状。这里虽然没有指出心包的病变，但以所用

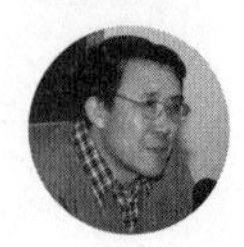

的安宫牛黄丸之方测其证，就可以确定是热入心包无疑。因为心包营分的病变是由阳明气分传来，所以称为热入心包而不属逆传。热入心包的治疗应当清心豁痰开窍，所以用“安宫牛黄丸主之”。

条文中所说的“阳明温病，斑、疹”，是指气营两燔而导致发疹或气血两燔而导致发斑，在发斑、发疹的同时，因热入心包也可以出现“神昏谵语”。本条所说的“温痘”，与本篇第二十五条中所讲的“阳明温毒发痘者”不完全相同，“温痘”所包括的范围更广，可以说既包括属于“温毒发痘”的天花，又包括外感风热时毒而引起的水痘，这两种病都可以由阳明气分传入心包。“温疮”，是指由外感温热邪气引起的疮疡，这类病变如果热毒走散，内攻脏腑，也可以发生“走黄”重证而热入心包。“温毒”类疾病范围较广，比如大头瘟、丹毒等病变，如果治疗不及时也可以由阳明气分而传入心包。“发黄”，是指黄疸，黄疸病中的“急黄”来势迅猛，往往容易出现热入心包的重证。吴鞠通在本条中概括地综述了“斑、疹、温痘、温疮、温毒、发黄”这些病变，凡是由阳明气分传入心包而出现“神昏谵语者”，都用“安宫牛黄丸主之”。至于安宫牛黄丸证的临床表现，在“上焦篇”第十六条中已经讲过，这里不再重复。

第四十一条是讲暑湿病过程中的气分暑湿证迁延日久，湿热邪气化燥成温，热邪深入营分的证治。从条文中的“邪气久留，舌绛苔少，热搏血分者，加味清宫汤主之”可以看出，这个证候是暑湿邪气在气分留恋日久，化燥成温，湿邪已去，热邪独存，而且深入血脉之中，灼伤血中津液导致营阴损伤的病变。“舌绛”，是因为热邪灼伤营阴，血液浓缩所致。“苔少”，标示津液损伤，不能蒸化成苔。把“舌绛苔少”结合起来看，是典型的营分证特征，吴氏称之为“热搏血分”，是以血统营，确切地说应当是热伤营阴，还没有达到血分证的严重程度。以舌象与所用“加味清宫汤主之”来测其证，可知身热夜甚，口反不渴，心烦躁扰不寐，脉细数等营热阴伤的症状都必然存在，因此治疗要用清营养阴，透热转气法。

加味清宫汤是在清宫汤原方中加入知母、银花、竹沥三味药。原方中以犀角之咸寒清心凉营，为方中君药，现在用水牛角代替。元参、麦冬清营热而养营阴。竹叶、连翘透热转气。加入知母既增强了清热之力，又助元参、

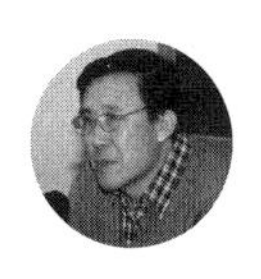

麦冬滋养营阴。加银花助竹叶、连翘透热转气。热邪灼伤津液可以凝聚成痰而蒙蔽心包，所以加竹沥以豁痰开窍。如果“神识不清”，说明已经出现了痰热蒙蔽心包，内窍壅闭已甚，所以先用紫雪丹清热豁痰开窍，然后再用加味清宫汤清营养阴，透热转气。

5. 气血两燔

二十一、阳明斑者，化斑汤主之。

方、义并见上焦篇。

【讲评】本条是讲中焦阳明气分高热窜入血分，形成气血两燔，耗血动血而导致发斑等出血见症的重证，治疗用“化斑汤主之”。本条应当与“上焦篇”第十六条“前后互参”，二者虽然有“太阴温病……发斑者”与“阳明斑者”的区别，但是都属气血两燔证，所以都以“化斑汤主之”。

6. 斑疹治疗禁忌

二十三、斑、疹，用升提则衄，或厥，或呛咳，或昏痉，用壅补则瞀乱。

此治斑、疹之禁也。斑、疹之邪在血络，只喜轻宣凉解（尝见小儿医有过用升提而死者——朱评）。若用柴胡、升麻辛温之品直升少阳，使热血上循清道则衄；过升则下竭，下竭者必上厥；肺为华盖，受热毒之熏蒸则呛咳；心位正阳，受升提之摧迫则昏痉。至若壅补，使邪无出路，络道比经道最细，诸疮痛痒，皆属于心，既不得外出，其势必返而归之于心，不瞀乱得乎?

二十四、斑、疹阳明证悉具，外出不快，内壅特甚者，调胃承气汤微和之，得通则已，不可令大泄，大泄则内陷。

此斑、疹下法微有不同也。斑、疹虽宜宣泄，但不可太过，令其内陷。斑、疹虽忌升提，亦畏内陷，方用调胃承气者，避枳、朴之温燥，取芒硝之入阴，甘草败毒缓中也。

调胃承气汤（方见前）

【讲评】第二十三条与第二十四条都是讲斑与疹的治疗禁忌。

第二十三条是讲斑、疹的治疗禁忌。斑是热邪灼伤血络，迫血妄行，使

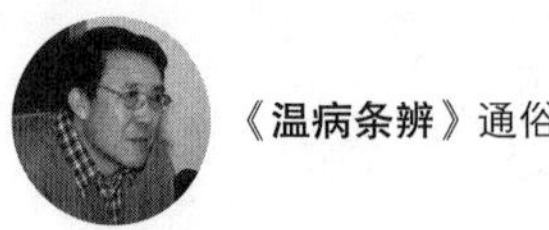

血不循经，溢出脉外，瘀于皮下而成；疹是热邪迫血行于表，使血瘀于肤表血络之中而发。二者虽有不同，但都是热邪深入血络之中的病变，其治疗虽然有化斑与透疹的区别，但是都必须用清宣凉血之品而禁升提、壅补药物，以防邪深病重。吴鞠通在本条分注中对误用这类药物所造成的恶果分析讲解得非常透彻精辟。他的意思是说，如果误用柴胡、升麻之类的升提发散药物，鼓动热血上行，则出现衄血。升提太过，则必然导致阴竭于下而充塞于上，致使气血不通，阴阳气不相顺接，从而出现昏厥或四肢厥冷的“厥”证。如果热血上迫于肺，肺失宣降，就会出现呛咳甚至咳血。热血壅塞心窍，就会导致神昏，由心热而波及于肝，肝血热盛则出现发痉抽搐。如果误用甘温壅补的药物，如人参、党参、黄芪、熟地等，就会导致气机壅塞，使血脉中的热邪无外达的出路，反而壅滞于心窍，闭塞神明，所以就出现神昏瞀乱。

第二十四条是讲因热结腑实而致斑、疹发出不畅的治法及禁忌。“斑、疹阳明证悉具，外出不快，内壅特甚者”，是指发斑或发疹的疾病，因为热结腑实，燥屎阻滞气机，以致气血壅滞不通，邪无出路，使斑、疹外发受阻而发出不畅。治疗应当通下热结腑实，有形热结一去，则气血畅达，斑、疹自可透发。但是使用通下法要注意，应当以“调胃承气汤微和之”而不可用大承气汤猛攻急下，而且一旦燥屎得下则应停药，切不可过度地大泄，以防过泄损伤正气而致邪气内陷。

以上两条应当与“上焦篇”第十六条“前后互参”。吴氏的论述从理论上纠正了前人治疗发斑、发疹的疾病用升提、发散药物的错误，对临床实践具有非常重要的指导意义，应当认真体会。

第六讲
下焦篇·温热病

在《温病条辨》中，下焦温病是指肝与肾的病变，称为厥阴温病，少阴温病。因肝藏血，肾藏精，肝血与肾精可以互相化生，在五行中，肝为乙木，肾为癸水，肝与肾“乙癸同源”，所以下焦温热病主要表现为温热邪气对肝血肾精的损伤，属于血分证的范畴，而且多为血分的虚证，如果病情较轻，也可以表现为营分证。

在《温病条辨·卷三·下焦篇》中，吴鞠通把温病分为五门。风温、温热、温疫、温毒、冬温为一门，暑温、伏暑为一门，寒湿为一门，湿温为一门并有“疟痢疸痹附”，秋燥为一门。

在本讲中，重点讲评下焦温热病中热邪损伤肝血肾精的血分虚证，其次是温热病后期的后遗症及善后调理法。在讲评中除了对条文进行讲评外，对分注、按语和方论也有选择地进行讲解、分析。

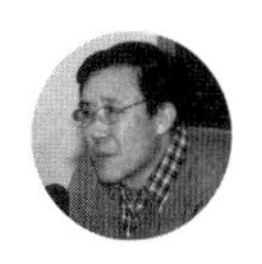

一、营分证候、血分证候

在下焦温热病中所出现的营分证候和血分证候，主要是热邪消耗肝血肾精而致的血分虚证。叶天士的“入血就恐耗血动血”之论，体现在上、中焦温热病的血分证中，多表现为以动血而导致出血为主，同时又伤营耗血，以致血液黏滞，而在下焦温热病中，则多表现为耗血伤阴，甚至亡阴脱液。因为营阴与血液的耗损很难严格区分，所以下焦阴伤的营分证候与血分证候也往往统称为肝肾阴伤或真阴耗损。

1. 真阴耗损

一、风温、温热、温疫、温毒、冬温，邪在阳明久羁，或已下，或未下，身热，面赤，口干舌燥，甚则齿黑，唇裂，脉沉实者，仍可下之；脉虚大，手足心热甚于手足背者，加减复脉汤主之。

温邪久羁中焦，阳明阳土未有不克少阴癸水者，或已下而阴伤，或未下而阴竭。若实证居多，正气未至溃败，脉来沉实有力，尚可假手于一下，即《伤寒论》中急下以存津液之谓。若中无结粪，邪热少而虚热多，其人脉必虚，手足心主里，其热必甚于手足背之主表也，若再下其热，是竭其津而速之死也，故以复脉汤复其津液，阴复则阳留，庶可不至于死也。去参、桂、姜、枣之补阳，加白芍收三阴之阴，故云加减复脉汤。在仲景当日，治伤于寒者之结代，自有取于参、桂、姜、枣复脉中之阳，今治伤于温者之阳亢阴竭，不得再补其阳也。用古法而不拘用古方，医者之化裁也。

二、温病误表，津液被劫，心中震震，舌强，神昏，宜复脉法复其津液，舌上津回则生。汗自出，中无所主者，救逆汤主之。

误表动阳，心气伤则心震，心液伤则舌蹇，故宜复脉复其津液也。若伤之太甚，阴阳有脱离之象，复脉亦不胜任，则非救逆不可。

三、温病耳聋，病系少阴，与柴胡汤者必死，六七日以后，宜复脉辈复其精。

温病无三阳经证，却有阳明腑证（中焦篇已申明腑证之由矣）。三阴，脏证，盖脏者，藏也，藏精者也。温病最善伤精，三阴实当其冲，如阳明结则脾阴伤而不行，脾、胃脏腑切近相连，夫累及妻，理固然也，有急下以存津液一法。土实则水虚，浸假而累及少阴矣，耳聋、不卧等证是也。水虚则木强，浸假而累及厥阴矣，目闭、痉、厥等证是也。此由上及下，由阳入阴之道路，学者不可不知。按：温病耳聋，《灵》《素》称其必死，岂少阳耳聋竟至于死耶？经谓：肾开窍于耳，脱精者耳聋。盖初则阳火上闭，阴精不得上承，清窍不通，继则阳亢阴竭，若再以小柴胡汤直升少阳，其势必至下竭上厥，不死何待！何时医悉以陶氏《六书》统治四时一切疾病，而不究心于《灵》《素》《难经》也哉！瑭于温病六七日以外，壮火少减，阴火内炽耳聋者，悉以复阴得效。曰宜复脉辈者，不过立法如此，临时对证，加减尽善，是所望于当其任者。

四、劳倦内伤，复感温病，六七日以外不解者，宜复脉法。

此两感治法也。甘能益气，凡甘皆补，故宜复脉。服二三贴后，身不热而倦甚，仍加人参。

五、温病已汗而不得汗，已下而热不退，六七日以外，脉尚躁盛者，重与复脉汤。

已与发汗而不得汗，已与通里而热不除，其为汗、下不当可知。脉尚躁盛，邪固不为药衰，正气亦尚能与邪气分争，故须重与复脉，扶正以敌邪，正胜则生矣。

六、温病误用升散，脉结代，甚则脉两至者，重与复脉，虽有他证，后治之。

此留人治病法也，即仲景里急，急当救里之义。

七、汗、下后，口燥咽干，神倦欲眠，舌赤苔老，与复脉汤。

在中焦，下后与益胃汤复胃中津液，以邪气未曾深入下焦。若口燥咽干，乃少阴之液无以上供，神昏欲眠，有少阴但欲寐之象，故与复脉。

八、热邪深入，或在少阴，或在厥阴，均宜复脉。

此言复脉为热邪劫阴之总司也。盖少阴藏精，厥阴必待少阴精足而后能生，二经均可主以复脉者，乙癸同源也。

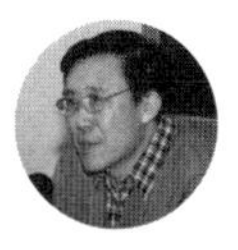

加减复脉汤方（甘润存津法）

炙甘草六钱　干地黄六钱（按：地黄3种用法：生地者，鲜地黄未晒干者也，可入药煮用，可取汁用，其性甘凉，上、中焦用以退热存津；干地黄者，乃生地晒干，已为丙火炼过，去其寒凉之性，本草称其甘平；熟地，制以酒与砂仁，九蒸九晒而成，是又以丙火、丁火合炼之也，故其性甘温。奈何今人悉以干地黄为生地，北人并不知世有生地，佥谓干地黄为生地而曰寒凉，指鹿为马，不可不辨）生白芍六钱　麦冬（不去心）五钱　阿胶三钱　麻仁三钱（按：柯韵伯谓旧传麻仁者误，当系枣仁。彼从"心悸动"三字中看出传写之误，不为无见。今治温热，有取于麻仁甘益气，润去燥，故仍从麻仁）

水八杯，煮取八分三杯，分三次服。剧者加甘草至一两，地黄、白芍八钱，麦冬七钱，日三、夜一服。

救逆汤方（镇摄法）

即于加减复脉汤内去麻仁，加生龙骨四钱、生牡蛎八钱，煎如复脉法。脉虚大欲散者，加人参二钱。

九、下后，大便溏甚，周十二时三四行，脉仍数者，未可与复脉汤，一甲煎主之。服一二日，大便不溏者，可与一甲复脉汤。

下后法当数日不大便，今反溏而频数，非其人真阳素虚，即下之不得其道，有亡阴之虑。若以复脉滑润，是以存阴之品，反为泻阴之用，故以牡蛎一味，单用则力大，既能存阴，又涩大便，且清在里之余热，一物而三用之。

一甲煎（咸寒兼涩法）

生牡蛎二两（碾细）

水八杯，煮取三杯，分温三服。

一甲复脉汤方

即于加减复脉汤内去麻仁，加牡蛎一两。

十、下焦温病，但大便溏者，即与一甲复脉汤。

温病深入下焦劫阴，必以救阴为急务，然救阴之药多滑润，但见大便溏，不必待日三四行，即以一甲复脉法，复阴之中，预防泄阴之弊。

十九、邪气久羁，肌肤甲错，或因下后邪欲溃，或因存阴得液蒸汗，正气已虚，不能即出，阴阳互争而战者，欲作战汗也，复脉汤热饮之，虚盛者加人参。肌肉尚盛者，但令静，勿妄动也。

按：伤寒汗解，必在下前，温病多在下后，缚解而后得汗，诚有如吴又可所云者。凡欲汗者，必当先烦，乃有汗而解。若正虚邪重，或邪已深入下焦，得下后里通，或因津液枯燥，服存阴药液增欲汗，邪正努力纷争，则作战汗。战之得汗则生，汗不得出则死，此系生死关头，在顷刻之间。战者，阳极而似阴也，肌肤业已甲错，其津液之枯燥固不待言，故以复脉加人参助其一臂之力，送汗出表。若其人肌肤尚厚，未至大虚者，无取复脉之助正，但当听其自然，勿事骚扰可耳，次日再议补阴未迟（以上十九条，立法虽多，而一以存阴退热为主——朱评）。

【讲评】“下焦篇”第一条至第十条以及第十九条都是讲述真阴耗损证的临床表现与加减复脉汤的加减运用。

第一条作为“下焦篇”的首条，紧接“中焦篇”，引出“下焦篇”诸证，为承上启下之文，是下焦温病的提纲，论述温热病由中焦阳明气分传入下焦血分，导致真阴耗损的证治。风温、温热、温疫、温毒、冬温等温热类疾病，热邪在中焦阳明气分日久，气分有形热结之证持续不解，必然深入下焦，吸灼真阴而导致肝血肾精大亏的真阴耗损之证。中焦阳明气分有形热结证与下焦真阴耗损证，二者虽然都有燥热与阴伤之象，如“身热，面赤，口干舌燥，甚则齿黑，唇裂”等，但虚实却判然有别，本条以热型与脉象为鉴别标准。如果属中焦阳明气分有形热结的腑实证，是以燥热为主，症见高热而“脉沉实”，无论是否用过下法，仍然可以用下法以急下存阴。如果属下焦真阴耗损证，可见“脉虚大，手足心热甚于手足背”，是阴虚内热证，故以“加减复脉汤主之”，用甘寒之品以滋阴复脉，兼清虚热，即或有大便不下，通过滋阴增液，即可收润下之功。

综合第一条、第三条、第四条、第五条、第六条、第七条、第八条以及第十九条所讲述的内容，结合临床实践来看，真阴耗损证的临床表现多见：低热稽留不退，手足心热甚于手足背，口燥咽干，唇裂，形体消瘦，皮肤干皱，齿干而黑，耳聋，神倦欲眠，舌质干绛甚或紫晦，脉虚大或迟缓结代。

分析其病机，这个证候是温热病后期，热邪深入下焦，久留不退，耗伤肝血肾精，导致真阴大伤的重证。吴鞠通在本篇第十七条中说它是“邪少

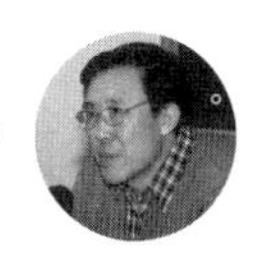

虚多”，这句话怎么理解？是不是指邪气少而正虚多呢？这句话的含义相当深刻，不能仅从字面上去理解，应当从证候的概念进行分析。中医学中的证候，简称证，是对人体病变过程中某一阶段病理本质的概括，它反映了病变的病因、部位、性质、邪正关系等多方面的病理特征。具体到真阴耗损证来看，它的病因是热邪，病变部位在下焦肝肾，病的性质属热证，但从正邪关系来看，它是热邪消耗了肝血肾精而导致的阴虚证，所以这种热证不是热邪盛的实热证，而是阴虚生热的虚热证。这时候邪气是否真的比实热证阶段少呢？其实邪气并未解除，也未必就减少了。这里所说的“邪少虚多”是从临床所表现的证候来分析的，也就是说，这个证候是邪气的表现少，正虚的表现多。这是因为，真阴耗损，功能衰退，正气的抗邪能力低下了，机体的反应能力差了，正气无力抗邪，就不可能出现高热，所以症见低热稽留不退，中医学称之为阴虚生内热。如果用大剂滋阴药物治疗后，正气得到恢复，有力量与邪气抗争，仍然可能再出现高热，所以吴鞠通所说的“邪少虚多”，应当理解为邪气的表现少，正虚的表现多，而不能理解为邪气已经解除了。所谓低热，是指体温在38℃以下。手足心热甚于手足背，就是指五心烦热，阴虚的病人为什么会出现两个手心、两个足心和心窝部热？因为虚热在厥阴经和少阴经，阴经有热，就要从阴经向外发散，从哪里散热呢？循着经脉的运行向外散。经脉的循行路线上分布着众多腧穴，经脉就可以通过腧穴向外散热。足少阴肾经的涌泉穴在足心，肾经的虚热通过涌泉穴向外散，所以出现足心热。手厥阴心包经的劳宫穴在手心，厥阴经通过劳宫穴向外散热，所以出现手心热。任脉总领一身之阴，是阴经之总督，行于人身前部正中线，心窝部有任脉的膻中穴，从这里向外散热，就出现心窝部烦热。由于阴虚内热通过阴经的腧穴向外发散，所以属阴的手足心热甚于属阳的手足背。肝肾阴伤，真阴不足，肺、胃的津液不能上供，所以口燥咽干。津液不足，不能滋养肌肉和皮毛，就出现口唇干裂，形体消瘦，皮肤干皱。肾主骨生髓，齿为骨之余，肾精不足，骨髓不充，牙齿失养，所以干黑而无光泽，甚则如枯骨。肾开窍于耳，肾精亏耗不能上荣于耳，所以出现耳聋。肝血肾精不足，导致心阴不足而心神失养，功能低下，所以病人精神萎靡不振，倦怠昏睡，这是将要陷入昏迷的前兆，这种情况就如同鱼因水少缺氧而萎靡，进而就干

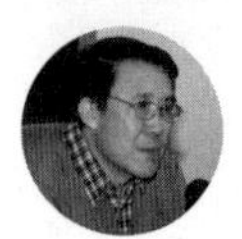

死一样。这种神志改变不是热扰心神，所以病人不躁动，而是将要陷入昏睡状态。舌质干绛，甚或紫晦无光泽，是肝血肾精耗损，血容量严重不足而致血液黏稠凝滞的表现。脉虚大，是因为真阴不足而致血中津液大亏，阴不制阳，阳气浮动，支撑脉管，所以轻取脉大，但是重按则空瘪。这种病人还可以出现脉搏的跳动非常迟缓，而且在迟缓中还有结代的现象。出现这种脉象是因为真阴耗损而致血中津液不足，血液黏稠涩滞，所以流动缓慢而致脉搏跳动迟缓，血液黏稠涩滞，不仅流动缓慢，而且涩滞难行，在运行中时有停顿，所以脉搏不仅迟缓而且时有结代。综合上述症状来看，这个证候不仅是肝、肾阴虚，真阴耗损，而且心阴也大亏，心的病变当然也包括心包。可以说，它是上焦手少阴心与手厥阴心包，下焦足少阴肾与足厥阴肝两少阴、两厥阴同病，“邪少虚多”的重证。

真阴耗损证的治疗应当滋补阴液。由于阴亏而导致脉虚大或迟缓结代，滋阴就可以使脉象恢复正常，所以其治法称为滋阴复脉法，代表方剂是加减复脉汤，这个方剂是由复脉汤加减所组成。复脉汤原方出自《伤寒论》，又名炙甘草汤。《伤寒论》第177条说：“伤寒，脉结代，心动悸，炙甘草汤主之。”炙甘草汤由炙甘草、人参、生姜、大枣、桂枝、清酒、生地、麦冬、阿胶、麻仁组成，在原文中还注明炙甘草汤“一名复脉汤”。它的主治证是外感寒邪，损伤心阳，导致心脏的阳气不足，由于阳气不足，对血液推动无力而出现脉结代，阳气对心脏失于温煦而心动悸。要使脉搏恢复正常的跳动，就必须恢复脉中的阳气，炙甘草汤就是恢复脉中阳气的方剂，所以又名“复脉汤”。方中以炙甘草为君药，补中气以充化源，使后天之本生化有源，则全身气血恢复，脉中的阳气自然恢复。人参、大枣甘温补气。桂枝、生姜、清酒都是辛温药，温阳散寒，通血脉，促进血液运行。炙甘草、人参、大枣补气，桂枝、生姜、清酒在补气的基础上通阳，脉中的阳气恢复了，血脉通畅，脉搏的跳动自然就恢复正常。方中的生地、麦冬、阿胶滋阴养血，麻仁润燥。

伤寒病是因为寒邪损伤脉中的阳气而导致脉结代，为什么加这么多滋阴养血润燥的药物呢？这有两方面的原因：一方面是病人可能平素体质不好，心脏的阳气和营血不足，心气、心血两亏，所以感受寒邪之后很容易诱发心

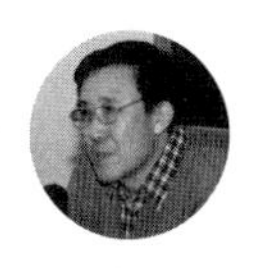

功能失常，如果是健康人，感受寒邪后不至于出现这么严重的病变。根据这个方剂的药物组成来以方测证，可以推测这种病人平素可能就是气血不足的体质，受寒之后阳气受损，就更加重了病情，所以在补气通阳的同时，要加入滋阴养血的药物。另一方面的原因是，桂枝、生姜、清酒都是辛温燥烈的药物，它们固然可以通阳，但是也容易耗散阴血，所以在用这些刚燥药物通阳的同时，加入滋阴养血润燥的药物来制约桂枝、生姜、清酒的燥烈之弊，防止产生副作用。这个方剂组成，既有补气通阳的药，又有滋阴养血的药，可以说补气通阳而不燥烈，滋阴养血而不柔腻，配伍非常平和精当，但在平和之中，又以补气通阳为主。而温病中出现"脉结代，甚则脉两至者"，则是因为热邪耗伤真阴，脉中的阴液亏损，血液黏滞，运行艰难涩滞所致，治疗必然要从复脉中之阴入手。正如吴鞠通在第一条分注中所说："故以复脉汤复其津液，阴复则阳留，庶可不至于死也。去参、桂、姜、枣之补阳，加白芍收三阴之阴，故云加减复脉汤。在仲景当日，治伤于寒者之结代，自有取于参、桂、姜、枣复脉中之阳，今治伤于温者之阳亢阴竭，不得再补其阳也。用古法而不拘用古方，医者之化裁也。"按吴氏的说法，仲景当日用复脉汤，是治疗寒邪损伤心脏的阳气，所以用参、桂、姜、枣、清酒，补气通阳，恢复脉中的阳气，使阳气推动血液运行的功能恢复了，脉搏自然就恢复，所以称其作用为"复脉中之阳"。温病的病人不是心阳不足，而是心阴不足，治疗应当滋阴补血，使脉中的阴血恢复，血液得到稀释，流动自然就通畅了，所以称其为复脉中之阴。加减复脉汤是由复脉汤减去参、桂、姜、枣、清酒，加白芍组成。在原方的补气药中保留了炙甘草，它与白芍相伍，可以酸甘化阴，再配伍生地、麦冬、阿胶，共同滋阴补血，这个方剂总的来说是以甘寒、酸寒为主，所以它滋而不腻。

伤寒与温病都可以出现脉结代，治疗都用复脉法，但是因为二者的病因病机不同，所以使用的药物也大不相同。从复脉法的临床运用，可以看出吴鞠通"用古法而不拘用古方，医者之化裁也"的辨证处方思路。这个方剂的加减化裁，突出地体现了吴鞠通对张仲景《伤寒论》治疗方法的发展。

还需要说明的是，复脉汤中的麻仁，既不是滋阴药，又不是养血药，它含有油脂，是润燥药，至于方中为什么用润燥的麻仁，历来看法颇不一致。

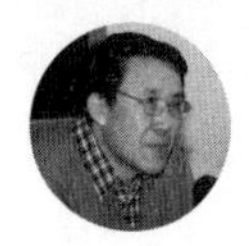

有人认为麻仁二字是错简，因为《伤寒论》原书经过兵火洗劫后，已经残缺不全了，王叔和见到的就是残简，可能这片书简的上半段烧掉了，下半段正好这保留了一个“仁”字，王叔和整理残简时就补进一个“麻”字，历代相传，方中就沿用了麻仁这味药，但是麻仁在方中的作用确实不好解释，所以有些学者认为它是错简，原书中应该是枣仁。吴鞠通在加减复脉汤方后对麻仁这味药有按语，他说：“按：柯韵伯谓旧传麻仁者误，当系枣仁。彼从‘心动悸’三字中看出传写之误，不为无见。今治温热，有取于麻仁甘益气，润去燥，故仍从麻仁。”这种看法是很有道理的。

加减复脉汤用大量滋阴养血的药物补肝肾之阴，通过滋阴以复脉，是治疗下焦温病真阴耗损的基础方。在《温病条辨·下焦篇》中，这个方剂有五个加减方，吴鞠通统称为“复脉法”或“复脉辈”，按现代的说法，可以说是复脉系列方，其中救逆汤与一甲复脉汤两个方剂是治疗真阴耗损证的兼证的，在这里仅做简要的讲解。

救逆汤是治疗真阴耗损兼汗出不止的方剂，它见于“下焦篇”第二条。这一条是论述温病误用辛温解表药而导致阴伤，甚至气阴两伤的证治。条文中所说的“温病误表，津液被劫”，是指温病误用辛温解表药而导致津液大伤。“心中震震”，是因为津伤阴亏，心失濡养，心肌拘挛所致。心阴亏不能濡润于舌，则舌体僵硬蹇涩，称为“舌强”。神失所养，则“神昏”。津伤阴亏，治疗应当滋阴生津，所以说“宜复脉法复其津液”，如果服加减复脉汤后，舌体潮润有津而不再僵硬，说明津液已经恢复，是有生机之兆，这就是条文所说的“舌上津回则生”。

如果误用辛温解表后不仅“心中震震，舌强，神昏”，甚至“汗自出，中无所主”，则说明误汗不仅伤津，而且耗气，竟致气阴两伤。气伤不能敛津，则汗出不止，汗出不止则更伤津耗气，使津气无所主宰，将成虚脱之势。如果津气欲脱，再单纯用加减复脉汤复其阴，已经不能胜任，治疗应当滋阴潜阳，敛阴固脱，以“救逆汤主之”。救逆汤由加减复脉汤去麻仁，加生龙骨、生牡蛎组成。生龙骨、生牡蛎都是重镇潜阳，收敛固摄药，有潜阳敛汗，防止津液外泄以保存津液的作用。因为麻仁有滑泄作用，不利于大汗出，所以去掉它。如果见“脉虚大欲散者”，是将要虚脱的征象，所以加人

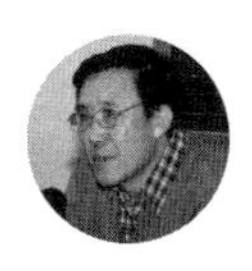

参补气敛阴以固脱。

一甲复脉汤是治疗真阴耗损兼大便溏泄的方剂，它见于“下焦篇”第九条和第十条。第九条是讲述温病用攻下法之后，大便溏而频数的证治。“下后大便溏甚，周十二时三四行”，是指温病用攻下法之后，出现便溏不止，一昼夜泄泻三四次的症状。一般来说，如果温病具有可下之征，用攻下法之后，燥屎已去，应当不再大便，如果攻下之后反而便溏频繁，可能有两种情况：一是患者阳气素虚，苦寒攻下更伤其阳，以致阳气失于固摄而便溏不止；一是不当下而强下，以致便溏频频。下后便溏而“脉仍数者”，说明余热未尽。其便溏不止，且余热未尽，必致津液大伤而有亡阴之虞，应当滋阴与止泻并施，但是滋阴之品又有滑肠之弊，所以应当先止其泻，以“一甲煎主之”，等泻止之后，再议复阴。一甲煎中用生牡蛎二两，其味咸性寒，既能固摄止泻而达到存阴的目的，又能清除余热，正如吴氏在本条分注中所说：“下后法当数日不大便，今反溏而频数，非其人真阳素虚，即下之不得其道，有亡阴之虑。若以复脉滑润，是以存阴之品，反为泻阴之用，故以牡蛎一味，单用则力大，既能存阴，又涩大便，且清在里之余热，一物而三用之。”这里应当强调的是，煅牡蛎虽然止泻作用强于生牡蛎，但是煅过之后已失去寒性，纯属兜涩之品，易于敛邪，所以只能生用而不能用煅者。

服一甲煎一两日后，如果“大便不溏者”，可以考虑用滋补之品复其已伤之阴，但因其泄泻刚刚停止，骤用滋阴柔润之品恐又致便溏复发，所以应当滋阴与固摄并施，“可与一甲复脉汤”。其方即由加减复脉汤去滑肠之麻仁，加涩肠之牡蛎而组成。

第十条是补充第九条，强调下焦温病又见大便溏的治法。“下焦温病”，是指热邪深入下焦，耗伤真阴之虚证。“但大便溏者，即与一甲复脉汤”，是指只要见到大便溏，不论是否用过下法，也不论其便溏的轻重，都必须用一甲复脉汤。下焦温病之见大便溏，可因攻下所致，也可因热邪下迫大肠，逼津液下渗而下利不止，下利则伤阴，甚则导致真阴耗损。总之，真阴亏损又下利便溏，则其阴更伤，所以应当在滋阴之中加固摄止泻之品，以防滑泄之弊。正如吴氏在本条分注中所说：“温病深入下焦劫阴，必以救阴为急务，然救阴之药多滑润，但见大便溏，不必待日三四行，即以一甲复脉法，复阴之中，预防泄阴之弊。”

救逆汤与一甲复脉汤都是加减复脉汤的附方，因为一个是治疗有汗出不止的兼证，一个是治疗有大便溏泄的兼证，所以两方中都去掉了有滑泄作用的麻仁。

第三条、第四条、第五条、第六条、第七条、第八条、第十九条都是补充第一条，进一步深入分析加减复脉汤的用法。

第三条是讲述温病耳聋的治疗及治疗禁忌。温病“六七日以后”出现“耳聋”，是因为热邪深入下焦，迁延日久，耗损真阴，肾精不能上荣于耳所致，其病在足少阴肾，属虚证。除见耳聋外，还必见“口干舌燥，甚则齿黑，唇裂”，“脉虚大，手足心热甚于手足背”等真阴耗损的症状。“病系少阴，与柴胡汤者必死”，是与伤寒少阳病的耳聋相鉴别。伤寒少阳病的耳聋，属半表半里证，是因风寒邪气侵袭足少阳胆经，使少阳枢机不利，经气阻滞所致，其治疗应当和解表里，疏通少阳，方用小柴胡汤。温病的耳聋病在足少阴肾，是真阴耗损所致，若以小柴胡汤升散之剂治疗，则下劫真阴而鼓动虚火，势必导致阴竭于下，阳亢于上，而成下竭上厥的危证，所以吴氏说“必死”，治疗应当滋养真阴以“复其精”，方用“复脉辈”，即加减复脉汤之类。

第四条是讲述体虚之人又感受温热邪气的证治。“劳倦内伤”一句，指出其人素有劳倦内伤，或气虚，或阴虚，或气阴两虚，是正气已先亏于内。“复感温病，六七日以外不解者”，是指又感受温热邪气，迁延日久，深入下焦而致真阴耗损。若素体阴虚者，则其阴亏更甚，恐成亡阴脱液之证；若素体气虚或气阴两虚者，则恐有津气欲脱之虞。所以说，虚人感温，更当急保其阴，要以加减复脉汤之类方剂复其阴，阴复则阳气也不致外脱，守阴就可以留阳。如果服两三剂后已无身热而出现倦怠乏力，说明是气阴两虚，可以在方中加人参以气阴两补。

第五条是讲述温病汗、下之后病仍不解而真阴已亏的证治。“已汗而不得汗”，是因为发汗伤阴，真阴耗损，津液大亏，汗无来源。“已下而热不退”，是指攻下之后，腑实虽去而热邪并未尽除。“六七日以外”，是指温病已迁延日久，除“已汗而不得汗，已下而热不退”之外，还必见真阴耗损的

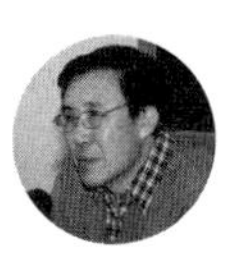

各种症状。“脉尚躁盛者”，指出汗、下之后，热邪仍未尽除，但正气也还可以与之抗衡，正邪交战，所以脉象躁动不安。此时若攻其邪，则必伤其正，所以应当用加减复脉汤滋阴以扶正，助正气以祛邪，是“寓攻于补”之法。加减复脉汤是纯补之剂，一般而言，应当是在真阴耗损，邪气已尽之时才可以用，若热邪尚盛者则不宜用，防其恋邪。然而本证是汗、下之后，热邪不为药衰，而真阴耗损过甚，若不救阴，则势将亡阴，所以必须“重与复脉汤”以补其真阴，阴复则有逐邪之力，扶正即可以敌邪。“重与”，是说用药剂量宜大。

第六条是讲述温病误用升提、发散之药导致真阴耗损的证治。温病忌升提、发散之品，如果误用，则劫阴耗气且助长热邪。“脉结代，甚则脉两至者”，是阴伤过甚，血中津涸，血液黏稠，而且心气亦衰，推动无力，血行艰涩的征兆。“脉两至”，是指脉搏一息两至，正常人的脉搏是一呼一吸四至，闰以太息，每分钟平均 64 ～ 72 至，而一呼一吸脉两至，每分钟平均不到 40 至，也就是迟脉之甚者，属心阴与心气大伤的危象。以脉测证，其真阴耗损的严重程度可知，所以急当“重与复脉”，以复其将竭之阴，使阴复而气生，虽有其他兼证，待气阴恢复之后再议，即条文中所说的“虽有他证，后治之”。这是急以存阴为务，先留其人，后治其病之法，也就是吴氏在本条分注中所说的“此留人治病法也，即仲景里急，急当救里之义”。

第七条是讲述温热病汗、下后真阴耗损的证治。“汗、下后”，是指温热病用发汗、攻下法之后。“口燥咽干，神倦欲眠，舌赤苔老”，是阴液大伤，真阴耗损的征象。真阴耗损则津不上承，所以“口燥咽干”“舌赤苔老”，真阴耗损则心阴亦亏，神失所养，所以“神倦欲眠”。证属手、足少阴阴液大伤，所以要“与复脉汤”以复其阴。

第八条是总括论述加减复脉汤的应用。“热邪深入”，是指温热邪气已深入下焦。“或在少阴”，是指在足少阴肾，“或在厥阴”，是指在足厥阴肝。肝藏血，肾藏精，精血互生，肝肾同源，二者关系密切，可以说真阴耗损就是肝血肾精大亏之证，两脏同源，治亦同法，所以“均宜复脉”。正如吴氏在本条分注中所说：“此言复脉为热邪劫阴之总司也。盖少阴藏精，厥阴必待少阴精足而后能生，二经均可主以复脉者，乙癸同源也。”

第十九条是讲述下焦温病欲作战汗的病机及治法。“邪气久羁，肌肤甲错”，是指温病迁延日久，热邪耗损真阴，肌肤失于濡润，出现干燥粗糙脱屑，甚至干燥如鳞甲的症状。在这种情况下，如果有燥屎内结，用攻下法之后燥结已去，则气机通畅，无形热邪有溃散外达之机，正气奋起驱邪，可以出现正邪交争而全身战栗，这是“欲作战汗也”。还有一种情况，是真阴耗损之证服用滋阴增液药物后阴液恢复，正气奋起驱邪，正邪交争，蒸迫津液，也可出现全身战栗而“欲作战汗”。总而言之，“或因下后邪欲溃，或因存阴得液蒸汗”，但是因其正气已虚，不能立即驱邪外出，所以出现正邪交争而战，全身战栗的现象，即条文中所说的“阴阳互争而战者”。此时应当用“复脉汤热饮之”，就是指用加减复脉汤补阴液，以充其汗源，而“热饮之”又可以助阳气以鼓邪外出。如果正气大虚，抗争无力者，可以“加人参”补正气以鼓邪。如果虽然阴伤正虚，但是肌肉尚充盛，人体尚未大虚者，则可以不用药物，只需嘱病人静卧以待，不可妄动，旁人也不可去骚扰，以防消耗正气，其正气自可鼓汗而出。待战汗之后，邪气已退，次日再用补阴的方药。

在第一条、第三条、第四条、第五条、第六条、第七条、第八条、第十九条中，吴鞠通在有的条文中说用“加减复脉汤”，有的条文中说用“复脉汤”，这两种说法其实都是指同一个方剂，“加减复脉汤”是全称，“复脉汤”是其简称，千万不要误解为是用《伤寒论》的“复脉汤”原方。还有的条文中说用“复脉辈”“复脉法”“复脉”，这是指在用“加减复脉汤”的基础上再根据病情灵活加减化裁使用，不必拘于原方，也就是吴氏在第三条分注中所说的：“曰宜复脉辈者，不过立法如此，临时对证，加减尽善，是所望于当其任者。”

2. 亡阴脱液

十三、热邪深入下焦，脉沉数，舌干，齿黑，手指但觉蠕动，急防痉厥，二甲复脉汤主之。

此示人痉厥之渐也。温病七八日以后，热深不解，口中津液干涸，但觉手指掣动，即当防其痉厥，不必俟其已厥而后治也，故以复脉育阴，加入介

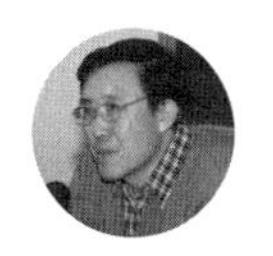

属潜阳，使阴阳交纽，庶厥可不作也。

二甲复脉汤方（咸寒甘润法）

即于加减复脉汤内加生牡蛎五钱、生鳖甲八钱。

十四、下焦温病，热深厥甚，脉细促，心中憺憺大动，甚则心中痛者，三甲复脉汤主之。

前二甲复脉防痉厥之渐，即痉厥已作，亦可以二甲复脉止厥。兹又加龟板名三甲者，以心中大动，甚则痛而然也。心中动者，火以水为体，肝风鸱张，立刻有吸尽西江之势，肾水本虚，不能济肝而后发痉，既痉而水难猝补，心之本体欲失，故憺憺然而大动也（此心动与水停心下者相反。心为丁火，所恶者客水，而所喜者真水，故心与肾并主少阴也。一则水气上凌心，若薪炭之见水而爆沸也；一则水不济火，若游鱼之失水而腾跃也。一则通阳利水，一则潜阳补水，当于脉证辨之——朱评）。甚则痛者，阴维为病主心痛，此证热久伤阴，八脉丽于肝肾，肝肾虚而累及阴维，故心痛，非如寒气客于心胸之心痛可用温通，故以镇肾气，补任脉，通阴维之龟板止心痛，合入肝搜邪之二甲，相济成功也。

三甲复脉汤方（同二甲汤法）

即于二甲复脉汤内加生龟板一两。

十五、既厥且哕（俗名呃忒），脉细而劲，小定风珠主之。

温邪久踞下焦，烁肝液为厥，扰冲脉为哕，脉阴阳俱减则细，肝木横强则劲。故以鸡子黄实土而定内风。龟板补任（谓任脉）而镇冲脉。阿胶沉降，补液而息肝风。淡菜生于咸水之中而能淡，外偶内奇，有坎卦之象，能补阴中之真阳，其形翕阖，故又能潜真阳之上动。童便以浊液仍归浊道，用以为使也。名定风珠者，以鸡子黄宛如珠形，得巽木之精而能息肝风，肝为巽木，巽为风也。龟亦有珠，具真武之德而镇震木。震为雷，在人为胆，雷动未有无风者，雷静而风亦静矣。亢阳直上巅顶，龙上于天也，制龙者，龟也。古者豢龙御龙之法失传已久，其大要不出乎此（鳖名神守，亦此义——朱评）。

小定风珠方（甘寒咸法）

鸡子黄（生用）一枚　真阿胶二钱　生龟板六钱　童便一杯　淡菜三钱

水五杯，先煮龟板、淡菜得二杯，去滓，入阿胶，上火烊化，内鸡子黄，搅令相得，再冲童便，顿服之。

十六、热邪久羁，吸烁真阴，或因误表，或因妄攻，神倦，瘈疭，脉气虚弱，舌绛苔少，时时欲脱者，大定风珠主之。

此邪气已去八九，真阴仅存一、二之治也，观脉虚、苔少可知，故以大队浓浊填阴塞隙，介属潜阳镇定。以鸡子黄一味，从足太阴下安足三阴，上济手三阴，使上下交合，阴得安其位，斯阳可立根基，俾阴阳有眷属一家之义，庶可不致绝脱欤！

大定风珠方（酸甘咸法）

生白芍六钱　阿胶三钱　生龟板四钱　干地黄六钱　麻仁二钱　五味子二钱　生牡蛎四钱　麦冬（连心）六钱　炙甘草四钱　鸡子黄（生）二枚　鳖甲（生）四钱

水八杯，煮取三杯，去滓，再入鸡子黄，搅令相得，分三次服。喘，加人参；自汗者，加龙骨、人参、小麦；悸者，加茯神、人参、小麦。

七十八、燥久伤及肝肾之阴，上盛下虚，昼凉夜热，或干咳，或不咳，甚则痉厥者，三甲复脉汤主之，定风珠亦主之，专翕大生膏亦主之（此方不专治前证也，凡上实下虚，肾液不足及妇人血海枯干，八脉伤损等证，胥可以此治之，其用宏矣——朱评）。

肾主五液而恶燥，或由外感邪气久羁而伤及肾阴，或不由外感而内伤致燥，均以培养津液为主。肝木全赖肾水滋养，肾水枯竭，肝断不能独治，所谓乙癸同源，故肝肾并称也。三方由浅入深，定风浓于复脉，皆用汤，从急治。专翕取乾坤之静，多用血肉之品，熬膏为丸，从缓治。盖下焦深远，草木无情，故用有情缓治。再，暴虚易复者，则用二汤，久虚难复者，则用专翕。专翕之妙，以下焦丧失皆腥臭脂膏，即以腥臭脂膏补之，较之丹溪之知柏地黄云治雷龙之火而安肾燥，明眼自能辨之。盖凡甘能补，凡苦能泻，独不知苦先入心，其化以燥乎！再，雷龙不能以刚药直折也，肾水足则静，自能安其专翕之性。肾水亏则动而躁，因燥而躁也。善安雷龙者，莫如专翕，观者察之。

三甲复脉汤、定风珠（并见前）

专翕大生膏（酸甘咸法）

人参二斤（无力者以制洋参代之）　茯苓二斤　龟板（另熬胶）一斤　乌骨鸡一对

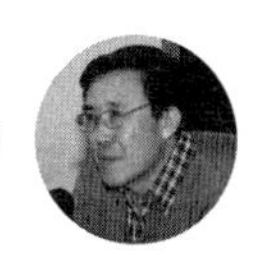

鳖甲（另熬胶）一斤　牡蛎一斤　鲍鱼二斤　海参二斤　白芍二斤　五味子半斤　麦冬（不去心）二斤　羊腰子八对　猪脊髓一斤　鸡子黄二十圆　阿胶二斤　莲子二斤　芡实三斤　熟地黄三斤　沙苑蒺藜一斤　白蜜一斤　枸杞子（炒黑）一斤

上药分四铜锅（忌铁器，搅用铜勺），以有情归有情者二，无情归无情者二，文火细炼六昼夜，去渣，再熬三昼夜，陆续合为一锅，煎炼成膏，末下三胶，合蜜和匀，以方中有粉无汁之茯苓、白芍、莲子、芡实为细末，合膏为丸。每服二钱，渐加至三钱，日三服，约一日一两，期年为度，每殒胎必三月。肝虚而热者，加天冬一斤、桑寄生一斤，同熬膏，再加鹿茸二十四两为末（本方以阴生于八，成于七，故用三七二十一之奇方，守阴也。加方用阳生于七，成于八，三八二十四之偶方，以生胎之阳也。古法通方多用偶，守法多用奇，阴阳互也）。

征按：此集始于银翘散之清芬，终于专翕膏之浊臭，本乎天者亲上，本乎地者亲下，则各从其类也。后之览者，亦可以悟三焦大意矣。

【讲评】第十三条、第十四条、第十五条、第十六条、第七十八条都是讲述亡阴脱液证的临床表现与治法。综合这些条文所讲述的内容，结合临床实践来看，亡阴脱液证的临床表现多见：不发热或低热，目陷睛迷，齿燥如枯骨，齿上积垢，呃逆声微，二便不通，两颧红赤，四肢厥逆，神昏嗜睡，手指但觉蠕动，甚或瘛疭，心中憺憺大动，虚喘息微，舌瘦薄萎软，光绛无苔，脉细促或微细欲绝。

分析其病机，亡阴脱液证是真阴耗损证的进一步发展，它是温病后期热邪深入下焦，消耗肝血肾精，在真阴耗损的基础上出现的全身各部位体液严重不足，甚至枯涸的危重证。因其正气大衰，无力抗邪，所以病人不发热或仅见阴虚低热。目陷，是指眼眶塌陷，是严重脱水的表现，睛迷，是指瞳孔散大，目中不了了，睛不和，手在病人眼前晃动没有反应，是肾水亏不能上注瞳神的表现。齿燥如枯骨，是指牙齿干燥，如同干枯的骨骼一样，是肾精大亏，不能充养骨髓，骨髓干枯而不能充养牙齿的表现。这个指征是非常客观的，牙齿干枯了，全身的骨骼肯定也干枯，这是先天之本败绝的标志。齿上有积垢，是指牙齿上有灰黑色的齿垢，叶天士说："若齿垢如灰糕样者，胃气无权，津亡，湿浊用事，多死。"可见齿垢的生成，是胃中的津气败绝，浊气上泛的标志。在正常情况下胃气是以下行为顺，胃气下行，浊气才能下降，如果胃中津气败绝，不能下行，就不能控制浊气而致浊气上泛。正气衰竭，浊气上泛，是后天之本败绝的标志。齿燥是先天之本败绝，积垢是后天之本败绝，仅从牙齿的表现就可以看出先、后天已经败绝，所以说这个证候是危重证。呃逆声微，是指呃逆时断时续，声音低微，这个症状也是胃气败绝，虚气上逆的表现，也意味着病情危重。大便不通，不是一般的津伤肠燥所致，而是津液枯涸的表现，因为体液亡失，所以大、小便俱无。两颧红赤，是虚火上炎的征兆。四肢厥逆，是因亡阴脱液，津液大亏，血液黏稠凝聚，气血凝滞不通，阳气不达四末所致。神昏嗜睡，是真阴耗损，阴不能生阳，心阴、心阳大亏而致心神失养的结果，因为既不是热扰心神，也不是痰蒙热扰，所以这种病人既不烦躁，也无谵语，只呈嗜睡状态，是功能衰竭的表现。手指但觉蠕动，是指手指轻微地、很不明显地颤动。瘛疭，是指四肢轻微地徐徐抽动。手指但觉蠕动，甚或瘛疭，是动风的表现，但不是四肢抽搐，颈项强直，角弓反张，因为它不是实热动风的证候，而是肾阴大亏，肾水不能涵养肝木，筋脉因失养而拘挛的动风，所以称为水不涵木，虚风内动，因为是虚证，所以抽搐轻微、徐缓、无力。心中憺憺大动，是形象地描述病人出现严重心悸的症状。憺憺大动，是指心中悸动不安，心脏搏动的幅度很大，其动应衣，就是说，心脏跳动能鼓动衣服颤动，这是因为真阴大亏，全身津液枯涸，心阴也已经枯竭，心中因无血而空跳，代偿性地使幅度加大，但是也没有血液以供养周身。甚则心中痛，是指病人出现心前区疼痛的症状，这是因为心阴亏不能滋养心肌而导致心脏拘挛，气血不通，不通则痛，所以在心中憺憺大动的情况下又出现心中痛。虚喘息微，是指呼吸微弱，少气不足以息，是肺气衰败欲绝的表现。舌体瘦薄，是指舌体瘦小，萎软，是指舌肌失去弹性，转动不灵。舌体瘦薄萎软，是津液大亏、舌肌失养的标志。舌绛，是血液黏稠凝聚的征兆，舌光而无苔，是胃气败绝不能生苔布苔的表现。脉细，是因为脉管中津液大亏，血容量不足而致脉管收缩。脉促，是指脉数而结代，其脉数，是虚热内扰，心脏搏动代偿性加快在脉象上的反映。心阴大亏，血液黏涩，血液在流动中因为涩滞而停顿，脉搏就出现了结代。总而言之，脉细数而结代，是亡阴脱液，心阴大亏的表现。脉微细欲绝，是指脉搏极细极弱，似有似无，这是阴损及阳，由亡阴脱液而导致阳

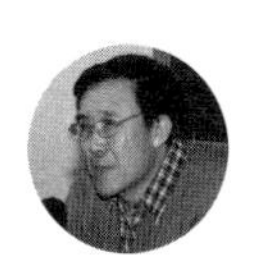

无以生，向亡阳发展的表现，因为阴、阳将亡，脉气衰微，所以脉微细欲绝。由上述症状可以看出，亡阴脱液证涉及肝、肾、心、肺、胃等多个脏器，先天之本、后天之本都将要败绝，藏血之脏肝无所藏，主血之脏心无所主，君主之官神明失守，相傅之官气无所依，全身功能都已衰竭，病人已经了无生机，所以称之为危重证，必须采取急救措施。

因为亡阴脱液证是阴液将亡，甚至阴损及阳而导致阴阳俱亡的危重证，所以治疗要以大队滋阴增液药物填补真阴，守阴以留阳，因为阴虚则阳浮，所以同时还要辅以甲壳之类药物重镇潜阳以固摄津气，这种治法称为滋阴增液，潜阳固摄法。二甲复脉汤、三甲复脉汤、大定风珠三个方剂都是由加减复脉汤加味所组成，都属于“复脉辈”的范畴，都有滋阴增液，潜阳镇摄的作用，在临床实践中，可以根据病情的缓急程度斟酌选用。

二甲复脉汤的适应证，是在真阴耗损的基础上，又出现了“手指但觉蠕动”，甚或瘛疭的症状。这是因真阴亏损而出现的水不涵木，虚风内动的倾向，所以加生牡蛎、生鳖甲这两味咸寒质重的甲壳类药物滋补肝肾，潜阳镇摄，以息虚风，这也正是吴鞠通“治下焦如权，非重不沉”学术思想的体现。

三甲复脉汤的适应证，是在二甲复脉汤证的基础上，又出现“心中憺憺大动，甚则心中痛”的症状，这是心阴大亏的表现。之所以加生龟板，是因为龟板性味甘平，不仅能滋补肝肾，潜阳镇摄，还能补血养心，镇心安神，这是生牡蛎和生鳖甲所不具备的作用。

大定风珠的适应证，是病情非常危重，已经见“时时欲脱”之象，随时都有亡阴、亡阳的危险。吴鞠通在第十六条分注中说这个证候是“邪气已去八九，真阴仅存一二”的危重证，所以加鸡子黄、五味子，“以大队浓浊填阴塞隙，介属潜阳镇定。以鸡子黄一味，从足太阴下安足三阴，上济手三阴，使上下交合，阴得安其位，斯阳可立根基，俾阴阳有眷属一家之义，庶可不致厥脱欤”。从吴氏之说可以看出，大定风珠是在病情最为危重的情况下，加入鸡子黄以补益后天，调和阴阳的方剂，也是填补作用最强的方剂。吴氏在这个方剂的煎服法中还有针对不同情况的加味法。“喘，加人参”，就是指如果出现肺气将绝的虚喘，要加人参补肺气，大定风珠里有麦冬、五味

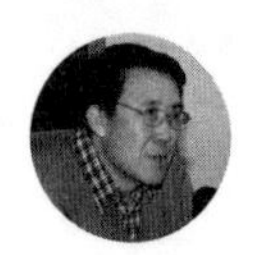

子，再加人参就组成了生脉散，用以补肺气，固脱平喘。“自汗者，加龙骨、人参、小麦”，这种自汗是亡阴、亡阳的绝汗，所以加龙骨镇摄潜阳以止汗，加人参配麦冬、五味子以敛汗固脱，加浮小麦益心气以止汗。“悸者”，就是指心中憺憺大动不止，在这种情况下，“加茯神、人参、小麦”以养心安神。

二甲复脉汤是由加减复脉汤加生牡蛎五钱、生鳖甲八钱组成。三甲复脉汤是由二甲复脉汤加生龟板一两组成。大定风珠是由三甲复脉汤加鸡子黄、五味子组成。但是吴鞠通为什么不说大定风珠是三甲复脉汤加鸡子黄、五味子，而在书中把药物重新写一遍呢？从书中可以看出，二甲复脉汤是在加减复脉汤原方剂量不变的基础上，加生牡蛎五钱、生鳖甲八钱。三甲复脉汤是在二甲复脉汤剂量不变的基础上，再加生龟板一两。而大定风珠中除鸡子黄、五味子之外的药物虽然与三甲复脉汤相同，但是剂量不同，方中的麻仁由三钱减为二钱，麦冬由五钱增为六钱，炙甘草由六钱减为四钱，生牡蛎由五钱减为四钱，生鳖甲由八钱减为四钱，生龟板由一两减为四钱，在此基础上再加鸡子黄二枚、五味子二钱。为什么在剂量上进行这样的调整呢？应当认真分析。这三个方剂中的阿胶、牡蛎、龟板、鳖甲、鸡子黄都是动物药，属血肉有情之品，除了牡蛎之外，都是作用极强的滋补药，也可以称为填补药，具有“填阴塞隙”的作用，但是这些药物性质“浓浊”，它们不仅浓浊黏腻，而且味腥难咽。王孟英对大定风珠的评价是：“定风珠一派腥浊浓腻，无病人胃弱者亦难下咽，如果厥哕欲脱而进此药，是速其危矣。”这就是说，这些药物填补的作用虽然强，但是副作用也大，在已经出现胃气衰败倾向的情况下，再用这类药，病人无法消化吸收，很可能因其腥浊而把药吐出来，呕吐就更消耗胃气，反而促进病人死亡。王孟英的这种说法很有道理，确实符合实际，但是在这种情况下，除了用这类药，又有什么办法呢？王孟英批评了吴鞠通的治法，他也没有提出好办法来，因此可以说，这类药物的使用，本来就是在没有办法的情况下想出来的办法。吴鞠通本人也充分意识到了这种副作用，他自己说得很清楚：“故以大队浓浊填阴塞隙”，说明他知道这类药物是浓浊的，但是又没有别的办法，所以他在这三个方剂中采取了能少用一味药就尽量少用一味，不得不加药物就减少药物用量的做法，以把副作用减到最低程度。大定风珠的药物中血肉有情之品最多，但剂量却最小，

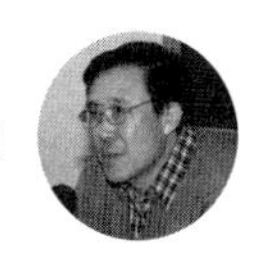

这就是加药减量做法的体现。

加减复脉汤、救逆汤、一甲复脉汤、二甲复脉汤、三甲复脉汤、大定风珠这六个方剂，统称“复脉辈”。这六个方剂是由滋补而至填补的加味过程，是治疗温病后期真阴耗损以至亡阴脱液的代表方剂，也是滋阴法在温病治疗中具体运用的范例，但其基础方加减复脉汤却是由《伤寒论》的复脉汤加减化裁而来，这也是吴鞠通对张仲景学术思想的又一大发展。

在第十三条、第十四条、第十五条、第十六条、第七十八条的原文中，有几个问题需要加以说明。

第十三条中说：“手指但觉蠕动，急防痉厥”，说明是已经出现了水不涵木，虚风内动的倾向，但是病情尚轻，还没有达到痉厥重证的程度，所以用二甲复脉汤滋阴潜阳以“急防痉厥”。

第十四条中所说的：“下焦温病，热深厥甚，脉细促……”这段话中“热深厥甚”的说法是错误的。“热深厥甚”，是指热邪炽盛而四肢厥逆，而且热势越重，厥冷越甚，这种情况一般出现在实热证中，是因为邪气盛而正气不衰，正邪激争而见高热，因为正气集中全力与邪气抗争而致阳气不能达于四末，所以四肢厥逆。“下焦温病”的亡阴脱液证已见“脉细促”的表现，可见已经是正气衰竭的阶段，病人并无高热，或不发热，这意味着正气已经没有抗邪能力。这种病人的四肢厥逆，是因为阴液大亏，血液黏聚，气血不通，阳气不达于四末所致，所以虽然有“厥甚”但却不会有“热深”的表现，吴鞠通的这种说法是把阴虚而致的肢厥与实热而致的肢厥从病机上混为一谈了。

第十五条中所说的“既厥且哕（俗名呃忒）”，是指既见痉厥又见呃逆。“厥”，是指昏厥与肢厥，并不包括痉，但是吴鞠通在本条分注中说：“温邪久踞下焦，烁肝液为厥”，“阿胶沉降，补液而息肝风”，由其分注所说可知，其证候是既有虚风内动的痉证，又见四肢厥逆的厥证，条文中的“厥”字，是痉厥的统称。其虚风内动，是热邪耗损真阴，肝阴大亏，筋脉失养所致。其四肢厥冷，是阴亏血涩，气血不达四末所致。真阴亏则胃阴涸，肝阴亏则火旺，肝火旺就容易横逆犯胃，胃阴本涸，又兼肝火扰动，则胃气上逆而为哕，其呃声时断时续，就是通常所说的“呃忒”。脉“细”主阴伤，“劲”是

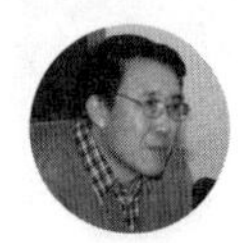

弦急之象，细而弦急是阴亏而筋脉失养所致，为虚风内动的征兆。虚风内动，应当滋阴潜阳息风，以“小定风珠主之”。其方中的五味药都是“血肉有情之品”，其中鸡子黄、阿胶、生龟板三味药与大定风珠中相同，但是鸡子黄与阿胶的用量都比大定风珠中的用量小，生龟板的用量虽然比大定风珠中稍大，但是大定风珠还有鳖甲，二者相比较仍然是大定风珠的用量大。小定风珠中的童便与淡菜都有滋阴降火作用，且滋而不腻。由于小定风珠与大定风珠相比较药味少、剂量轻，所以二方的作用有大、小之分，二者都用于治疗水不涵木的虚风内动，小者用于治疗轻证，大者用于治疗重证。由于小定风珠的药味少、剂量轻，所以“腥浊浓腻”的副作用也小。应当说明的是，小定风珠中所用的药物都是“血肉有情之品”，它不是由加减复脉汤加减化裁而来，所以不属于“复脉辈”的范畴。

第十六条中所说的“热邪久羁，吸烁真阴”，是指热邪日久不解，消灼真阴而致真阴大亏，亡阴脱液。“或因误表，或因妄攻”，是指温热病误用辛温解表，以致大汗伤阴，或盲目攻下，下利不止而伤阴。总之，在温热病发展过程中，或因热邪日久不解，或因误汗，或因误下，都可以导致真阴耗损，甚至亡阴脱液。其临床表现除见第一条所述的“手足心热甚于手足背”，第十三条所述的“舌干，齿黑，手指但觉蠕动”，第十四条所述的“心中憺憺大动，甚则心中痛”，第十五条所述的“既厥且哕”诸症外，又出现了“神倦，瘛疭，脉气虚弱，舌绛苔少，时时欲脱”的症状。其“神倦”是指精神萎靡，时欲昏睡的表现，是真阴大亏，阴不生阳，阴阳两虚，心神失养所致。“瘛疭”，是水不涵木。虚风内动的征兆。“脉气虚弱”是不足之脉的统称，临床多表现为脉微细欲绝。“舌绛苔少”，是热邪深入血分，消灼真阴，血中津亏，血液浓稠所致。“时时欲脱”，是阴竭阳衰，将呈阴阳离绝之势，其证情最为危重，所以用“大定风珠主之”，以求挽危救亡。

第七十八条在秋燥门中，条文中所说的“燥久伤及肝肾之阴”虽然是指燥热邪气损伤肝肾之阴，但是对其他温热病日久，伤阴化燥者也适用。“上盛下虚”这句话的关键在于“下虚”，是指下焦肝肾阴虚，由于阴虚内热，所以出现“昼凉夜热”的虚热症状。“或干咳”是“上盛”的表现，这是因为肝阴虚而肝火旺，肝火灼肺，木火刑金而导致肺气上逆作咳。肺气上逆虽

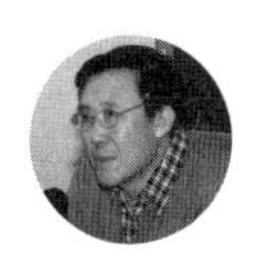

然是“上盛”的表现，实际上是由“下虚”所致，所以不能把“上盛”理解为实证。“甚则痉厥”，是指“下虚”已经到了相当严重的程度，在这种情况下，可以视病情的轻重用三甲复脉汤或大定风珠滋阴潜阳息风。

条文中有三甲复脉汤、大定风珠、专翕大生膏三个方剂。关于这三个方剂的临床运用，吴鞠通在分注中有详细的说明：“三方由浅入深，定风浓于复脉，皆用汤，从急治。专翕取乾坤之静，多用血肉之品，熬膏为丸，从缓治……再，暴虚易复者，则用二汤，久虚难复者，则用专翕。”由此可见，这三个方剂的运用有浅深缓急之分，“定风浓于复脉”，是指大定风珠的作用比三甲复脉汤更强，二者都是汤剂，适用于急证。因为二者的主治证都属于“暴虚”，也就是指热邪耗伤真阴而导致亡阴脱液的急证，所以用汤剂急补，以求速效。专翕大生膏的主治证是“燥久伤及肝肾之阴”，可以说是已经转成慢性迁延性的病证，一时难以恢复，所以用大量补药熬膏做成丸剂，长期服用。以“期年为度”，也就是要服用一年，缓缓培补，使正气来复。方中以大量“血肉有情之品”填阴补血，又兼顾阳气，药物虽然浓腻，但是做成丸剂，每日仅服一两，长期服用也不至于产生腻膈碍胃的副作用。这个方剂的适应证相当广泛，不仅适用于温热病的后遗症，也适用于内伤杂病的肝肾阴虚证以及妇科虚证，所以朱评中说它“其用宏矣”。

本条最后的征按中说：“此集始于银翘散之清芬，终于专翕膏之浊臭……后之览者，亦可以悟三焦大意矣。”这段话可以说是对上、中、下三焦温热病治法的总结。温热病始于上焦手太阴肺系，初起风热邪气侵袭肺卫，治疗用银翘散辛凉轻解；热邪传入气分，治疗用清气法或攻下法；热邪深入营分、血分，治疗用清营凉血法，也属于清热法的范畴；热邪深入下焦，耗损真阴，治疗用滋阴法，病情重者用“血肉有情之品”以填补真阴。纵观三焦篇的内容就可以看出，正是吴鞠通所说的“始上焦，终下焦”的具体体现。

3. 温热病两厥阴、两少阴证的治疗原则

十八、痉厥神昏，舌短，烦躁，手少阴证未罢者，先与牛黄、紫雪辈开窍搜邪，再与复脉汤存阴，三甲潜阳，临证细参，勿致倒乱。

痉厥神昏，舌蹇，烦躁，统而言之曰厥阴证，然有手经、足经之分。在上焦以清邪为主，清邪之后，必继以存阴；在下焦以存阴为主，存阴之先，若邪尚有余，必先以搜邪。手少阴证未罢，如寸脉大、口气重、颧赤、白睛赤、热壮之类。

【讲评】本条是讲温热病中手、足厥阴与手、足少阴证候的治疗原则。在温热病中，手厥阴心包、手少阴心与足厥阴肝、足少阴肾的病变都可以出现“痉厥神昏，舌短，烦躁”的症状。手厥阴心包与手少阴心的病变在上焦，多出现热入心包证；足厥阴肝与足少阴肾的病变在下焦，多出现亡阴脱液证。这两类证候虽然有相同的症状，但是病机却截然不同。热入心包证是虚实夹杂证，除上述症状外，还见“寸脉大、口气重、颧赤、白睛赤、热壮之类”，也就是说，热邪盛的表现更为突出。亡阴脱液证则属肝肾阴虚的重证，所以除上述症状外，还见一派阴亏液涸的表现。在治疗热入心包证时，应当先用安宫牛黄丸、紫雪之类方药清心豁痰开窍搜邪，待邪尽之后，再使用滋阴药物。亡阴脱液证应当救阴，但如果还兼有热入心包而“手少阴证未罢者”，也应当先祛邪，然后再滋阴，如果邪未去而妄施补剂，势必造成“闭门留寇”而致内闭外脱。正如吴氏在本条分注中所说：“痉厥神昏，舌蹇，烦躁，统而言之曰厥阴证，然有手经、足经之分。在上焦以清邪为主，清邪之后，必继以存阴；在下焦以存阴为主，存阴之先，若邪尚有余，必先以搜邪。”

4. 阴虚火旺，心肾不交

十一、少阴温病，真阴欲竭，壮火复炽，心中烦，不得卧者，黄连阿胶汤主之。

按：前复脉法为邪少虚多之治，其有阴既亏而实邪正盛，甘草即不合拍。心中烦，阳邪挟心阳独亢于上，心体之阴无容留之地，故烦杂无奈。不得卧，阳亢不入于阴，阴虚不受阳纳，虽欲卧得乎！此证阴阳各自为道，不相交互，去死不远，故以黄芩从黄连，外泻壮火而内坚真阴；以芍药从阿胶，内护真阴而外捍亢阳。名黄连阿胶汤者，取一刚以御外侮，一柔以护内主之义也。其交关变化神明不测之妙，全在一鸡子黄。前人训鸡子黄，佥谓鸡为

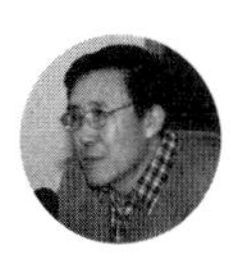

巽木，得心之母气，色赤入心，虚则补母而已，理虽至当，殆未尽其妙。盖鸡子黄有地球之象，为血肉有情，生生不已，乃奠安中焦之圣品，有甘草之功能而灵于甘草。其正中有孔，故能上通心气，下达肾气，居中以达两头，有莲子之妙用。其性和平，能使亢者不争，弱者得振，其气焦臭，故上补心，其味甘咸，故下补肾。再，释家有地水风火之喻，此证大风一起，荡然无余，鸡子黄镇定中焦，通彻上下，合阿胶能预息内风之震动也。然不知人身阴阳相抱之义，必未能识仲景用鸡子黄之妙，谨将人身阴阳生死寤寐图形开列于后，以便学者入道有阶也（不知阴阳相抱之理，亦不知伤寒必当救阳，温病必当救阴之妙——朱评）。

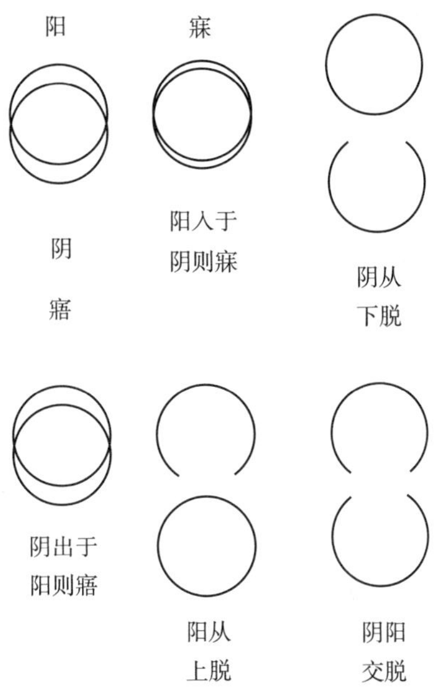

黄连阿胶汤方（苦甘咸寒法）

黄连四钱　黄芩一钱　阿胶三钱　白芍一钱　鸡子黄二枚

水八杯，先煮三物，取三杯，去滓，内胶烊尽，再内鸡子黄，搅令相得，日三服。

征按：此《金匮》治伤寒少阴病，二三日以上，心烦，不得卧之祖方也。二三日以上，寒变热之时也。少阴多寐，以传经之阳邪灼阴，故不得卧，与少阴温病确乎相合。阳亢不入于阴，阴虚不受阳纳二语，虽倡自叶氏，然亦自经文：卫气留于阳则阳气满，不得入于阴则阴气虚，故目不瞑而来，可为一切不寐之总纲。他如湿痰留于胃腑不寐，《内经》则有半夏汤以通其阳，其方则以千里外之流水扬万遍，取五升，炊以苇薪，沸则内秫米一升，半夏五合，炊至升半，去渣，饮汁一小杯，日三服，以知为度。虚烦不眠，仲祖则有酸枣仁汤以和其阴，方用枣仁二升，知母、茯苓、川芎各二两，甘草一两，以水八升，煮酸枣仁得六升，内诸药，煮取三升，分温三服。又如胆虚不寐，《本事方》有鳖甲丸，鳖甲、枣仁、羌活、牛膝、五味、参、芪各等份，细末蜜丸桐子大，每用温酒服三四十丸。痰热不眠，《集验方》有温胆汤，橘红、半夏、茯神、甘草、枳实、竹茹。振悸不眠，半夏、陈皮、甘草、芡实、茯苓、竹茹。虚劳不寐，枣仁二两，碾末，同半夏二合煮糜，入地黄汁一合，再煮，时时与服。六一散加牛黄，治烦躁不眠。竹叶汤调服炒枣仁末，治脾虚不眠之类。条例甚多，总不出乎安胃和中，俾阳明之气顺，则阴阳之道路可通而已矣。

九十七（“中焦篇·湿温”）、春温内陷下痢，最易厥脱，加减黄连阿胶汤主之。

春温内陷，其为热多湿少明矣。热必伤阴，故立法以救阴为主。救阴之法，岂能出育阴、坚阴两法外哉！此黄连之坚阴，阿胶之育阴，所以合而名汤也。从黄连者黄芩，从阿胶者生地、白芍也，炙草则统甘苦而并和之。此下三条，应列下焦，以与诸内陷并观，故列于此。

加减黄连阿胶汤方（甘寒苦寒合化阴气法）

黄连三钱　阿胶三钱　黄芩二钱　炒生地四钱　生白芍五钱　炙甘草一钱五分

水八杯，煮取三杯，分三次温服。

【讲评】第十一条是讲下焦温病肾阴虚心火旺而引起的心肾不交的证治。从临床实践来看，这个证候的临床表现多见身热，心烦躁扰不得卧，舌红绛苔黄燥或薄黑而干，脉细数。

分析其病机，本证是阴虚火炽而导致的心肾不交，属上焦手少阴心与下焦足少阴肾两少阴的病变，所以称为“少阴温病”。心为火脏，肾为水脏，在生理状态下，心火要下交于肾，以温化肾水不寒；肾水要上济于心，以制约心火不亢。心与肾的这种生理关系，就保持了人体阴阳之间的动态平衡，使二者在运动中始终处于平衡状态，这就称为“心肾相交”“水火既济”。“既”是完全的意思，“济”是通过的意思，既济，就是完全相交、完全沟通的意思。在温病的过程中，外感热邪侵入人体之后，在上焦助长心火，在下焦消耗肾水，就导致心火上亢而不能下交于肾，肾水不足而不能上济于心，从而破坏了正常的动态平衡状态，就称为“心肾不交”。由于热邪助长了心火，消耗了肾水，水不能济火，就导致心火上炎，使心神被扰而外越，所以就出现心烦躁扰而不得卧，再严重就可以发展为神昏谵语，甚或神昏嗜睡。

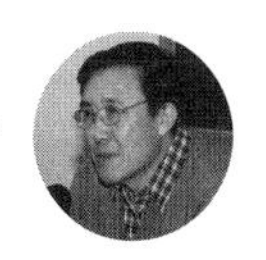

舌红绛，脉细主阴伤肾亏，舌苔黄燥或薄黑而干，脉数主心火旺。因为本证是肾水亏，心火旺的虚实夹杂证，所以吴鞠通在条文中称之为“少阴温病，真阴欲竭，壮火复炽”。应该强调的是，这种证候的心烦躁扰，反复颠倒不得卧不是一般的心烦失眠，而是心肾不交的危重证。正如吴鞠通在本条按语中所说：“心中烦，阳邪夹心阳独亢于上，心体之阴无容留之地，故烦杂无奈。不得卧，阳亢不入于阴，阴虚不受阳纳，虽欲卧得乎！此证阴阳各自为道，不相交互，去死不远。”吴氏这里所说的“阴虚不受阳纳”，应该是阴虚不受纳阳。

阴虚火旺而导致的心肾不交，治疗应当用泻南补北，交通心肾法。在五行中，心属南方火，“泻南”，就是清心热，泻心火；肾属北方水，“补北”，就是滋肾阴，补肾水。黄连阿胶汤是泻南补北的代表方剂，方中泻南的君药是黄连，补北的君药是阿胶。黄芩与白芍是臣药，鸡子黄是佐、使药。吴鞠通在本条按语中分析方中药物的作用说：“以黄芩从黄连，外泻壮火而内坚真阴；以芍药从阿胶，内护真阴而外捍亢阳。名黄连阿胶汤者，取一刚以御外侮，一柔以护内主之义也……鸡子黄……为血肉有情，生生不已，乃奠安中焦之圣品……其气焦臭，故上补心，其味甘咸，故下补肾……鸡子黄镇定中焦，通彻上下，合阿胶能预息内风之震动也。”吴氏所说的“外泻壮火”是指黄连、黄芩苦寒清热泻火，通过清除外感的热邪而泻心火。所谓“内坚真阴”，是指通过苦寒清泻，清除火热邪气，则阴液不伤。坚阴不是补阴，而是保存、巩固阴液之意。“一刚”是指黄连，它是苦寒刚燥的药物，以黄芩配黄连，清热邪泻心火而保护阴液。吴氏所说的“内护真阴而外捍亢阳”，是指阿胶、白芍滋阴补肾，通过扶正气而抵抗外感的温热阳邪。“一柔”，是指阿胶，它是阴柔滋补的药物，以白芍配阿胶，滋补肾阴，扶正气，增强抵抗能力，使邪气不入。鸡子黄补脾，脾居中州，是后天之本，通过补脾以充实后天，向上可以养心，向下可以滋肾，通过补脾就可以交通心肾，协调阴阳。鸡子黄与阿胶都是血肉有情之品，二药配合，填补真阴，可以预防虚风内动的发生，这也是中医学既病防变思想在处方用药上的体现。鸡子黄不能入煎剂，它的用法是把汤药煎好之后，放温，把鸡蛋打开，用汤勺把鸡子黄舀出来，放在汤药里搅匀。在按语中吴氏关于鸡子黄的论述，所引用前人对

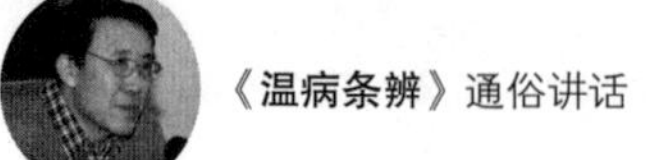

鸡子黄药理作用牵强比附的解释已属唯心。吴氏又进一步说它“有地球之象”，“其正中有孔，故能上通心气，下达肾气，居中以达两头”，就更属无稽之谈了。类似这样唯心主义的内容，书中虽然并不多见，但也有必要指出来，通过分析，加以扬弃，剔除其中的糟粕。

“中焦篇”第九十七条属于湿温门“疟痢疸痹附”中痢疾病的内容，是讲湿热痢疾化燥伤阴陷入下焦，导致阴虚火旺的证治。条文中所述非常简略，仅指出“最易厥脱”一句，但以方测证就可以看出，其证候与“下焦篇”第十一条的阴虚火旺证基本相同，所以这里不再重复讲解。“加减黄连阿胶汤”是在黄连阿胶汤中加生地以增强滋阴之力，加炙甘草一方面配白芍以酸甘化阴，另一方面还可以调和诸药，去鸡子黄是为了减其腥浊浓腻之性。这条的方证应当属于“下焦篇”的内容，但吴氏为了系统讲述痢疾内陷诸证，所以列入了“中焦篇”内，正如他在分注中所说：“此下三条，应列下焦，以与诸内陷并观，故列于此。”

黄连阿胶汤有很好的交通心肾作用，不仅适用于外感热病中的阴虚火旺，心肾不交证，对内伤杂病中因阴虚火旺，心肾不交而导致的不寐证也有很好的疗效，如果病程较长，病情较重者，可以在原方中加入少量肉桂以引火归原。

5. 阴虚火旺，水不涵木

三十六、暑邪深入少阴消渴者，连梅汤主之；入厥阴麻痹者，连梅汤主之；心热烦躁，神迷甚者，先与紫雪丹，再与连梅汤。

肾主五液而恶燥，暑先入心，助心火独亢于上，肾液不供，故消渴也。再，心与肾均为少阴，主火，暑为火邪，以火从火，二火相搏，水难为济，不消渴得乎！以黄连泻壮火，使不烁津，以乌梅之酸以生津，合黄连酸苦为阴，以色黑沉降之阿胶救肾水，麦冬、生地合乌梅酸甘化阴，庶消渴可止也。肝主筋而受液于肾，热邪伤阴，筋经无所秉受，故麻痹也。再，包络与肝均为厥阴，主风木，暑先入心，包络代受，风火相搏，不麻痹得乎（大凡麻痹皆气不运行之故，暑温则壮火食气，壮火散气，故麻痹也——朱评）！以黄连泻克水之火，以乌梅得木气之先，补肝之正，阿胶增液而息肝风，

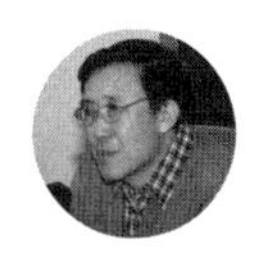

冬、地补水以柔木，庶麻痹可止也。心热烦躁，神迷甚，先与紫雪丹者，开暑邪之出路，俾连、梅有入路也。

连梅汤方（酸甘化阴，酸苦泄热法）

云连二钱　乌梅（去核）三钱　麦冬（连心）三钱　生地三钱　阿胶二钱

水五杯，煮取二杯，分二次服。脉虚大而芤者，加人参。

【讲评】本条是讲暑温病后期，暑热邪气深入手、足少阴、厥阴，导致阴虚火旺，水不涵木，出现以消渴、麻痹为主症的证治。结合临床实践来看，其临床表现多见心热，烦躁，口渴消水，肢体麻痹，舌红绛苔黄燥，脉细数。

分析其病机，这个证候不仅发生在暑温病的后期，在其他温热病后期也可以出现。它是邪气仍然未解，但由于热邪久羁，已经损伤肝肾之阴而形成的虚中夹实之证，是热邪助长手少阴心火，消耗足少阴肾水而导致的手、足少阴、厥阴的病变。心热、烦躁是心火旺，肾阴虚所导致的症状。因为真阴亏损，肾水不能上供，所以出现消渴，表现为渴欲饮水而饮不解渴。肾阴不足，水不涵木而导致肝阴不足，筋脉失养，所以肢体感觉麻痹，甚至动作失灵。真阴亏则血少黏稠而舌红绛，脉细，心火旺则苔黄燥而脉数。

因为本证是肾阴虚，心火旺的病变，所以治疗要用清心滋肾法，代表方剂是连梅汤。清心滋肾法，实际上就是泻南补北法。连梅汤，顾名思义是以黄连、乌梅为君药，麦冬、生地、阿胶为臣药。黄连苦寒，清心热泻壮火，作用于手少阴。乌梅味酸，配黄连酸苦泄热；配麦冬、生地之甘寒，酸甘化阴，滋阴清热。阿胶为血肉有情之品，滋阴补肾，作用于足少阴。连梅汤这个方剂中以乌梅配黄连酸苦泄热；以乌梅配麦冬、生地酸甘生津、敛津，突出地体现了叶天士总结张凤逵治疗暑病经验所说的“暑病首用辛凉，继用甘寒，再用酸泄酸敛”这一治疗原则。吴鞠通在条文中指出“心热烦躁，神迷甚者，先与紫雪丹，再与连梅汤”，是强调在热邪仍盛的情况下，要先清热，后滋阴，也就是他在分注中所说的：“先与紫雪丹者，开暑邪之出路，俾连、梅有入路也。”这段话与本篇第十八条“前后互参”，就更可以加深理解。

连梅汤与黄连阿胶汤这两个方剂都有泻南补北的作用，它们的区别在于：黄连阿胶汤中以黄芩从黄连，以白芍从阿胶，再用鸡子黄补脾以交通心肾，方中清心泻火与补肾滋阴的比例各占一半，就是吴鞠通所说的“取一刚以御外侮，一柔以护内主”，泻南与补北均等，说明证候是虚实并重。连梅汤用一味黄连泻壮火，而用乌梅、麦冬、生地、阿胶四味药滋肾阴，可见它是偏于补肾水的方剂，说明其证候是虚中夹实，以虚为主。

6. 邪伏阴分

十二、夜热早凉，热退无汗，热自阴来者，青蒿鳖甲汤主之。

夜行阴分而热，日行阳分而凉，邪气深伏阴分可知，热退无汗，邪不出表而仍归阴分，更可知矣，故曰热自阴分而来，非上、中焦之阳热也。邪气深伏阴分，混处气血之中，不能纯用养阴，又非壮火，更不得任用苦燥，故以鳖甲蠕动之物，入肝经至阴之分，既能养阴，又能入络搜邪；以青蒿芳香透络，从少阳领邪外出；细生地清阴络之热；丹皮泻血中之伏火；知母者，知病之母也，佐鳖甲、青蒿而成搜剔之功焉。再，此方有先入后出之妙，青蒿不能直入阴分，有鳖甲领之入也；鳖甲不能独出阳分，有青蒿领之出也。

青蒿鳖甲汤方（辛凉合甘寒法）

青蒿二钱　鳖甲五钱　细生地四钱　知母二钱　丹皮三钱

水五杯，煮取二杯，日再服。

八十三（“中焦篇 · 湿温”）、脉左弦，暮热早凉，汗解渴饮，少阳疟偏于热重者，青蒿鳖甲汤主之。

少阳切近三阴，立法以一面领邪外出，一面防邪内入为要领。小柴胡汤以柴胡领邪，以人参、大枣、甘草护正，以柴胡清表热，以黄芩、甘草苦甘清里热，半夏、生姜两和肝胃，蠲内饮、宣胃阳、降胃阴、疏肝，用生姜、大枣调和营卫，使表者不争，里者内安，清者清，补者补，升者升，降者降，平者平，故曰和也。青蒿鳖甲汤用小柴胡法而小变之，却不用小柴胡之药者，小柴胡原为伤寒立方，疟缘于暑湿，其受邪之源本自不同，故必变通其药味，以同在少阳一经，故不能离其法。青蒿鳖甲汤以青蒿领邪，青蒿较柴胡力软，且芳香逐秽，开络之功则较柴胡有独胜。寒邪伤阳，柴胡汤中之人参、甘草、生姜，皆护阳者也；暑热伤阴，故改用鳖甲护阴，鳖甲乃蠕动之物，且能入阴络搜邪。柴胡汤以胁痛、干呕为饮邪所致，故以姜、半通阳

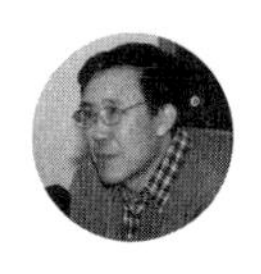

降阴而清饮邪；青蒿鳖甲汤以邪热伤阴，则用知母、花粉以清热邪而止渴，丹皮清少阳血分，桑叶清少阳络中气分。宗古法而变古方者，以邪之偏寒偏热不同也，此叶氏之读古书善用古方，岂他人之死于句下者所可同日语哉！

青蒿鳖甲汤方（苦辛咸寒法）

青蒿三钱　知母二钱　桑叶二钱　鳖甲五钱　丹皮二钱　花粉二钱

水五杯，煮取二杯，疟来前分二次温服。

【讲评】第十二条是讲下焦温热病后期阴伤未复，余邪未净，邪气深伏阴分的证治。从临床实践来看，本证的临床表现多见：夜热早凉，热退无汗，能食形瘦，精神倦怠，舌红苔少，脉细略数。

分析其病机，夜热早凉，是指夜间有低热，热势不高，体温在38℃以下，到早晨就热退身凉，体温恢复正常。它与身热夜甚不同，身热夜甚是24小时都发热而夜间最重，夜热早凉是白天不发热，夜间有低热，到天明热自退，而且热退时不出汗，这说明邪气潜伏的部位很深，所以称为邪伏阴分。这种证候见于下焦温病后期，是邪气大部分已解，但阴伤未复，余邪未净，邪气伏于阴分的后遗症。人体的卫气夜行于阴，夜间卫气入里，阴不制阳，再加伏邪扰动，导致阴阳失衡，所以就出现低热。白天卫气出表，阴阳恢复相对平衡，就热退身凉，但是邪不在表，所以热虽退而无汗。因为无汗出，则邪无出路，所以邪气仍然深伏在阴分，病情迁延，日久不解。因为病不在脾胃，所以不影响饮食，但是饮食所化生的精微物质被余邪长期消耗，不能充养肌肉，因而尽管能进饮食，人体却日渐消瘦。气阴不足，功能低下，所以精神萎靡不振，疲乏无力。因为阴液不足，阴分有伏邪，所以舌红苔少，脉细略数。这个证候的特点是邪气并不重，但是伏藏的部位很深，由于邪气的消耗，正气难以恢复，所以日久不愈。

因为本证是既有阴伤，又有余邪深伏在血络之中，所以治疗要用滋阴透络法，代表方剂是青蒿鳖甲汤。吴鞠通在本条分注中说："夜行阴分而热，日行阳分而凉，邪气深伏阴分可知，热退无汗，邪不出表而仍归阴分，更可知矣，故曰热自阴分而来，非上、中焦之阳热也。邪气深伏阴分，混处气血之中，不能纯用养阴，又非壮火，更不得任用苦燥，故以鳖甲蠕动之物，入肝经至阴之分，既能养阴，又能入络搜邪；以青蒿芳香透络，从少阳领邪外出；细生地清阴络之热；丹皮泻血中之伏火；知母者，知病之母也，佐鳖甲、青蒿而成搜剔之功焉。再，此方有先入后出之妙，青蒿不能直入阴分，有鳖甲领之入也；鳖甲不能独出阳分，有青蒿领之出也。”因为肝主藏血，所以从吴氏所说的“邪气深伏阴分，混处气血之中”可以看出，余邪是深伏在肝经血分。青蒿鳖甲汤中以青蒿与鳖甲为君药，因为足少阳胆经与足厥阴肝经互为表里，用鳖甲入肝经，把经络里的余邪搜剔出来，再通过青蒿芳香透络，清透少阳的作用把肝经的热邪从胆经透出去。这两味药一味入阴经，一味入阳经，先用鳖甲把青蒿的作用引进肝经去，然后再用青蒿把余邪从胆经透出来，两味药互相配合，互为引经，先入后出，使邪有出路。细生地甘寒、知母苦寒，滋阴清热。丹皮辛寒，透血中伏热。方中诸药配合，既能滋阴扶正，又能使深伏在肝经阴分血络中的余邪外透，所以称为滋阴透络法。

“中焦篇”第八十三条属于湿温门“疟痢疸痹附”中疟疾病的内容，是讲疟疾病湿热邪气化燥伤阴的证治。条文中的“脉左弦”是指邪在少阳，肝胆气滞。“暮热早凉”与“下焦篇”第十二条所说的“夜热早凉”病机相同，是邪伏阴分的标志，二者的不同点是本条有“汗解渴饮”。其“汗解”，是说热退时有汗出，邪从汗解，这标志着邪气不仅深伏阴分，而且也弥漫在气分，所以不仅用青蒿芳香透络，领阴分伏邪外出，还用“桑叶清少阳络中气分”以透邪外出。“渴饮”，是胃中津液损伤的表现，所以“用知母、花粉以清热邪而止渴”。两方虽然都名为青蒿鳖甲汤，但是因其临床表现不同，所以在都用青蒿、鳖甲、知母、丹皮的基础上，一用桑叶、花粉，兼顾少阳气分；一用生地，专主下焦阴分。青蒿鳖甲汤中的君药青蒿是治疗疟疾的特效药，有很好的抗疟作用，临床使用可以加大剂量，用 15 ～ 30g。

7. 下焦温热病三类方证的鉴别

十七、壮火尚盛者，不得用定风珠、复脉。邪少虚多者，不得用黄连阿胶汤。阴虚欲痉者，不得用青蒿鳖甲汤。

此诸方之禁也。前数方虽皆为存阴退热而设，其中有以补阴之品，为退热之用者；有一面补阴，一面搜邪者；有一面填阴，一面护阳者。各宜心领神会，不可混也。

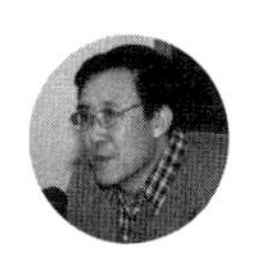

【讲评】本条是从病机上论述定风珠、加减复脉汤、黄连阿胶汤、青蒿鳖甲汤这三类方证的鉴别。这几个方剂虽然都治疗下焦温病，都有养阴之功，然而因其证候的邪气多少不同，其虚、实程度也有所不同，所以方剂的运用也有所区别。

虽然有真阴耗损，但是“壮火尚盛者”，是虚实夹杂之证，应当滋阴与泻火并用，以黄连阿胶汤为宜，不可用定风珠、加减复脉汤一类纯补之剂，以防恋邪。

如果是“邪少虚多”，而余邪深伏阴分不出者，宜用青蒿鳖甲汤滋阴透络，黄连阿胶汤虽然有清热泻火之功，但其药苦寒，而且没有入络搜邪作用，用之则徒伤正气而邪不能去，所以不可用。

如果是“阴虚欲痉者”，是真阴耗损，亡阴脱液，水不涵木，虚风内动之兆，不可用青蒿鳖甲汤芳窜搜剔之品，而应当用加减复脉汤、定风珠之类方剂以滋阴潜阳息风。

8. 下焦蓄血

二十、时欲漱口不欲咽，大便黑而易者，有瘀血也，犀角地黄汤主之。

邪在血分，不欲饮水，热邪燥液口干，又欲求救于水，故但欲漱口不欲咽也。瘀血溢于肠间，血色久瘀则黑，血性柔润，故大便黑而易也。犀角味咸，入下焦血分以清热。地黄去积聚而补阴。白芍去恶血，生新血。丹皮泻血中伏火。此蓄血自得下行，故用此轻剂以调之也。

犀角地黄汤方（甘咸微苦法）

干地黄一两　生白芍三钱　丹皮三钱　犀角三钱

水五杯，煮取二杯，分二次服，渣再煮一杯服。

二十一、少腹坚满，小便自利，夜热昼凉，大便闭，脉沉实者，蓄血也，桃仁承气汤主之，甚则抵当汤（比上一条法稍变，一则为阴亏蓄血而设，补中有泻；一则为邪多蓄血而设，重在攻邪，以泻为补——朱评）。

少腹坚满，法当小便不利，今反自利，则非膀胱气闭可知。夜热者，阴热也，昼凉者，邪气隐伏阴分也。大便闭者，血分结也，故以桃仁承气通血分之闭结也。若闭结太甚，桃仁承气不得行，则非抵当不可，然不可轻用，

不得不备一法耳。

桃仁承气汤方（苦辛咸寒法）

大黄五钱　芒硝二钱　桃仁三钱　当归三钱　芍药三钱　丹皮三钱

水八杯，煮取三杯，先服一杯，得下，止后服。不知，再服。

抵当汤方（飞走攻络苦咸法）

大黄五钱　虻虫（炙干为末）二十枚　桃仁五钱　水蛭（炙干为末）五分

水八杯，煮取三杯，先服一杯，得下，止后服。不知，再服。

四十、蓄血，热入血室，与温热同法。

【讲评】第二十条与第二十一条都是讲蓄血的证治，但是由于病情的轻重以及蓄血的部位不同，所以临床表现与治疗方剂也有所不同。第四十条见于“暑温、伏暑”门中，也属于温热病范畴，其证治与“风温、温热、温疫、温毒、冬温”五个温热病相同，所以吴鞠通在条文中简要概括地指出“与温热同法”。

第二十条所讲述的证候是蓄血的轻证，其病变部位在手阳明大肠腑，相当于《伤寒论》中阳明病的蓄血证，治疗用犀角地黄汤。吴氏在条文中仅提出“时欲漱口不欲咽，大便黑而易”的主症，并诊断为“有瘀血也”，行文非常简练。分析这段条文，要以方测证，结合临床实践来看，这个证候的临床表现多见：身热，心烦躁扰，大便易下而色黑，口虽干燥但时欲漱口而不欲咽，舌绛紫，脉数。

分析其病机，热邪深入血分，热邪仍盛，所以身热不退。血热扰心，所以心烦躁扰。“大便黑而易”，说明是热邪已深入血分，灼伤肠道血络，迫血妄行，使血溢于脉外而瘀于肠道，因为“血主濡之”，血液与粪便相混，使肠道滑润，所以大便易下，由于“瘀血溢于肠间，血色久瘀则黑”，所以大便呈黑色。可以说，“大便黑而易”，是诊断阳明蓄血证的主要依据。口虽干燥但时欲漱水而不欲咽，说明热邪不在气分而在血分，是热邪蒸腾血中津液上潮的表现，与营分证口反不甚渴的病机相同。舌绛紫，是热邪损伤血中津液，使血液浓稠黏滞的标志。脉数，主热邪盛。

在《伤寒论》中，治疗阳明蓄血证“宜抵当汤下之”。在本条中，吴氏提出以“犀角地黄汤主之”，他在分注中对用此方的原因作了说明：“此蓄血

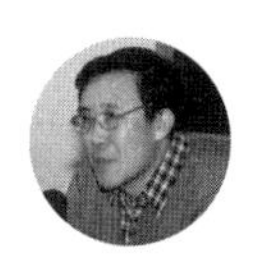

自得下行，故用此轻剂以调之。”可见，这里所讲的是蓄血轻证，所以用犀角地黄汤凉血散血，而不用泄热逐瘀的重剂抵当汤。关于犀角地黄汤的功用及组成药物，在“上焦篇”中已经做了详细分析，这里不再重复，简要地说，凉血即可止血，养阴药与活血药同用，就可以消散瘀血，从而达到使未出之血不再溢出，已出而瘀于肠道的蓄血消散的目的。

第二十一条是讲蓄血重证的辨治，这个证候相当于《伤寒论》中太阳病的蓄血证。结合临床实践来看，本证的临床表现多见：身热，少腹急结或硬满按痛，小便自利，神志如狂或发狂，舌绛紫而暗，脉沉实或沉涩。

本证又称为热与血结或瘀热互结。分析其病机，它的形成原因是热邪深入下焦血脉，消耗血中津液，使血液黏稠成瘀，热越耗则血越黏，血越黏则热越滞，最终导致瘀血蓄积于下焦的血脉之中。血分热盛，所以出现身热。由于下焦的经脉中血液瘀阻，气血不通，所以少腹轻则窘急板结难忍，重则坚硬胀满，按之疼痛，由其少腹痛而拒按，可知是实证。因为蓄血是在下焦血脉中而不是在膀胱，所以小便通利。心主血脉，全身的血脉都通于心，下焦的血脉有瘀热，循经脉上扰心神，所以出现神志的改变，轻则如狂，重则发狂。如狂，是指虽然狂躁不安，但是还有自制能力。发狂，是指狂躁妄动而不能自制。舌绛紫而暗，是热邪消耗血中津液，使血液凝滞成瘀的表现。瘀血阻滞气机，气血闭塞不通，所以脉沉而有力，甚或沉涩。

瘀血与热邪互结于下焦血脉中的蓄血证，治疗要用泄热逐瘀法，其代表方剂在《伤寒论》中用桃核承气汤，在《温病条辨》中用桃仁承气汤。这两个方剂的组方原则基本一致，方中都有泄热逐瘀的大黄、芒硝、桃仁。二者的区别在于:《伤寒论》中的桃核承气汤中有桂枝、甘草，没有当归、芍药、丹皮;《温病条辨》中的桃仁承气汤去掉了桂枝、甘草，改用当归、芍药、丹皮。桃仁承气汤有两方面的作用，一是泄热，一是逐瘀，大黄、芒硝在这里主要是用于泄热逐瘀。大黄是很好的凉血逐瘀药，它不仅入气分荡涤脏腑攻下腑实，而且入血分凉血活血。芒硝软坚散结，可以辅助大黄消散瘀血。桃仁、丹皮配合大黄泄热逐瘀。桃仁含有油脂，有润燥作用，润燥活血。丹皮辛寒，能透泄血中伏热。用桃仁、丹皮配合大黄攻逐瘀血，使瘀血消散，热邪也可以随之而散。因为瘀血是有形之邪，热是无形之邪，有形之瘀消散了，无形之热就有出路。方中的芍药应当用白芍，它有养血和营的作用，制约攻逐瘀血的药物，使它们逐瘀血而不伤新血。当归辛温，是血中气药，既能养血、活血，又能行血中之气，使气行则血行，从而促进活血药更好地发挥消散瘀血的作用。在《伤寒论》中，用桂枝通血脉，但是温病忌用辛温的桂枝，所以用当归替换它，当归虽然是辛温药，但不燥反润，活血而不伤血，从当归的使用上，也可以看出吴鞠通对经方灵活运用的技巧。如果瘀热蓄结严重者，也可以用破血逐瘀的重剂抵当汤。

从上面的讲评可以看出，同是下焦蓄血证，犀角地黄汤证与桃仁承气汤证因为病情的轻重以及病变部位的不同，所以治法与处方用药也有所不同，前者用凉血散血法，后者用泄热逐瘀法。第二十一条的朱评中说："比上一条法稍变，一则为阴亏蓄血而设，补中有泻；一则为邪多蓄血而设，重在攻邪，以泻为补。"这段点评对后学者很有启迪，值得深思。

9. 少阴咽痛

二十四、温病少阴下利，咽痛，胸满，心烦者，猪肤汤主之。

此《伤寒论》原文。按：温病热入少阴，逼液下走，自利、咽痛，亦复不少，故采录于此。柯氏云：少阴下利，下焦虚矣。少阴脉循喉咙，其支者，出络心，注胸中。咽痛、胸满、心烦者，肾火不藏，循经而上走于阳分也。阳并于上，阴并于下，火不下交于肾，水不上承于心，此未济之象。猪为水畜而津液在肤，用其肤以除上浮之虚火，佐白蜜、白粉之甘，泻心润肺而和脾，滋化源，培母气，水升火降，上热自除而下利自止矣。

猪肤汤方（甘润法）

猪肤一斤（用白皮，从内刮去肥，令如纸薄）

上一味，以水一斗，煮取五升，去渣，加白蜜一升、白米粉五合，熬香，和令相得。

二十五、温病少阴咽痛者，可与甘草汤。不差者，与桔梗汤。

柯氏云：但咽痛而无下利、胸满、心烦等证，但甘以缓之足矣。不差者，配以桔梗，辛以散之也。其热微，故用此轻剂耳。

甘草汤方（甘缓法）

甘草二两

上一味，以水三升，煮取一升半，去渣，分温再服。

桔梗汤方（苦辛甘升提法）

甘草二两　桔梗二两

法同前。

二十六、温病入少阴，呕而咽中伤，生疮，不能语，声不出者，苦酒汤主之（以上三条均系咽痛，其中又有分别——朱评）。

王氏晋三云：苦酒汤治少阴水亏不能上济君火而咽生疮，声不出者。疮者，疳也。半夏之辛滑，佐以鸡子清之甘润，有利窍通声之功，无燥津涸液之虑，然半夏之功能，全赖苦酒摄入阴分，劫涎敛疮，即阴火沸腾，亦可因苦酒而降矣，故以为名。

苦酒汤方（酸甘微辛法）

半夏（制）二钱　鸡子一枚（去黄，内上苦酒鸡子壳中）

上二味，内半夏著苦酒中，以鸡子壳置刀环中，安火上，令三沸，去渣，少少含咽之。不差，更作三剂。

征按：醋能开胃散水，敛热解毒，《局方》消暑丸尝以之煮半夏，亦此意也。

【讲评】第二十四条、第二十五条、第二十六条都是讲少阴温病咽痛的证治，这三条的内容基本上都来自《伤寒论·辨少阴病脉证并治》。可见，无论是伤寒还是温病，发展到后期，热邪损伤肾阴，以致阴虚火旺，虚火上炎，都可以出现少阴病的咽痛证，治法也相同，但因为病情轻重程度的不同，治法处方也有所区别。

第二十四条与《伤寒论》第310条相同，其所述症状除了咽痛外，还同时见下利、胸满、心烦。其下利，是因为肾阴虚则相火旺，关门不固，津液被虚火逼迫下泄所致。《灵枢·经脉》说："足少阴肾之脉……其直者，从肾上贯肝、膈，入肺中，循喉咙，挟舌本；其支者，从肺出络心，注胸中。"由足少阴肾经的循行路线可以看出，肾与肝、膈、肺、心、胸中、喉咙、舌都有联系。肾阴虚而虚火上炎于心胸部，就出现胸满、心烦；上炎于咽喉部，就出现咽喉痛。因为是虚火上浮，所以咽喉疼痛不会太剧烈，也不至于出现严重的红肿症状。

少阴咽痛证候的病本在肾，其标在肺与心，所以治疗应当滋肾润肺，和脾泻心，方用猪肤汤。方中猪肤甘寒，滋阴降火润肺，为君药。白蜜与白米粉甘缓和中，润肺益脾，助猪肤以滋阴降火，虚火降则心火自泻。猪肤汤可以说是采用了食疗法，纯属补虚的方剂，因为病情不重，所以不用大剂量填补真阴的药物。柯韵伯对此方"滋化源，培母气，水升火降，上热自除而下利自止矣"的分析是很有道理的。柯氏所说的"滋化源"，是指益脾气。"培母气"，是指润肺，肺属金，肾属水，金能生水而为水之母，润肺就可以滋肾。"水升火降"，是指肾水上升则心火自降。这几句话言简意赅，对猪肤汤功用的阐述非常精辟。

吴鞠通对猪肤炮制方法特别强调要"用白皮，从内刮去肥，令如纸薄"，也就是说，这里只用最表层的猪皮肤，而要刮掉里层的膏脂，以免肥腻难咽，也避免其滑肠而加重下利。

第二十五条与《伤寒论》第311条基本相同，是讲少阴温病仅见咽痛而没有其他见症的治法。只咽痛而无其他见症，说明病情轻，而且从其只用一味甘草治疗来以方测证，可知既无肾阴虚，热邪也不重，只是轻微的热邪上攻咽喉而引起咽部的轻微疼痛而已。严格地说，本证不应当归入少阴温病，只不过是因为足少阴肾经"循喉咙"，就把它列入了少阴病中。

甘草汤中的甘草应当用生甘草，有清热泻火，引热下行而利咽止痛的作用。如果用一味生甘草不能奏效，可以再加一味桔梗，组成桔梗汤。桔梗味苦辛性平，既能辛开散结，又能载药上行，止咽痛的作用比一味甘草更强。桔梗汤中的药物虽少，作用虽轻，但利咽止痛效果很好，是治疗咽痛的常用之方，而且常在其他方剂中配合使用，例如银翘散中就包含了桔梗汤。

第二十六条与《伤寒论》第312条基本相同，是讲少阴咽痛的重证，其不仅见咽痛，而且出现"呕而咽中伤，生疮，不能语，声不出"。《灵枢·经脉》说："是主肾所生病者……口热舌干，咽肿上气，嗌干及痛……"因为足少阴肾经"循喉咙"，肾阴虚，水不上供，虚火上炎，就可以导致咽部肿痛，甚至使血肉腐败而生疮。足少阴肾经"入肺中"，虚火上炎，充塞于肺，

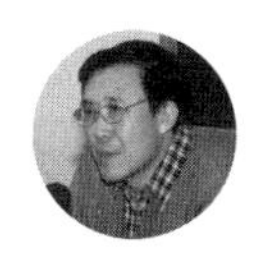

则肺气失宣，金实不鸣，再加咽中生疮痹阻气机，喉咙气道不利，所以“不能语，声不出”。在这段条文中，比《伤寒论》第312条多出了“呕”的症状，这是因虚火上扰，胃气上逆所致。

苦酒汤有润燥降逆，敛疮消肿之功。方中的苦酒就是食醋，有降火敛疮消肿的功效。鸡子清甘凉滑利，润喉利咽开声。半夏辛温，降逆止呕，开痹宣气。半夏虽然是辛温燥烈之品，但与醋和鸡子清同煮则制其温燥而又保留了降逆开痹的作用。苦酒汤的煎服法比较特殊，不是用水煎，而是把半夏、鸡子清与醋一起灌入鸡子壳中，放在“刀环”上，在火上煮三沸，去掉渣滓，频频少量“含咽之”。三味药共同煎煮后，功用互相促进，而且制约了副作用。“含咽之”，使药物缓慢吸收，持续发挥敛疮消肿的作用。“刀环”，是指古代刀柄上的圆环，现代是用铁丝做成带柄的圆环放置鸡子壳，手持柄端在火上煎煮。

10. 热入血室

二十七、妇女温病，经水适来，脉数，耳聋，干呕，烦渴，辛凉退热，兼清血分，甚至十数日不解，邪陷发痉者，竹叶玉女煎主之。

此与两感证同法。辛凉解肌，兼清血分者，所以补上、中焦之未备。甚至十数日不解，邪陷发痉，外热未除，里热又急，故以玉女煎加竹叶，两清表里之热。

竹叶玉女煎方（辛凉合甘寒微苦法）

生石膏六钱　干地黄四钱　麦冬四钱　知母二钱　牛膝二钱　竹叶三钱

水八杯，先煮石膏、地黄得五杯，再入余四味，煮成二杯，先服一杯，候六时复之，病解，停后服。不解，再服（上焦用玉女煎去牛膝者，以牛膝为下焦药，不得引邪深入也，兹在下焦，故仍用之）。

二十八、热入血室，医与两清气血，邪去其半，脉数，余邪不解者，护阳和阴汤主之。

此系承上条而言之也。大凡体质素虚之人，驱邪及半，必兼护养元气，仍佐清邪，故以参、甘护元阳，而以白芍、麦冬、生地和阴清邪也。

护阳和阴汤方（甘凉甘温复法，偏于甘凉，即复脉汤法也）

白芍五钱　炙甘草二钱　人参二钱　麦冬（连心炒）二钱　干地黄（炒）三钱

水五杯，煮取二杯，分二次温服。

二十九、热入血室，邪去八九，右脉虚数，暮微寒热者，加减复脉汤仍用参主之。

此热入血室之邪少虚多，亦以复脉为主法。脉右虚数，是邪不独在血分，故仍用参以补气。暮微寒热，不可认作邪实，乃气血俱虚，营卫不和之故。

加减复脉汤仍用参方

即于前复脉汤内加人参三钱。

三十、热病经水适至，十余日不解，舌痿饮冷，心烦热，神气忽清忽乱，脉右长左沉，瘀热在里也，加减桃仁承气汤主之。

前条十数日不解用玉女煎者，以气分之邪尚多，故用气血两解。此条以脉左沉，不与右之长同，而神气忽乱，定其为蓄血，故以逐血分瘀热为急务也。

加减桃仁承气汤方（苦辛走络法）

大黄（制）三钱　桃仁（炒）三钱　细生地六钱　丹皮四钱　泽兰二钱　人中白二钱（即上第二十一条方去芒硝、归、芍而易以生地、泽兰、人中白也——朱评）。

水八杯，煮取三杯，先服一杯，候六时，得下黑血，下后神清渴减，止后服。不知，渐进。

按：邵新甫云：考热入血室，《金匮》有五法：第一条，主小柴胡，因寒热而用，虽经水适断，急提少阳之邪，勿令下陷为最。第二条，伤寒发热，经水适来，已现昼明夜剧，谵语见鬼，恐人认阳明实证，故有无犯胃气及上二焦之戒。第三条，中风寒热，经水适来，七八日，脉迟，身凉，胸胁满如结胸状，谵语者，显无表证，全露热入血室之候，自当急刺期门，使人知针力比药力尤捷。第四条，阳明病下血谵语，但头汗出，亦为热入血室，亦刺期门，汗出而愈。第五条，明其一证而有别因为害，如痰潮上脘，昏冒不知，当先化其痰，后除其热（第五条非另列一法也，总承上四条而分缓急之治。一证云者，言其或单有表证之寒热，或单有里证之谵语、结胸等证，而又有别因为害，则当从其

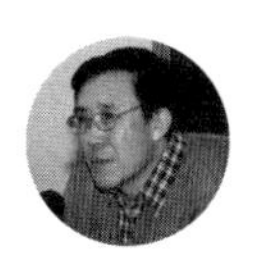

急而先治之——朱评)。仲景教人当知变通，故不厌推广其义，乃今人一遇是证，不辨热入之轻重，血室之盈亏，遽与小柴胡汤，贻害必多。要之，热甚而血瘀者，与桃仁承气及山甲、归尾之属；血舍空而热者，用犀角地黄汤加丹参、木通之属；表邪未尽而表证仍兼者，不妨借温通为使；血结胸，有桂枝红花汤，参入海蛤、桃仁之治；昏狂甚，进牛黄膏，调入清气化结之煎。再观叶案中有两解气血燔蒸之玉女煎法；热甚阴伤，有育阴养气之复脉法；又有护阴涤热之缓攻法。先圣后贤，其治条分缕析，学者审证定方，慎毋拘乎柴胡一法也(此段最宜著眼，证同而治不同者，全在几希之间耳——朱评)。

【讲评】第二十七条至第三十条都是讲热入血室的证治。血室，是指胞宫，与肝、冲脉、任脉也有密切联系。因为血室胞宫的位置在下焦，所以把热入血室的证候列入“下焦篇”中。在这四条中，虽然都是讲热入血室的病证，但是由于病情的轻重程度以及虚实的不同，所以临床表现与治法也有所区别，这也充分体现了中医学同病异治、辨证论治的学术思想。

第二十七条是讲热入血室气营两燔的证治。“妇女温病，经水适来”，是指妇女在月经期感受温热邪气，热邪乘虚侵入血室而导致热入血室的证候，其临床表现见高热，口渴，心烦不寐，干呕，耳聋，甚则四肢抽搐，舌红绛苔黄燥，脉数。

分析其病机，高热，口渴，干呕，耳聋，舌苔黄燥，脉数都是气分热盛的见症。心烦不寐，舌红绛是营热阴伤的表现。由此可见，本证是以气分热盛为主，并已出现营热阴伤的气营两燔证。如果热邪持续十余日不解而导致肝热，也可以出现动风发痉的症状。

因为本证是以气分热盛为主，所以用“竹叶玉女煎主之”，以“辛凉解肌，兼清血分”。吴鞠通在这里所说的“血分”，仍然是以血统营，实际上应当是“营分”。竹叶玉女煎是由玉女煎原方以干地黄替换熟地黄，再加竹叶组成。方中以石膏、知母、竹叶清透气分热邪。干地黄、麦冬凉营养阴。因为病在下焦血室，所以用牛膝引药下行。如果出现动风，可以加羚羊角粉冲服以息风止痉。

第二十八条是接第二十七条讲述热入血室气营两燔证用竹叶玉女煎清气凉营法治疗后，邪气已去其半，但仍有余邪的治法。至于“余邪不解”的表现，吴鞠通只讲了“脉数”，其他症状省略未讲，但从护阳和阴汤的药物组成来以方测证就可以看出，是邪已不盛而以气阴两虚为主的证候，其临床表现可见：低热，口渴，气短乏力，精神萎靡，舌红苔少，脉细数无力。

气阴两虚证的治疗，应当用补益气阴法，方用护阳和阴汤。吴氏在本条分注中分析这个方剂说：“以参、甘护元阳，而以白芍、麦冬、生地和阴清邪也。”这里所说的用人参、甘草“复元阳”实际上是补气；白芍、麦冬、生地“和阴清邪”，实际上就是养阴清热，祛除余邪。吴鞠通在方后注中说这个方剂“即复脉汤法也”，就是说这个方剂有通过补气养阴而复脉中之气阴的作用。

第二十九条是接第二十七条讲述热入血室气营两燔证用竹叶玉女煎治疗后，“邪去八九”，“邪少虚多”的证治。吴氏在本条分注中说：“脉右虚数，是邪不独在血分，故仍用参以补气。”这就是说，右手脉以候气，右脉虚是气虚的征兆，数主虚热内扰。分注中的“暮热微寒，不可认作邪实，乃气血俱虚，营卫不和之故”。这句话是说，傍晚出现低热微恶风寒的症状，并非邪气外袭的表证，而是气血两虚，傍晚阳入于阴，阴阳失衡，营卫不和的表现，所以治疗不能用解表祛邪法。

因为本证是“气血俱虚”，所以治疗要用补法。这里所说的“血”，不是内伤杂病中的血虚，而是血中的阴液损伤，也就是肝肾阴虚，所以用“加减复脉汤仍用参主之”，以加减复脉汤复脉中之阴，加人参复脉中之气，气阴得复则脉不虚数，营卫和则寒热自除。

第三十条是讲热入血室瘀热在里的证治。“热病经水适至，十余日不解”，是指妇女在月经期感受温热邪气，热入血室迁延十余日不解的证候，其临床表现见高热，口渴饮冷，心烦躁扰，神志时清时乱，舌紫暗痿软苔黄燥，脉右长左沉。

分析其病机，因为外感温热邪气十余日不解，气分热邪炽盛，津液大伤，所以见高热，口渴饮冷，舌苔黄燥。热邪由气分窜入血分，血热扰心，所以心烦躁扰，神志时而清醒时而昏乱。热邪灼伤血中津液，血液黏滞成瘀，蓄于胞宫，所以舌紫暗，瘀血阻络，舌体失养，所以痿软。右手脉以候气，左手脉以候血，脉右长主气分热盛，左沉主瘀血阻络，气血不通。

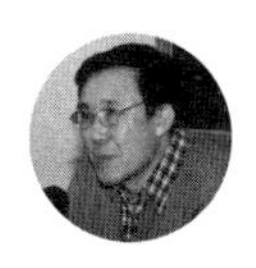

因为本证是因热凝而致血瘀，所以治疗必须用凉血散瘀的重剂以泄热逐瘀，方用加减桃仁承气汤。方中用大黄泄热凉血逐瘀，桃仁助大黄润燥活血逐瘀，丹皮活血并透血分伏热，泽兰活血通经。热凝所致的血瘀，必须补充血中津液，使液充血活，才能达到祛瘀的目的，所以方中用六钱细生地以甘寒生津，其剂量在方中最大。人中白咸寒，佐大黄清气分之热。本证是"瘀热在里"，血热互结，热不去则瘀不除，瘀不除则热不解，所以吴氏在本条分注中强调"故以逐血分瘀热为急务也"。服药6个时辰，也就是12小时之后，如果"得下黑血"是邪有出路的表现，自然会见"神清渴减"，这时候就要停用攻逐药物，再根据病情，用第二十八条、第二十九条的方法调理。如果服药后瘀血不下，可以再继续用加减桃仁承气汤攻逐瘀热。

二、后遗诸证

后遗诸证，是指下焦温热病经过治疗后热邪已退，但正气未复，或见阳虚，或见阴虚，或见气虚，或见气阴两虚等各类后遗症。在这里将"下焦篇"中这类证候的证治归纳为六种类型分别讲评。

1. 里虚下利

二十二、温病脉，法当数，今反不数而濡小者，热撤里虚也。里虚下利稀水，或便脓血者，桃花汤主之。

温病之脉本数，因用清热药撤其热，热撤里虚，脉见濡小，下焦空虚则寒，即不下利，亦当温补，况又下利稀水、脓血乎！故用少阴自利，关闸不藏，堵截阳明法。

桃花汤方（甘温兼涩法）

赤石脂（半整用煎，半为细末调）一两　炮姜五钱　白粳米二合

水八杯，煮取三杯，去渣，入石脂末一钱五分，分三次服。若一服愈，余勿服。虚甚者，加人参。

二十三、温病七八日以后，脉虚数，舌绛苔少，下利日数十行，完谷不

化，身虽热者，桃花粥主之（以上二条大略相似，其中有移步换形之妙，学者留心——朱评）。

上条以脉不数而濡小，下利稀水，定其为虚寒而用温涩。此条脉虽数而日下数十行，至于完谷不化，其里邪已为泄泻下行殆尽。完谷不化，脾阳下陷，火灭之象。脉虽数而虚，苔化而少，身虽余热未退，亦虚热也，纯系关闸不藏见证，补之稍缓则脱，故改桃花汤为粥，取其逗留中焦之意。此条认定完谷不化四字要紧。

桃花粥方（甘温兼涩法）

人参三钱　炙甘草三钱　赤石脂（细末）六钱　白粳米二合

水十杯，先煮参、草，得六杯，去渣，再入粳米煮，得三杯，纳石脂末三钱，顿服之。利不止，再服第二杯，如上法。利止，停后服。或先因过用寒凉，脉不数，身不热者，加干姜三钱。

汪按：前一甲煎为下后滑泄者设，此二方为阳虚而关闸撤者设，当审证用之。此外有虽下利而邪未净，如热结旁流之类，仍当下。及热利下重，当用苦寒坚阴，如白头翁汤、芩芍汤之类者，各有本条，不在此例，不可误用。其湿温、疟、痢等证，有当兼用升提者，又一例。

邪热不杀谷，亦有完谷一证，不可不慎，当于脉之虚实并兼现之证辨之。

【讲评】第二十二条与第二十三条都是讲下焦温病里虚下利的证治，因为二者病情有所区别，所以用药也有不同。

第二十二条是讲温热病用清热药治疗后，“热撤里虚”的证治，本条所讲的内容与《伤寒论》第306条所说的“少阴病，下利，便脓血者，桃花汤主之”基本相同。这就是说，不论伤寒还是温病后期，邪气虽退，但或因邪气损伤阳气，或因过用寒凉药物损伤阳气，以致脾肾阳虚，都可以出现虚寒下利的证候，其临床表现是：下利稀水，或便脓血，腹痛绵绵，喜温畏寒，舌淡苔白，脉濡小无力。

分析其病机，是因为脾肾阳虚，蒸腾运化失权，水液不能正常布散而下注大肠，所以下利稀水，而且无臭味。便脓血，是寒湿凝滞，气不摄血所致，其所下脓血无臭味，也不伴见里急后重，所以不能误诊为湿热痢疾。大

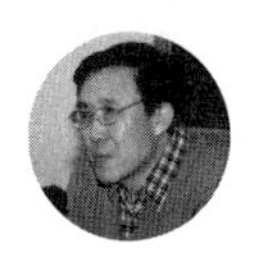

肠虚寒，温煦失权而拘挛，所以腹痛绵绵而且喜温畏寒。舌淡苔白，脉濡小无力都是阳气不足的表现。

因为本证是虚寒下利，所以治疗既不能用寒凉药，也不必用大热散寒之品，而是要用温涩药物涩肠止利，代表方剂是桃花汤。吴鞠通在本条分注中所说的“关闸不藏”就是关门不固，下利不止之意。“堵截阳明法”，是指堵截手阳明大肠腑，也就是用涩肠止利法。桃花汤中的赤石脂味甘酸，性温涩，有涩肠止利、止血之功，为方中君药。炮姜辛温，温中助阳散寒，其有干姜之功而又稍缓，更适于下焦虚寒证。白粳米补益脾胃，缓和药性。本方三药合用，涩而平缓，温而不燥，正如王晋三所说：“桃花汤非名其色也，肾脏阳虚用之，一若寒谷有阳和之致，故名。”如果中气不足，气短乏力，面色萎黄，利下不止者，可以加人参以补气固脱。方中的赤石脂一半整用入煎，取其温中涩肠之功；一半为细末分三次冲入汤剂中调服，可以使其留置肠道，收涩作用更强。

第二十三条是讲下焦温病后期既有阴虚内热，又有虚寒下利的证治。从条文中所说的“温病七、八日以后，脉虚数，舌绛苔少……身虽热者”可以看出是下焦温病后期，邪气已退，阴虚内热的征象，所以吴鞠通在分注中说：“脉虽数而虚，苔化而少，身虽余热未退，亦虚热也。”“下利日数十行，完谷不化”，是讲下利频繁，以至一昼夜数十次，而且是下利清谷，完谷不化，说明是阳气已衰，火不暖土的虚寒下利重证，所以吴鞠通在分注中说：“此条脉虽数而日下数十行，至于完谷不化，其里邪已为泄泻下行殆尽。完谷不化，脾阳下陷，火灭之象……纯系关闸不藏见证，补之稍缓则脱……此条认定完谷不化四字要紧。”

因为本证是既有阴虚内热，又有虚寒下利的阴阳两虚证，所以治疗更为棘手。如果补阴，则更促其滑泄，就是吴鞠通在本篇第九条分注中所说的“是以存阴之品，反为泻阴之用”。如果温阳，则又有温燥伤阴之弊。补阴、补阳皆不可取，所以采用“甘温兼涩法”以“桃花粥主之”。方中用人参、炙甘草补气，赤石脂涩肠止利，加白粳米煮粥“取其逗留中焦之意”，通过培补中焦脾胃之气而涩肠止利，利止则可以存阴留阳。桃花粥的煎服法是“先煮参、草”，“去渣，再入粳米煮”，这样煮取的人参甘草粳米粥中再“纳石脂末三钱，顿服之”，这种煎服法，可以使药物缓慢吸收，更有利于补气涩肠止利。吴氏在煎服法中又补充说明“或先因过用寒凉，脉不数，身不热者，加干姜三钱”，就是说，如果阳虚更重者，可以加干姜以温阳散寒止利。

2. 热邪已退，停饮不寐

三十一、温病愈后，嗽稀痰而不咳，彻夜不寐者，半夏汤主之。

此中焦阳气素虚之人，偶感温病，医以辛凉、甘寒或苦寒清温热，不知十衰七八之戒，用药过剂，以致中焦反停寒饮，令胃不和，故不寐也。《素问》云：胃不和则卧不安，饮以半夏汤，覆杯则寐。盖阳气下交于阴则寐，胃居中焦，为阳气下交之道路，中寒饮聚，致令阳气欲下交而无路可循，故不寐也。半夏逐痰饮而和胃，秫米秉燥金之气而成，故能补阳明燥气之不及而渗其饮，饮退则胃和，寐可立至，故曰覆杯则寐也。

半夏汤方（辛甘淡法）

半夏（制）八钱　秫米二两（即俗所谓高粱是也，古人谓之稷，今或名为芦稷，如南方难得，则以薏仁代之）

水八杯，煮取三杯，分三次温服。

汪按：不寐之因甚多，有阴虚不受阳纳者，有阳亢不入阴者，有胆热者，有肝用不足者，有心气虚者，有心液虚者，有跻脉不和者，有痰饮扰心者。温热病中，往往有兼不寐者，各察其因而治之，斯不误矣。

三十二、饮退得寐，舌滑，食不进者，半夏桂枝汤主之。

此以胃腑虽和，营卫不和，阳未卒复，故以前半夏汤合桂枝汤，调其营卫，和其中阳，自能食也。

半夏桂枝汤方（辛温甘淡法）

半夏六钱　秫米一两　白芍六钱　桂枝四钱（虽云桂枝汤，却用小建中汤法，桂枝少于白芍者，表里异治也）　炙甘草一钱　生姜三钱　大枣（去核）二枚

水八杯，煮取三杯，分温三服。

【讲评】第三十一条是讲下焦温病热邪已退，病已痊愈，但因中焦停饮而导致不寐的证治。本条源自《灵枢·邪客》，原文说：“今厥气客于五脏六腑，则卫气独卫其外，行于阳不得入于阴。行于阳则阳气盛，阳气盛则阳跻

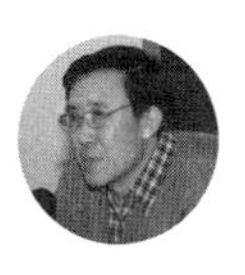

陷，不得入于阴，阴虚，故目不瞑……饮以半夏汤一剂，阴阳以通，其卧立至。”原文中所说的“目不瞑”就是吴氏所说的“不寐”，现代称为“失眠”。导致不寐的原因很多，但其总的病机就是《灵枢·邪客》所说的卫气“行于阳不得入于阴”。

分析本条所述不寐的病机，就是吴鞠通在分注中所说的中焦阳气素虚之人，外感温热邪气，医生用寒凉药治疗，但用药太过，虽然去除了热邪，但也损伤了中焦脾胃的阳气，以致水液运化失权而形成寒饮。由于寒饮停于胃而不在肺，所以“嗽稀痰而不咳”。正是由于寒饮停于中焦，导致气机不畅，阴阳失调，阳气不能入于阴，所以“彻夜不寐”，这也就是《素问》所说的“胃不和则卧不安”。

寒饮停聚导致的不寐，治疗应当逐饮和胃，代表方剂是半夏汤，因为是由半夏与秫米两味药组成，所以又称半夏秫米汤。方中用制半夏之辛温，温化寒饮而和胃，用量达八钱，力量较强。秫米就是高粱米，有健脾胃培中气之功，既助半夏和胃逐饮，又缓半夏之燥烈以保胃气。饮除胃和，气机条畅，阳入于阴，自然能入睡，所以《灵枢·邪客》说：“其卧立至。”吴氏在条文中仅指出“嗽稀痰而不咳，彻夜不寐”的症状，以方测证可知，这种证候还应当见舌淡苔白腻水滑，脉弦滑。

第三十二条是接第三十一条讲用半夏汤治疗后“饮退则寐”但“舌滑，食不进者”的证治。关于“舌滑，食不进者”的病机，吴氏在分注中说是“此以胃腑虽和，营卫不和，阳未卒复”，也就是说，用半夏汤治疗后，寒饮虽去，但脾胃阳气尚未恢复，因为胃阳不足，不能消磨腐熟水谷，所以“食不进”。脾胃阳气不足，水液不运，所以“舌滑”，也就是舌苔白而水滑。

恢复脾胃阳气，必用辛温之剂，所以用“半夏桂枝汤”主之。方中仍用半夏、秫米和胃，但是剂量比半夏汤中减小了，半夏由八钱减为六钱，秫米由二两减为一两。在《伤寒论》的桂枝汤原方中，桂枝与白芍各用三两（三钱），是等量，意在调和营卫；在小建中汤中，白芍的用量为六钱，是桂枝的一倍，意在养血和营，缓急止痛；在本方中，用白芍六钱，桂枝四钱，吴氏在桂枝药后注中说：“虽云桂枝汤，却用小建中汤法。桂枝少于白芍者，表里异治也。”这就是说，桂枝汤是解肌祛风，调和营卫，治太阳中风表证

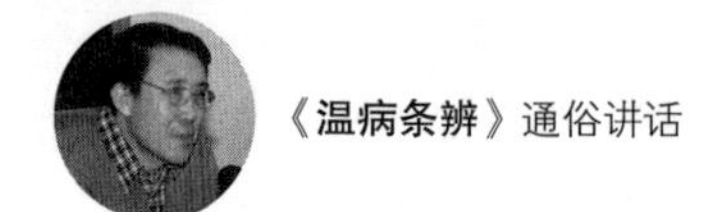

的方剂，所以桂、芍等量；小建中汤是温中补虚，和里缓急，治里虚证的方剂，所以白芍倍于桂枝；本方是治疗脾胃阳气未复的里证，用来温中助阳的方剂，所以虽然名为“半夏桂枝汤”，但是却用“小建中汤法”，而用药又不完全同于小建中汤原方的剂量，而是桂枝的剂量比原方中大，这是意在加强温中助阳的作用。服药后中焦阳气恢复，饮食自进，也就是吴氏在分注中所说的：“调其营卫，和其中阳，自能食也。”

3. 热邪已退，身凉自汗

三十三、温病解后，脉迟，身凉如水，冷汗自出者，桂枝汤主之。

此亦阳气素虚之体质，热邪甫退，即露阳虚，故以桂枝汤复其阳也。

桂枝汤方（见上焦篇。但此处用桂枝，分量与芍药等，不必多于芍药也，亦不必啜粥再令汗出，即仲景以桂枝汤小和之法是也）

【讲评】本条是讲述下焦温病热邪已退，但是阳气损伤未复的证治。“脉迟，身凉如水，冷汗自出”，是阳气虚的表现。阳气虚无力推动血行，所以脉迟缓。阳虚不达于周身，则身冷如水。阳虚不能温化水液，气虚不能固表，所以冷汗自出。这种情况多见于阳气素虚体质的人，在温病过程中，又使用寒凉药物治疗，所以热邪一退，就出现了阳虚的表现。从条文中用“桂枝汤主之”来以方测证，可以看出本证只是中阳素虚，所以不用大剂温补，而且热邪初退，也要防止过用温补而导致死灰复燃。

桂枝汤中的桂枝辛甘温，生姜辛温，炙甘草、大枣甘温，四味药配伍，辛甘助阳。白芍酸寒，与炙甘草相配，酸甘化阴。由桂枝汤的组成药物可以看出，它既有辛甘助阳之功，又有酸甘化阴的作用，所以能调和营卫。从助阳与化阴两方面来看，方中毕竟以温药为主，所以其作用主要是辛温助阳，从而使阳气来复，则身暖汗止。吴鞠通在“上焦篇”中的桂枝汤方用桂枝六钱、芍药三钱，意在突出解表作用，他用这种方法治疗温病是错误的，前面已经讲过，这里不再重复。他在本条方后注中说：“但此处用桂枝，分量与芍药等，不必多于芍药也。”意在强调本条是里虚证而不是表证，所以要减桂枝之量。“亦不必啜粥再令汗出”，也是强调这种冷汗不是太阳中风表证营卫不和的自汗出，所以不需要啜热稀粥发汗以止汗。“即仲景以桂枝汤小和

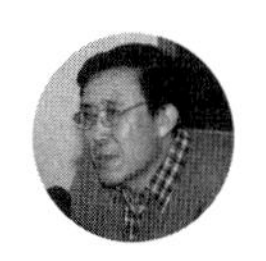

之法是也”，是说用《伤寒论》中桂枝汤原方有调和营卫，燮理阴阳而使阳气来复的作用。

4. 热邪已退，中阳未复

三十四、温病愈后，面色萎黄，舌淡，不欲饮水，脉迟而弦，不食者，小建中汤主之。

此亦阳虚之质也，故以小建中小小建其中焦之阳气，中阳复则能食，能食则诸阳皆可复也。

小建中汤方（甘温法）

白芍（酒炒）六钱　桂枝四钱　甘草（炙）三钱　生姜三钱　大枣（去核）二枚　胶饴五钱

水八杯，煮取三杯，去渣，入胶饴，上火烊化，分温三服。

汪按：温热病虑涸其阴，湿温病虑虚其阳。病后调理，温热当以滋阴为法（甘凉或佐甘酸），湿温当以扶阳为法（甘温或佐辛甘），不可错误。热病解后，脉静身凉，然而炎威虽退，余焰犹存，略予甘温，燎原复炽，饮食尚能助邪，况参、术、姜、桂及二陈之类乎！但体质不同，或平素阳虚，或寒凉过当，邪去正衰，不扶其阳则气立孤危，故列益阳数法于上，以备采用，所谓“有者求之，无者求之”，学者固不可不知有此法，然非见之真确，断不可冒昧轻投也。寒湿、湿温，病后化燥，有当用凉润者，可以隅反。

【讲评】本条是讲下焦温病热邪已退，但中焦脾胃阳气未复的证治。“温病愈后”而临床表现又见：面色萎黄，不欲饮水，不思进食，舌淡，脉迟而弦，说明是病人素体阳虚，在温热病过程中用寒凉药治疗，热邪虽解，但阳气未复。面色萎黄，舌质淡，是阳气虚无力鼓动血行，血液不能上荣所致。不欲饮水，不思进食，是因为中阳不足，脾胃功能低下，不能受纳、运化水谷。脉迟而弦，是阳虚内寒里急之象。

中阳不足，治疗应当温中补虚，以建树中焦阳气，代表方剂是《伤寒论》的小建中汤。其方是由桂枝汤倍用芍药加甘温的饴糖组成，方中六味药配伍，辛甘助阳，酸甘化阴，温中补虚，益气助阳，和营养血，是以温补中焦脾气为主而又兼顾营血的方剂。用小建中汤治疗后，中焦阳气来复，脾胃功能振奋，自然饮食如常而恢复健康。本条中桂枝的用量同第三十二条。

本条的汪按中关于温病病后调理法的论述，简明扼要，值得细读。

5. 热邪已退，胃阴未复

三十五、温病愈后，或一月，至一年，面微赤，脉数，暮热，常思饮不欲食者，五汁饮主之，牛乳饮亦主之。病后肌肤枯燥，小便溺管痛，或微燥咳，或不思食，皆胃阴虚也，与益胃、五汁辈。

前复脉等汤，复下焦之阴。此由中焦胃用之阴不降，胃体之阳独亢，故以甘润法救胃用，配胃体，则自然欲食，断不可与俗套开胃健食之辛燥药，致令燥咳成痨也（以上五条，皆温热病后之余证——朱评）。

五汁饮、牛乳饮方（并见前秋燥门）

益胃汤（见中焦篇）

按：吴又可云："病后与其调理不善，莫若静以待动"，是不知要领之言也。夫病后调理，较易于治病，岂有能治病，反不能调理之理乎！但病后调理，不轻于治病。若其治病之初，未曾犯逆，处处得法，轻者三五日而解，重者七八日而解，解后无余邪，病者未受大伤，原可不必以药调理，但以饮食调理足矣，经所谓"食养尽之"是也。若病之始受既重，医者又有误表、误攻、误燥、误凉之弊，遗殃于病者之气血，将见外感变而为内伤矣，全赖医者善补其过（谓未犯他医之逆，或其人阳素虚、阴素亏，或前因邪气太盛，攻剂不得不重，或本虚邪不能张，须随清随补之类），而补人之过（谓已犯前医之治逆），退杀气（谓余邪或药伤），迎生气（或养胃阴，或护胃阳，或填肾阴，或兼固肾阳，以迎其先后天之生气），活人于万全，岂得听之而已哉！万一变生不测，推诿于病者之家，能不愧于心乎！至调理大要，温病后一以养阴为主，饮食之坚硬浓厚者不可骤进。间有阳气素虚之体质，热病一退，即露旧亏，又不可固执养阴之说而灭其阳火，故本论"中焦篇"列益胃、增液、清燥等汤，"下焦篇"列复脉、三甲、五汁等复阴之法，乃热病调理之常理也。"下焦篇"又列建中、半夏、桂枝数法，以为阳气素虚，或误伤凉药之用，乃其变也。经所谓有者求之，无者求之，微者责之，盛者责之，全赖司其任者心诚求之也。

【**讲评**】本条是讲下焦温热病热邪已退，但胃阴损伤未得恢复的后遗症

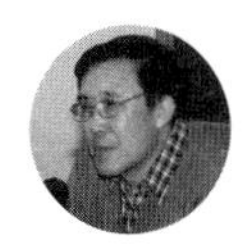

的证治。

如果临床表现见面微赤，暮热，常思饮而不欲食，舌红苔少，脉细数，是胃阴虚而虚热内生的证候。面部微红，傍晚出现低热，舌红苔少，脉细数，都是阴虚内热的表现。常思饮，是因于胃阴虚以引水自救；不欲食，是阴虚胃燥，食物因缺乏胃阴的濡润而不能消磨所致。条文中所说的“或一月，至一年”，是指病情迁延时间长而胃阴难复，所以治疗必须用甘寒清养法以养胃阴，清虚热，方用五汁饮、牛乳饮。因为本证纯属胃阴虚，没有热邪，所以不能用苦寒药，防其“服之反燥甚”。

如果临床表现见肌肤枯燥，或有轻微燥咳而无痰，或不思进食，小便时尿道痛，舌红苔少，脉细，是阴虚内燥的证候。胃为后天之本，阴虚而不能濡养肌肤，所以肌肤干燥脱屑。胃阴虚不能润肺，则肺燥气逆而干咳。胃阴虚失于濡润，食物干糙难以消磨，就不思进食。胃阴虚则全身津液匮乏，就可以出现尿少，尿道干涩疼痛。这类表现虽然无热象，但阴虚内燥的表现很明显，所以要用益胃汤、五汁饮之类甘寒清养的方药调治。五汁饮、牛乳饮、益胃汤等方剂已在“上焦篇”“中焦篇”讲过，这里不再重复。

吴鞠通在本条分注中所说的“此由中焦胃用之阴不降，胃体之阳独亢”是说胃的生理特点是体阳而用阴。所谓体阳，是指胃为六腑之一，传化物而不藏，属阳，由阳气来消磨水谷；用阴，是指胃阳的消磨水谷必须依赖胃阴的濡润功能，否则水谷就不能消磨。胃阳与胃阴相辅相成，如果胃阴不足，则胃阳相对亢盛而出现阴虚内热或阴虚内燥的表现。吴氏在分注中针对胃阴虚而不思食的治疗所讲的“断不可与俗套开胃健食之辛燥药，致令燥咳成痨也”对临床有重要指导意义。另外，吴氏在按语中关于温病善后调理的论述也非常精辟，可以说是对温病善后调理法的概括总结。

6. 热邪已退，气阴两伤

三十九、暑邪久热，寝不安，食不甘，神识不清，阴液元气两伤者，三才汤主之。

凡热病久入下焦，消烁真阴，必以复阴为主，其或元气亦伤，又必兼护其阳。三才汤两复阴阳，而偏于复阴为多者也，温热、温疫末传，邪退八、九之际，亦有用处。暑温末传，亦有用复脉、三甲、黄连阿胶等汤之处。彼此互参，勿得偏执。盖暑温不列于诸温之内，而另立一门者，以后夏至为病暑，湿气大动，不兼湿不得名暑温，仍归温热门矣。既兼湿，则受病之初，自不得与诸温同法，若病至未传，湿邪已化，惟余热伤之际，其大略多与诸温同法，其不同者，前后数条，已另立法矣。

三才汤方（甘凉法）

人参三钱　天冬二钱　干地黄五钱

水五杯，浓煎两杯，分二次温服。欲复阴者，加麦冬、五味子；欲复阳者，加茯苓、炙甘草。

【讲评】本条是讲暑热病恢复期，暑热邪气已退而气阴两伤的证治。结合临床实践来看，其临床表现多见：唇干口燥，夜寐不安，精神萎靡，饮食无味，倦怠乏力，舌红苔少，脉细弱。

分析其病机，这个证候见于暑热病恢复期，是暑热邪气已退而气阴两伤未能恢复之证。唇干口燥，是阴伤未复的症状。夜寐不安，精神萎靡，是气阴两虚，心不藏神的征兆。胃气不醒，脾失健运，就可见饮食无味。正气亏损，功能低下，所以倦怠乏力。阴液未复，所以舌红苔少。脉细主阴伤，弱主气虚。吴鞠通在条文中所说的“暑邪久热”，并不是指暑热邪气仍盛，而是指暑热邪气久羁，耗气伤阴，但邪气已退而言。读这句话要以方测证，由其方纯属补益之剂就可知其证是暑热邪气已退，否则还应当用清涤暑热的药物。吴氏所说的“神识不清”，也并不是指神识昏迷，而是指精神萎靡不振，如果真是正气大虚的神昏，应当用大定风珠，而不是三才汤所能奏效。本条的要点在于“阴液元气两伤者”这句话，由此可知，它是纯属虚证。

“阴液元气两伤”的证候，应当用补益气阴法治疗，吴鞠通所制的三才汤很有代表性。方中用了天冬、干地黄、人参三味药，取其药名中的天、地、人三个字而作为方名，所以称为三才汤。吴鞠通在本条分注中说：“凡热病久入下焦，消烁真阴，必以复阴为主，其或元气亦伤，又必兼护其阳。三才汤两复阴阳，而偏于复阴为多者也。”方中以天冬、干地黄甘寒补阴，以人参甘温补气，此方虽然有气阴双补的作用，但用了两味甘寒药，且剂量较大，所以是“偏于复阴为多”的方剂。如果阴伤更重，可以再加麦冬、五

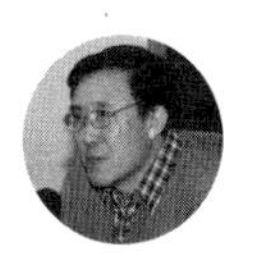

味子酸甘化阴，以增强补阴作用。如果阳气损伤较为突出，可以再加茯苓、炙甘草健脾益气，培植后天之本以化生阳气。三才汤虽然是为暑温病而设，但一切温病邪气已退，气阴两伤者都可以使用，临床中不必拘泥。

吴鞠通在本条分注中对“暑温不列于诸温之内，而另立一门”的解释是：“以后夏至为病暑，湿气大动，不兼湿不得名暑温，仍归温热门矣。”这种说法具有片面性，是“暑必兼湿”之论的翻版。夏季雨湿过多，固然可见暑与湿相兼的暑病，但是夏季干旱无雨，暑热独盛，也属于暑病，不能因为不兼湿就“不得名暑温”。吴氏在《温病条辨》中虽然把暑温、伏暑单列一门，但是在条文中又把暑热病与暑湿病分开讲述，可见他也是认为暑热病属于暑温范畴的，而且治法也与其他温热病相同。这里的说法过于绝对化，有自相矛盾之嫌，所以在本书中把暑温中属于暑热病的条文都列入温热病的范畴内，这种分类方法并不违背吴氏书中的分类原则。

附：温热病传变规律简表

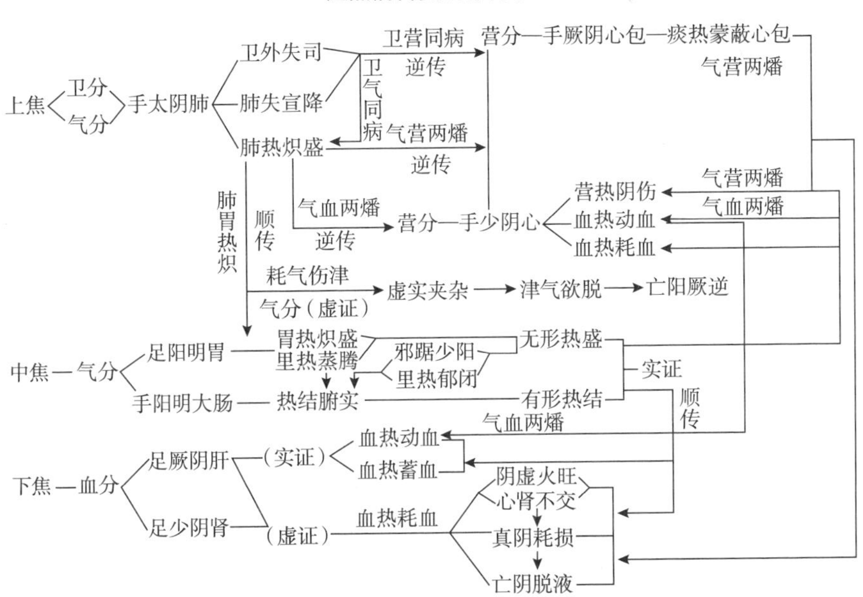

前面对上、中、下三焦温热病发展过程中较常出现的各种证候、治法及其传变规律按照条文做了较详细的讲评。为了使大家更好地掌握温热病的传变规律，在这里对温热病发展过程中的主要证候及其传变规律用简表的形式加以概括说明，以便于理解与记忆，并进而形成较为全面、系统的认识。

第七讲

湿热病的辨证纲领与治疗原则

《温病条辨》的结构特点是以三焦为纲，也就是说，它是以三焦辨证作为温病的辨证纲领，其中既包括温热病，也包括湿热病。以三焦辨证来辨温热病，虽然可以作出初步的定位诊断，也能大体反映其由上焦至下焦的传变规律，但却不能标示温热病由表入里、由浅入深的传变层次，所以吴鞠通对温热病的辨证实际上是在三焦辨证的框架内又采取了以卫气营血辨证为纲领的分类辨证体系。湿热病是外感湿热邪气引起的病变，湿热邪气有弥漫性和下趋性的特点，初起卫分证与气分证的界限并不明显，往往是呈卫气同病，进而发展为气分证，在湿邪未化燥的情况下，既不入营分，更不入血分，而是留恋在上、中、下三焦气分。可以说，湿热病是以三焦气分证为主要类型的病变，湿热病的这种特点，就决定了它必然以三焦辨证为辨证纲领。

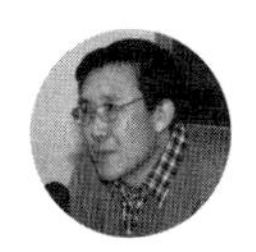

一、湿热病的辨证纲领——三焦辨证

三焦辨证是吴鞠通总结前人，特别是喻嘉言、叶天士等医学家的辨证经验而明确提出并加以倡导的辨证纲领。因为湿热病是外感湿热邪气为患，它具有留恋气分，弥漫三焦，阻滞气机的特点，所以用三焦辨证作为辨证纲领，最适合于指导湿热病的辨证论治。在《温病条辨》中，吴鞠通以三焦为纲，讲述了湿热邪气侵袭人体，留恋三焦，导致三焦生理功能失常所出现的上、中、下三焦各种证候。可以说，三焦辨证是以三焦的生理概念为基础，以生理功能失常所产生的病理变化为依据而构建的辨证体系。所以，要掌握三焦辨证的内容，必须首先掌握三焦的生理概念，在此基础上，再进一步掌握三焦湿热证候的病机与证候特点、三焦湿热证候的传变规律及其相互关系。

1. 三焦的生理概念

“三焦”一词及其生理概念最早见于《内经》《难经》对其又有所补充，归纳起来主要有以下四个方面的内容。

（1）人体阳气运行的通道——气道

《难经·六十六难》说：“三焦者，原气之别始也，主通行三气，经历于五脏六腑。”原气，又称为真气，也就是人体的一身之气。这段文字是说，三焦是被原气所使，它的生理功能是通行“三气”（即宗气、中气、元气），使三者在人体内运行，贯穿五脏、六腑及其所联系的经络、组织、器官，同时，“三气”在运行过程中又互相结合而构成原气。由此可以看出，三焦是人体阳气运行的通道，简称为气道。

（2）人体水液运行的通道——水道

《素问·灵兰秘典论》说：“三焦者，决渎之官，水道出焉。”决，是指开通；渎，是指水沟。由此可以看出，三焦是人体内开通的水沟，也就是水液运行的通道，简称为水道。

因为气帅水行，所以气道与水道是一致的，三焦既是气道，又是水道。

就是说，水液是由阳气推动着在三焦通道中运行而敷布周身。《灵枢·五癃津液别》说："三焦出气，以温肌肉，充皮肤，为其津，其流而不行者为液。天暑衣厚则腠理开，故汗出……天寒则腠理闭，气湿不行，水下留于膀胱，则为溺与气。"可见，三焦是阳气推动水液在人体内代谢的场所和通道，也就是气化的场所和通道。

（3）划分人体上、中、下三个部位

《灵枢·营卫生会》说："上焦出于胃上口，并咽以上，贯膈而布胸中……中焦亦并胃中，出上焦之后……下焦者，别回肠，注于膀胱而渗入焉。"由这段话可以看出，上焦是指胃上口以上，膈上胸中的部位；中焦是指胃腑之所在，即膈以下脐以上的部位；下焦是指脐以下的下腹部。上焦、中焦、下焦三者合称为三焦。

一般来说，把脏腑按解剖部位分属于三焦，上焦有心、心包与肺；中焦包括脾、胃、肝、胆；下焦包括小肠、大肠、肾、膀胱。需要附带说明的是，由于在温病过程中，胃与大肠的病变关系密切，肝与肾的病变关系密切，所以吴鞠通在《温病条辨》中把大肠的病变与胃的病变一并列于中焦，把肝的病变与肾的病变一并列于下焦。

关于上、中、下三焦的生理功能，《灵枢·营卫生会》中概括为"上焦如雾，中焦如沤，下焦如渎"。就是说，中焦胃腑腐熟水谷，像发酵一样，泡沫浮游，其精微物质由脾脏输送于上焦。上焦心、肺，像天降雾露一样，把水谷精微敷布于周身以营养人体。下焦各脏腑像水沟一样，使代谢所产生的水谷浊气变成尿液与粪便不断排出体外。总而言之，三焦总司人体一身之气化，是水谷消化、吸收，精微物质的转输、敷布以及糟粕排泄的场所和通道。

（4）人体传化之腑中的一腑

《素问·五脏别论》说："夫胃、大肠、小肠、三焦、膀胱，此五者，天气之所生也，其气象天，故泻而不藏。此受五脏浊气，名曰传化之腑。"这段话是对三焦生理概念的论述，它把三焦作为人体传化之腑中的一腑，其生理功能是排泄人体内的浊气。

《灵枢·本输》说："三焦者，中渎之府也，水道出焉，属膀胱，是孤之府也。"这里的"孤"字，是独一无二之意，是说三焦为人体内最大的腑。

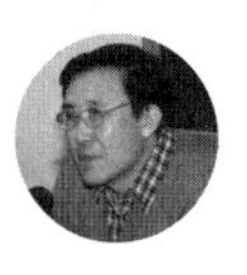

明代张景岳在《类经·藏象类》中称其为“脏腑之外，躯体之内，包罗诸脏，一腔之大腑也。”可见，三焦既是人体传化之腑中的一腑，又是其中最大的腑，它囊括了人体内的所有脏腑。由此看来，把三焦作为一个具体的传化之腑和用它划分人体上、中、下三个部位这两个生理概念是一致的。也就是说，三焦作为人体内最大的“孤之府”，它包容了上焦、中焦、下焦所属的各个脏腑。

综合上述四个方面的内容，从生理概念上来看，三焦是包括了上焦、中焦、下焦所有脏腑的最大的传化之腑。它是人体气化的场所和通道，人体阳气和水液的运行，食物的消化、吸收，精微物质的转输、敷布以及糟粕的排泄，都是在“孤之府”三焦内进行。三焦的生理功能，实际上是人体上、中、下三个部位所属各脏腑生理功能的概括。

2. 三焦湿热证候的病机与证候特点

湿热病多发于雨湿季节，一般是同时感受湿与热两种邪气而为患，或外感湿邪，因湿而郁热，或素体湿热内蕴，复感时令之邪，内外相引而发病。其病机可以简要地概括为湿热弥漫，气机阻滞，从而导致三焦所属各脏腑功能失常。因为是湿与热两种邪气相合而致病，所以其病变既有湿邪为患的特点，又有热邪为患的反映。湿为阴邪，重浊黏腻，遏阻气机；热为阳邪，其性蒸腾开泄。两种不同属性的邪气相合而为患，就决定了湿热病临床表现的特殊性，其特点可概括为如下四个方面：

一是季节性强，多发于夏秋之交。此时气候炎热，雨量较多，热蒸湿动，弥漫空间，容易侵袭人体而发病。

一是以脾胃为病变中心，弥漫周身，阻滞气机，导致水液代谢失常。脾主湿而恶湿，湿热邪气侵袭，往往困阻脾胃，使其升降失司而致水湿停聚。湿越盛则脾胃越困，脾胃越困则湿越滞，所以湿热病多以脾胃为病变中心。因为湿是弥漫性的邪气，特别是湿与热合，热蒸则湿动，更容易弥漫周身而致一身表里上下的症状同时出现。湿热弥漫则阻滞气机，使气化不利而三焦水道不通，所以湿热病中多见水液代谢失常的临床表现。

一是临床多见矛盾症状。湿与热两种邪气同时为患，二者既各自显示其特性，又相互影响，形成湿热裹结，湿遏则热伏，热蒸则湿动的状态，所以临床每见矛盾症状迭出。如身热不扬，发热而皮肤不灼手，或初扪之反凉，久扪之则热；脉不数而反濡缓；面不红而反淡黄；精神不烦躁而反呆痴；口干而不欲饮；大便数日不下但不燥结而反溏滞等。

一是病程长，缠绵难愈。湿与热互相裹结，如油入面，难解难分。湿性黏滞，难以速除，而有形之湿不祛，无形之热则蕴于湿中而不能解，湿越滞则热越郁，热越蒸则湿越黏，其势胶着难解，往往迁延时日，缠绵难愈。

湿热病初起一般多先犯上焦，进而渐次传入中焦、下焦，就是吴鞠通所说的"始上焦，终下焦"。按照三焦辨证，可以将湿热病的发展过程分为上焦湿热证候、中焦湿热证候、下焦湿热证候三大类别。这三类证候，标示了湿热病发展过程中病变所在的中心部位及其病程阶段。

（1）上焦湿热证候

上焦湿热证候，是湿热邪气由口、鼻、皮毛侵袭肺系，导致卫外失司，肺失宣降，水液代谢失常的病变，它是湿热病的初期阶段。其邪气虽然在表，但是湿热又往往弥漫于里，影响肺、脾两脏，所以湿热病初起多见表里同病。其证候特点是：恶寒发热，身热不扬，头身重痛，舌苔白腻，脉濡。同时还可以兼见脘痞纳呆、小便不利等中、下焦症状。

（2）中焦湿热证候

中焦湿热证候，是湿热邪气郁阻脾胃，导致脾胃运化功能障碍，气机阻滞，升降失司的病变。由于人的体质差异，或湿与热两种邪气的轻重程度不同，或治疗中用药的影响，其证候又有湿重于热、湿热并重与热重于湿三种类别。三者虽然有异，但因其都属脾胃升降失司的病变，所以它们的共同特点是：脘痞腹胀，纳呆食少，大便溏滞，舌苔腻，脉濡。由于湿热弥漫，头身重痛、小便不利等上、下焦症状也可以同时出现。

（3）下焦湿热证候

下焦湿热证候，是湿热邪气侵入下焦的病变。因其湿热裹结，所以病变虽然在下焦，但一般不损伤肝血肾精，而是湿热阻滞于膀胱或小肠、大肠，导致水液代谢失常，饮食物传导失司的一类证候。其虽然也有湿重于热与热重于湿的区别，但共同特点是：小便或大便排出障碍，舌苔腻，脉濡。由于

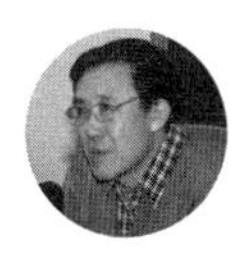

湿热弥漫，头身重痛、脘痞纳呆等上、中焦症状也可以同时出现。

3. 三焦湿热证候的传变规律及其相互关系

由上面所讲的内容可以看出，湿热病的传变规律一般来说是按上焦湿热证候→中焦湿热证候→下焦湿热证候的顺序渐次递传。但是因为湿热弥漫，由上焦可以波及中、下焦，由中焦可以波及上、下焦，由下焦也可以波及中、上焦。三焦湿热证候的这种以一个部位为中心而影响其他部位的特点，是由其致病邪气具有弥漫性的特性所决定的。

由于人体禀赋的差异以及邪气入侵的途径不同，湿热病沿上、中、下三焦的传变规律也并不是固定不变的。比如，邪气从口入，初起就发于中焦者有之；邪气由下袭入，初起即病于下焦者也有之。但是无论其发生发展情况如何变化，只要掌握了上、中、下三焦湿热证候各自的病机及其证候特点，就能抓住辨治的关键。可见，三焦辨证对湿热病的临床辨治具有重大的指导意义。总的来说，其临床意义有二：一是对湿热病不同发展阶段中三类不同证候的概括；一是标明了湿热邪气所在的部位及其由上至下，纵向发展的一般规律。上述二者互相联系，为临床辨治湿热病及判断其预后提供了可靠依据。

二、湿热病的治疗原则

湿热病是外感湿热邪气致病，所以祛湿清热是治疗的基本大法。因为湿邪易于困阻脾胃，阻滞气机，所以在治疗中还要配合健脾醒胃，理气行滞法。

1. 祛湿清热

湿热病是湿与热两种性质不同的邪气同时侵犯人体而为患，所以治疗应当从祛湿与清热两方面入手。因为湿与热合，热蕴湿中，湿不祛则热不能清，所以治疗重点在于祛湿。由于上、中、下三焦湿热证候的中心部位不同，在治疗中，就应当针对其病变的中心部位，选用相应的药物，因势利导以驱邪外出。由于湿热邪气易于弥漫三焦，所以在治疗时还必须兼顾三焦。三焦湿热证候的具体治法可以概括分为如下五种类型。

（1）辛温宣透，芳香化湿

本法简称辛宣芳化法，适用于上焦湿热证候，是指用辛温芳香，轻扬宣透之品，化湿透热以宣肺气，疏通肌腠，使腠理通达，微有汗出，则湿邪可渐从小汗而解，湿祛则热不独存，也随汗出而散。常用药物如：藿香、白芷、苏叶、香薷、苍术等，佩兰、青蒿、金银花虽然不是辛温药物，但具有芳香宣化之功，临床中也可以配入，这就是吴鞠通所说的“治上焦如羽，非轻不举”在湿热病临床治疗中的具体体现。

（2）辛温开郁，苦温燥湿

本法简称辛开苦降法，适用于中焦湿重于热的证候，是指以入中焦的辛温与苦温药物相配，辛开苦降，燥湿化浊，调理脾胃，使之恢复升降平衡。常用药物如半夏、苍术、砂仁、白蔻仁、草果、厚朴、枳实、大腹皮、陈皮、白术等，这就是吴鞠通所说的“治中焦如衡，非平不安”在湿热病临床治疗中的具体体现。

（3）苦寒清热燥湿

本法适用于中焦湿热并重或热重于湿的证候，是指选用苦寒之品，以达到清热燥湿的目的。常用药物如黄芩、黄连、栀子等。应当说明的是，治疗湿热病使用苦寒药应当审慎，必须属热重于湿者才可使用，如果属湿热并重者，应当辛温、苦温与苦寒同用，以辛开苦降，清热与燥湿并施。如果湿邪重者，苦寒药应当忌用，防其冰伏湿邪，反而使病势难解。

（4）淡渗利湿

本法适用于下焦湿热证候，是指用淡渗之品利尿渗湿，使湿热从小便而驱。常用药物如滑石、通草、茯苓、生薏苡仁、泽泻、猪苓、车前子等。如果是下焦热重于湿者，可以在淡渗利湿之中选加苦寒泄热，通利水道的苦寒清利之品，如栀子、木通、竹叶等。

（5）兼顾三焦

因为湿热易于弥漫三焦，临床上除了针对病变中心部位进行治疗外，还

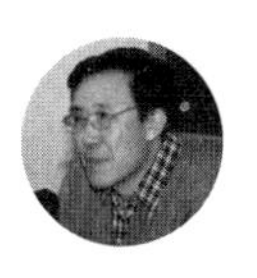

必须兼顾三焦，也就是说，治上焦不忘中、下焦，治中焦不忘上、下焦，治下焦不忘中、上焦。这也正是临床处方中辛宣芳化、辛开苦降与淡渗利湿药物常常并用的原因所在。

2. 健脾益气，醒胃消导

脾主运化而升清，胃主受纳而降浊。在湿热病中，湿热邪气最易困阻脾胃而致升降失司，消磨、运化功能障碍，所以治疗时应当在祛湿清热之中配入健脾益气之品，如茯苓、生薏苡仁、白术等；醒胃消导之品，如砂仁、白蔻仁、山楂、神曲、麦芽、炒薏苡仁等。

3. 理气行滞，开通肺气

湿邪重浊黏滞，易于阻滞气机，气机不畅则水道不通而湿不能去，所以治疗中必须配入理气行滞药物以宣畅气机，使气行则水湿也随之而行。常用药物如厚朴、枳实、大腹皮、陈皮、藿香梗、苏梗等。肺主通调水道，肺气开通则水道通畅而湿热邪气有出路，所以治疗湿热病常配入开通肺气之品，如杏仁等。此外，辛宣芳化药物轻扬宣透，也有开通肺气之功。

湿热病的治疗原则及常用药物可以归纳为下面的简表。

湿热病的治疗原则与常用药物简表

<table>
<tr><th colspan="3">治疗原则</th><th>常用药物</th></tr>
<tr><td rowspan="5">祛湿清热
兼顾三焦</td><td>上焦</td><td>辛温宣透
芳香化湿</td><td>藿香、白芷、苏叶、香薷
苍术、佩兰、青蒿、金银花</td></tr>
<tr><td rowspan="2">中焦</td><td>辛温开郁
苦温燥湿</td><td>半夏、苍术、砂仁、白蔻仁、草果
厚朴、枳实、大腹皮、陈皮、白术</td></tr>
<tr><td>苦寒清热
燥　　湿</td><td>黄芩、黄连、栀子</td></tr>
<tr><td rowspan="2">下焦</td><td>淡渗利湿</td><td>滑石、通草、茯苓、生薏苡仁、
泽泻、猪苓、车前子</td></tr>
<tr><td>苦寒清利</td><td>栀子、木通、竹叶</td></tr>
<tr><td rowspan="2">健脾益气
醒胃消导</td><td>健脾益气</td><td colspan="2">茯苓、生薏苡仁、白术</td></tr>
<tr><td>醒胃消导</td><td colspan="2">砂仁、白蔻仁、山楂、神曲、麦芽、炒薏苡仁</td></tr>
<tr><td rowspan="2">理气行滞
开通肺气</td><td>理气行滞</td><td colspan="2">厚朴、枳实、大腹皮、陈皮、藿香梗、苏梗</td></tr>
<tr><td>开通肺气</td><td colspan="2">杏仁</td></tr>
</table>

三、湿热病的治疗禁忌

湿热病的治疗，除了要掌握治疗方法，还必须掌握治疗禁忌，以防止因治疗错误而导致变证、坏病的发生。

1. 忌大汗

湿热邪气侵袭上焦，郁阻肌腠，宜用辛宣芳化之品宣透肌腠，使腠理通达，微有小汗而邪从汗解，但大辛大温药物如麻黄、桂枝之类却属忌用。这是因为，湿性黏滞，难以速除，必取微汗，才能缓缓去之，用麻、桂虽欲取大汗而不可得，不惟湿不能去，其温窜之性反而易于助热动湿，鼓动湿邪内闭心包，上蒙清窍，而致神昏、耳聋、目瞑。正如吴鞠通所说："汗之则神昏耳聋，甚则目瞑不欲言。"

2. 忌大下

湿热邪气郁阻胃肠而致腑气不通，忌纯用大黄、芒硝之类大寒峻下之品。这是因为，湿邪黏滞，非一攻可下，用之不惟湿不能去，反而容易损伤脾阳，导致下利不止。正如吴鞠通所说："下之则洞泄。"

3. 忌滋补

湿热病中，往往出现午后身热、口渴等症状，这是湿邪所致，并非阴虚使然，如果误诊为阴虚而妄投生地黄、麦冬之类的滋补之品，则易于滋腻助湿，反使其病胶着难解。正如吴鞠通所说："润之则病深不解。"

4. 忌温补

湿为阴邪，易于遏伤阳气。在湿热病过程中，由于湿阻气机，阳气不通，往往出现面色淡黄或苍白、四肢不温、倦怠乏力等症状，这是湿阻气机，并非虚寒，如果误诊为阳气虚而轻率地使用党参、黄芪之类甘温补气之

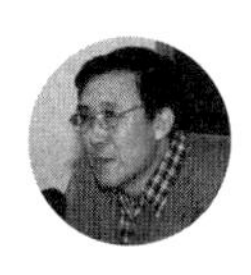

品，则易于壅滞脾胃而助长湿热，反会使湿热郁蒸而加重病情。正如叶天士所说：“不可就云虚寒而投补剂，恐炉烟虽熄，灰中有火也。”

5. 饮食起居宜忌

湿热病过程中及其恢复期，脾胃呆滞，饮食应当以清淡稀软为宜，甜、黏、油腻、冷、硬等难于消化之物应当忌食，防其损伤脾胃而助长湿热或引起食复。

湿热病初愈的患者，机体功能尚未复原，起居也应当谨慎，要注意慎劳作，避寒保暖，既不可过劳，又不可触冒风寒，以防劳复、感冒复。

四、湿热病的转归

湿热病迁延不解，由于体质因素、湿与热两种邪气比重的变化、治疗用药或饮食不当等因素的影响，往往会发生转化。这种转化与促成转化的因素密切相关，往往是因为顺从了某种因素的影响而发生转化，出现从阳化热或从阴化寒，因此称为“从化”。因为转化以后的归属不同，或从阳化热而归属于温热病范畴，或从阴化寒而归属于寒湿病范畴，因此也称为“转归”。总而言之，湿热病一经转化之后，性质已经发生变化，不再属湿热病的范畴。湿热病的转化多发生在中焦湿热证中，因为脾主运化水湿，脾不健运则湿不易去，所以湿热病往往在中焦稽留时间最长，也最容易发生转化。

1. 从阳化热

从阳化热，是指由于患者体质阳气素盛，或邪气的比重热重于湿，或治疗过程中大量使用温燥药物，或病中过食肥甘辛辣食物，致使湿热病在发展过程中湿渐退而热渐盛，最终化燥成温，转化为温热病，或出现气分证，或深入营分、血分。湿热病一旦从阳化热而转化为温热病，就应当按温热病辨治。

2. 从阴化寒

从阴化寒，是指由于患者素体阳虚阴盛，或邪气的比重湿重于热，或治疗过程中大量使用寒凉药物，克伐阳气，或病中冷食、冷饮过多，致使湿热病在发展过程中湿不去而热渐退，阳气受损，最终转化为寒湿病。湿热病一旦从阴化寒而转化为寒湿病，不仅不属于湿热病范畴，而且已经不属于温病的范畴，应当用温阳化湿法辨治。

第八讲

上焦篇·湿热病

在《温病条辨·卷一·上焦篇》中，吴鞠通把温病分为六门，与湿热病有关的共有四门，其中暑温为一门，伏暑为一门，在这两门中，既有属温热病类的暑热病，又有属湿热病类的暑湿病。湿温、寒湿为一门，其中湿温属湿热病，讲寒湿病是为了与湿温相对照，实际上它不属温病的范畴。温疟为一门，其中也有温热类证候与湿热类证候之分。总起来说，“上焦篇”的湿热病主要见于暑温、伏暑中的暑湿病、湿温和温疟。

湿热邪气侵袭上焦，病变部位主要在手太阴肺系，称为“手太阴暑温”“太阴伏暑”“太阴湿温”等。因为湿热邪气有弥漫的特点，所以病变初起虽然先犯手太阴卫分，但往往又不局限于卫分，而是同时弥漫于里，呈卫气同病，也就是表里同病。因为脾主运化水湿，外感湿热邪气最容易困脾，导致脾不健运而形成手、足两太阴的病变，同时由于湿阻气机，水液代谢障碍，也可以出现小便不利等下焦症状，所以治疗中要以上焦为主而又兼顾中、下焦。

湿热病是湿与热两种邪气为患，由于两种邪气的比重不同，临床表现有湿重于热、湿热并重、热重于湿的区别，其治疗也有所不同，所以在本讲中就以这种分类方法对条文进行归纳讲评，对分注、按语和方论也有选择地进行讲解、分析。

一、湿热病的病种与治则

三十五、暑兼湿热，偏于暑之热者为暑温，多手太阴证而宜清；偏于暑之湿者为湿温，多足太阴证而宜温；湿热平等者，两解之。各宜分晓，不可混也。

此承上启下之文。按：暑温、湿温，古来方法最多精妙，不比前条温病毫无尺度，本论原可不必再议，特以《内经》有先夏至为病温，后夏至为病暑之明文，是暑与温流虽异而源则同，不得言温而遗暑，言暑而遗湿。又以历代名家悉有蒙混之弊，盖夏日三气杂感，本难条分缕析，惟叶氏心灵手巧，精思过人，案中治法，丝丝入扣，可谓汇众善以为长者，惜时人不能知其一二。然其法散见于案中，章程未定，浅学者读之，有望洋之叹，无怪乎后人之无阶而升也。故本论摭拾其大概，粗定规模，俾学者有路可寻，精妙甚多，不及备录，学者仍当参考名家，细绎叶案，而后可以深造。再按：张洁古云：静而得之为中暑，动而得之为中热，中暑者阴证，中热者阳证。呜呼！洁古笔下如是不了了，后人奉以为规矩准绳，此医道之所以难言也。试思：中暑，竟无动而得之者乎？中热，竟无静而得之者乎？似难以动、静二字分暑、热。又云：中暑者阴证。暑字从日，日岂阴物乎？暑中有火，火岂阴邪乎？暑中有阴耳，湿是也，非纯阴邪也。中热者阳证，斯语诚然，要知热中亦兼秽浊，秽浊亦阴类也，是中热非纯无阴也。盖洁古所指之中暑，即本论后文之湿温也；其所指之中热，即本论前条之温热也。张景岳又细分阴暑、阳暑，所谓阴暑者，即暑之偏于湿，而成足太阴之里证也；阳暑者，即暑之偏于热，而成手太阴之表证也。学者非目无全牛，不能批隙中窾。宋、元以来之名医，多自以为是，而不求之自然之法象，无怪乎道之常不明，而时人之随手杀人也，可胜慨哉！

汪按：偏湿偏热，伤手伤足，挈领提纲，可谓不易之论，学者从此认清，自不患动手便错矣。又按：洁古所谓动者，指奔走劳役之人，触冒天地之热气而病者也；所谓静者，指富贵安逸之人，纳凉于高堂大厦以避热而中湿者

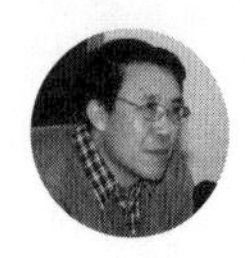

也。然动者亦有时中湿，静者亦有时中热，未可拘执。静者一种内，又有乘凉饮冷，无湿气而但中寒气，应用桂枝、大顺，甚则理中、四逆者，此即夏月伤寒，当一一条分缕析也。至景岳于六气治法，全未入门，无足置论。

三十六、长夏受暑，过夏而发者，名曰伏暑。霜未降而发者少轻，霜既降而发者则重，冬日发者尤重，子、午、丑、未之年为多也。

长夏盛暑，气壮者不受也；稍弱者但头晕片刻，或半日而已；次则即病；其不即病而内舍于骨髓，外舍于分肉之间者，气虚者也。盖气虚不能传送暑邪外出，必待秋凉金气相搏而后出也。金气本所以退烦暑，金欲退之，而暑无所藏，故伏暑病发也。其有气虚甚者，虽金风亦不能击之使出，必待深秋大凉、初冬微寒相逼而出，故为尤重也。子、午、丑、未之年为独多者，子、午君火司天，暑本于火也，丑、未湿土司天，暑得湿则留也。

四十二、伏暑、暑温、湿温，证本一源，前后互参，不可偏执。

【讲评】第三十五条是“上焦篇”伏暑门中的第一条，是讲湿热病所包含的病种与治疗原则。吴鞠通在“伏暑”门的标题下有一句按语说：“按：暑温、伏暑，名虽异而病实同，治法须前后互参，故中、下焦篇不另立一门。”可见，吴氏是把暑温与伏暑作为同一个病种来看待的，至于它们的区别，仅在于发病季节的不同，暑温发于夏季，伏暑发于秋、冬。

在本条中，吴氏提出了两个病名，一是暑温，一是湿温，实际上是讲了3个病种，因为吴氏认为暑温与伏暑“名虽异而病实同”，所以这里所说的暑温也包括伏暑。由于这三个病种中湿与热两种邪气的比重不同，所以治法也有区别，吴氏在条文中分别进行了阐述，由此看来，这段条文实际上是湿热病的提纲。按照条文的文义来说，“暑兼湿热”是讲暑邪中包括湿与热两种邪气。“偏于暑之热者为暑温，多手太阴证而宜清”这句话是讲，偏于以热邪为主的暑病称为暑温，多侵犯手太阴肺系而出现热证，治疗应当用清热法。“偏于暑之湿者为湿温，多足太阴证而宜温”这句话是讲，偏于以湿邪为主的暑病称为湿温，多侵犯足太阴脾而导致水湿困脾，治疗应当用温化湿浊法。“湿热平等者，两解之”这句话是讲，湿热并重的证候，要清热与化湿并施。从字面上来看，这段条文不难理解，但仔细分析，却存在着三个问题。

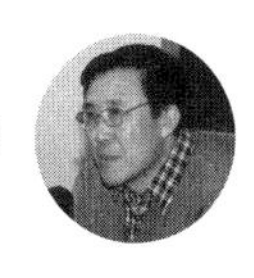

一个问题是，“暑兼湿热”的说法概念不清。暑为热之极，夏至以后感受的热邪就称为暑邪或称为暑热邪气，它与湿邪没有必然的联系，如果暑邪又夹湿邪，就称为暑湿邪气。而按吴氏的说法，暑邪就是热邪与湿邪相兼的邪气，认定了暑必兼湿，所以说这种说法在概念上含混不清。也就是说，“暑兼湿热”这句话存在着两方面的问题，一方面在于暑就是热，不存在“兼热”；另一方面，暑可以“兼湿”，但不是必兼湿。吴鞠通这种暑必兼湿的观点在《温病条辨》全书中都有体现，他在“上焦篇”第二十二条按语中说：“按：温者热之渐，热者温之极也。温盛为热，木生火也。热极湿动，火生土也。上热下湿，人居其中而暑成矣。若纯热不兼湿者，仍归前条温热例，不得混入暑也。”由这段话可以看出，他认为暑必兼湿，不兼湿就不是暑温而是温热，这种说法明确地把暑热病排除在暑温之外，这种观点是极端而且片面的。实际情况是，如果夏至以后干旱无雨，人体就容易感受暑热邪气而发暑热病；如果雨水较多，暑与湿相合，人体就容易感受暑湿邪气而发暑湿病。

另一个问题是，“偏于暑之热者为暑温，多手太阴证而宜清”的说法过于绝对化。吴氏所说的“偏于暑之热者”，有没有湿邪存在呢？他既然认为“暑兼湿热”，当然是有湿邪存在，从他所用的“偏”字来看，是说以热为主，而兼夹湿邪，这种类型属热重于湿的证候，吴氏把这种病变称为“暑温”，实际上是指暑湿病而排斥了暑热病的存在。“多手太阴证而宜清”的说法也过于绝对化，因为暑湿病虽然“偏于暑之热”，但是未必多在手太阴，在其他部位者也不少见，即使在手太阴，因为夹有湿邪，也不能单纯用清热法，而应当是在清热的同时兼以祛湿。

再一个问题是，“偏于暑之湿者为湿温”的说法是概念的错误。“偏于暑之湿者”，应当是暑温中的暑湿病，而不是湿温。从发病季节来看，暑湿病发生于夏季，湿温病发生于长夏；从病变过程来看，暑湿病初起多见湿热并重或热重于湿，湿温病初起多见湿重于热，如果从阳化热，可以向湿热并重、热重于湿转化，如果从阴化寒，也可以转化为寒湿病。暑湿病与湿温虽然都属湿热病，但并不是一个病种，吴氏在这里混淆了两个病种的概念，应当加以澄清。

吴鞠通的这段原文中虽然存在的问题较多，但是他把湿热病分为热重于湿、湿重于热、湿热并重的分类思路及其治疗原则还是很有指导意义的。在临床实践中，热重于湿者多见于暑温、伏暑中的暑湿病，治疗要以清热为主，兼祛湿邪；湿重于热者，多见于湿温病初起，治疗要以祛湿为主；湿热并重者，既可以见于暑湿病，又可以见于湿温病，治疗要祛湿与清热并重。

在本条的按语中，吴氏所说的“洁古所指之中暑，即本论后文之湿温也；其所指之中热，即本论前条之温热也”这段话，与他在条文中的说法存在着同样的概念不清的问题。应当说，张洁古所说的“中暑”，是指暑湿病；“中热”，是指暑热病。因为张洁古所说的“中暑”与“中热”都发生于夏季，所以既不是湿温，也不是温热，而都是暑病。

第三十六条是讲伏暑的概念与发病。“长夏受暑，过夏而发者，名曰伏暑”这句话是讲伏暑的概念。条文中的“长夏”，应当是夏季，就是说，伏暑是夏季感受暑邪，当时不发病，邪气伏于体内，过了夏天才发病的温病。因为暑邪在体内伏藏时间越长，对正气的损伤越重，所以发病越晚，病情越重，这就是条文中所说的“霜未降而发者少轻，霜既降而发者则重，冬日发者尤重”。因为按运气学说的理论，子、午之年是少阴君火司天，其年暑气盛，丑、未之年是太阴湿土司天，其年湿气盛，所以“子、午、丑、未、之年为多也”。

伏暑是发于秋、冬而临床表现为暑热或暑湿内蕴的病变，但是秋、冬并不存在暑邪，也就是说，其临床表现与发病季节不相符，古人就认为它是夏季受邪，邪气内伏，过时而发的伏气温病，所以称之为“伏暑”，实际上就是发于秋、冬的暑温病。由于秋、冬季节气温低，人体的腠理处于密闭状态，内伏的暑邪没有向外发出之路，所以伏暑的特点是必由外感所诱发，初起即呈表里同病。如果秋、冬寒冷，外感风寒邪气而诱发，则见表寒证；如果气候反常，应寒反温，也可以由风热邪气所诱发，则见表热证。由于内伏的邪气有暑热与暑湿的区别，所以由外感所诱发的里证也有所不同。暑热内伏，容易伤阴，甚至灼伤营阴，所以一旦发病就见卫营同病；暑湿内伏，一般呈气分湿热，所以一旦发病就见卫气同病。这些内容吴氏在本篇第三十七条、第三十八条、第三十九条、第四十条、第四十一条分别作了讲述。

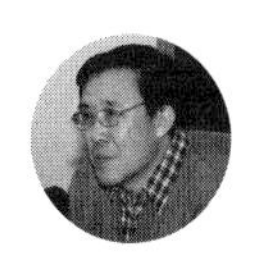

第四十二条是讲伏暑、暑温、湿温的相互关系。条文中所说的“证本一源”，是讲这三种病虽然因为发病季节不同而有不同的名称，但其病因都是湿热邪气，都属于湿热病，临床证候也可以互见。也就是说，暑温病中的证候在伏暑、湿温中也可以出现，吴氏在著书时为了避免重复，把不同的证候分别写入了暑温、伏暑、湿温门中，但是不等于暑温门中的证候就不会出现在湿温病中，所以在读书时要“前后互参，不可偏执”。

二、湿重于热证候

湿重于热，是指湿热两种邪气中以湿邪为主，湿遏热伏，热蕴湿中，热象不显的证候类型，上焦湿重于热的证候多见于湿温病初起，在暑湿病初起表里同病的过程中也偶有发生。治疗要以祛湿为主，湿去则热不独存，切忌早用寒凉药，防其损伤阳气，冰伏湿邪。

1. 外感暑湿耗气伤阴

二十三、《金匮》谓：太阳中暍者，发热恶寒，身重而疼痛，其脉弦细、芤迟，小便已，洒然毛耸，手足逆冷，小有劳，身即热，口开，前板齿燥。若发其汗，则恶寒甚；加温针，则发热甚；数下，则淋甚。可与东垣清暑益气汤。

张石顽注，谓太阳中暍，发热，恶寒，身重而疼痛，此因暑而伤风露之邪，手太阳标证也。手太阳小肠属火，上应心包，二经皆能制金烁肺，肺受火刑，所以发热，恶寒似足太阳证。其脉或见弦细，或见芤迟，小便已，洒然毛耸，此热伤肺胃之气，阳明本证也（愚按：小便已，洒然毛耸，似乎非阳明证，乃足太阳膀胱证也。盖膀胱主水，火邪太甚而制金，则寒水来为金母复仇也，所谓五行之极，反兼胜己之化）。发汗则恶寒甚者，气虚重夺（当作伤）其津（当作阳）也。温针则发热甚者，重伤经中之液，转助时火，肆虐于外也。数下之则淋甚者，劫其在里之阴，热势乘机内陷也。此段经文，本无方治，东垣特立清暑益气汤，足补仲景之未逮。

愚按：此言太过。仲景当日，必有不可立方之故，或曾立方而后世脱简，皆未可知，岂东垣能立而仲景反不能立乎？但细按此证，恰可与清暑益气汤。曰可者，仅可而有所未尽之词，尚望遇是证者，临时斟酌尽善。至沈目南《金匮要略注》，谓当用辛凉甘寒，实于此证不合。盖身重，疼痛，证兼寒湿也。即目南自注，谓发热，恶寒，身重，疼痛，其脉弦细芤迟，内暑而兼阴湿之变也。岂有阴湿而用甘寒柔以济柔之理？既曰阴湿，岂辛凉所能胜任！不待辨而自明。

清暑益气汤方（辛甘化阳，酸甘化阴复法）

黄芪一钱　黄柏一钱　麦冬二钱　青皮一钱　白术一钱五分　升麻三分　当归七分　炙草一钱　神曲一钱　人参一钱　泽泻一钱　五味子八分　陈皮一钱　苍术一钱五分　葛根三分　生姜二片　大枣二枚

水五杯，煮取二杯，渣再煮一杯，分温三服。虚者得宜，实者禁用，汗不出而但热者禁用。

【讲评】本段条文是录自《金匮要略方论·痉湿暍病脉证治第二》中的第二十五条并加了“可与东垣清暑益气汤”作为治疗方剂。条文中的“中暍”，就是伤暑。“太阳”，是指太阳病。仲景学说认为，足太阳膀胱经主人体一身之表，所以太阳病就是指表证。“太阳中暍”，就是指外感暑邪而导致的表证。因为邪气在表，所以见“发热，恶寒”。“身重而疼痛”，是湿邪在表的表现。由此可知，本证的病因不仅是暑邪，而且夹有湿邪。因为暑湿邪气耗气伤阴，所以脉见虚象，以耗伤阴液为主则见弦细；以耗伤阳气为主则见芤迟。结合临床实践来看，本证由于暑湿耗气伤阴，困阻脾胃，还可见：乏力，自汗，脘闷纳呆，小便短赤，舌苔白腻或黄腻等临床表现。足太阳经属膀胱，主一身之表，小便之后阳气随尿液外泄，卫外功能降低，所以就出现“洒然毛耸”的症状。“洒然”，是形容好像往人身上泼冷水一样出现阵阵寒慄。“毛耸”，是指毫毛竖起。由于阳气泄于外而虚于内，不能温煦四肢，所以“手足逆冷”。因其气阴已虚，而劳作之后又耗气伤阴，所以“小有劳，身即热，口开，前板齿燥”。身热，是劳作耗气，气虚阳浮的表现，也就是《黄帝内经》所说的“阳气者，烦劳则张”。“口开”，是指张口喘息，这是肺气虚，少气不足以息的表现。“前板齿燥”，是指门牙干燥，是因肺胃阴伤，

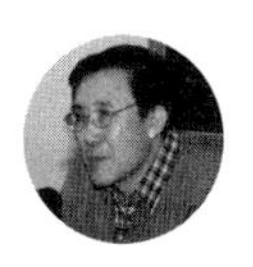

津液失于濡润所致。因为本证是外感暑湿的初起阶段，虽有气阴两伤但主要是损伤肺脾之气与肺胃之阴，并未伤及肝肾，所以其“前板齿燥”应当是干燥而有光泽，就是叶天士所说的“光燥如石”，而不是“如枯骨色”。

因为本证是暑湿邪气耗气伤阴，表里同病，虚实夹杂的证候，所以治疗既要清暑祛湿，又要益气养阴，而不能误用发汗、温针、攻下的方法。如果盲目发汗，更伤阳气，卫外失司，所以出现“恶寒甚”。如果误用温针，更助长暑邪，所以“发热甚”。如果见“口开，前板齿燥”而误用攻下，甚至反复攻下，则伤阴更甚，津液亏乏无以为尿，所以见“淋甚”，也就是小便淋沥涩滞。在《金匮要略方论》中，这段条文中没有出治法，吴鞠通指出“可与东垣清暑益气汤”。这个方剂出自李东垣的《脾胃论》，方中以黄芪、人参、白术、炙甘草益气。升麻、葛根升阳气布津液。麦门冬、当归身、五味子养阴和血。黄柏清泄暑邪。苍术、白术、泽泻祛湿化浊。橘皮、青皮理气行滞。神曲醒胃消滞。生姜、大枣鼓舞胃气，调和营卫。方中的人参、麦冬、五味子就是生脉散，是李东垣创制的补益气阴的方剂。从清暑益气汤的药物组成来看，是一个清暑祛湿，益气养阴的方剂，但其用药毕竟偏于温燥，重在益气升阳祛湿，适用于暑湿偏重之证，若暑热盛而阴伤重者断不可用。正因为这个方剂以温燥药为主，所以王孟英说它“虽有清暑之名，而无清暑之实”，王氏因此而另立一清暑益气汤，以甘寒药物为主，用于治疗暑热盛而津气伤的证候。因为李东垣与王孟英都使用了同一个方名，所以这个方剂就有“东垣清暑益气汤”与“王氏清暑益气汤”之分。

2. 寒邪束表，暑湿内蕴

二十四、手太阴暑温，如上条证，但汗不出者，新加香薷饮主之。

证如上条，指形似伤寒，右脉洪大，左手反小，面赤，口渴而言。但以汗不能自出，表实为异，故用香薷饮发暑邪之表也。按：香薷辛温芳香，能由肺之经而达其络。鲜扁豆花，凡花皆散，取其芳香而散，且保肺液，以花易豆者，恶其呆滞也。夏日所生之物，多能解暑，惟扁豆花为最，如无花时，用鲜扁豆皮，若再无此，用生扁豆皮。厚朴苦温，能泻实满。厚朴，皮也，虽走中焦，究竟肺主皮毛，以皮从皮，不为治上犯中。若黄连、甘草，纯然里药，暑病初起，且不必用，恐引邪深入，故易以银花、连翘，取其辛凉达肺经之表，纯从外走，不必走中也。

温病最忌辛温，暑证不忌者，以暑必兼湿，湿为阴邪，非温不解（分别极明晰——朱评），故此方香薷、厚朴用辛温，而余则佐以辛凉云。下文湿温论中，不惟不忌辛温，且用辛热也。

新加香薷饮方（辛温复辛凉法）

香薷二钱　银花三钱　鲜扁豆花三钱　厚朴二钱　连翘二钱

水五杯，煮取二杯，先服一杯，得汗，止后服。不汗，再服。服尽不汗，再作服。

二十五、手太阴暑温，服香薷饮，微得汗，不可再服香薷饮重伤其表。暑必伤气，最令表虚，虽有余证，知在何经，以法治之。

按：伤寒非汗不解，最喜发汗，伤风亦非汗不解，最忌发汗，只宜解肌，此麻、桂之异其治，即异其法也（如庖丁解牛，奏刀砉然——朱评）。温病亦喜汗解，最忌发汗，只许辛凉解肌，辛温又不可用，妙在导邪外出，俾营卫气血调和，自然得汗，不必强责其汗也。若暑温、湿温，则又不然，暑非汗不解，可用香薷发之。发汗之后，大汗不止，仍归白虎法，固不比伤寒、伤风之漏汗不止而必欲桂、附护阳实表，亦不可屡虚其表，致令厥脱也，观古人暑门有生脉散法，其义自见。

【讲评】第二十四条是讲寒邪束表，暑湿内蕴的证治。吴氏在本条分注中说："证如上条，指形似伤寒，右脉洪大，左手反小，面赤，口渴而言。但以汗不能自出，表实为异。"上条证指第二十二条，是暑热邪气侵袭手太阴肺系，气分热盛，气血涌越，所以面赤，右脉洪大而数，左脉相对较小，又因大汗伤津而口渴甚，治疗要用白虎汤泄热保津。本证也可以见到与上条相同的暑热内盛的症状，说明气分也存在暑热邪气，但是"汗不出"，却与上条的"汗大出"大不相同，说明在里热盛的同时还有表邪存在，也就是吴氏所说的"表实为异"。从吴氏方中以辛温解表的香薷为君药来以方测证，可以看出其表邪是寒邪，从而就形成了外有寒邪束表，里有暑湿内蕴，表里同病的证候。从临床实践来看，本证的临床表现多见恶寒，发热，无汗，头痛，身形拘急，脘痞，心烦，口渴，尿黄，舌苔薄腻而黄，脉濡数。

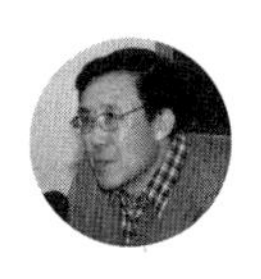

分析其病机，本证的发生与夏季的气候特点密切相关。夏季气候炎热、潮湿，暑湿弥漫在空间，也弥漫到人体，所以夏季人们有闷热感。不过，天气炎热的时候正常人会有汗出，通过出汗可以把体内的暑湿发散出去，所以不会生病。如果由于天气炎热而过分贪凉，比如用冷水洗澡或长时间在空调房间生活，就容易发病。例如夏季室外温度很高，进房间后经空调的冷气突然降温，就会感觉周身发紧，这就是感受了寒邪的征兆。由于寒邪困束肌表，毛窍收缩，体内的暑湿被憋在里面发散不出去了，就形成了寒邪束表，暑湿内蕴的证候。由于外有寒邪束表，卫气不宣，所以见恶寒。邪气侵袭，正邪相争，则见发热。由于寒主收引，腠理闭塞，气血涩滞，所以见无汗，周身拘急，头痛。由于腠理闭塞无汗，体内的暑湿发散不出去而蕴于体内，湿阻气机，就出现脘痞。暑热扰心则心烦。暑热伤津则口渴、尿黄。舌苔薄腻而黄，脉濡数都主暑湿内蕴。

寒邪束表，治疗要疏表散寒，暑湿内蕴，治疗要涤暑化湿，代表方剂是新加香薷饮。本证既然有寒邪束表，为什么不说它是伤寒病呢？因为伤寒是冬季感受寒邪所导致的病变，它不可能发生于夏季。中医学所说的“寒邪”是一个相对的概念，凡是人体感觉寒冷，就称为寒，但是冬季的“寒”与夏季的“寒”差别很大。比如冬季气温在0℃以下，一般情况下就称之为“寒”，在这种低温环境下，人体的腠理处于密闭状态，如果感受这种寒邪而发病，就需要用麻黄、桂枝这类辛温解表药发汗散寒。夏季温度在30℃以上，一般就称之为“热”，在这种高温环境中，人体的腠理处于开泄状态。如果由30℃的高温环境中突然进入20℃的空调房间，给人的感觉就是“寒”，人体就可能由于腠理突然闭塞而发病，这就称为“寒邪束表”。这种“寒”与冬季的严寒在程度上是有很大差别的，治疗虽然也需要辛温解表，但是绝不能用麻黄、桂枝这类大辛大热的药物。新加香薷饮中的香薷辛温芳香，既能发汗解表散寒，又能芳香化湿，是治疗夏季感受寒邪的首选药物，它的解表作用与麻黄相似，但是要比麻黄柔和得多，所以古人说：“夏日之香薷，犹冬月之麻黄。”银花、连翘清凉宣透，使内蕴的暑热外达。银花与鲜扁豆花都有芳香气味，能够芳化湿浊。厚朴苦温，燥湿行气，使湿浊下行。因为新加香薷饮既能发散在表之寒，又能清化在里的暑湿，所以它是表里双解的方剂。这个方剂所用的药物轻灵，如果暑热偏重，伴见口渴甚、小便黄赤等，可以加清热涤暑药，如竹叶、西瓜翠衣、荷叶、石膏等；如果湿浊偏重，伴见恶心、呕吐等，可以加祛湿药，如藿香、佩兰、六一散等。

新加香薷饮是由《太平惠民和剂局方》的香薷散加减化裁而来，其原方由香薷、白扁豆、厚朴组成，与新加香薷饮的区别在于原方散寒除湿作用突出而无清暑热作用。

第二十五条是讲用新加香薷饮治疗已得微汗之后，不可再用原方发汗，以防耗气而致正气损伤。如果还有余证不解，也要根据具体病情再制定相应的治疗方案。

3. 湿热郁阻，卫气同病

四十三、头痛，恶寒，身重疼痛，舌白，不渴，脉弦细而濡，面色淡黄，胸闷，不饥，午后身热，状若阴虚，病难速已，名曰湿温。汗之则神昏耳聋，甚则目瞑不欲言；下之则洞泄；润之则病深不解。长夏、深秋、冬日同法，三仁汤主之。

头痛，恶寒，身重疼痛，有似伤寒，脉弦濡，则非伤寒矣（分明——朱评）。舌白，不渴，面色淡黄，则非伤暑之偏于火者矣。胸闷，不饥，湿闭清阳道路也。午后身热，状若阴虚者，湿为阴邪，阴邪自旺于阴分，故与阴虚同一午后身热也（此条人多误认阴虚，当知此理——朱评）。湿为阴邪，自长夏而来，其来有渐，且其性氤氲黏腻，非若寒邪之一汗即解，温热之一凉即退，故难速已。世医不知其为湿温，见其头痛，恶寒，身重疼痛也，以为伤寒而汗之，汗伤心阳，湿随辛温发表之药蒸腾上逆，内蒙心窍则神昏，上蒙清窍则耳聋、目瞑、不言。见其中满不饥，以为停滞而大下之，误下伤阴，而重抑脾阳之升，脾气转陷，湿邪乘势内渍，故洞泄。见其午后身热，以为阴虚而用柔药润之，湿为胶滞阴邪，再加柔润阴药，二阴相合，同气相求，遂有锢结而不可解之势。惟以三仁汤轻开上焦肺气，盖肺主一身之气，气化则湿亦化也（至理。解此二语，则于湿温病思过半矣——朱评）。湿气弥漫，本无形质，以重浊滋味之药治之，愈治愈坏。伏暑、湿温，吾乡俗名秋呆子，悉以陶氏《六书》法治之，不知从何处学来。医者呆，反名病呆，不亦诬乎！再按：

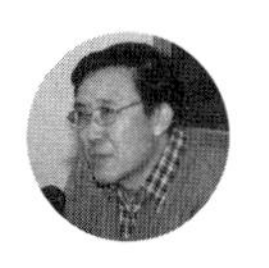

湿温较诸温，病势虽缓而实重，上焦最少，病势不甚显张，中焦病最多，详见“中焦篇”，以湿为阴邪故也，当于中焦求之。

三仁汤方

杏仁五钱　飞滑石六钱　白通草二钱　白蔻仁二钱　竹叶二钱　厚朴二钱　生薏仁六钱　半夏五钱

甘澜水八碗，煮取三碗，每服一碗，日三服。

【讲评】本条是讲湿温病初起，以湿邪为主，湿热弥漫表里，阻滞气机，卫气同病的证治。吴鞠通在条文中对其症状、治法及禁忌讲述比较详细，结合临床实践来看，其临床表现多见恶寒，身热不扬，少汗或无汗，午后热甚，身重肢倦，头重如裹，表情淡漠，面色淡黄，四肢发凉，胸闷脘痞，纳呆不饥，甚或呕恶，大便溏滞不爽，小便不利，舌苔白腻，脉濡缓。

分析其病机，恶寒而身热不扬，是指恶寒与发热相比较，热象不显而恶寒突出。这是因为，湿邪黏滞，阻滞气机，使体表气机不畅，体内阳气被阻而不能宣达于体表，所以恶寒突出。病人在恶寒的同时也存在发热，但是由于湿热裹结，热蕴湿中不得发越，所以热象不明显，这种热型就称为身热不扬。热蒸湿动可以有少量的汗出，但是汗不多，是少量的黏汗，这是湿邪外蒸的表现，不是津液外渗。如果湿邪较重，热邪不能蒸动其湿，也可以无汗。午后申时是阳明经气主令，阳明是多气多血之经，这段时间正气充盛，抗邪有力，所以体温比其他时间更高。这种病人体温一般在38℃左右，午后可以升高到39℃左右，所以称为午后热甚。湿是有形之邪，重浊黏腻，湿邪黏着于周身，所以出现头重如裹，周身沉重，肢体倦怠沉重而有紧束感。上面所说的这些症状与感冒相似，应该加以鉴别。它与感冒的不同点主要在于，这种病人有表情淡漠的特殊表现，感冒的病人没有神志异常的变化，而这种病人从发病就开始发呆，所以吴鞠通称之为“秋呆子”。这是因为，湿热郁蒸，湿浊像雾一样笼罩在胸腔，以致清阳不宣，心窍不利，使神志活动发生了障碍而反应迟钝，表情淡漠，呈无欲貌，但是并没有陷入昏迷。面色淡黄，是湿阻气机，气血不能上荣所致。四肢发凉，是湿阻气机，阳气不通，阳气不能达于四末的表现。湿邪弥漫于里，气机不通，所以胸闷脘痞。湿邪困阻脾胃，升降失常，脾胃呆钝，所以纳呆不饥，没有饥饿

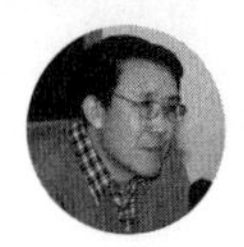

感。如果胃气上逆，还可以出现恶心甚至呕吐。湿邪下注大肠，就导致大便溏泄，但是因为湿阻气机，腑气不通，所以大便虽溏，却黏滞不爽，排出不畅。小便不利，是因湿阻气机，水道不利所致。因为湿热裹结，热蕴湿中，不扬于外，所以舌苔白腻。脉象濡软，缓怠无力，是湿邪弥漫，气机不畅的表现。通过这些临床表现可以看出，湿温病初起，是以湿阻气机为主要特征，因为热蕴湿中，热象不明显，所以说这种证候类型属于湿重于热。从这一系列的症状来看，既有湿热邪气在手太阴卫分的表现，又有湿热弥漫于里的气分见症，所以诊断为上焦卫气同病。这种证候多见于湿温初起，如果在深秋、冬季散在发生，就称为伏暑，因其证候相同，治法也相同，所以吴鞠通在条文中指出："长夏、深秋、冬日同法。"

因为本证是以湿邪为主，弥漫表里，卫气同病，所以治疗应当用宣气化湿法，代表方剂是三仁汤。方中用杏仁配竹叶宣透上焦以开通肺气。用白蔻仁、厚朴、半夏辛开苦降以行气燥湿降浊。用生薏苡仁配滑石、通草淡渗利湿，生薏苡仁还有健脾作用。这个方剂的特色是用杏仁、滑石、通草这三味药相配伍以通利三焦水道。方中体现了开上、畅中、渗下，兼顾三焦的原则。三仁汤中杏仁的用量达五钱之多，突出地体现了吴氏在分注中所说的"轻开上焦肺气，盖肺主一身之气，气化则湿亦化也"的学术观点。从临床实践来看，对湿温病初起卫气同病的证候来说，这个方剂辛宣芳化，宣表透邪的作用毕竟不足，临床使用时可以加藿香、白芷、苏叶等辛宣芳化药物。

湿温病初起卫气同病的证候恶寒而身热不扬，与太阳伤寒有疑似之处，但脉不浮紧而濡缓，而且舌苔白腻，所以不能用麻黄、桂枝之类的辛温药大发其汗，以防鼓动湿邪上蒙清窍，内闭心包而致"神昏耳聋，甚则目瞑不欲言"。其午后热甚，脘痞纳呆，大便溏滞，又疑似于阳明热结，但面色淡黄，无腹满痛拒按，所以不可妄用苦寒攻下，以防损伤脾阳，反致"洞泄"不止。其脉弦细，午后身热，疑似于阴虚症状，但舌苔白腻，脉濡缓，所以不可用滋腻补阴之品，以防滋腻敛邪助湿而致"病深不解"。

三仁汤证与新加香薷饮证都属湿热病初起的表里同病，二者的区别在于：三仁汤证是湿邪为主，热蕴湿中，弥漫表里的证候，所以治疗要"轻开上焦肺气"，同时配伍辛开苦降与淡渗利湿药物以去除表里之湿。新加香薷

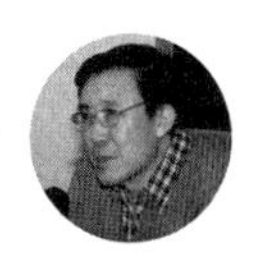

饮证是寒邪束表，暑湿内蕴的证候，其表邪属寒，里邪是暑湿，所以治疗要疏表散寒，涤暑化湿，二者用药大有区别。

4. 暑湿咳嗽

二十九、两太阴暑温，咳而且嗽，咳声重浊，痰多，不甚渴，渴不多饮者，小半夏加茯苓汤再加厚朴、杏仁主之。

既咳且嗽，痰涎复多，咳声重浊，重浊者，土音也，其兼足太阴湿土可知。不甚渴，渴不多饮，则其中之有水可知。此暑温而兼水饮者也，故以小半夏加茯苓汤蠲饮和中，再加厚朴、杏仁利肺泻湿，预夺其喘满之路。水用甘澜，取其走而不守也。

此条应入湿温，却列于此处者，以与上条为对待之文，可以互证也。

小半夏加茯苓汤再加厚朴杏仁方（辛温淡法）

半夏八钱　茯苓块六钱　厚朴三钱　生姜五钱　杏仁三钱

甘澜水八杯，煮取三杯，温服，日三。

【讲评】本条是讲素有痰饮又感暑湿邪气而致暑湿咳嗽的证治。“两太阴暑温”，是指暑湿病的病变部位在手太阴肺与足太阴脾两脏。其临床表现多见咳嗽，痰多，咳声重浊，口不渴，或渴不多饮，时有呕恶，舌苔白腻，脉濡滑。

分析其病机，本证应当是以痰饮为主而暑湿不重的病变，所以临床表现以咳嗽、痰多为主症而无明显的发热症状。由其治疗用小半夏加茯苓汤加味来看，本条的证候与《金匮要略方论·痰饮咳嗽病脉证并治第十二》中第三十条的证候相似。其原文说：“卒呕恶，心下痞，膈间有水，眩悸者，小半夏加茯苓汤主之。”由其临床表现来看，是素有脾湿生痰，痰饮停于胸膈胃脘的证候。因为痰饮阻滞，胃气不降，所以“卒呕恶，心下痞”。浊气上泛清窍，清气不升，则眩晕。水饮凌心，则心悸。其证并无咳嗽、痰多的症状，说明痰饮主要聚于中焦而未犯肺。本证是既有脾湿生痰停于胃脘，同时又外感暑湿犯肺的“两太阴暑温”，因而以痰饮阻肺，肺气上逆的咳嗽痰多为主症。口不渴，是因为内有痰饮，暑邪不盛而津液未伤。如果痰饮阻滞气机，气化不利，津不上承，也可以见口渴，但因其并不是暑邪伤津，而是痰饮内阻，所以虽有渴感但却不欲多饮，甚至饮水则呕。舌苔白腻，脉濡滑都是痰饮内停之征。

因为是以痰饮为主而暑邪不重，所以治疗采用“病痰饮者，当以温药和之”的治法，用小半夏加茯苓汤加味以温化水饮。方中半夏与生姜辛温，燥湿化痰散饮，和胃降逆止呕。茯苓健脾利湿，以断生痰之源。又加厚朴，其性苦辛温，与半夏相配，辛开苦降，行气化痰。杏仁开肺气以通调水道并止咳逆。可以说，小半夏加茯苓汤主要作用中焦，而加厚朴、杏仁则成为上、中焦并治，两太阴同解的方剂。

5. 湿痹肺气

四十六、太阴湿温，气分痹郁而哕者（俗名为呃），宣痹汤主之。

上焦清阳膹郁，亦能致哕，治法故以轻宣肺痹为主（痹证治法，备载《金匮》，学者细详之。本论专详温病，不及备论，疟、痢仿此——朱评）。

宣痹汤（苦辛通法）

枇杷叶二钱　郁金一钱五分　射干一钱　白通草一钱　香豆豉一钱五分

水五杯，煮取二杯，分二次服。

【讲评】本条是讲湿邪痹阻肺气而致哕的证治。哕，就是呃逆。条文中所说的“太阴湿温”，是指湿热邪气侵袭手太阴肺系。“气分痹郁而哕者”，是指湿热邪气郁阻气机，导致肺气痹阻，壅郁不得宣降，气逆而上，发生呃逆的病变。一般来说，呃逆的产生是胃气上逆动膈所致，在本条分注中，吴鞠通指出“上焦清阳膹郁，亦能致哕”，这就是说，上焦肺气郁痹不得宣降，以致胃气不和，冲逆动膈，也可以导致呃逆，所以“治法故以宣肺痹为主”，用“宣痹汤主之”。方中枇杷叶苦平，降肺、胃之逆气以止哕，为方中君药。这里要强调一句，一般来说，植物的花、叶多具有轻扬宣透，升浮的作用，而枇杷叶虽然是叶，却不是升浮药，而是具有降肺气以止咳逆，降胃气以止呕哕作用的药物。香豆豉辛宣芳化，宣肺透表，使肺气得宣，则气不上逆。香豆豉与枇杷叶相伍，一宣一降，以开肺气之痹郁。郁金辛寒，行气解郁，射干辛苦寒，祛痰散结，下气平逆，二者辅助枇杷叶、香豆豉以开痹郁，宣肺气。白通草淡渗利湿，通利三焦水道。

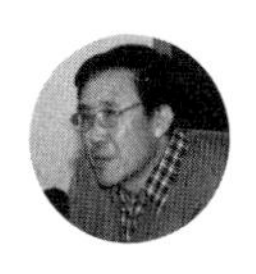

本条中吴氏仅指出"哕"的症状，其治疗药物也属平缓之品，可见其病情不重，仅是湿阻肺气而已，所以只用宣气化湿的轻灵之品宣肺气以止哕，是病轻药亦轻的治法。

6. 湿温喘促

四十七、太阴湿温，喘促者，千金苇茎汤加杏仁、滑石主之。

《金匮》谓：喘在上焦，其息促。太阴湿蒸为痰，喘息不宁，故以苇茎汤轻宣肺气，加杏仁、滑石利窍而逐热饮。若寒饮喘咳者，治属饮家，不在此例（著眼——朱评）。

千金苇茎汤加滑石杏仁汤（辛淡法）

苇茎五钱　薏苡仁五钱　桃仁二钱　冬瓜仁二钱　滑石三钱　杏仁三钱

水八杯，煮取三杯，分三次服。

【讲评】本条是讲湿温病中痰浊阻肺，喘促不宁的证治。从条文中的"太阴湿温，喘促者"可以看出，本证是湿温病在上焦手太阴肺的病变，吴鞠通在本条分注中说"太阴湿蒸为痰"，可见"喘促"是因湿热相蒸而形成湿痰，痰阻气机，肺气上逆所致。千金苇茎汤是治疗肺痈咳吐脓血痰的方剂，吴氏本条所用之方在原方中又加入杏仁、滑石以增强其降气平喘，利湿泄热作用。以方测证，结合临床实践来看，本证的临床表现多见：发热，咳喘气急，吐浓痰，舌苔淡黄滑腻，脉濡滑。

分析其病机，外感湿热邪气犯肺，正邪相争，则见发热，但因热蕴湿中，所以热势不高。湿热相蒸而形成湿痰，蕴阻于肺，以致肺失宣降，气逆而上，所以喘息气急。湿痰聚于肺，随咳而出，所以吐浓痰。本证是以湿痰为主，热势不张，所以舌苔淡黄滑腻，脉濡滑。

因为本证是湿痰蕴热阻滞于肺，所以治疗应当以排痰祛湿为主，兼清蕴热，就是吴氏在分注中所说的"以苇茎汤轻宣肺气，加杏仁、滑石利窍而逐热饮"。千金苇茎汤加滑石杏仁汤中，苇茎甘寒，清肺泄热。薏苡仁、冬瓜仁利湿排痰。桃仁活血祛瘀，又可以助杏仁止咳平喘。滑石利小便以祛湿并从湿中泄热。杏仁降肺气以止咳平喘。方中诸药配伍，以排痰祛湿为主而兼清热，使湿痰热邪得解，则肺气宣而喘自平。从方中的药性来看，虽然偏于凉，但都不是大寒之品，所以其功用主要在于排痰祛湿而宣肺。如果湿痰较重，舌苔白腻者，可以加少量半夏以燥湿化痰。如果热邪较显，舌苔黄腻者，可以加黄芩清热燥湿。

7. 水湿遏暑

四十八、《金匮》谓：太阳中暍，身热疼痛而脉微弱，此以夏月伤冷水，水行皮中所致也，一物瓜蒂汤主之。

此热少湿多，阳郁致病之方法也。瓜蒂涌吐其邪，暑湿俱解而清阳复辟矣。

一物瓜蒂汤方

瓜蒂二十个

上捣碎，以逆流水八杯，煮取三杯，先服一杯。不吐，再服。吐，停后服。虚者，加参芦三钱。

【讲评】本条内容选自《金匮要略方论·痉湿暍病脉证治第二》中的第二十七条，是讲夏月被冷水所伤而致暑邪郁遏的证治。在原文中，其症状是"身热疼重"，在本条中是"身热疼痛"，应当以原文为准，因此其临床表现是：身热，周身疼痛沉重，脉微弱。

分析其病机，本证的发生是因为夏季气候炎热而贪凉饮冷，或以冷水冲凉，以致水行于皮肤中，使暑热与阳气被遏而发病。因为人体既伤暑邪，又伤冷水，正邪相争，所以身热。水湿郁于皮肤，气血运行受阻，所以周身疼痛沉重。冷水遏阻气机，暑邪与阳气被郁，阳郁不伸，气血痹阻，所以脉来沉而微弱，这种脉象不能看作阳虚，如果是阳虚，则瓜蒂汤断不可用。

瓜蒂汤是用瓜蒂二十个煎汤顿服。瓜蒂不仅有涌吐作用，而且能行水散湿，用瓜蒂汤使水湿外解，则阳气伸，暑邪散而身热疼重除，脉搏也自然恢复正常。因为瓜蒂苦寒有毒，催吐力强，所以使用应当慎重。如果正气虚者，可以加人参芦三钱，既扶正又助涌吐。在临床中，也可以用香薷散发汗以代替瓜蒂汤发散水湿，汗出则邪自解。

三、热重于湿证候

热重于湿，是指湿热两种邪气中以热邪为主的证候类型，上焦热重于湿的证候在湿温与暑湿病中都可以出现。治疗要以清热为主，兼祛湿邪，因其热邪偏重，所以使用温燥祛湿的药物要慎重，防其助热伤津。

1. 肺胃热炽兼夹脾湿

二十六、手太阴暑温，或已经发汗，或未发汗，而汗不止，烦渴而喘，脉洪大有力者，白虎汤主之……身重者，湿也，白虎加苍术汤主之。

白虎加苍术汤方

即于白虎汤内加苍术三钱。

【讲评】本条是讲湿热病中肺胃热炽兼夹脾湿的证治。从条文中可以看出，本证是在白虎汤证的基础上又见“身重”的症状，因为其“身重”是湿邪弥漫于肌肉所致，所以用“白虎加苍术汤”主之。关于白虎加苍术汤的主治证，历代的医学家都认为是阳明胃热夹太阴脾湿，病位在中焦脾胃。吴鞠通在本条文中把这个证候列入“上焦篇”白虎汤的加减方中，而且明确地提出是“手太阴暑温”，这种说法是有道理而且是以临床实践为依据的。关于白虎汤的临床应用，在“上焦篇”与“中焦篇”的温热病中已经讲过，它是治疗肺胃热炽的方剂。因为白虎汤既能清泄肺热，又能清泄胃热，所以上焦的太阴温病与中焦的阳明温病都可以用它治疗。吴氏之所以把白虎加苍术汤证列入“上焦篇”，也是认为这个证候是暑湿邪气侵袭手太阴肺而导致的热重于湿的证候。这里有两个问题需要说明，一个问题是白虎加苍术汤证固然可以见于上焦手太阴肺的病变，但肺热炽盛必然引起胃热炽盛，而所夹的湿邪，也必然影响到脾，所以虽然在这里把这个证候称为肺胃热炽兼夹脾湿证，但是也可以把它列入“中焦篇”。另一个问题是吴氏提出这个证候见于“暑温”，实际上在湿温、伏暑中也同样可以发生，临床中不要拘泥于暑温，正如吴氏所说的“伏暑、暑温、湿温，证本一源，前后互参，不可偏执”。

从临床实践来看，本证的临床表现多见：壮热，大汗出，渴欲饮冷，喘急鼻扇，胸脘痞闷，周身困重，舌红苔黄燥，脉洪大或滑数。

分析其病机，壮热，大汗出，渴欲饮冷，喘急鼻扇，舌红苔黄燥，脉洪大是白虎汤证，说明肺胃热邪炽盛。胸脘痞闷，说明湿阻中焦，气机不畅。由于湿邪困阻脾胃，升降失常，还可以出现恶心、厌油腻等症状。脾胃主肌肉、四肢，湿邪由脾胃弥漫于肌肉、四肢，所以周身酸困沉重。如果热蕴湿聚而生痰，也可以出现滑数脉。从总体来看，这个证候是以热邪为主而夹湿，所以临床表现也以热象更为突出。

因为本证是热邪炽盛而夹湿，所以治疗要以清热为主，兼以燥湿，简称清热燥湿法，代表方剂是白虎加苍术汤。这个方剂用白虎汤清泄肺胃之热，用苍术燥湿。为什么加一味苍术而不选别的燥湿药呢？因为苍术是辛温药，既能燥脾湿又能发散表湿，病人除有胸脘痞闷的湿阻中焦症状外，还有周身困重的表证，所以用苍术祛表里之湿。如果病情更重，还可以在方中加清热燥湿药，如黄连、黄芩；如果有恶心、厌油腻的症状，可以加藿香、佩兰、竹茹化湿止呕。

我曾经在1982年春季以白虎加苍术汤为主方治疗一例肺炎病人，收到良好疗效。患者，女，68岁。自述发热20余天，初起恶寒，发热，周身沉重疼痛，不思饮食，曾自服解热镇痛药发汗未见好转而到医院求诊，经西医诊断为“左上大叶性肺炎，肺癌待除外”，因一直用青霉素治疗无效而转请中医诊治。患者二十几天来体温一直波动在39℃～40℃之间，发病五天后每于凌晨1点左右先出现寒战，持续约10分钟后通身出黏汗，体温降至39℃，到午后四点左右上升至40℃，次日凌晨1点左右又出现寒战、汗出，每天发作1次。周身楸痛沉重，胸脘堵闷，不思饮食，每日三餐只能吃少量稀粥、咸菜，恶心，厌油腻。望其面色晦暗灰垢，舌红苔灰腻，闻其呼吸有轻微喘息，切其脉滑数濡软。

从患者的发病过程与临床表现来看，符合伏暑的特点，明显是一派暑热夹湿蕴于肺、胃、脾的见证。初起，恶寒，发热，周身重痛，不思饮食，是新感引动内伏暑湿的表现，而表邪入里之后，就纯属里湿热证。二十几天持续高热，说明是湿热并重，而且有向热重于湿发展的趋势。发病五天后出现

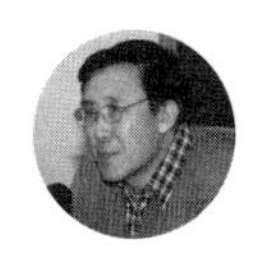

先寒战而后出汗，说明这时候气分邪气盛，但正气未衰，正邪交争，所以出现战汗。凌晨1点，阳气始升，与邪气激烈相争，在这个过程中，阳气聚集于里，奋起驱邪，因而不能布达于周身，所以出现寒战，继而阳气鼓动，湿热趋于表，所以有少量黏汗，这种汗是湿邪所生，并非津液所作。因为汗出而少量的湿热外泄，所以体温下降，但内蕴的湿热并未因汗而解，所以体温不能降至正常，邪气仍然盘踞于里，所以反复战汗近20天之久。胸脘堵闷，不思饮食，恶心厌油腻，是湿邪困阻脾胃的表现。中焦湿热上蒸，所以面色晦暗灰垢。湿热弥漫于表，所以周身困重。轻微喘息，是热邪迫肺，肺气上逆的表现。舌苔灰腻而舌质红，脉虽濡软但滑数，说明湿与热两种邪气比较，是偏于热重，所以治疗应当清热燥湿，处方以白虎加苍术汤为基础，加藿香、佩兰芳香化浊，竹茹清热和胃止呕，黄芩清热燥湿。两剂后体温降至38℃，战汗停止，6剂后痊愈，享寿80余岁而逝，其间十余年未再患过大病。

2. 发汗之后，余邪不解

二十七、手太阴暑温，发汗后，暑证悉减，但头微胀，目不了了，余邪不解者，清络饮主之。邪不解而入中、下焦者，以中、下法治之。

既曰余邪，不可用重剂明矣，只以芳香轻药清肺络中余邪足矣。倘病深而入中、下焦，又不可以浅药治深病也。

清络饮方（辛凉芳香法）

鲜荷叶边二钱　鲜银花二钱　西瓜翠衣二钱　鲜扁豆花一枝　丝瓜皮二钱　鲜竹叶心二钱

水二杯，煮取一杯，日二服。凡暑伤肺经气分之轻证皆可用之。

【讲评】本条是讲湿热病发汗后病情减轻但仍有余邪未解的证治。因为吴鞠通认为“伏暑、暑温、湿温，证本一源”，所以本条虽然提出是“手太阴暑温”，实际上包括了各种湿热病。不过，由于吴氏强调“暑兼湿热，偏于暑之热者为暑温”，所以本条证候属于湿热病中热重于湿的类型。由条文中“发汗后，暑证悉减”一句可以看出，证属湿热病初起，卫气同病，用辛温芳香药物宣表发汗之后，病情已大为减轻，但是由于“余邪不解”，所以仍然有“但头微胀，目不了了”的后遗症。也就是说，由于邪气未彻底清除，湿热上蒸，清窍不利，所以头目昏闷不清。

因为本证“暑证悉减”，病情不重，所以吴氏在分注中说：“既曰余邪，不可用重剂明矣，只以芳香轻药清肺络中余邪足矣。”清络饮方中的药物都属轻凉芳香之品，既能清透肺络中的热邪，又能芳香化湿，祛邪而不伤正，所以吴氏说：“凡暑伤肺经气分之轻证皆可用之。”也就是说，本方不仅适用于“发汗后”“余邪不解者”，凡是上焦气分湿热的轻证都可以使用，但是如果邪气已深入中、下焦，病情较重者，本方已力不能及，应当按中、下焦法治疗。

3. 暑瘵吐血

三十二、暑温寒热，舌白，不渴，吐血者，名曰暑瘵，为难治，清络饮加杏仁薏仁滑石汤主之。

寒热，热伤于表也，舌白，不渴，湿伤于里也，皆在气分。而又吐血，是表里气血俱病，岂非暑瘵重证乎？此证纯清则碍虚，纯补则碍邪，故以清络饮清血络中之热而不犯手，加杏仁利气，气为血帅故也，薏仁、滑石利在里之湿，冀邪退气宁而血可止也。

清络饮加杏仁薏仁滑石汤方

即于清络饮内加杏仁二钱、滑石末三钱、薏仁三钱，服法如前。

【讲评】本条是讲暑湿邪气犯肺，导致暑瘵吐血的证治。暑瘵吐血的病因，有暑热邪气与暑湿邪气之分。吴鞠通在“上焦篇”第十一条说：“太阴温病，血从上溢者，犀角地黄汤合银翘散主之……”这一条中的“血从上溢”如果发生在暑温病中，就是因暑热邪气入肺，灼伤肺中血络，迫血妄行而导致的吐血、衄血，属于暑热病中的暑瘵病，因其病因为暑热邪气，所以用犀角地黄汤合银翘散治疗，这个证候前面已经讲过，这里不再重复。本条所讲的证候发生于“暑温”病中而见“舌白，不渴”，说明是夹有湿邪，属暑湿病中的暑瘵病，用清络饮加杏仁薏仁滑石汤治疗。以方测证，其临床表现应当见：发热，微恶风寒，咳嗽气急，咳吐痰血，甚至吐血、衄血，头目昏闷不清，口不渴，舌苔白腻，脉濡数。

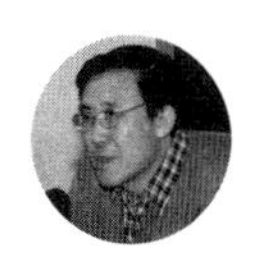

分析其病机，由于暑湿邪气侵袭肺系，导致卫外失司，所以见发热，微恶风寒。暑湿阻肺，宣降失常，所以肺气上逆而致咳嗽气急。热逼湿阻，肺络受损，使血不循经，溢出脉外，轻则咳吐痰血，重则吐血、衄血。暑湿上蒸，蒙扰清窍，则头目昏闷不清。因为湿邪内蕴，所以口不渴，舌苔白腻，脉濡。暑热内盛，所以脉数。从本证的临床表现来看，是既有表证，又有里证；既有气分暑湿，又有络伤血溢。所以吴鞠通在分注中说它是“表里气血俱病”的“暑瘵重证”。

因为本证是暑湿内蕴，热逼湿阻损伤肺络而导致的吐血，所以治疗既要清透肺络之暑热，又要芳化肺中之湿邪。清络饮轻凉芳香，既能清透肺络中的暑热，又能芳香化湿，加杏仁以降气利肺，通调水道，使湿邪下行。薏苡仁、滑石性凉而淡渗，清利湿热，使邪气从小便而驱。方中诸药配伍，透表、清里、渗下，使邪有出路则吐血可止。因为本证是暑湿邪气为患，与暑热邪气导致的暑瘵吐血病因不同，所以不能用犀角地黄汤合银翘散治疗，防其过于寒凉而遏伏暑湿，导致寒凝血瘀。

4. 伏暑初发卫气同病

三十七、头痛，微恶寒，面赤，烦渴，舌白，脉濡而数者，虽在冬月，犹为太阴伏暑也。

头痛，恶寒，与伤寒无异，面赤，烦渴，则非伤寒矣，然犹似伤寒阳明证，若脉濡而数，则断断非伤寒矣（分明——朱评）。盖寒脉紧，风脉缓，暑脉弱，濡则弱之象，弱即濡之体也（此作者金针度人处——朱评）。濡即离中虚，火之象也；紧即坎中满，水之象也。火之性热，水之性寒，象各不同，性则迥异，何世人悉以伏暑作伤寒治，而用足六经羌、葛、柴、芩每每杀人哉？象各不同，性则迥异，故曰虽在冬月，定其非伤寒而为伏暑也，冬月尤为伏暑，秋日可知。伏暑之与伤寒，犹男女之别，一则外实中虚，一则外虚中实，岂可混哉！

三十八、太阴伏暑，舌白，口渴，无汗者，银翘散去牛蒡、元参，加杏仁、滑石主之。

此邪在气分而表实之证也。

银翘散去牛蒡子元参加杏仁滑石方

即于银翘散内去牛蒡子、元参，加杏仁六钱、飞滑石一两，服如银翘散法。胸闷，加郁金四钱、香豉四钱；呕而痰多，加半夏六钱、茯苓六钱；小便短，加薏仁八钱、白通草四钱。

四十、太阴伏暑，舌白，口渴，有汗，或大汗不止者，银翘散去牛蒡子、元参、芥穗，加杏仁、石膏、黄芩主之；脉洪大，渴甚，汗多者，仍用白虎法……

此邪在气分而表虚之证也。

银翘散去牛蒡子元参芥穗加杏仁石膏黄芩方

即于银翘散内去牛蒡子、元参、芥穗，加杏仁六钱、生石膏一两、黄芩五钱，服法如前。

【讲评】第三十七条是“太阴伏暑”初发，新感引动伏邪，表里同病证候的提纲。

伏暑，是夏季感受暑热或暑湿邪气，当时不发病，邪气内伏，至秋、冬发病的病变。因为秋、冬季节腠理处于密闭状态，体内的伏邪不能自发，而是必须由新的外感邪气所诱发，所以伏暑初发都表现为表里同病。由于内伏的邪气不同，伏暑初发的表里同病有两种证候类型：一种类型是暑湿内伏，蕴于气分，初发则由卫分新感引动气分暑湿而发病，初起呈卫气同病，属暑湿病的范畴，下面的第三十八条和第四十条所讲的都是这种类型。另一种类型是暑热内伏，损伤营阴，导致营热阴伤，初发则由卫分新感引动营分暑热而发病，初起呈卫营同病，属暑热病的范畴，下面的第三十九条所讲的就是这种类型，这一条已经在“上焦篇”温热病卫营同病证候中讲过，这里不再重复。

第三十七条中所说的“太阴伏暑”，是指伏暑初起外邪侵袭手太阴肺系，由卫分表邪引动体内的伏邪而发病。“头痛，微恶寒”是外感邪气侵袭卫分的见症，“面赤，烦渴”是气分暑热的见症，“舌白”是气分暑湿的见症。关于“脉濡而数”，吴鞠通在本条分注中说：“暑脉弱，濡则弱之象，弱即濡之体也。”这就是说，暑邪伤气，其脉见濡弱之象，而脉数，则主暑邪盛，“脉濡而数”，是暑热伤气的常见脉象。总起来说，“头痛，微恶寒，面赤，烦

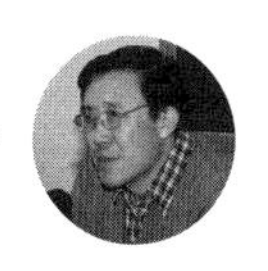

渴”，“脉濡而数”是“太阴伏暑”的共有症状，既可见于伏暑初发卫气同病的暑湿病，又可见于伏暑初发卫营同病的暑热病。因为暑湿病也是以暑邪为主而夹湿，所以也可以见“面赤，烦渴”，但因其夹有湿邪，所以“舌白”，也就是舌苔白腻。如果是暑热内伏，损伤营阴，则不会出现白腻苔，所以在第三十九条中特别指出“舌赤”。由此可见，本条所列的症状，是“太阴伏暑”的共有见症，在下面的第三十八条、第三十九条、第四十条中，又针对不同病情而分别加以补充。

第三十八条和第四十条是在第三十七条的基础上进一步讲伏暑初发卫气同病的证治。这两条中都有第三十七条所说的症状，都见“舌白，口渴”，说明都是新感表邪引动内伏的暑湿而发病，初起都呈卫气同病。二者的区别在于：第三十八条的证候又见“无汗”，吴鞠通在分注中说：“此邪在气分而表实之证也。”也就是说，这个证候是卫分表实无汗与气分暑湿并见的表里同病证。第四十条的证候又见“有汗，或大汗不止”，吴鞠通在分注中说：“此邪在气分而表虚之证也。”也就是说，这个证候是卫分表虚有汗与气分暑湿并见的表里同病证。综合第三十七条、第三十八条、第四十条所述，结合临床实践来看，伏暑初发卫气同病的证候，临床表现多见：发热，微恶风寒，头痛，无汗，或有汗，甚或大汗不止，心烦，口渴，小便短赤，胸闷脘痞，舌苔白腻或黄腻，脉濡数。

分析其病机，发热，微恶风寒，头痛是外感时令之邪，邪气袭表，导致卫外失司，表气不畅所出现的症状。如果表邪较重，表郁不宣，则无汗；如果表郁不甚，则有汗；如果暑热内盛，蒸动津液，也可以见大汗不止。暑热扰心则心烦，暑热伤津则口渴、小便短赤。暑邪夹湿郁于气分，湿阻气机，则胸脘痞闷。伏暑的气分证多为暑湿内蕴，一般来说是以暑热邪气为主而夹湿，所以多见舌苔黄腻，脉濡数，如果病变初起湿邪较盛，也可以见白腻苔。

伏暑初发卫气同病的治疗，应当用表里双解法，既要解表透邪，又要清暑祛湿。在“上焦篇”中，吴鞠通治疗“太阴伏暑”的方剂都是以银翘散为主，随症加减，可见它所针对的卫分表证都是因外感风热邪气所致。

在第三十八条中，吴鞠通针对“舌白，口渴，无汗者”提出用“银翘散

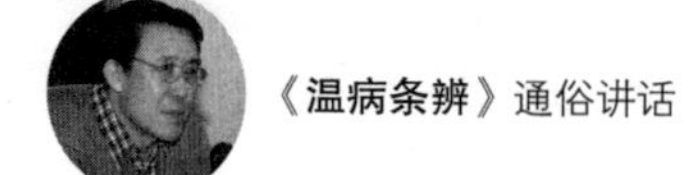

去牛蒡、元参，加杏仁、滑石主之”。

银翘散能疏透风热而解表，而且方中的银花、薄荷都是芳香药，又能芳香化湿。加杏仁开肺气以宣气机，滑石利下窍，二者相配以通调水道，使体内的暑湿邪气有外泄的出路。但是在暑湿内盛的情况下，加这两味药的力量仍嫌不够，如果湿阻气机而见胸闷者，可以加郁金与香豉以行气宣郁，银翘散原方中有淡豆豉，属辛温药，这里所加的香豉是辛凉芳香之品，其宣郁化湿作用更强。如果见舌苔厚腻或有恶心呕吐痰多者，可以加半夏以燥湿降逆止呕，加茯苓以健脾利湿。如果见“小便短”者，还可以在方中加生薏苡仁健脾利湿清热，加白通草以增强通利三焦水道的作用，给湿邪找出路，使有形之湿外泄，无形之热就可以随湿邪外散。如果无汗而恶寒较重，可以加藿香、苏叶以增强解表化湿之力。需要说明的是，银翘散方中本来就没有元参，吴氏在本条的银翘散加减方中却说去元参，说明吴鞠通最初撰写《温病条辨》的时候，银翘散这个方剂中有元参，他在修改的过程中把元参去掉了，换成了鲜苇根，但是在这个加减方中他忘记了修改，所以又说去元参。因为元参滋腻，牛蒡子滑利，对于内有湿邪者不适用，所以在加减方中要去掉。

在第四十条中，吴鞠通针对“舌白，口渴，有汗，或大汗不止者”提出用“银翘散去牛蒡子、元参、芥穗，加杏仁、石膏、黄芩主之”。本条中银翘散方剂的加减与第三十八条的不同点有两个方面：一是因为“有汗，或大汗不止”而去掉了辛温发散的芥穗；一是因为“大汗不止”说明气分暑热炽盛，所以加石膏、黄芩以清泄暑热。因为仍有“舌白”，说明仍然夹有湿邪，所以加杏仁开肺气以通调水道，使湿邪从下而驱，加黄芩清热之中兼以燥湿。如果见“脉洪大，渴甚，汗多者”，说明是暑热内盛而不夹湿邪，所以“仍用白虎法”。这里补充说明一点，如果是又兼“头痛，微恶寒”的表证，也可以用银翘散合白虎汤治疗。总而言之，本条的证候与第三十八条的证候相比较，本条的证候是以暑热炽盛为主而湿邪不重或无湿邪，第三十八条的证候是暑热虽盛但湿邪也比较突出，所以虽然都以银翘散为主方加减，但所选的药物却有所不同。

5. 肺疟

五十二、舌白，渴饮，咳嗽频仍，寒从背起，伏暑所致，名曰肺疟，杏仁汤主之。

肺疟，疟之至浅者。肺疟虽云易解，稍缓则深，最忌用治疟印板俗例之小柴胡汤（吃紧——朱评）。盖肺去少阳半表半里之界尚远，不得引邪深入也，故以杏仁汤轻宣肺气，无使邪聚则愈（仆尝以此方治人，一二剂辄效，阅此，心怦怦有动也——朱评）。

杏仁汤方（苦辛寒法）

杏仁三钱　黄芩一钱五分　连翘一钱五分　滑石三钱　桑叶一钱五分　茯苓块三钱　白蔻皮八分　梨皮二钱

水三杯，煮取二杯，日再服。

【讲评】本条是讲肺疟的证治。肺疟的病名最早见于《素问·刺疟》篇。文中说："肺疟者，令人心寒，寒甚热，热间善惊，如有所见者，刺手太阴、阳明。"这段话是说，肺疟的临床表现是病人感到心中寒冷，冷到极点则发热，在发热的过程中，可以出现如同见到可怕的事物而惊恐的神志症状。由文中所述症状可以看出，肺疟的特点是先寒后热，寒热往来，所以称之为疟。因其病位在肺，所以要"刺手太阴、阳明"，从相表里的肺与大肠论治。吴鞠通在本条中沿袭了"肺疟"的病名，又描述了病变在肺的临床表现：口渴欲饮，咳嗽频繁，寒冷先起于背部，舌苔白腻。

分析其病机，吴鞠通在条文中明确指出肺疟是由"伏暑所致"，可见他认为肺疟是伏暑病中的一种证候，从其临床表现及所用方剂来看，是暑湿邪气内伏，又外感风热邪气侵犯肺系所诱发。因为病变在肺，所以吴氏在分注中说："肺疟，疟之至浅者。"口渴欲饮，是暑热伤津与肺不布津两方面的原因所致。外感风热，又加暑湿蕴肺，肺失宣降，所以肺气上逆而致咳嗽频繁。背部属阳，肺气被郁不能敷布阳气，所以周身恶寒而先起于背部。舌苔白腻，是湿邪内蕴的征兆。

因为伏暑中的肺疟证是外感风热，暑湿内蕴，以致肺失宣降的病变，所以治疗要轻凉透表与清暑化湿并用，方用杏仁汤"轻宣肺气，无使邪聚则愈”。这里所说的“无使邪聚”，是指透表与清里并施，表里双解，使在表之邪不与在里的暑湿邪气相聚，则其病易愈。方中桑叶、连翘质轻性凉，疏透在表的风热邪气而宣肺，杏仁降肺气以通调水道，三药配伍，“轻宣肺气”以恢复肺的宣发肃降功能，使邪气从表、从下而驱。黄芩之苦寒配白蔻皮之辛温，辛开苦降，清热燥湿，宣畅中焦气机。滑石淡渗利湿，茯苓块健脾利湿，二药配伍，利小便而从湿中泄热。梨皮甘寒生津以止渴。这个方剂所用药物作用于上、中、下三焦，而重点在于“轻宣肺气”，使肺气通而三焦通，则表里之邪可分消而解。

附：寒湿伤阳

寒湿病不属温病的范畴，它与湿温病虽然都有湿邪为患，但一是湿与寒合，一是湿与温合，所以治法大不相同，吴鞠通把它放在本篇是为了与湿温病相对照。在本书中，关于寒湿病的内容只讲评这一条，以示寒温与湿温证治的不同，在“中焦篇”“下焦篇”不再讲解。

四十九、寒湿伤阳，形寒，脉缓，舌淡，或白滑，不渴，经络拘束，桂枝姜附汤主之。

载寒湿，所以互证湿温也。按：寒湿伤表阳中经络之证，《金匮》论之甚详，兹不备录。独采叶案一条，以见湿寒、湿温不可混也。形寒，脉缓，舌白，不渴而经络拘束，全系寒证，故以姜、附温中，白术燥湿，桂枝通行表阳也。

桂枝姜附汤（苦辛热法）

桂枝六钱　干姜三钱　白术（生）三钱　熟附子三钱

水五杯，煮取二杯，渣再煮一杯服。

【讲评】本条是讲寒湿邪气损伤阳气的证治。条文中的“寒湿伤阳”是讲病因。“形寒，脉缓，舌淡，或白滑，不渴，经络拘束”是讲临床表现。“经络拘束”，是指身形拘急重痛。结合临床实践来看，本证的临床表现是：畏寒，手足不温，周身拘急重痛，口不渴，舌淡苔白腻水滑，脉濡缓。

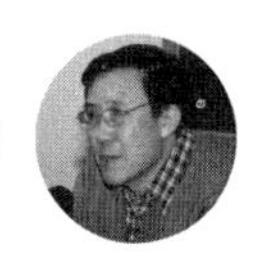

分析其病机，本证是外感寒湿邪气或湿重于热的证候从阴化寒所致，是寒湿邪气损伤阳气，寒湿盛而阳气虚的病变。因阳气已伤，周身失于温煦，所以畏寒而手足不温。由于寒湿困束肌表，气血不通，所以周身拘急重痛。寒湿内停，津液未伤，所以口不渴。气虚不能鼓动血行，寒湿困阻于内，所以舌淡苔白腻水滑，脉濡缓。

寒湿伤阳证的治疗，一方面要温化寒湿，一方面要温振阳气，所以用“苦辛热法”组成桂枝姜附汤。方中干姜、附子辛热，温阳散寒，温化湿邪。生白术苦温，健脾燥湿。桂枝辛温通阳，解除在表的寒湿。

从本条的方药运用中可以看出，寒湿病与湿热病的治法大不相同，所以吴鞠通在分注中说：“独采叶案一条，以见湿寒、湿温不可混也。”吴氏在这里特别申明本条内容来自叶天士的《临证指南医案》，选此条的目的是用以提示后学者寒湿病与湿温病虽然都有湿邪为患，但治法大不相同。治疗湿温病中湿重于热的证候，用辛开苦降法，其中也可以用辛温药物，但仅限于半夏、苍术、白蔻仁、厚朴、藿香之类，而干姜、附子、桂枝等辛热之品却断不可用。寒湿病因为阳气已伤，所以干姜、附子、桂枝是常用之药。二者的不同点在临床中一定要加以严格区分。

第九讲

中焦篇·湿热病

在《温病条辨·卷二·中焦篇》中，吴鞠通把温病分为五门，其中与湿热病有关的有两门，暑温、伏暑为一门，湿温为一门。在暑温与伏暑中，既有属温热病类的暑热病，又有属湿热病类的暑湿病。湿温当然属湿热病，在湿温门中，还有“疟痢疸痹附”，这部分内容虽然是与湿温病不同的四个单独病种，但是也属湿热病的范畴，所以吴氏也把它们附在了湿温门中。“中焦篇”把寒湿病单独列为一门，是为了与湿温病相互对照，它不属湿热病的范畴，所以在本讲中不作讲评。

中焦湿热病证或由上焦传入，或发于中焦，其病变的中心部位在足阳明胃与足太阴脾，也影响到手阳明大肠。因为湿热邪气有弥漫的特点，往往由中焦而影响到上焦与下焦，形成弥漫三焦之势，所以治疗中要以中焦为主而又兼顾上、下焦。

湿热病是湿与热两种邪气为患，由于两种邪气的比重不同，临床表现也有湿重于热、湿热并重、热重于湿的区别，其治疗也有所不同，所以在本讲中就以这种分类方法对条文进行归纳讲评，对分注、按语和方论也有选择地进行讲解、分析。

在“中焦篇”湿温门的“疟痢疸痹附”中，讲了疟疾、痢疾、黄疸、湿热痹四个病种，而且占的篇幅较大，在本讲中，为了使其概念更加清晰，对每个病种都单列标题专题讲评。这四个病种都是因湿热邪气侵袭而致病，但是由于湿与热两种邪气的比重不同，治法也有区别，所以在本讲中对这四个病种的条文也是按照湿重于热、湿热并重、热重于湿的分类方法以专题的形式归纳讲评。

一、湿重于热证候

中焦湿重于热的证候多见于湿温病初起，病变的中心部位在足太阴脾，多表现为湿邪困脾，脾不健运，湿遏热状，热蕴湿中。其治疗要以辛温与苦温药物为主，辛开苦降，开郁燥湿，湿祛则热不独存，切忌过用寒凉，防其损伤脾阳，冰伏湿邪。

1. 湿热致哕

五十七、阳明湿温，气壅为哕者，新制橘皮竹茹汤主之。

按:《金匮》橘皮竹茹汤乃胃虚受邪之治，今治湿热壅遏胃气致哕，不宜用参、甘峻补，故改用柿蒂。按：柿成于秋，得阳明燥金之主气，且其形多方，他果未之有也，故治肺胃之病有独胜（肺之脏象属金，胃之气运属金）。柿蒂乃柿之归束处，凡花皆散，凡子皆降，凡降先收，从生而散而收而降，皆一蒂为之也，治逆呃之能事毕矣（再按：草木一身，芦与蒂为升降之门户，载生气上升者，芦也；受阴精归藏者，蒂也。格物者不可不于此会心焉）（前辈有言，本草解药性不尽。得此知察理之精，求之五色、五味之外。凡辨药须实就物理体会，方有妙悟，不可泥定本草，本论拈出处，可以隅反——朱评）。

新制橘皮竹茹汤（苦辛通降法）

橘皮三钱　竹茹三钱　柿蒂七枚　姜汁三茶匙（冲）

水五杯，煮取二杯，分二次温服。不知，再作服。有痰火者，加竹沥、栝蒌霜；有瘀血者，加桃仁。

【讲评】本条是讲湿热郁阻中焦以哕为主症的证治。吴鞠通在条文中仅指出“气壅为哕”而未讲其他症状，由其所用新制橘皮竹茹汤来以方测证，还应当有其他湿阻中焦，气机痞塞的见症。综合起来看，本证的临床表现可见：胸脘痞闷，呃逆频作，纳呆食少，舌苔白腻，脉弦。

分析其病机，本证是湿热阻滞中焦，湿重于热，壅遏气机，导致胃气不降，气逆动膈而致呃逆频作。因为湿阻气机，所以胸脘痞闷。湿困脾胃，升降失常，因而纳呆食少。舌苔白腻主湿盛，脉弦主气滞。

湿热阻滞中焦“气壅为哕”的治疗，应当以行气化湿，降逆止呃为法。新制橘皮竹茹汤是《金匮要略方论》中橘皮竹茹汤的加减方。原方由橘皮、竹茹、大枣、人参、生姜、甘草组成；主治胃中虚热，气逆上冲而致的哕逆。本证是湿热壅滞的实证，所以去掉甘温缓中的大枣、人参、甘草，加降逆止呃的柿蒂组成新方。方中橘皮、姜汁辛温开郁，行气化湿，和胃降逆。竹茹苦寒，清热止呕呃。柿蒂苦平，降逆止呃。诸药配伍，使湿去热清，气机通畅，则胃气降而呃逆自止。综观其证其方，本证可以见于“阳明湿温”，也可以见于杂病中的痰湿病，如果见于湿温，则仅是在湿温病中所出现的呃逆症状，对于治疗湿温发热，新制橘皮竹茹汤力不能及，应当在辨证论治的基础上加减。

2. 湿热致呕

六十四、阳明湿温，呕而不渴者，小半夏加茯苓汤主之；呕甚而痞者，半夏泻心汤去人参、干姜、大枣、甘草加枳实、生姜主之。

呕而不渴者，饮多热少也，故主以小半夏加茯苓，逐其饮而呕自止。呕而兼痞，热邪内陷，与饮相搏，有固结不通之患，故以半夏泻心去参、姜、甘、枣之补中，加枳实、生姜之宣胃也。

小半夏加茯苓汤

半夏六钱　茯苓六钱　生姜四钱

水五杯，煮取二杯，分二次服。

半夏泻心汤去人参干姜甘草大枣加枳实生姜方

半夏六钱　黄连二钱　黄芩三钱　枳实三钱　生姜三钱

水八杯，煮取三杯，分三次服。虚者，复纳人参、大枣。

征按：湿之为病，其来也渐，其去也迟，譬若小人之易进而难退也。湿温之痞，与湿寒异，湿寒之痞，兼有食积；湿温之痞，热陷邪留，故呕而兼痞也。水气上逆则呕，水停膈间则痞，上干于头则眩，中凌于心则悸。方目本文，字字俱有斟酌，难为粗心者道。

【讲评】本条是讲中焦湿热出现呕吐的证治。其临床表现多见：身热不

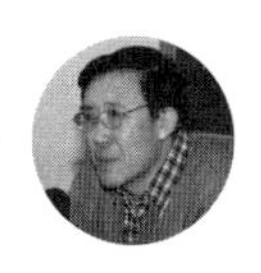

扬，纳呆食少，恶心呕吐，口不渴，甚至胃脘痞满，舌苔白腻，或淡黄而腻，脉濡。

分析其病机，因为湿热邪气阻滞中焦，湿重于热，热蕴湿中，所以见身热不扬。湿阻中焦，脾胃呆钝，则纳呆食少。胃气不降，气逆而上，所以恶心呕吐。因其湿重于热，津液未伤，所以口不渴。如果热邪渐重，湿热相煎，黏滞中焦，气机闭塞，则可见胃脘痞满胀闷。舌苔白腻，脉濡都是湿重于热的表现，如果热邪渐重，上蒸舌苔，则可见舌苔淡黄而腻。

本证的治疗，要根据湿与热的比重以及病情的轻重选药组方。如果见呕吐而口不渴，说明是湿重于热，病情尚轻，治疗要以燥湿、利湿为主，方用小半夏加茯苓汤。方中以半夏、生姜之辛温燥湿开郁，降逆止呕，茯苓健脾利湿，湿去则呕自止。如果不仅见呕吐，而且胃脘痞满胀闷，舌苔淡黄而腻，说明热邪也重，已成湿热黏滞中焦之势，其治疗就要祛湿与清热并施，方用半夏泻心汤去人参干姜甘草大枣加枳实生姜方。方中半夏、生姜辛温，燥湿和胃，降逆止呕。黄连、黄芩苦寒，燥湿清热。枳实苦辛微寒，下气除满。诸药配伍，辛开苦降，燥湿清热，行气开痞，使邪去气行则呕吐痞满自除。应当注意的是，方中半夏用量达六钱之重，整体来看是辛温重于苦寒，可见是以燥湿为主，使湿祛则热不独存。

3. 湿郁脾胃

五十八、三焦湿郁，升降失司，脘连腹胀，大便不爽，一加减正气散主之。

再按：此条与上第五十六条同为三焦受邪，彼以分消开窍为急务，此以升降中焦为定法，各因见证之不同也（以下诸条，看其因症变法之妙，可得用古方法——朱评）。

一加减正气散方

藿香梗二钱　厚朴二钱　杏仁二钱　茯苓皮二钱　广皮一钱　神曲一钱五分　麦芽一钱五分　绵茵陈二钱　大腹皮一钱

水五杯，煮二杯，再服。

【方论】正气散本苦辛温兼甘法，今加减之，乃苦辛微寒法也。去原方之紫苏、白芷，无须发表也。去甘、桔，此证以中焦为扼要，不必提上焦也。只以藿香化浊，厚朴、广皮、茯苓、大腹泻湿满，加杏仁利肺与大肠之气，神曲、麦芽升降脾胃之气，茵陈宣湿郁而动生发之气。藿香但用梗，取其走中不走外也。茯苓但用皮，以诸皮皆凉，泻湿热独胜也。

【讲评】本条是讲湿重于热郁阻于中焦脾胃的证治。条文中所说的“三焦湿郁，升降失司”，是指湿邪郁阻中焦，脾胃升降失司，因为湿浊弥漫，可以波及上、下焦，所以说“三焦湿郁”，实则以中焦脾胃为中心。“脘连腹胀，大便不爽”，是湿困脾胃的主症。结合临床实践来看，本证的临床表现多见：身热不扬，脘腹胀满，纳呆呕恶，大便溏滞不爽，舌苔白腻，脉濡。

分析其病机，本证是以湿邪为主，热蕴湿中，所以身热不扬。湿阻中焦，气机不畅，脾胃升降失司，所以脘腹胀满，纳呆呕恶。湿阻中焦则脾胃呆钝，胃不能正常消磨水谷则易形成饮食积滞，湿夹食滞下注大肠，就见大便溏，或夹不消化食物。因为湿邪黏滞，阻滞气机，所以大便虽溏而又便下不爽。舌苔白腻，脉濡都是湿邪内蕴之征。

湿邪郁阻脾胃，治疗要以燥湿行气为主，方用一加减正气散，这个方剂是由藿香正气散加减而来。藿香正气散是《太平惠民和剂局方》中的方剂，由大腹皮、白芷、紫苏、茯苓、半夏曲、白术、陈皮、厚朴、苦桔梗、藿香、炙甘草、生姜、大枣组成，是解表化湿，理气和中的方剂。吴鞠通在《温病条辨·中焦篇》湿温门中针对具体病情，在藿香正气散中去掉大腹皮、白芷、紫苏、半夏曲、白术、苦桔梗、炙甘草、生姜、大枣，保留原方中的茯苓、陈皮、厚朴、藿香四味药，在此基础上针对不同病情再灵活加减而组成了五个“加减正气散”。在方中他用藿香梗而不用叶，是为了“取其走中不走外也”，也就是不用其发表作用而取其化湿行气畅中之功。茯苓用皮，是因为“诸皮皆凉，泻湿热独胜也”，也就是取其利湿泻热作用。

一加减正气散有燥湿行气，消食导滞之功。方中藿香梗辛温芳香，化湿行气，与厚朴、大腹皮、陈皮相配，辛温与苦温并用，辛开苦降，燥湿行气，疏通气机。神曲、麦芽醒胃消食化滞。茯苓皮、茵陈相配，渗利湿浊，茵陈又有芳香化湿的作用。杏仁降肺气以利大肠，又兼通调水道。诸药配伍，祛除湿浊，消食导滞，宣畅气机，升清降浊以调理脾胃的升降功能。

4. 湿郁表里

五十九、湿郁三焦，脘闷，便溏，身痛，舌白，脉象模糊，二加减正气散主之。

上条中焦病重，故以升降中焦为要。此条脘闷，便溏，中焦证也，身痛，舌白，脉象模糊，则经络证矣，故加防己急走经络中湿郁。以便溏不比大便不爽，故加通草、薏仁，利小便所以实大便也。大豆黄卷从湿热蒸变而成，能化蕴酿之湿热而蒸变脾胃之气也。

二加减正气散（苦辛淡法）

藿香梗三钱 广皮二钱 厚朴二钱 茯苓皮三钱 木防己三钱 大豆黄卷二钱 川通草一钱五分 薏苡仁三钱

水八杯，煮三杯，三次服。

【讲评】本条是讲湿重于热内困脾胃，外郁肌肤经络，表里同病的证治。其临床表现多见：身热不扬，脘腹胀满，大便溏薄，周身重痛，舌苔白腻，脉濡。

分析其病机，因为湿重于热，热蕴湿中，所以身热不扬。湿蕴于里，郁阻气机，内困脾胃，升降失司，所以脘腹胀满。脾不健运，水湿下注大肠，则大便溏薄。湿邪弥漫于表，郁于肌肤经络，体表气血运行不畅，则周身沉重疼痛。舌苔白腻，脉濡，都是湿盛之兆。吴鞠通在条文中所说的“脉象模糊”是形容濡脉浮细而软，缓怠无力之象。

湿邪郁阻表里，治疗应当燥湿利尿，宣通表里，方用二加减正气散。方中藿香梗辛温芳香，化湿行气，配伍陈皮、厚朴则辛开苦降，燥湿行气，疏通气机。茯苓皮、通草、薏苡仁淡渗利湿，利小便即所以实大便，薏苡仁又有健脾之功。木防己与大豆黄卷都能走表，木防己苦辛而寒，除经络中湿邪，疏通经络以止疼痛；大豆黄卷分利湿浊，清解表邪。诸药配伍，燥湿利湿，宣通气机，表里同治。

5. 湿郁酿热

六十、秽湿着里，舌黄，脘闷，气机不宣，久则酿热，三加减正气

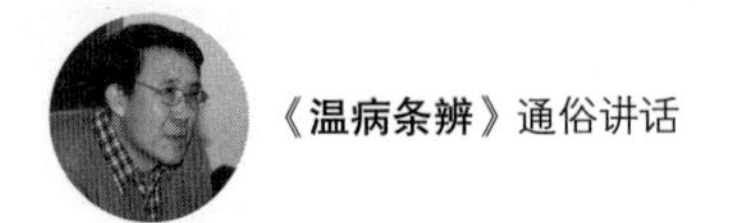

散主之。

前两法，一以升降为主，一以急宣经隧为主。此则以舌黄之故，预知其内已伏热，久必化热，而身亦热矣，故加杏仁利肺气，气化则湿热俱化；滑石辛淡而凉，清湿中之热；合藿香所以宣气机之不宣也。

三加减正气散方（苦辛寒法）

藿香（连梗叶）三钱　茯苓皮三钱　厚朴二钱　广皮一钱五分　杏仁三钱　滑石五钱

水五杯，煮二杯，再服。

【讲评】本条是讲中焦湿重于热的证候迁延日久，湿热郁蒸，渐趋化热，但仍以湿邪为主的证治。其临床表现多见：身热不扬，脘腹胀满，大便溏薄，小便色黄，舌苔黄腻，脉濡。

分析其病机，脘腹胀满是湿阻中焦，气机阻滞之象。湿邪下注大肠，则大便溏薄。湿邪内蕴，气机不宣，阳气郁遏，日久则热由内生，这就是吴鞠通在条文中所说的“气机不宣，久则酿热”，因有热邪内蕴，所以舌苔黄、小便黄。身热不扬，舌苔腻，脉濡说明虽然湿邪已渐趋化热，但是仍然以湿邪为主，阳郁而不伸，热蕴而不扬。

本证虽有化热趋势，但仍以湿邪为主，所以治疗仍然以祛湿为主而兼以泄热，方用三加减正气散。方中藿香芳香化湿，叶与梗并用，以叶辛温轻扬，宣热达表；梗有行气之功，与厚朴、陈皮相配，辛开苦降，燥湿行气。茯苓皮与滑石淡渗利湿，又能泄热。杏仁降肺气以通调水道，与茯苓皮、滑石相配，使湿热从小便而驱。诸药配伍，燥湿利尿，宣畅气机，兼有泄热之功。因为本证中的热邪是由湿蕴而生，热在湿中，湿重而热轻，所以治疗重点在于祛湿，湿祛则热不独存。

一、二、三加减正气散都是由藿香正气散加减化裁组成，因其病在中焦，所以去掉白芷、紫苏、苦桔梗、生姜四味入上焦的药物，因为湿郁中焦，困阻脾胃，所以又去掉白术、炙甘草、大枣防其壅滞之弊。三个加减正气散都是治疗中焦湿重于热的方剂，所以都用藿香梗、厚朴、陈皮、茯苓皮，取其燥湿、利湿、行气之功。因其证候又有所不同，所以药味的加减也有所区别。

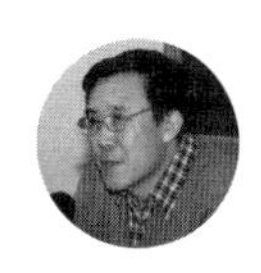

一加减正气散证，是湿邪郁阻脾胃，导致升降失司的病变，所以方中又加大腹皮、神曲、麦芽、茵陈、杏仁以增强祛湿、化滞、行气之功。

二加减正气散证，是湿邪郁阻表里的病变，所以又加木防己、大豆黄卷以祛肌肤经络之湿邪而止身痛，加通草、薏苡仁以增强健脾利湿之功。

三加减正气散证，是湿阻中焦，蕴郁化热的病变，所以加藿香叶以轻宣达表，透热外出，加滑石以清利湿热，加杏仁以开肺气通调水道，使湿热有下行的出路。

6. 湿遏中阳

六十一、秽湿着里，邪阻气分，舌白滑，脉右缓，四加减正气散主之。

以右脉见缓之故，知气分之湿阻，故加草果、楂肉、神曲急运坤阳，使足太阴之地气不上蒸手太阴之天气也。

四加减正气散方（苦辛温法）

藿香梗三钱　厚朴二钱　茯苓三钱　广皮一钱五分　草果一钱　楂肉（炒）五钱　神曲二钱

水五杯，煮二杯，渣再煮一杯，三次服。

六十二、秽湿着里，脘闷，便泄，五加减正气散主之。

秽湿而致脘闷，故用正气散之香开，便泄而知脾胃俱伤，故加大腹运脾气，谷芽升胃气也。以上二条，应入前寒湿类中，以同为加减正气散法，欲观者知化裁古方之妙，故列于此。

五加减正气散（苦辛温法）

藿香梗二钱　广皮一钱五分　茯苓块三钱　厚朴二钱　大腹皮一钱五分　谷芽一钱　苍术二钱

水五杯，煮二杯，日再服。

按：今人以藿香正气散统治四时感冒，试问四时止一气行令乎？抑各司一气，且有兼气乎？况受病之身躯脏腑，又各有不等乎？历观前五法均用正气散，而加法各有不同，亦可知用药非丝丝入扣不能中病，彼泛论四时不正之气与统治一切诸病之方，皆未望见轩岐之堂室者也，乌可云医乎！

【讲评】第六十一条与第六十二条都是讲寒湿困阻中焦脾胃的证治，但二者的临床表现及治法又略有不同。

第六十一条是讲寒湿困阻脾胃，以胃主消磨水谷功能失常为主的证治。条文中的“秽湿着里，邪阻气分”，是指湿浊内蕴，阻滞气机。“舌白滑，脉右缓”，是湿重之征，右手脉候气分病变，因其“邪阻气分”，遏伤中阳，所以右手脉濡缓无力。本条只列舌、脉，而未述其他证状，但从其方中加入辛温芳香的草果及消食导滞的楂肉、神曲来以方测证，其临床表现应见胸脘痞闷，纳呆食少，食滞不化，大便溏薄，内夹不消化食物，舌苔白腻而滑，脉濡缓。

分析其病机，本证的发生，或因外感寒湿邪气，或因外感湿热邪气，湿重于热，困阻中焦，遏伤中阳，日久而从阴化寒，转化为寒湿病。寒湿阻滞气机，则见胸脘痞闷。寒湿阻胃，胃阳受损，消磨水谷功能低钝，所以纳呆食少，甚至食滞不化。湿浊夹积滞下注大肠，则可见溏便中夹不消化食物。舌苔白腻而滑，脉濡缓都是寒湿内停，水湿不化的征象。

本证是寒湿困阻而导致胃纳失常的病变，治疗要以辛开苦降，温胃消食为法，方用四加减正气散。方中用藿香梗、厚朴、陈皮、草果辛开苦降，燥湿散寒。茯苓用块而不用皮，取其健脾利湿之功。草果辛温芳香，温阳醒胃。炒山楂肉、神曲醒胃消导以化滞。诸药配伍，燥湿行气，温胃消滞，使寒湿化则胃纳复。

第六十二条是讲寒湿困阻脾胃，以脾主运化水湿功能失常为主的证治。条文中指出其主症是“脘闷，便泄”，由此可知是脾不健运的证候，其临床表现多见胸脘痞闷，纳呆食少，大便溏泄，色淡无臭味，舌苔白腻，脉濡。

分析其病机，因为寒湿阻滞气机，中焦痞塞，所以见胸脘痞闷。寒湿困阻，脾不健运，则纳呆食少。水湿下注大肠，则大便溏泄，因其是寒湿而无热，所以便稀色淡无臭味。舌苔白腻，脉濡都主寒湿内困。

本证是寒湿困阻而导致脾运失常的病变，治疗要以辛开苦降，燥湿醒脾为法，方用五加减正气散。方中用藿香梗、陈皮、厚朴、大腹皮、苍术辛开苦降，燥湿散寒。茯苓块健脾利湿。谷芽醒脾胃而升清气。

第六十一条与第六十二条所讲的都是寒湿病，不属湿热病的范畴，吴鞠通把它们列入湿温门中的原因，如他在第六十二条分注中所说“以上二

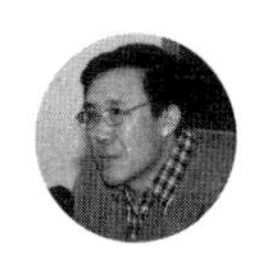

条，应入前寒湿类中，以同为加减正气散法，欲观者知化裁古方之妙，故列于此”。可见，这五个加减正气散的证治各有不同。一加减正气散中加茵陈、二加减正气散中加木防己、三加减正气散中加滑石，所加的都是凉性药物，它们所治疗的都是湿热病，其证候都有身热不扬的见症。四加减正气散中加草果、五加减正气散中加苍术，所加的都是辛温药，它们所治疗的都是寒湿病，所以都没有发热的症状。这种加减方法值得临床中参考。另外，四加减正气散证与五加减正气散证这两个证候虽然都属中焦的寒湿病，但一偏重于胃纳失常，一偏重于脾运失常，在临床中也应当加以鉴别。

二、湿热并重证候

中焦湿热并重的证候既可见于湿温病中，又可见于暑温与伏暑中的暑湿病，其病变中心部位在脾胃，多表现为脾湿与胃热并重。其治疗要用辛温、苦温与苦寒药物相配，辛开苦降，燥湿清热。因为湿是有形之邪，热为无形之气，热易清而湿难去，所以治疗湿热并重的证候仍然要以祛湿为重点。

1. 里虚邪陷

五十四、湿热上焦未清，里虚内陷，神识如蒙，舌滑，脉缓，人参泻心汤加白芍主之。

湿在上焦，若中阳不虚者，必始终在上焦，断不内陷，或因中阳本虚，或因误伤于药，其势必致内陷。湿之中人也，首如裹，目如蒙，热能令人昏，故神识如蒙，此与热邪直入包络谵语神昏有间。里虚，故用人参以护里阳，白芍以护真阴；湿陷于里，故用干姜、枳实之辛通；湿中兼热，故用黄芩、黄连之苦降。此邪已内陷，其势不能还表，法用通降，从里治也。

人参泻心汤方（苦辛寒兼甘法）

人参二钱　干姜二钱　黄连一钱五分　黄芩一钱五分　枳实一钱　生白芍二钱

水五杯，煮取二杯，分二次服，渣再煮一杯服。

【讲评】本条是讲上焦湿热内陷中焦而导致中焦湿热并重的证治。上焦

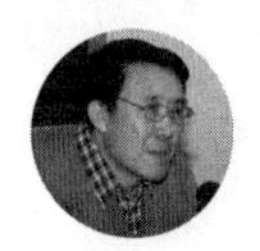

湿热内陷中焦的前提是中焦里虚，正气不足，出现里虚的原因，或是中焦脾阳素虚，或因误治，尤其是误用苦寒攻下，损伤脾阳。总之，中焦阳虚，抗邪无力，致使上焦湿热内陷中焦而发为中焦湿热证。因其里虚在先，所以其证候既有湿热，又有阳气虚，属虚实夹杂证。其临床表现可见身热，头身重痛，视物不清，神志不清，纳呆食少，身倦乏力，舌苔淡黄而滑，脉濡缓。

分析其病机，身热是中焦湿热郁蒸所致。湿热郁蒸于肌肉，阻滞气机，所以头身重痛。湿热上蒙，清窍不利，所以两目如蒙，视物模糊不清。湿热蒙蔽心包，可以见神志不清，但是它与痰热蒙蔽心包证的神昏谵语不同，因其湿热郁蒸于气分，如同雾霾蒙绕胸腔，使气机不利，心包被蒙，但营阴并未损伤，所以病情轻浅，湿去则窍开。脾虚湿困，运化失权，则纳呆食少。阳气不足，功能低下，所以身倦乏力。舌苔滑，脉濡缓主湿邪内蕴，舌苔淡黄主热邪内蒸。

因为本证是既有湿热中阻，又有脾阳不足的虚实夹杂证，所以治疗要燥湿清热与补气温阳并施，方用人参泻心汤加白芍。方中用人参补气，干姜温振脾阳，使中焦的阳气恢复，则湿邪容易祛除。干姜与黄连、黄芩、枳实相配伍，辛开苦降，燥湿清热，宣通气机，使湿热邪气下行。方中用芩、连还有制约人参、干姜之温性，以防其补气温阳而助热的作用。白芍制约干姜、芩、连之燥以保阴液。从整体来分析，这个方剂是寒温并用，温不助热，寒不伤阳，燥不伤阴，可以说其性持平，祛湿与清热并重。在临床使用本方时可以加入厚朴、白蔻仁、生薏苡仁以增强辛开苦降，渗利湿浊的作用。

2. 湿阻机窍

五十五、湿热受自口、鼻，由募原直走中道，不饥不食，机窍不灵，三香汤主之。

此邪从上焦来，还使上焦去法也。

三香汤方（微苦微辛微寒兼芳香法）

瓜蒌皮二钱　桔梗三钱　黑山栀二钱　枳壳二钱　郁金二钱　香豉二钱　降香末三钱

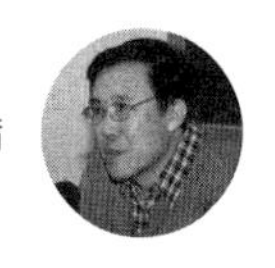

水五杯，煮取二杯，分二次温服。

【方论】按：此证由上焦而来，其机尚浅，故用蒌皮、桔梗、枳壳微苦微辛开上，山栀轻浮微苦清热，香豉、郁金、降香化中、上之秽浊而开郁。上条以下焦为邪之出路，故用重；此条以上焦为邪之出路，故用轻；以下三焦均受者，则用分消（分析极清——朱评）。彼此互参，可以知叶氏之因证制方心灵手巧处矣！惜散见于案中而人多不察，兹特为拈出，以概其余。

【讲评】本条是讲由口、鼻而入的湿热邪气传入中焦，湿热并重，困阻脾胃的证治。其临床表现可见身热，头重如裹，昏瞀眩晕，鼻塞，重听，胸闷脘痞，纳呆不饥，舌苔淡黄而腻，脉濡。

分析其病机，中焦湿热郁蒸，所以见身热。热蒸湿动，上蒙清窍，浊邪害清，就出现头重如裹，昏瞀眩晕，鼻塞，听力下降的表现，也就是吴鞠通在条文中所说的“机窍不灵”。湿热阻滞中焦，气机不利，所以见胸闷脘痞。脾不升清，胃不降浊，受纳与运化功能呆钝，所以纳呆不饥。舌苔淡黄主热，舌苔腻，脉濡主湿。

吴氏在本条方论中说“此证由上焦而来，其机尚浅”，可见本证是由上焦传入中焦的初起，也可以说是上、中焦同病，所以临床表现既有湿热上蒙清窍的“机窍不灵”见症，又有湿热阻滞中焦“不饥不食”的表现。因其病势尚浅，所以治疗用轻宣之法以宣畅气机，使邪从上焦而出，从中焦而化，方用三香汤，“三香”，是指郁金、香豉、降香三味药。方中栝蒌皮、桔梗、枳壳上行，宽胸理气，宣上焦之气机。香豆豉透表化湿，使邪有出路。郁金、降香、黑山栀相配，入中焦以辛开苦降，开郁化湿。诸药配伍，宣表、开上、畅中，使邪有出路，湿化热清而病解。

吴鞠通在方论中指出：“上条以下焦为邪之出路，故用重；此条以上焦为邪之出路，故用轻；以下三焦均受者，则用分消。”这段话的含义是，第五十四条是讲上焦湿热内陷中焦的证候，所以用干姜与黄连、黄芩、枳实相配，辛开苦降，使邪气下行，其所用药物是大辛大热配大苦大寒，所以称为“用重”；本条是讲上焦湿热初传中焦的证候，病势轻浅，治疗以轻宣透化为主，用药轻灵，使邪气从上而解，所以称为“用轻”；下面的第五十六条是讲湿热弥漫三焦的证候，因其涉及的部位是上、中、下三焦，所以治疗

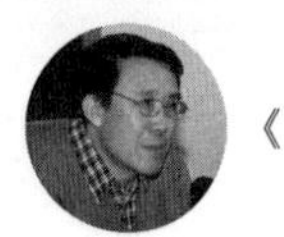

要用分消走泄法。吴氏的这段话对上、中、下三焦湿热病的治法作了高度的概括，对临床有很大指导意义。他在方论中还指出：“彼此互参，可以知叶氏之因证制方心灵手巧处矣！惜散见于案中而人多不察，兹特为拈出，以概其余。”这就是说，“中焦篇”湿温门的条文，大多来自叶天士的《临证指南医案》一书，因为原书中是以病案的形式散在出现，所以读者很难从中总结出治疗规律。吴鞠通对叶案进行了深入研究，把其中的案例录入《温病条辨》的湿温门中，给叶案中所用的方剂确定了方名，使之留传后世，而且从这一系列案例中总结出了湿热病的治疗规律，给后世提供了临床指导。由此看来，吴鞠通不仅继承了叶天士的学术思想，而且又有所总结与发扬，可以说他有功于叶氏。但是也应当看到，叶氏的医案只是平时的临证记录，是在他去世后经华岫云收集整理刊刻而成书。这些医案并未经过叶氏系统整理，也未必都是有效案例，吴鞠通一概收录于湿温门中，就使得湿温门的内容给人驳杂凌乱的感觉。关于这个问题，叶霖在《温病条辨·中焦篇》湿温门第五十四条下有一段按语，分析得入情入理，可供读者参考。霖按：“此篇湿温，全抄叶氏湿门医案十余条，并未剪裁，惟捏撰方名而已。不知先哲所传之案，乃得心应手者，并将所以治愈之理，或先治不效，后易法始效，敷畅厥义，以告来兹，若始终不效而偾事者则不录。故东垣案中多以温补，丹溪案中多以养阴，张子和偏用三法，易思兰全事解郁，各有专长，其获效之案，皆治其所长之证，然当时就诊者未必各就其长，此可为偾事不录之明征。《临证指南》一书，本非香岩先生手笔，乃门诊底簿，为诸门人分类刊刻，其获效偾事，不得而知，安能便为不磨之矜式哉？况在湿门，统言湿病，非专指湿温言，故治湿温之法多有未备。”

总起来看，吴鞠通能够很好地继承叶天士的学术思想并加以整理发扬，做出了很大贡献，但是由于学识水平和临床经验所限，书中也难免存在一些问题。对于这些问题，应当予以指出，但也没有必要求全责备，只要我们在读书的过程中结合临床实际深入思考，是可以做出判断的。

3. 湿热夹痰阻滞胃脘

三十九、阳明暑温，脉滑数，不食，不饥，不便，浊痰凝聚，心下痞

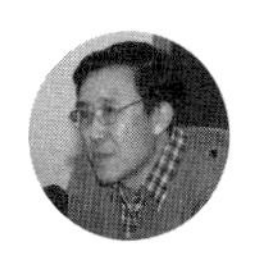

者，半夏泻心汤去人参、干姜、大枣、甘草，加枳实、杏仁主之。

不饥不便而有浊痰，心下痞满，湿热互结而阻中焦气分，故以半夏、枳实开气分之湿结，黄连、黄芩开气分之热结，杏仁开肺与大肠之气痹。暑中热甚，故去干姜。非伤寒误下之虚痞，故去人参、甘草、大枣，且畏其助湿作满也。

半夏泻心汤去干姜甘草加枳实杏仁方（苦辛寒法）

半夏一两　黄连二钱　黄芩三钱　枳实二钱　杏仁三钱

水八杯，煮取三杯，分三次服。虚者复纳人参二钱、大枣三枚。

【讲评】本条是讲湿热夹痰浊凝聚中焦，阻滞胃脘的证治。其临床表现多见：发热，口干不欲饮，心下痞满，按之濡软不痛，纳呆不饥，时作呕恶，大便不通，舌苔黄腻而滑，脉滑数。

分析其病机，本病多发于夏季，因热盛多雨，湿热弥漫，内犯人体，伤及脾胃，脾失运化之力，胃失和降之功，以致湿热内停，郁蒸于中焦。湿热相煎，则痰浊内生，湿热痰浊内郁，正邪相争，则见发热。湿阻气机，气化不利，津不上承，则口干，但有湿痰内停，所以口虽干而不欲饮。心下，是指胃脘部，湿热痰浊互结，阻于胃脘，气机不通，所以见痞满，因为是痰湿阻滞，而非燥屎内结，所以按之濡软不硬、不痛。痰湿阻滞，胃纳呆钝，所以纳呆不饥。胃气上逆，则时而呕恶。湿阻气机，传化失司，腑气不降，所以大便不通。舌苔黄，脉数主热盛，舌苔腻而滑，脉滑主痰湿内蕴。

本证的心下痞满与大便数日不下，都是因湿热痰浊阻滞气机所致，并非燥热内结的阳明腑实证。其痞满部位在心下而不在腹部，而且按之濡软不痛，大便虽然数日不下，但并不燥结，与阳明腑实证的燥屎内结，腹满痛拒按判然有别，二者不可混为一谈。

本证是湿热夹痰阻滞于胃脘，所以治疗要用辛开苦降，燥湿清热，化痰行气法以开痞散结，方用《伤寒论》的半夏泻心汤加减。半夏泻心汤由半夏、黄芩、干姜、人参、炙甘草、黄连、大枣组成，是治疗外感寒邪，太阳表证未解，误下损伤脾胃，以致表邪内陷，脾胃升降失常，中焦气滞所致的心下痞证。本证是外感湿热之邪，湿热痰浊互阻心下所致的心下痞，因其并非伤寒误下的虚痞，而且有湿热痰浊内蕴，所以去掉原方中甘温壅补的人参、大枣、甘草及辛热的干姜。方中重用辛苦温的半夏，以燥湿化痰，和胃降逆，去中焦的痰浊而止呕恶。黄芩、黄连苦寒清热燥湿，与半夏同用则辛开苦降，祛除湿热痰浊，开痞散结。枳实苦辛寒，降气破结，使气行则湿动，以增强攻逐痰浊之力。用杏仁以宣降肺气，清肃上源。诸药相配，共奏燥湿清热，化痰行气，开痞散结之功。吴鞠通在分注中分析本方说："以半夏、枳实开气分之湿结，黄连、黄芩开气分之热结，杏仁开肺与大肠之气痹。暑中热甚，故去干姜。非伤寒之误下虚痞，故去人参、甘草、大枣，且畏其助湿作满也。"他的分析是非常简练而精辟的。

4. 湿热并重弥漫三焦

四十二、暑温、伏暑，三焦均受，舌灰白，胸痞闷，潮热，呕恶，烦渴，自利，汗出，溺短者，杏仁滑石汤主之（上两条湿轻热重，此条湿热两停——朱评）。

舌白，胸痞，自利，呕恶，湿为之也。潮热，烦渴，汗出，溺短，热为之也。热处湿中，湿蕴生热，湿热交混，非偏寒偏热可治，故以杏仁、滑石、通草先宣肺气，由肺而达膀胱以利湿，厚朴苦温而泻湿满，芩、连清里而止湿热之利，郁金芳香走窍而开闭结，橘、半强胃而宣湿化痰以止呕恶，俾三焦混处之邪各得分解矣。

杏仁滑石汤方（苦辛寒法）

杏仁三钱　滑石三钱　黄芩二钱　橘红一钱五分　黄连一钱　郁金二钱　通草一钱　厚朴二钱　半夏三钱

水八杯，煮取三杯，分三次服。

【讲评】本条是讲湿热并重以中焦脾胃为中心弥漫三焦的证治。本证多见于暑温、伏暑中的暑湿病，湿温病从阳化热也可以发生。其临床表现是：潮热，汗出，心烦，口渴，胸脘痞闷，恶心呕吐，大便溏泄，小便黄少，舌苔灰垢，脉濡数。

分析其病机，本证是因湿热并重，以脾胃为中心弥漫上、中、下三焦所致。湿热交蒸，所以见身热，午后阳明经气主令，正气奋起驱邪，因而每于午后热势增高，发为有规律的潮热。热蒸湿动，渗出肌表，则见汗出。热扰

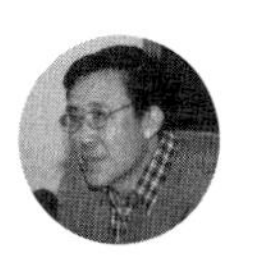

心神则心烦，热伤津液则口渴而小便黄少。胸脘痞闷，是湿阻气机所致。湿阻中焦，脾胃升降失司，胃气上逆，则见恶心呕吐。脾湿下注大肠，则见大便溏泄。舌苔灰垢，脉濡数，都主湿热内盛。潮热、汗出、心烦、口渴、小便黄少主热盛，胸脘痞闷、呕恶、便溏主湿盛，所以说本证属湿热并重。胸闷、心烦病在上焦，脘痞、呕恶病在中焦，大便溏泄、小便黄少病在下焦，所以说本证是湿热弥漫三焦。

本证从病变性质来看，属湿热并重，从病变部位来看，是湿热弥漫三焦，所以其治疗既要燥湿，又要清热，而且要分消走泄，以祛除三焦弥漫之邪，从而达到吴鞠通在本条分注中所说的“俾三焦混处之邪各得分解矣”的目的。杏仁滑石汤是燥湿清热，分消走泄的代表方剂。方中杏仁入上焦，降肺气以通调水道。郁金配杏仁以宣通气机。黄芩、黄连入上、中焦，清热燥湿，与橘红、半夏、厚朴相配，是苦寒与辛温、苦温并用，辛开苦降，燥湿行气，以祛中焦之湿。滑石、通草清利湿热，利下窍而通畅三焦。诸药配伍，开上、畅中、渗下，宣通气机，分利湿浊，使弥漫于三焦的湿热邪气分消而解。吴鞠通在分注中所说的“以杏仁、滑石、通草先宣肺气，由肺达膀胱以利湿”这句话是很有深度的，杏仁开上焦，滑石利下窍，通草通三焦，使湿邪下行而驱，是确有实效的治疗方法，这也是吴鞠通治疗湿热病的用药特长之一。

5. 湿热胶结

六十三、脉缓，身痛，舌淡黄而滑，渴不多饮，或竟不渴，汗出热解，继而复热，内不能运水谷之湿，外复感时令之湿，发表、攻里，两不可施，误认伤寒，必转坏证，徒清热则湿不退，徒祛湿则热愈炽，黄芩滑石汤主之。

脉缓，身痛，有似中风，但不浮，舌滑，不渴饮，则非中风矣。若系中风，汗出则身痛解而热不作矣，今继而复热者，乃湿热相蒸之汗，湿属阴邪，其气留连，不能因汗而退，故继而复热。内不能运水谷之湿，脾胃困于湿也；外复受时令之湿，经络亦困于湿矣。倘以伤寒发表、攻里之法施之，发表则诛伐无过之表，阳伤而成痉，攻里则脾胃之阳伤，而成洞泄寒中，故必转坏证也。湿热两伤，不可偏治，故以黄芩、滑石、茯苓皮清湿中之热，蔻仁、猪苓宣湿邪之正，再加腹皮、通草，共成宣气利小便之功，气化则湿化，小便利则火腑通而热自清矣（作者于湿病反复详尽，多前人所未及，较之温热，尤为枕中鸿宝也——朱评）。

黄芩滑石汤方（苦辛寒法）

黄芩三钱　滑石三钱　茯苓皮三钱　大腹皮二钱　白蔻仁一钱　通草一钱　猪苓三钱

水六杯，煮取二杯，渣再煮一杯，分温三服。

【讲评】本条是讲脾湿与胃热并重胶结于中焦的证治。其临床表现是发热，身痛，汗出热减，继而复热，渴不多饮，或竟不渴，胸闷脘痞腹胀，小便不利，大便溏滞不爽，舌苔淡黄滑腻，脉濡缓。

分析其病机，本证是中焦湿热裹结，胶结难解的病变。所谓湿热胶结，又称为湿热胶着，是形容湿热裹结，热邪煎熬湿邪，像熬胶一样，热越煎则湿越黏，湿越黏则热越炽，形成恶性循环，胶着凝结，难解难分。发热是湿热内蕴、正邪相争之象。周身疼痛是湿热弥漫于肌腠、气血运行不畅之征。热蒸湿动，湿邪从表而出，则见出黏汗，其味秽浊而量少。湿邪从表出而为汗，则热也随之而外散，所以汗出之后热势减低，然而大量的湿热胶结于里，虽然有少量汗出，但内蕴之湿仍盛，湿不祛则热无出路，所以汗止之后继而复热。需要说明的是，吴鞠通所说的“汗出热解，继而复热”不符合临床实际。因为热蒸湿动，湿邪外渗而为汗，随汗出而邪有出路，热势可以略减，体温可以略有下降，但大量湿热邪气仍然蕴积于体内，所以体温不可能降至正常，汗止之后仍然回升，这种情况应当称为汗出热减，而不是“热解”，一字之差，却大有区别。热盛湿阻，气化不利，津不上承，则口渴，但里湿蕴积，所以虽渴而不多饮，或竟不渴。湿阻气机，则胸闷脘痞腹胀。气机阻滞，膀胱气化障碍，所以小便不利。湿热下注大肠，则大便溏泄，因为湿热胶结，黏滞难下，所以大便虽溏却涩滞不爽。舌苔滑腻主湿滞，色淡黄主热。其热虽盛，但胶着于湿中不得宣扬，且气机阻滞，所以脉不数而反濡缓。

关于本证的治法，吴鞠通在条文中说：“内不能运水谷之湿，外复感时

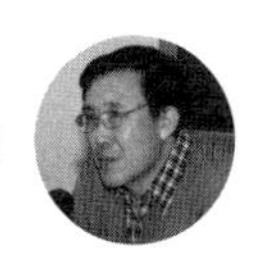

令之湿，发表、攻里，两不可施，误认伤寒，必转坏证，徒清热则湿不退，徒祛湿则热愈炽，黄芩滑石汤主之。”这段话明确地指出，本证是素有水谷之湿内蕴，又外感湿热邪气，内外合邪而发病。因为脾湿与胃热并重，湿热胶结于中焦，病不在表，所以不能用发汗解表法治疗。虽然是湿热胶结的里证，但并未形成热结腑实，所以也不能用攻下法治疗。如果因见脉缓、身痛而误诊为伤寒太阳中风证，误用辛温解表法治疗，或因为见大便不爽而误诊为腑实证，用攻下法治疗，则必然转为坏证。湿热胶结，热邪与湿邪俱盛，单纯清热则湿邪不能去，单纯祛湿则助长热邪，所以必须以“黄芩滑石汤主之”。关于黄芩滑石汤的功用，吴氏在分注中说：“共成宣气利小便之功，气化则湿化，小便利则火腑通而热自清矣。”所谓“宣气利小便”，实际上是指通过药物的开上、畅中、渗下作用而宣通气机，气行则湿行而水道通，小便利则邪有出路。这种治法，实际上是清利湿热，宣展气机的方法，仍然属于分消走泄法的范畴。方中以黄芩、滑石为君药，茯苓皮、大腹皮、白蔻仁为臣药，其他药为佐、使。黄芩清热燥湿，以泄胶结之热。滑石配茯苓皮、猪苓、通草以淡渗利湿，并从湿中泄热，导湿热从小便而驱。大腹皮配白蔻仁、黄芩辛开苦降，燥湿开郁，醒脾胃而宣展气机，使气行则湿化。其组方宗旨在于燥湿邪以展气机，通三焦而利小便，使胶结的湿热邪气从小便而解。

半夏泻心汤去干姜甘草加枳实杏仁方、杏仁滑石汤、黄芩滑石汤三方都是治疗中焦湿热并重的方剂，方中也有相同的药物，但其证候与组方原则又有所差异，临床中应当鉴别使用。

半夏泻心汤去干姜甘草加枳实杏仁方是治疗湿热夹痰阻滞胃脘的方剂，其病位在胃脘，证候特点是湿热夹痰，所以治疗以辛开苦降，燥湿清热，化痰行气为法。方中用辛温的半夏配苦寒的黄连、黄芩辛开苦降，又用枳实、杏仁宣通气机，方剂的作用主要在中焦。

杏仁滑石汤是治疗湿热并重以脾胃为中心弥漫三焦的方剂，其病变虽然以脾胃为中心，但邪气已成弥漫上、中、下三焦之势，所以治疗要以燥湿清热，分消走泄为法。方中用“杏仁、滑石、通草先宣肺气，由肺而达膀胱以利湿”，方剂的作用在于开上、畅中、渗下，“俾三焦混处之邪各得分解矣”。

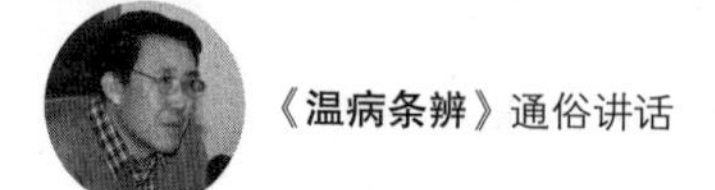

黄芩滑石汤是治疗湿热胶结难解的方剂，其病位在中焦，脾湿与胃热并重，难解难分，所以治疗要以清利湿热，宣展气机为法。方中以淡渗利湿药为主，配伍燥湿行气之品，以通利三焦水道，“共成宣气利小便之功”，使湿热从小便而驱。

6. 湿热郁蒸外发白痦

六十六、湿郁经脉，身热，身痛，汗多，自利，胸腹白疹，内外合邪，纯辛走表，纯苦清热，皆在所忌，辛凉淡法，薏苡竹叶散主之。

上条但痹在经脉，此则脏腑亦有邪矣，故又立一法。汗多则表阳开，身痛则表邪郁，表阳开而不解表邪，其为风湿无疑。盖汗之解者，寒邪也。风为阳邪，尚不能以汗解，况湿为重浊之阴邪？故虽有汗不解也。学者于有汗不解之证，当识其非风则湿，或为风湿相搏也。自利者，小便必短。白疹者，风湿郁于孙络毛窍。此湿停热郁之证，故主以辛凉解肌表之热，辛淡渗在里之湿，俾表邪从气化而散，里邪从小便而驱，双解表里之妙法也，与下条互勘自明。

薏苡竹叶散方（辛凉淡法，亦轻以去实法）

薏苡五钱　竹叶三钱　飞滑石五钱　白蔻仁一钱五分　连翘三钱　茯苓块五钱　白通草一钱五分

共为细末，每服五钱，日三服。

【讲评】本条是讲湿热郁蒸外发白痦的证治。其临床表现是发热，身痛，汗出不解，表情淡漠，胸闷脘痞，呕恶，便溏，胸腹部发出白痦，舌苔白腻或黄腻，脉濡。

分析其病机，本证是中焦湿热郁蒸，外达肌表的病变。湿热阻滞中焦，正邪相争则发热。湿热弥漫肌表，气血运行受阻则身痛。湿热郁久则热蒸湿动而外达肌表，所以见汗出。其汗是由湿浊所化，并非津液外渗，所以量少而黏，气味秽浊。汗虽出但湿热不解，所以发热，身痛不解。湿热郁蒸，阴霾弥漫，蒙绕心包，心神被抑，所以表情淡漠。湿阻气机则胸闷脘痞，胃气上逆则恶心呕吐，湿浊下注大肠则大便溏。白痦，吴鞠通称之为“白疹”，是湿热病的特有体征，多在湿热病发病一周左右出现，形如粟米，高出皮

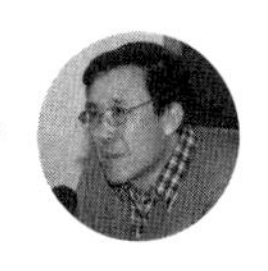

肤，内有淡黄色浆液，状如水疱，多见于胸、腹，有时延及背部，四肢很少出现，一般数量不多，几个或几十个，偶尔也有大片出现者。若白痦破溃，有浆液渗出。正常情况下可自行消退，退后皮肤如常，不留斑痕及色素沉着。白痦的发出，是湿热郁蒸，热蒸湿动，湿热外达于肌表所致，其从毛孔渗出者就是黏汗，而无毛孔处则湿邪郁于皮肤而发痦，所以白痦一般随汗出而发，出 1 次汗即发 1 次痦。白痦与汗并出，是湿热外达的征兆，所以在汗出与发痦之后，发热、胸闷等症状虽然不解，但是有所减轻。如果白痦空瘪，内无浆液，称为“枯痦”，是气阴两竭的征兆。舌苔白腻，脉濡是热蕴湿中之象，如果湿热郁蒸，热已显露则舌苔黄腻。

吴鞠通在本条分注中说：“白疹者，风湿郁于孙络毛窍。此湿停热郁之证，故主以辛凉解肌表之热，辛淡渗在里之湿，俾表邪从气化而散，里邪从小便而驱，双解表里之妙法也。”可见，白痦发出的机理是中焦湿热郁蒸，外达于表，以至湿热弥漫表里，治疗就要透表与清利并施，以双解表里之邪。因为治疗白痦要用宣透法使邪从表解，所以习惯上称这种治法为“透痦”，方用薏苡竹叶散。方中以薏苡仁与竹叶为君药，白蔻仁、连翘为臣药，其他药为佐、使。薏苡仁配茯苓、滑石、通草淡渗利湿，清利湿热，薏苡仁、茯苓又有健脾之功。竹叶配连翘轻清宣透，因势利导，使湿热有外达之机，从而透痦外出，使邪有出路。白蔻仁辛温芳香，燥湿醒胃，宣畅气机。诸药配伍，宣透与清利并施，宣通表里，分消湿热，是因势利导的治法。

如果出现枯痦，说明是气阴两竭，正气无力托邪外出，治疗要用生脉散补益气阴以托痦达邪外出。

薏苡竹叶散是由三仁汤去杏仁、半夏、厚朴，加茯苓、连翘组成。两方相比较，本方偏于清利，而且具有宣表透邪之长，三仁汤则以辛开苦降为胜。湿热发痦的证候，如果见热蕴湿中而舌苔白腻者，三仁汤也可以使用。

三、热重于湿证候

中焦热重于湿的证候多见于暑温、伏暑中的暑湿病，也可由湿温病从阳

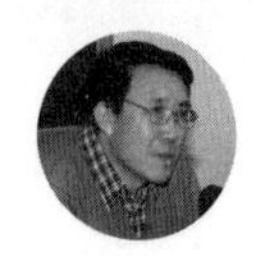

化热发展而来。其病变形式可以表现为湿热困阻中焦，胃热夹脾湿的证候，也可以表现为湿热以中焦脾胃为中心弥漫三焦的证候。因为这类证候是以热邪为主而夹湿，所以治疗要以寒凉清热为主而兼以祛湿，温燥药物的使用要谨慎，以防助热伤津。

胃热夹脾湿的证候在《温病条辨》中是放在“上焦篇”第二十六条中讲解，前面已经讲过，这里不再重复。下面重点讲解热重于湿弥漫三焦的证候。

热重于湿弥漫三焦

四十一、暑温蔓延三焦，舌滑微黄，邪在气分者，三石汤主之……

蔓延三焦，则邪不在一经一脏矣，故以急清三焦为主（著眼——朱评）。然虽云三焦，以手太阴一经为要领，盖肺主一身之气，气化则暑湿俱化，且肺脏受生于阳明，肺之脏象属金、色白，阳明之气运亦属金、色白，故肺经之药多兼走阳明，阳明之药多兼走肺也。再，肺经通调水道，下达膀胱，肺痹开则膀胱亦开，是虽以肺为要领，而胃与膀胱皆在治中，则三焦俱备矣，是邪在气分而主以三石汤之奥义也。

三石汤方

飞滑石三钱　生石膏五钱　寒水石三钱　杏仁三钱　竹茹（炒）二钱　银花三钱（花露更妙）　金汁一酒杯（冲）　白通草一钱

水五杯，煮成二杯，分二次温服。

【方论】此微苦辛寒兼芳香法也。盖肺病治法，微苦则降，过苦反过病所，辛凉所以清热，芳香所以败毒而化浊也。按：三石，紫雪丹中之君药，取其得庚金之气，清热退暑利窍，兼走肺胃者也。杏仁、通草为宣气分之用，且通草直达膀胱，杏仁直达大肠。竹茹以竹之脉络而通人之脉络。金汁、银花败暑中之热毒。

【讲评】本条是讲热重于湿弥漫三焦的证治。吴鞠通在条文中所列的症状仅“舌滑微黄”一句，这就需要以方测证并结合临床实践进行分析。从临床实践来看，这个证候的临床表现多见：身热，面赤，咳痰带血，汗出，心烦，眩晕，耳聋，胸闷脘痞，恶心呕吐，小便短赤，大便溏泄，色黄味臭，舌红苔黄滑腻，脉数。

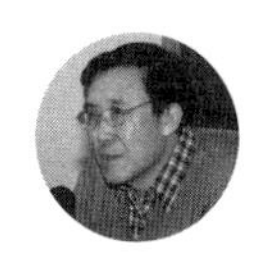

分析其病机，从临床表现来看，湿热弥漫三焦的证候特点是既有三焦弥漫之热，又有三焦弥漫之湿，热与湿都弥漫于全身。三焦弥漫之热的表现是：身热，呈周身高热，一派热象。面部位于上焦，热邪上攻，气血上涌，所以面部因充血而红赤。咳痰带血是上焦热盛的症状，由于湿热阻滞，肺气不宣，所以上逆而咳，热邪煎湿，聚而生痰，同时又灼伤肺络，使肺络破裂而出血，所以咳痰带血。心烦是热扰心神的症状，病在上焦。汗出是热邪逼迫肺、胃的津液向体表弥漫而出，病在上、中焦。小便短赤，是津液损伤，膀胱水液不足，病在下焦。三焦弥漫之湿的表现是：眩晕，耳聋，这是热邪蒸动湿邪，上蒙清窍的表现，病在上焦。根据病人的全身症状和舌、脉来分析，这种眩晕、耳聋是湿热上蒙清窍所致，千万不要误认为少阳病而用柴胡治疗。吴鞠通在《温病条辨·下焦篇》第三条说："温病耳聋，病系少阴，与柴胡者必死。"他虽然是说下焦真阴欲竭的耳聋"与柴胡者必死"，但湿热病也同样不能用柴胡，叶天士也说温病耳聋"不与少阳耳聋同例"。为什么呢？因为这种耳聋是热蒸湿动蒙蔽清窍所致，而柴胡是升提、发散的药物，用它会使湿热邪气因升提而上涌，反而加重耳聋。胸脘痞闷，说明湿阻中焦，气机不通。恶心呕吐，是由于湿热阻滞中焦，胃气不降反而上逆所致。大便溏泄，是脾气不升，湿邪下注大肠所致，色黄、味臭是热邪重的反映。恶心呕吐是病在胃，大便溏泄是病在脾与大肠，其病位属中、下焦。舌红苔黄，脉数主热盛，舌苔滑腻主湿。由以上分析可以看出，这个证候是热邪夹湿弥漫全身，所以称之为湿热弥漫三焦，既有三焦弥漫之热，又有三焦弥漫之湿，而湿与热两相比较，是以热邪为主，热象更为突出，所以说它是热重于湿。

本证是以热邪为主而又夹湿邪弥漫三焦的病变，所以治疗要以清泄热邪为主而兼利湿邪，利湿也可以从湿中泄热，方用三石汤。这个方剂以"三石"作为方名，说明生石膏、寒水石、飞滑石这三味药是方中君药。"飞滑石"是把滑石用水飞研成粉末，煎的时候要包煎，不然滑石粉混在药汤里难喝。方中的"三石"入上、中、下三焦，生石膏辛寒，入上、中焦的肺、胃，清泄热邪，达邪出表；寒水石咸寒，入中、下焦，清泄中、下焦的热邪；滑石甘淡而寒，入下焦，利湿邪而通小便，在利尿的同时又导热从小便

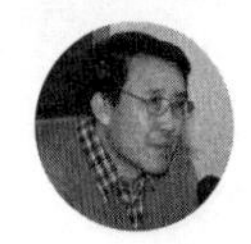

而出，从湿中泄热。三石入三焦，以清泄热邪为主，兼以利湿。杏仁降肺气以开通上焦，使肺气的宣发肃降功能恢复，则水道通调。白通草甘淡，有通利三焦水道的作用。《温病条辨》中的三仁汤、三石汤、杏仁滑石汤、加减木防己汤等方剂中都用杏仁、滑石、通草这三味药互相配伍，是用杏仁开肺气以通水道，用滑石利下窍，用通草淡渗利湿，通利三焦，三味药互相配合，宣通气机，通利三焦，导湿热从小便而出，使邪有出路。竹茹清热和胃止呕。银花寒凉清热，芳香化湿。银花这味药有两方面的作用，一方面它性凉质轻，能清透热邪，另一方面它是芳香药，芳香就能化湿浊，吴鞠通所说的“花露更妙”，是说用银花露比银花更好。银花露就是把银花蒸露取用，它是液态的寒凉芳香药，芳香透泄化浊作用更强。方中的金汁是用健康人的粪便装在坛子里密封，埋在地下三尺，经过三个春、夏、秋、冬之后取出来使用。因为在地下埋了三年，粪便已经完全分解了，所以它是清水，没有异味，金汁药性大寒，清热解暑，清泄胃肠气分之热。三石汤这个方剂以大队寒凉药物清热，又用杏仁、滑石配伍通草通利三焦水道，是以清泄三焦之热为主，兼利三焦之湿的代表方剂。

中焦热重于湿有两个常见证候类型，一个是湿热困阻中焦，一个是湿热弥漫三焦，这两类证候的邪气性质相同，都是以热为主而夹湿，二者的区别在于：湿热困阻中焦证是胃热夹脾湿，它是湿热凝滞在中焦，所以用白虎汤清泄阳明胃热，加苍术燥太阴脾湿，兼祛表湿。湿热弥漫三焦证是热蒸湿动，弥漫于上、中、下三焦而导致气机不畅，所以用三石汤以清泄三焦热邪为主，兼利三焦弥漫之湿以宣通气机。这两个证候虽有不同，但是因为它们都是热重于湿，所以从发展趋势来看，最后都可以化燥成温而转化成温热病，一旦转化成温热病，既可以出现气分热盛之证，又可以深入营分、血分，就要按温热病辨证论治而不能再用祛湿的药物。

本条的条文在“三石汤主之”后面接着讲：“邪气久留，舌绛苔少，热搏血分者，加味清宫汤主之；神识不清，热闭内窍者，先与紫雪丹，再与清宫汤。”就是讲气分湿热化燥深入营分的证治，这部分内容已经在中焦温热病中讲过，这里不再重复。

四、湿热黄疸诸证

黄疸，是以白睛黄染、面黄、身黄、尿黄为主症的病变。其病因是外感湿邪，病变部位在脾、胃与肝、胆。分析其病机，外感湿热邪气是外因，但与脾胃功能密切相关，湿邪容易困阻脾胃，导致脾胃升降失常而湿邪内蕴，反过来说，素有脾胃升降失常，湿邪内蕴的人则更容易招致湿邪的侵袭，正如吴鞠通所说的“夏秋疸病，湿热气蒸，外干时令，内蕴水谷”，从而因内外合邪而发病。湿邪蕴郁于中焦，脾胃功能失常，由土壅而导致木郁，肝胆失于疏泄，胆汁不能正常输入小肠，则浸渍于湿中，随湿邪弥漫而浸淫于周身，上浸于目则目黄，外浸于皮肤肌肉则周身黄染，下渗于膀胱随小便而排出则尿黄。

关于黄疸的分类，《金匮要略方论·黄疸病脉证并治》篇中依照不同的病因与临床表现分为黄疸、谷疸、女劳疸、酒疸、黑疸五种类型，合称为五疸。后世则依据湿邪与热邪的比重及其不同的临床表现概括地分为阳黄、阴黄、急黄三种类型，现代多依这三种类型辨证论治。

阳黄，是湿热邪气引起的病变，起病急，病程短，黄色鲜明如橘皮色。由于湿邪与热邪的比重不同，阳黄又有湿重于热、湿热并重、热重于湿三种类型。湿重于热者，临床表现除目黄、身黄、尿黄外，还多伴见身热不扬，头身困重，胸脘痞闷，纳呆食少，渴不欲饮，大便溏滞不爽，色灰白，舌苔白腻，脉濡缓等症状；热重于湿者，临床表现除目黄、身黄、尿黄外，还多伴见身热，口渴，脘腹痞满，纳呆食少，恶心呕吐，小便短少，大便秘结，舌苔黄腻，脉濡数或弦滑数等症状；湿热并重者，其见症介于湿重与热重二者之间。

阴黄，是寒湿邪气引起的病变，起病较缓，病程较长，黄色晦暗无光泽，状如烟熏或黧黑。其临床表现除目黄、身黄、尿黄外，还多伴见脘闷纳呆，大便溏泄，色灰白，神疲乏力，畏寒，舌淡苔白腻，脉沉迟等寒湿伤阳的症状。因为阴黄是外感寒湿致病，与热邪无关，所以不属温病范畴。

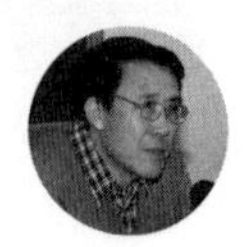

急黄，是外感湿热疫毒而发的急性、暴发性危重症，起病急骤，遍身金黄如金人，传变迅速，容易深入营分、血分而出现痉厥、出血等危重见症。这种病证就是吴鞠通在《温病条辨·上焦篇》第十一条分注中所说的温病五种死证中的“脾郁发黄，黄极则诸窍为闭，秽浊塞窍者死”的证候。

在《温病条辨·中焦篇》湿温门中，吴鞠通附带着对黄疸病中的阳黄作了简要的讲解。因为按照传统习惯，黄疸病是归入杂病中，所以吴氏在这里仅是示范性地列出几条，以示黄疸中的阳黄属于温病的范畴，并未对黄疸病展开全面论述。因此，本讲中也仅在前面对黄疸病作概括的介绍并把各种类型的临床表现作简要的提示，在后面的讲评中就按吴氏的原条文分析其证治，每条中不再重复罗列其临床表现。

1. 黄疸的病因及分类证治概述

六十九、湿热不解，久酿成疸，古有成法，不及备载，聊列数则，以备规矩（下疟、痢等证仿此）。

本论之作，原补前人之未备，已有成法可循者，安能尽录，因横列四时杂感，不能不列湿温，连类而及，又不能不列黄疸、疟、痢，不过略标法则而已。按：湿温门中，其证最多，其方最伙，盖土居中位，秽浊所归，四方皆至，悉可兼证，故错综参伍，无穷极也。即以黄疸一证而言，《金匮》有辨证三十五条，出治一十二方，先审黄之必发、不发，在于小便之利与不利。疸之易治难治，在于口之渴与不渴。再察瘀热入胃之因，或因外并，或因内发，或因食谷，或因酣酒，或因劳色，有随经蓄血，入水黄汗。上盛者一身尽热，下郁者小便为难。又有表虚、里虚，热除作哕，火劫致黄。知病有不一之因，故治有不紊之法：于是脉弦胁痛，少阳未罢，仍主以和；渴饮水浆，阳明化燥，急当泻热；湿在上，以辛散，以风胜；湿在下，以苦泄，以淡渗；如狂蓄血，势所必攻；汗后溺白，自宜投补；酒客多蕴热，先用清中，加之分利，后必顾其脾阳；女劳有秽浊，始以解毒，继以滑窍，终当峻补真阴；表虚者实卫；里虚者建中；入水、火劫以及治逆变证，各立方论，以为后学津梁。至寒湿在里之治，“阳明篇”中惟见一则，不出方论，指人以寒湿中求之。盖脾本畏木而喜风燥，制水而恶寒湿，今阴黄一证，寒湿相搏，

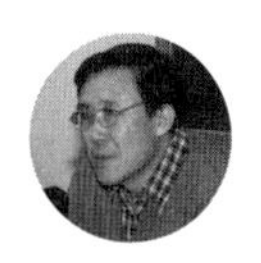

譬如卑监之土，须暴风日之阳，纯阴之病，疗以辛热无疑，方虽不出，法已显然。奈丹溪云：不必分五疸，总是如盦酱相似，以为得治黄之扼要，殊不知以之治阳黄，犹嫌其混，以之治阴黄，恶乎可哉！喻嘉言于阴黄一证，竟谓仲景方论亡失，恍若无所循从。惟罗谦甫具有卓识，力辨阴阳，遵仲景寒湿之旨，出茵陈四逆汤之治。瑭于阴黄一证，究心有年，悉用罗氏法而化裁之，无不应手取效。间有始即寒湿，从太阳寒水之化，继因其人阳气尚未十分衰败，得燥热药数贴，阳明转燥金之化而为阳证者，即从阳黄例治之。

【讲评】本条是讲黄疸的病因以及各种黄疸的治法。条文中“湿热不解，久酿成疸”一句，明确地指出了黄疸的致病因素是湿热邪气。“古有成法，不及备载，聊列数则，以备规矩”这段话就明确表示了因为历代文献中对黄疸的论述较多，所以这里不再重复罗列，仅择其要者列出几条，以提示后学要知道黄疸属于湿热病的范畴，后面还要讲到的疟疾、痢疾也都采取这种讲法。

在分注中，吴鞠通简明扼要地归纳了几种临床常见的黄疸病证的治法，尤其对阴黄治法的发挥颇有见地，可以作为临床辨证论治的参考。

2. 湿重于热

湿重于热，是阳黄中湿邪偏重的证候，历代文献对其证治论述较多，吴鞠通在这里未对黄疸湿重于热的证候专题讲述，仅列“失治则为肿胀”的变证一条以提示对黄疸变证的治法。

黄疸肿胀

七十、夏秋疸病，湿热气蒸，外干时令，内蕴水谷，必以宣通气分为要，失治则为肿胀。由黄疸而肿胀者，苦辛淡法，二金汤主之。

此揭疸病之由与治疸之法、失治之变，又因变制方之法也。

二金汤方（苦辛淡法）

鸡内金五钱　海金沙五钱　厚朴三钱　大腹皮三钱　猪苓三钱　白通草二钱

水八杯，煮取三杯，分三次温服。

【讲评】本条是讲黄疸湿重于热的证候由于失治而合并肿胀的治法。条文中“夏秋疸病，湿热气蒸，外干时令，内蕴水谷”一段话是讲发生于夏秋

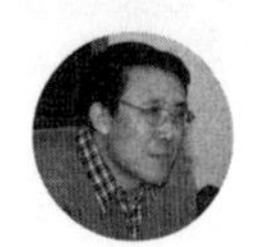

季节的黄疸病，其病因是“湿热气蒸”，病机是外感时令湿热之邪，内蕴水谷之湿，内外合邪，困阻脾胃，土壅木郁，肝胆气滞，胆汁浸淫而发为黄疸。在本条中，吴氏仅提出“湿热气蒸”，并未指明湿邪与热邪孰轻孰重，从其所用的二金汤来以方测证，其方中所用的药物以祛湿行气为主，可知其邪气的比重是湿重于热。黄疸的治疗，“必以宣通气分为要”。因为黄疸是由湿热内蕴，阻滞气机，胆汁失于疏泄而发病，所以治疗必须以清利湿热，宣通气机为法，气行则湿行，湿祛则热不独存，常用方剂如茵陈五苓散之类。如果未能及时治疗，“失治则为肿胀”，也就是说，由于治不及时，湿邪就要弥漫周身，泛滥于肌肤，湿停则肿，气滞则胀而出现肢体肿胀的病变，这时就由黄疸而又合并肿胀，出现了比原发病更为复杂的变证。

治疗黄疸合并肿胀，要用“苦辛淡法，二金汤主之”。二金汤中的“二金”，是指鸡内金、海金沙两味药。鸡内金味甘性平，有消食化积，醒胃运脾之功，使脾胃健则湿邪易化。海金沙甘寒，利水通淋，消除肿胀。厚朴配大腹皮辛开苦降，燥湿行气，利水消肿。猪苓利水渗湿，通草通利三焦水道。方中诸药配伍，利湿浊，行气机，健脾胃，使湿邪从小便而驱，并从湿中泄热，湿祛则热不独存，湿热外解，则黄疸退而肿胀消。

3. 湿热并重

湿热并重的证候属于黄疸中的阳黄，由于湿热郁蒸，阻滞气机，往往导致小便不利，而小便不利则邪无出路，所以治疗应当以宣气利小便为法，吴鞠通在这里专列一条黄疸小便不利的证治示人以规矩。

黄疸小便不利

七十一、诸黄疸小便短者，茵陈五苓散主之。

沈氏目南云：此黄疸气分实证通治之方也。胃为水谷之海，营卫之源，风入胃家气分，风湿相蒸，是为阳黄。湿热流于膀胱，气郁不化，则小便不利，当用五苓散宣通表里之邪，茵陈开郁而清湿热。

茵陈五苓散（五苓散方见前。五苓散系苦辛温法，今茵陈倍五苓，乃苦辛微寒法）

茵陈末十分　五苓散五分

共为细末，和匀，每服三钱，日三服。

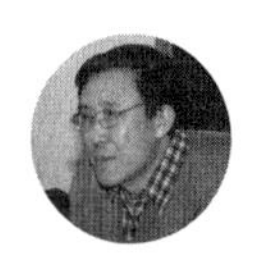

《金匮》方不及备载，当于本书研究，独采此方者，以其为实证通治之方，备外风内湿一则也。

【讲评】本条是讲黄疸小便不利的证治。条文中的“诸黄疸小便短者，茵陈五苓散主之”，是指各种类型的黄疸所出现的因排尿障碍而见小便短少不通利的症状，都可以用茵陈五苓散治疗。分注中分析此证此方，认为小便不利的原因是“湿热流于膀胱，气郁不化”，所以“当用五苓散宣通表里之邪，茵陈开郁而清湿热”。可以说，在黄疸病中，凡是因湿热邪气阻滞气机而导致小便不利的实证，都可以用茵陈五苓散治疗，所以吴鞠通引用沈目南的话，说此方是“黄疸气分实证通治之方也”。不过，因为黄疸中的阳黄有湿重、热重、湿热并重的不同，在药物的选择上也要考虑寒凉药与辛温药的剂量比例。

五苓散是《伤寒论》中的方剂，由猪苓、泽泻、白术、茯苓、桂枝组成，有温阳化气，利水渗湿之功。因为方中除用大量健脾祛湿药之外，又加一味辛温通阳化气的桂枝，所以它既可以使体内的水湿从表而散，又可以使之从小便而驱，也就是分注中所说的“宣通表里之邪”，因为五苓散中的桂枝是辛温之品，所以吴鞠通说其方“系苦辛温法”。茵陈蒿味苦性微寒，有清利湿热，利胆退黄之功，是治疗黄疸的要药。五苓散加茵陈蒿，就称为茵陈五苓散，在这个方剂中，五苓散与茵陈蒿的剂量比例不同，其作用也有所不同，如果五苓散的剂量大于茵陈蒿，则其性偏温，适用于湿重者。在本条中，茵陈蒿与五苓散的剂量比例是10∶5，也就是2∶1，所以吴鞠通说“今茵陈倍五苓，乃苦辛微寒法”，因其剂型偏凉，所以适用于湿热并重的黄疸小便不利证。如果是热重于湿的黄疸小便不利，则属津液损伤，不可用五苓散。

4. 热重于湿

热重于湿，是阳黄中以热邪为主而夹湿的证候，多起病急，热象重，由于邪气涉及的部位不同，其临床表现与治法也有所区别，在这里吴鞠通列举了四种类型。

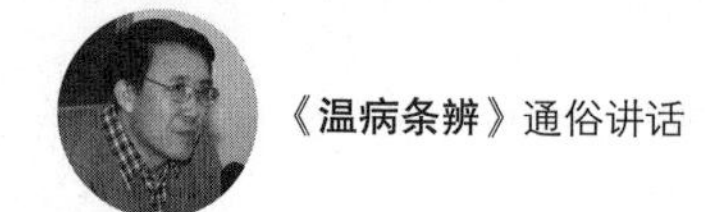

（1）热郁发黄

二十七、阳明温病，不甚渴，腹不满，无汗，小便不利，心中懊憹者，必发黄。黄者，栀子柏皮汤主之。

受邪太重，邪热与胃阳相搏，不得发越，无汗不能自通，热必发黄矣。

栀子柏皮汤方

栀子五钱　生甘草三钱　黄柏五钱

水五杯，煮取二杯，分二次服。

【方论】此湿淫于内，以苦燥之，热淫于内，佐以甘苦法也。栀子清肌表，解五黄，又治内烦。黄柏泻膀胱，疗肌肤间热。甘草协和内外。三者其色皆黄，以黄退黄，同气相求也。按：又可但有茵陈大黄汤，而无栀子柏皮汤，温热发黄，岂可皆下者哉！

【讲评】本条是讲阳黄中热重于湿，热郁于里不得发越而致发黄的证治。条文中的“阳明温病”，是指中焦阳明胃热重，吴鞠通在方论中又说：“此湿淫于内，以苦燥之，热淫于内，佐以甘苦法也。”可见本条证候是以胃热为主，又夹脾湿，热重于湿的病变。胃热夹脾湿郁阻中焦，气机不畅，邪无出路，土壅木郁，肝胆失于疏泄，胆热液泄，浸淫周身，所以“必发黄”。湿热内蕴，外不能出表而解，下不能从水道而出，所以“无汗，小便不利”。因其热中夹湿，津伤不甚，所以口“不甚渴”。因其热邪虽盛，但尚未形成腑实，内无燥屎阻滞，所以“腹不满”。胃热内扰胸膈，所以心中懊憹。总起来看，本证是因“受邪太重，邪热与胃阳相搏，不得发越，无汗不能自通”而致“必发黄”。因为热邪“不得发越”，邪无出路，所以本证的特点是热郁。

本证的特点是热邪夹湿邪内郁，但既无表证，又未形成腑实，所以既不能解表，又不能攻下，治疗应当用清热燥湿法，以“栀子柏皮汤主之”。栀子柏皮汤是《伤寒论》中的方剂，方中栀子苦寒，清泄热邪，导热从小便而出。黄柏苦寒，清热燥湿。甘草甘缓和中，制约栀子与黄柏的苦寒以保胃气，吴氏在方中用的是生甘草，又兼有导热下行之功。从方剂的配伍来看，是在清泄之中而导热下行，使郁于中焦的湿热从小便而驱。在临床应用中，可以在方中加入茵陈蒿以增强清热利胆之功，茵陈蒿药性平和，可以用到

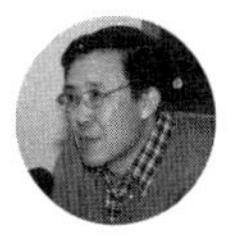

15 ～ 30g。

（2）热结发黄

二十八、阳明温病，无汗，或但头汗出，身无汗，渴欲饮水，腹满，舌燥黄，小便不利者，必发黄，茵陈蒿汤主之。

此与上条异者，在口渴、腹满耳。上条口不甚渴，腹不满，胃不甚实，故不可下。此则胃家已实而黄不得退，热不得越，无出表之理，故从事于下趋大、小便也。

茵陈蒿汤

茵陈蒿六钱　栀子三钱　生大黄三钱

水八杯，先煮茵陈减水之半，再入二味，煮成三杯，分三次服，以小便利为度。

【方论】此纯苦急趋之方也。发黄，外闭也，腹满，内闭也，内外皆闭，其势不可缓。苦性最急，故以纯苦急趋下焦也。黄因热结，泻热者必泻小肠，小肠丙火，非苦不通。胜火者莫如水，茵陈得水之精，开郁莫如发陈，茵陈生发最速，高出众草，主治热结黄疸，故以之为君。栀子通水源而利三焦，大黄除实热而减腹满，故以之为佐也。

【讲评】本条是讲阳黄中热重于湿，热结腑实而致发黄的证治。从条文中的“阳明温病……渴欲饮水，腹满，舌燥黄”可以看出，本条与第二十七条虽然都是“阳明温病”，但是病位、病情都有很大的不同。上条“不甚渴，腹不满”，是“邪热与胃阳相搏，不得发越”，病在胃，津伤不重；本条“渴欲饮水，腹满，舌燥黄”，是“胃家已实而黄不得退，热不得越”，可见是因胃热而导致肠燥，已经形成热结腑实之证。因为热盛津伤，所以“渴欲饮水”，“舌燥黄”。因为肠燥热结，燥屎阻滞气机，所以“腹满”。热蒸湿动而上行，可以见“但头汗出”，但是热结于里而不得发越，所以“身无汗”，这说明湿热邪气不能出表。“小便不利”，说明湿热邪气不能下行。气机不通，邪无出路，由土壅而致木郁，胆热液泄，所以“必发黄”。

因为本证是有形热结闭阻而致邪无出路，治疗必用攻下之品，所以用“茵陈蒿汤主之”。茵陈蒿汤是《伤寒论》中的方剂，方中三味药都是苦寒之品，所以其方有清泄湿热，荡涤热结的功用。方中以茵陈蒿清利湿热，疏利肝胆为君药。栀子清泄热邪，导热从小便而出。大黄荡涤热结，推陈致新。三药配伍，通大便，利小便，使邪有出路，其黄自退。

吴鞠通在本条分注中对本条与上条的证候与治法做出了鉴别，其论切中要点，值得借鉴。

（3）湿热弥漫三焦发黄

七十二、黄疸脉沉，中痞，恶心，便结，溺赤，病属三焦里证，杏仁石膏汤主之。

前条两解表里，此条统治三焦，有一纵一横之义。杏仁、石膏开上焦，姜、半开中焦，枳实则由中驱下矣，山栀通行三焦，黄柏直清下焦。凡通宣三焦之方，皆扼重上焦，以上焦为病之始入，且为气化之先（金针尽度，经所谓治节出焉——朱评），虽统宣三焦之方，而汤则名杏仁石膏也。

杏仁石膏汤方（苦辛寒法）

杏仁五钱　石膏八钱　半夏五钱　山栀三钱　黄柏三钱　枳实汁每次三茶匙（冲）　姜汁每次三茶匙（冲）

水八杯，煮取三杯，分三次温服。

【讲评】本条是讲阳黄中热重于湿，热邪夹湿弥漫三焦的证治。条文中所说的“中痞，恶心”，是湿热阻滞中焦，气机不畅，胃气上逆的表现，“便结，溺赤”，是指大便干结，小便短赤，为热盛津伤，下焦气滞的表现，“脉沉”，是三焦气滞，气血闭阻的表现，所以吴鞠通把本证判定为“病属三焦里证”。既然是湿热弥漫三焦，治疗就应当用开上、畅中、渗下的药物分消三焦湿热，但是吴氏所用的杏仁石膏汤中却没有淡渗利湿的药物。这是因为，本证是以热邪为主而夹湿，而且“便结，溺赤”说明里热已经伤津，所以治疗重点在于清泄三焦弥漫之热，而不能用利湿药物，防其利尿伤阴。另外，“便结”者应当用攻下药以通便，但方中并无攻下之品，说明虽然有便秘，但尚未形成腑实，所以没有出现腹满的见证，其治疗不在于攻下而在于清泄热邪，热退津还则大便自通。分析本条的证候要症状与方药互参，以方测证，才能做出正确的判断。

杏仁石膏汤是清泄三焦热邪又兼顾祛湿的方剂。方中用杏仁开肺气以宣气机，与石膏相配则清泄上、中焦热邪而“达热出表”，使邪从表散。半夏、

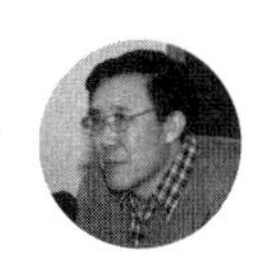

姜汁与山栀、黄柏、枳实汁相配，辛开苦降，燥湿行气，宣畅气机，山栀又能通利三焦，导热邪下行，从小便而驱。从方剂的配伍来看，是辛寒、苦寒与辛温共用，但从寒性与温性的比例来看，是寒大于温，所以吴氏称其为“苦辛寒法”。吴氏分析其方义说：“杏仁、石膏开上焦，姜、半开中焦，枳实则由中驱下矣，山栀通行三焦，黄柏直清下焦。”可见本方是以清泄三焦热邪为主，兼以燥湿的方剂。吴氏又特别强调“凡通宣三焦之方，皆扼重上焦，以上焦为病之始入，且为气化之先”，由他的这段话可以看出宣通肺气在湿热病治疗中的重要作用。吴氏在湿热病的治疗中之所以反复强调宣通肺气的重要性，是因为肺主一身之气，为水之上源，主通调水道，肺气通则水道通，“气化则湿化”。他所说的“虽统宣三焦之方，而汤则名杏仁石膏也”，也正是为了突出宣肺法在湿热病治疗中的重要作用。

（4）湿热病误表发黄

七十三、素积劳倦，再感湿温，误用发表，身、面俱黄，不饥，溺赤，连翘赤豆饮煎送保和丸。

前第七十条由黄而变他病，此则由他病而变黄，亦遥相对待。证系两感，故方用连翘赤豆饮以解其外，保和丸以和其中，俾湿温、劳倦、治逆一齐解散矣。保和丸苦温而运脾阳，行在里之湿，陈皮、连翘由中达外，其行湿固然矣。兼治劳倦者何？经云：“劳者温之。”盖人身之动作云为，皆赖阳气为之主张，积劳伤阳，劳倦者，因劳而倦也，倦者，四肢倦怠也，脾主四肢，脾阳伤，则四肢倦而无力也。再，肺属金而主气，气者，阳也，脾属土而生金，阳气虽分内外，其实特一气之转输耳。劳虽自外而来，外阳既伤，则中阳不能独运，中阳不运，是人之赖食湿以生者，反为食湿所困，脾既困于食湿，安能不失牝马之贞而上承乾健乎！古人善治劳者，前则有仲景，后则有东垣，皆从此处得手。奈之何后世医者，但云劳病，辄用补阴，非惑于丹溪一家之说哉！本论原为外感而设，并不及内伤，兹特因两感而略言之。

连翘赤豆饮方（苦辛微寒法）

连翘二钱　山栀一钱　通草一钱　赤豆二钱　花粉一钱　香豆豉一钱

煎送保和丸三钱

保和丸方（苦辛温平法）

山楂　神曲　茯苓　陈皮　莱菔子　连翘　半夏

【讲评】本条是讲平素为劳倦内伤体质，又感受湿热邪气，误用辛温发表法治疗，以致引邪深入，湿热邪气入里发为黄疸的证治。条文中的“素积劳倦”，是指平素劳倦损伤脾胃，中气不足，正气素虚，这种脾胃气虚之人平素运化水谷能力低下，一般多易内蕴水谷之湿，如果“再感湿温”，则外感的湿热邪气与里湿相合，往往内外相引而发湿热病，治疗应当从祛湿清热与健脾醒胃两方面入手。如果“误用发表”的药物，则辛温之品既伤表气，又引邪深入，使湿热入里，壅滞气机，土壅木郁而发为黄疸。胆汁随湿热侵淫于周身，所以“身、面俱黄”，胆汁浸淫于下则“溺赤”。脾胃本虚，又被湿困，功能呆钝，所以纳呆“不饥”。

本证的病机是湿热中阻，脾胃呆钝，其治疗一方面要祛湿清热，一方面要醒胃和中，方用“连翘赤豆饮煎送保和丸”。连翘赤豆饮方中的药物多寒凉之品，偏于清泄热邪又兼利湿邪。因为发黄是由表邪入里而引起，所以治疗要逆流挽舟，使邪气仍从表而祛。方中连翘配香豆豉辛凉透表，使湿热从表而解。赤小豆甘酸平，其性下行，通利水道，使湿邪从小便而出，配山栀、通草通利三焦，导热邪从小便而泄。热盛津伤，小便黄赤，所以少佐花粉以甘寒保津、生津。保和丸消食和中，醒脾胃以振中阳，解土壅而达木郁。连翘赤豆饮属“苦辛微寒法”，保和丸属“苦辛温平法”，在方中仅用三钱，两方合用，连翘赤豆饮方中诸药剂量大于保和丸，所以其方仍偏于寒凉，共奏透泄湿热，醒胃和中之功。

五、湿热痹诸证

“痹”字的含义与闭相同。痹病，是指邪气痹阻而导致肌肉、筋脉、关节拘急，疼痛重着，屈伸不利，活动受限的病变，病情重者可见肢体麻木，关节肿大，或红肿热痛的表现。其病因是风、寒、湿、热邪气外袭，病机是邪气侵入肌肉、筋脉、关节，痹阻肢体，导致气血闭阻不通，“不通则痛”。

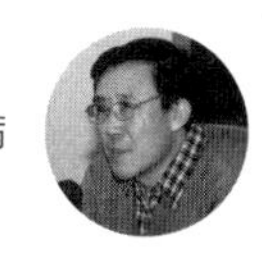

痹病日久，可以由浅入深，导致脏腑病变。

痹病的病名最早见于《黄帝内经》。由于导致痹病的病因及病情发展阶段的不同，其临床证候也多种多样，《素问·痹论》说："风寒湿三气杂至，合而为痹也。其风气胜者为行痹，寒气胜者为痛痹，湿气胜者为著痹也……五脏皆有合，病久而不去者，内舍于其合也。"从这段话中可以看出，以风邪为主而致病者，称为"行痹"，其特点是关节游走性疼痛；以寒邪为主而致病者，称为"痛痹"，其特点是关节疼痛剧烈；以湿邪为主而致病者，称为"著痹"或"着痹"，其特点是关节酸沉，重着疼痛。如果外感热邪而致病者，称为"热痹"，主要表现为发热，关节红肿热痛；如果外感湿热邪气而致病者，称为"湿热痹"，主要表现为发热，关节重着，红肿热痛。病变日久累及五脏，可以发为五脏痹，就出现各脏功能失常的重证。

热痹与湿热痹是因外感热邪或湿热邪气致病，所以属于温病的范畴。因为按照传统习惯痹病是归入杂病中，所以在《温病条辨》中不把痹病单独分门，而是把热痹列入"上焦篇"温疟门中，治疗用白虎加桂枝汤。湿热痹附于"中焦篇"湿温门中，分为三条，其中属湿重于热者一条，属湿热并重者二条。湿热痹热重于湿者书中未列条文，临床中可用白虎加苍术汤加减治疗。

1. 湿重于热

六十七、风暑寒湿，杂感混淆，气不主宣，咳嗽，头胀，不饥，舌白，肢体若废，杏仁薏苡汤主之（废，固病也，如喑、聋、跛、躃、侏儒固有之类——朱评）。

杂感混淆，病非一端，乃以气不主宣四字为扼要（著眼——朱评），故以宣气之药为君。既兼雨湿中寒邪，自当变辛凉为辛温。此条应入寒湿类中，列于此者，以其为上条之对待也。

杏仁薏苡汤（苦辛温法）

杏仁三钱　薏苡三钱　桂枝五分　生姜七分　厚朴一钱　半夏一钱五分　防己一钱五分　白蒺藜二钱

水五杯，煮三杯，渣再煮一杯，分温三服。

【讲评】本条是讲风暑寒湿邪气杂感致痹的证治。条文中的"风暑寒湿，杂感混淆”，是对《素问·痹论》“风寒湿三气杂至，合而为痹也”的发挥，是指风暑寒湿邪气夹杂而侵袭人体。杂气相混袭人，尤其是夹杂湿邪，就导致气机闭阻不宣，三焦气滞，所以吴鞠通指出其病机是“气不主宣”，而且在分注中又特别强调“乃以气不主宣四字为扼要”。气机不宣，闭阻于上，肺气不宣则上逆而为“咳嗽”，清窍不利则“头胀”。中焦闭阻，脾胃呆钝，则纳呆“不饥”。邪气闭阻于肢体，气血不通，筋脉肌肉失养，则“肢体若废”。这里要注意“若废”二字，若废不等于已废，如果是肢体废用，就属于痿证，而“若废”是指肢体活动受限，不能正常活动，与废用相似但却并未痿废，所以仍属痹证的范畴。既然属于痹证，除了“肢体若废”的症状之外，还应见关节疼痛。“舌白”，是指舌苔白腻，由此可见，本证是以湿邪为主。

杂气闭阻，气机不宣，治疗应当用祛邪行气之法，气行则痹自解，方用杏仁薏苡汤。吴氏在分注中说“故以宣气之药为君”，方中用杏仁、桂枝、生姜相配，辛温与苦温并用以宣通肺气，使肺气宣则气机通。厚朴配半夏辛开苦降，开郁燥湿，行气宣痹。薏苡仁健脾利湿。防己配白蒺藜祛风宣痹止痛。桂枝祛风散寒，通血脉而宣痹。吴鞠通称本方为“苦辛温法”，其实方中辛温药桂枝的用量仅五分，生姜仅七分，半夏一钱五分，而寒凉的薏苡仁用三钱，防己用一钱五分，总起来看，本方是寒温并用而略偏于温的方剂。吴氏说“此条应入寒湿类中”，其实从其证候与方剂来看，寒象并不明显，应当是以湿邪为主，临床中治疗湿热痹之湿重于热者，杏仁薏苡汤也同样可用。

2. 湿热并重

在湿热痹中，湿热并重是临床常见类型，吴鞠通在“中焦篇”中列有两条，一条是专论湿热痹的证治，一条是讲湿热痹“祖方”的加减运用。

（1）湿热痹痛

六十五、湿聚热蒸，蕴于经络，寒战热炽，骨骱烦疼，舌色灰滞，面目痿黄，病名湿痹，宣痹汤主之。

经谓：风寒湿三者合而为痹，《金匮》谓：经热则痹，盖《金匮》诚补

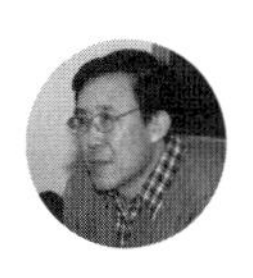

《内经》之不足。痹之因于寒者固多，痹之兼乎热者亦复不少，合参二经原文，细验于临证之时，自有权衡。本论因载湿温而类及热痹，见湿温门中，原有痹证，不及备载痹证之全，学者欲求全豹，当于《内经》《金匮》、喻氏、叶氏以及宋、元诸名家合而参之自得，大抵不越寒、热两条，虚、实异治。寒痹势重而治反易，热痹势缓而治反难，实者单病躯壳易治，虚者兼病脏腑，夹痰饮腹满等证，则难治矣，犹之伤寒两感也。此条以舌灰、目黄知其为湿中生热；寒战热炽，知其在经络；骨骱疼痛，知其为痹证。若泛用治湿之药而不知循经入络，则罔效矣，故以防己急走经络之湿，杏仁开肺气之先，连翘清气分之湿热，赤豆清血分之湿热，滑石利窍而清热中之湿，山栀肃肺而泻湿中之热，薏苡淡渗而主挛痹，半夏辛平而主寒热，蚕沙化浊道中清气。痛甚加片子姜黄、海桐皮者，所以宣络而止痛也。

宣痹汤方（苦辛通法）

防己五钱　杏仁五钱　滑石五钱　连翘三钱　山栀三钱　薏苡五钱　半夏（醋炒）三钱　晚蚕沙三钱　赤小豆皮三钱（赤小豆乃五谷中之赤小豆，味酸肉赤，凉水浸取皮用，非药肆中之赤小豆。药肆中之赤豆乃广中野豆，赤皮蒂黑肉黄，不入药者也）

水八杯，煮取三杯，分温三服。痛甚，加片子姜黄二钱、海桐皮三钱。

【讲评】本条是讲湿热邪气痹阻关节导致湿热痹的证治。条文中的“湿聚热蒸，蕴于经络”是讲湿热痹的病因病机。湿热邪气侵袭人体，蕴于肌肉、经络、关节，闭阻气血，因而发为痹证，从“湿聚热蒸”四字可以看出是湿热并重，如果是湿重，则可见“湿聚”而无“热蒸”，如果是热重，则可见“热蒸”而无“湿聚”，只有湿热并重，湿郁热蒸，才会出现“湿聚热蒸”的状态。湿热俱盛，正邪相争，所以出现“热炽”，也就是高热的见症。“寒战”与“热炽”同时出现，并不是表证的恶寒发热，而是湿热内盛的反映，其所以出现寒战，是因为湿热阻滞气机，正邪相争于里，阳气郁遏不宣，不能敷布于周身，致使周身失于温煦所致，其机理是阳郁而不是阳虚。因为湿热闭阻，气血不通，“不通则痛”，所以“骨骱烦疼”，也就是骨节与骨节相交的关节部位剧烈疼痛，同时还可因气血壅滞而见关节红肿热痛，重着不利。湿热熏蒸，所以“舌色灰滞”，也就是舌苔灰腻晦暗。湿热阻滞，气血不能上荣于面，所以“面目痿黄”，其“痿”字应为萎，是指黄而无光

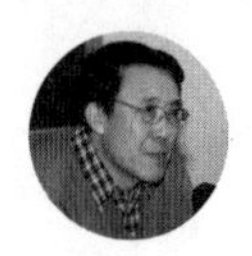

泽。这种病人应当见濡数脉。条文中所说的“病名湿痹”确切地说应当称为湿热痹。

湿热并重闭阻经络而致湿热痹痛，治疗应当以祛湿清热，通络宣痹为法，用“宣痹汤主之”。方中防己苦辛而寒，祛湿清热，通利关节，宣痹止痛，为方中君药，就是吴氏在分注中所说的“故以防己急走经络之湿”。杏仁入上焦，开肺气以通调水道，就是吴氏所说的“杏仁开肺气之先”。滑石入下焦以清利湿热，杏仁与滑石相配，上下相应，畅三焦而通水道，使湿热有从小便外泄的出路，共为臣药。山栀泄热而通利三焦，导湿热从小便而出。薏苡仁健脾且清利经络中湿热，赤小豆皮利经络之湿，二药相伍，清利关节经络之湿热而通痹止痛。半夏配晚蚕沙，开郁化湿。连翘轻清宣扬，透邪外达。诸药配伍，共奏祛湿清热，通络宣痹止痛之功。骨节痛甚者，加片姜黄可增强行气活血，宣痹止痛的功效，加海桐皮有祛湿宣痹止痛作用。

（2）湿热痹祖方

六十八、暑湿痹者，加减木防己汤主之。

此治痹之祖方也。风胜则引，引者（吊痛、掣痛之类，或上或下，四肢游走作痛，经谓行痹是也），加桂枝、桑叶。湿胜则肿，肿者（土曰敦阜），加滑石、萆薢、苍术。寒胜则痛，痛者，加防己、桂枝、姜黄、海桐皮。面赤，口涎自出者（《灵枢》谓：胃热则廉泉开），重加石膏、知母。绝无汗者，加羌活、苍术。汗多者，加黄芪、炙甘草。兼痰饮者，加半夏、厚朴、广皮。因不能备载全文，故以祖方加减如此，聊示门径而已（痹证总以宣气为主，郁则痹，宣则通也。以此条加减及上数条参之，思过半矣——朱评）。

加减木防己汤（辛温辛凉复法）

防己六钱　桂枝三钱　石膏六钱　杏仁四钱　滑石四钱　白通草二钱　薏仁三钱

水八杯，煮取三杯，分温三服。见小效不即退者，加重服，日三、夜一。

汪按：痹证有周、行、著之分，其原有风、寒、湿、热之异。奈古方多以寒湿论治，且多杂用风药，不知湿家忌汗，圣训昭然，寒湿固有，热湿尤多，误用辛温，其害立见。再，外感初伤气分，惟贵宣通，误认虚证，投柔腻补药，其祸尤酷，学者细考本文，可得治热痹之梗概矣。

【讲评】本条是讲湿热痹“祖方”的临床加减运用，也就是湿热之中又

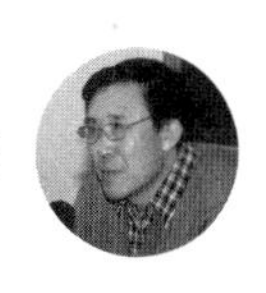

夹杂其他邪气而见其他兼夹证的治疗方法。从条文中“暑湿痹”的病名可以看出，这种痹证是湿与热两种邪气为患，再从其方剂组成来以方测证，方中辛寒的防己、石膏与辛温的桂枝同用，属“辛温辛凉复法”，可见本证属湿热并重。吴鞠通在这里虽以“暑湿痹”命名，但本证不一定只发于夏季，其他季节也可以发生。条文中虽然未详细讲述其临床表现，但从其病名及所用方剂来看，可知发热、关节红肿热痛、屈伸不利等湿热痹的主症必不可少，所以治疗用木防己汤以祛湿清热，通络宣痹。

木防己汤出自《金匮要略方论·痰饮咳嗽病脉证并治》篇，由木防己、石膏、桂枝、人参组成，原方是治疗水停心下，经吐、下法治疗不愈，“膈间有支饮”以致喘满、心下痞坚的方剂。其方是辛寒与辛温药相配，有行水散结并兼补虚之功。加减木防己汤由原方去人参加杏仁、滑石、白通草、薏苡仁组成，方中仍保留了原方中的木防己、石膏、桂枝三味主要成分，取其“辛温复辛凉法”以清热祛湿，通络宣痹。但是这三味药的祛湿作用毕竟有限，所以加杏仁、滑石、通草通利三焦水道，使湿邪下行，从小便而驱。加生薏苡仁健脾利尿，祛经络之湿。这个方剂清热与祛湿并重，通利三焦以宣畅气机，使邪有出路则痹阻可解，因其方寒温并用，在此基础上灵活加减，可以治疗夹杂其他邪气的多种痹证，所以吴氏称其为“治痹之祖方”。所谓“祖方”，也就是基本方，由此方加减，可以衍生出多个新的方剂。

如果夹风邪而“四肢游走作痛”者，可以“加桂枝、桑叶”以散风，方中已有桂枝，这里所说的“加桂枝”，是指加大桂枝的用量，在临床应用时也可以选加防风、羌活、独活等。如果湿邪偏盛，关节肿痛沉重者，可以“加滑石、萆薢、苍术”以增强祛湿作用，方中已有滑石，这里所说的“加滑石”，是指加大滑石的用量。如果夹寒邪而关节疼痛剧烈者，可以“加防己、桂枝、姜黄、海桐皮”以散寒通络止痛。如果热邪偏盛，“面赤，口涎自出”者，可以加重石膏的用量，还可以再加知母，以增强清泄热邪的作用。如果因湿阻气机，表闭不宣而无汗者，可以“加羌活、苍术”以发表散邪。如果因表气不固而汗多者，可以“加黄芪、炙甘草”以固表敛汗。如果见舌苔厚腻，胸脘痞闷，是“兼痰饮者”，可以“加半夏、厚朴、广皮”以辛开苦降，燥湿化饮，行气宣痹。因为痹证临床表现多种多样，所以临床中

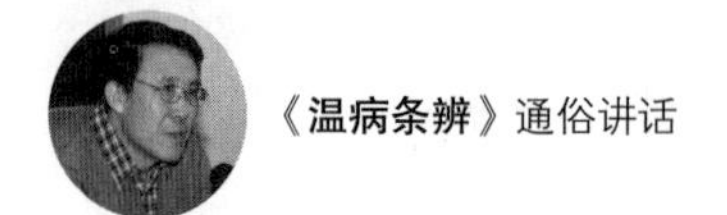

可以在"祖方"的基础上灵活变通应用，这里所述的加减法，仅是"聊示门径而已"。朱评中所说的"痹证总以宣气为主，郁则痹，宣则通也"可以作为临床治疗各种痹证的指导思想。

六、湿热疟疾诸证

疟疾是外感疟邪引起的以寒热往来，汗出，口渴，头痛，面赤为主要临床特征的外感急性热病。疟疾的名称在《黄帝内经》中已有记载，书中的《素问·疟论》与《素问·刺疟》两篇是论述疟疾及其治疗的专题论文。在这两篇中，不仅阐述了疟疾的病因病机，还根据疟疾的不同临床表现对其进行了分类，如：先寒而后热，定时发作者，称为"寒疟"；先热而后寒，定时发作者，称为"温疟"；但热而不寒者，称为"瘅疟"；发作时汗出恶风者，称为"风疟"。病在六经者，分别称为"足太阳之疟""足少阳之疟""足阳明之疟""足太阴之疟""足少阴之疟""足厥阴之疟"。病在脏腑者，分别称为"肺疟""心疟""肝疟""脾疟""肾疟""胃疟"。此外，文中还指出了疟疾有"日作""间日而作""间二日或至数日发""其作日晏与其日早者"等不同类型。《黄帝内经》中对疟疾的治疗主要采取针刺疗法，后世随着对本病认识的不断加深，对其病名通称为疟疾，药物治疗也广泛用于临床。

疟疾的病因是"疟气"或称为疟邪，是由蚊虫传播而感染人体的传染性疾病，因为疟疾的发病季节与临床表现不同，所以古人认为它是外感风、暑、湿、寒，内伤饮食、情志，内外相引形成疟邪而发病。疟疾虽然一年四季都可以发生，但是由于夏、秋季节蚊虫易于繁殖孳生，所以多发于夏、秋。

《素问·疟论》把疟疾的主要临床表现概括为："寒栗鼓颔，腰脊俱痛，寒去则内外皆热，头痛如破，渴欲冷饮。"这就是说，疟疾发作时先出现寒战，腰背疼痛，寒战停止后就全身发热，头痛，口渴欲饮冷水，继而汗出而热退，每日发作一次或隔日发作一次，或隔两日发作一次。因为疟疾的寒战与高热并不是同时出现，而是交替出现，所以称为寒热往来。分析其病机，

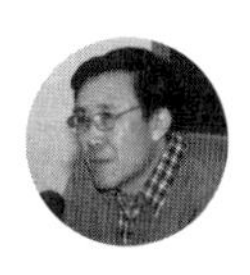

疟疾初起疟邪在募原或少阳半表半里，邪气阻滞气机，枢机不利，卫气郁遏不伸，周身失于温煦，所以“寒栗鼓颔”。气血阻滞不通，所以“腰脊俱痛”。卫气郁极而发，奋起抗邪，正邪相争，功能亢奋，就出现“寒去则内外皆热”。热邪鼓动气血上涌，清窍不利，“不通则痛”，所以“头痛如破”。高热伤津，则“渴欲冷饮”。持续高热，鼓动津液外渗则汗出，邪随汗泄，所以汗出热退。因为在正邪相争的过程中卫气受损，无力再抗邪驱邪，所以热退后病势暂缓而休作，待卫气来复后再与邪争而再定时发作。其发作时间间隔的长短与病邪所伏部位的深浅有关，邪伏部位浅者间隔时间短，邪伏部位越深者间隔时间越长。如果疟疾发作时间提早，间隔时间缩短，就是《素问·疟论》所说的“其日早者”，说明邪气渐浅，发作时间推迟，间隔时间延长，就是《素问·疟论》所说的“其作日晏”，说明邪气渐深。由于邪气的性质与强弱，正气的盛衰等情况的不同，病变的部位、病情的轻重也有所不同。疟疾后期，正气损伤，还可以形成虚证或深入下焦，也可以由于气滞痰凝血瘀而形成“疟母”积聚于左胁下。

总而言之，疟疾的病因有风、暑、湿、寒之别，病情复杂多变，临床证候繁多，按中医学传统习惯多在杂病中专门论述。由于夏、秋季节外感湿热邪气所致的疟疾在临床中最为多见，它属于湿热病的范畴，所以吴鞠通在《温病条辨》湿温门中附带加以讲述，但吴氏在这里仅是列举湿热疟疾及疟邪损伤正气的证候，而非系统阐述疟疾，所以本讲也仅是按吴氏原文进行讲评，不对疟疾进行系统的专题论述。

1. 少阳疟

八十四、少阳疟，如伤寒证者，小柴胡汤主之。渴甚者，去半夏，加栝蒌根。脉弦迟者，小柴胡加干姜陈皮汤主之。

少阳疟如伤寒少阳证，乃偏于寒重而热轻，故仍从小柴胡法。若内躁渴甚，则去半夏之燥，加栝蒌根生津止渴。脉弦迟，则寒更重矣，《金匮》谓：脉弦迟者，当温之，故于小柴胡汤内加干姜、陈皮温中，且能由中达外，使中阳得伸，逐邪外出也（疟证数条，皆于偏于寒热阴阳处着眼——朱评）。

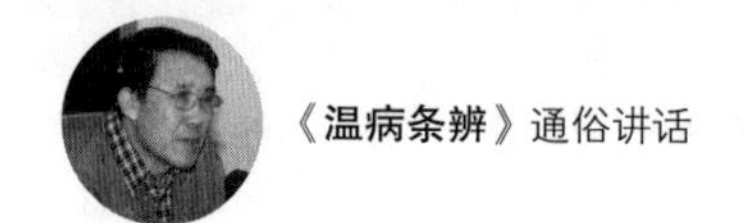

小柴胡汤方（苦辛甘温法）

柴胡三钱　黄芩一钱五分　半夏二钱　人参一钱　炙甘草一钱五分　生姜三片　大枣（去核）二枚

水五杯，煮取二杯，分二次温服。加减如《伤寒论》中法。渴甚者，去半夏，加瓜蒌根三钱。

小柴胡加干姜陈皮汤方（苦辛温法）

即于小柴胡汤内加干姜二钱、陈皮二钱。

水八杯，煮取三杯，分三次温服。

【讲评】本条是讲少阳疟的证治。少阳疟是疟疾中最常见的证候，所以有人称之为“风寒正疟”。从条文中所说的“少阳疟，如伤寒证者，小柴胡汤主之”可以看出，其临床表现应当是《伤寒论》中所述的：往来寒热，胸胁苦满，嘿嘿不欲饮食，心烦，喜呕，口苦，咽干，目眩，脉弦。吴鞠通在分注中说：“少阳疟如伤寒少阳证，乃偏于寒重而热轻，故仍从小柴胡法。”由此可以看出，这个证候是疟邪侵袭少阳半表半里，导致少阳枢机不利，气机升降出入失常，郁而化热的病变。因为是寒邪致病，所以“偏于寒重而热轻”，也就是恶寒与发热往来交替出现，但是恶寒程度重而发热程度轻，用小柴胡汤治疗，有和解少阳，祛邪截疟之功。如果郁热伤津，口渴较重，应当在方中去辛温燥烈的半夏，加栝蒌根甘寒生津止渴（栝蒌根就是天花粉），分注中“内躁渴甚”的“躁”字应为燥。如果脉弦迟，说明是寒邪重，阳气郁遏不伸，应当在方中加干姜、陈皮温中行气，使阳气振奋而鼓邪外出。

少阳疟用小柴胡汤法治疗在临床中并不少见，但是却与湿热病无关，也不属温病的范畴，不应当列入温病中，而吴鞠通却把本条列入了湿温门中，所以王孟英在本条按语中提出：“少阳疟如伤寒证者，小柴胡汤主之。此与温热何与而乃阑入乎？”王氏之问其实是指出了吴鞠通的做法属画蛇添足。

2. 湿重于热——湿疟

八十五、舌白，脘闷，寒起四末，渴喜热饮，湿蕴之故，名曰湿疟，厚朴草果汤主之。

此热少湿多之证。舌白，脘闷，皆湿为之也。寒起四末，湿郁脾阳，脾

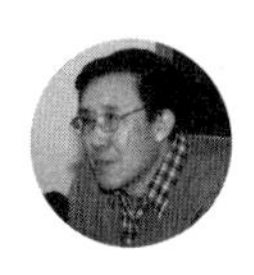

主四肢，故寒起于此。渴，热也，当喜凉饮，而反喜热饮者，湿为阴邪，弥漫于中，喜热以开之也，故方法以苦辛通降，纯用温开而不必苦寒也。

厚朴草果汤方（苦辛温法）

厚朴一钱五分　杏仁一钱五分　草果一钱　半夏二钱　茯苓块三钱　广皮一钱

水五杯，煮取二杯，分二次温服。

按：中焦之疟，脾胃正当其冲。偏于热者，胃受之，法则偏于救胃；偏于湿者，脾受之，法则偏于救脾。胃，阳腑也，救胃必用甘寒、苦寒；脾，阴脏也，救脾必用甘温、苦辛；两平者，两救之（扼要——朱评）。本论列疟证，寥寥数则，略备大纲，不能遍载，然于此数条反复对勘，彼此互印，再从上焦篇究来路，下焦篇阅归路，其规矩准绳亦可知其大略矣。

【讲评】本条是讲中焦湿疟湿重于热的证治。其临床表现见“寒起四末”，是指手、足凉，这是因为湿阻气机，阳气不达所致。“渴喜热饮”，是因为湿阻气机，水液不布，津不上承，所以口渴，其喜热饮并不是喜饮，而是喜热，湿得热则化，所以少饮则舒，但多饮则呕。“脘闷”，是湿阻气机之兆。“舌白”，是指舌苔白腻，说明湿重于热，所以吴鞠通在分注中说：“此热少湿多之证。”

中焦湿重于热，治疗应当以燥湿为主，用辛温与苦温药物相配，辛开苦降以宣畅气机，也就是吴鞠通在分注中所说的“方法以苦辛通降，纯用温开而不必苦寒也”。这句话里所说的“通”，是指通气机，畅中焦，“降”，是指苦味下行以降泄湿邪。厚朴草果汤中以杏仁宣通肺气，开上焦以通调水道，厚朴、草果、半夏、陈皮辛开苦降以燥湿行气畅中，茯苓健脾利湿以渗下。本方用药虽然是三焦兼顾，但病在中焦，所以以畅中为主。

在《温病条辨》中，吴鞠通论疟的条文基本上录自叶天士的《临证指南医案》，所以叶霖说他是“剽窃”。但是应当看到，叶天士论疟的内容散在于各医案之中，读者难以进行全面归纳，吴氏对其进行了较为系统的整理，分析其病机，申明其治法，确定了方名，这就为后学者提供了学习的捷径，不能不说是做出了有益的贡献。但吴氏在书中编排比较混乱，其疟、痢、疸、痹中的诸条文都存在着这样的问题，在读书学习的过程中，需要“前后互参”，才能全面理解。吴氏在本条按语中对三焦篇中有关疟疾的条文进行了归纳，他说:“本论列疟证，寥寥数则，略备大纲，不能遍载，然于此数条反复对勘，彼此互印，再从上焦篇究来路，下焦篇阅归路，其规矩准绳亦可知其大略矣。”这段话是说，《温病条辨》中论疟，仅是提纲挈领而已，并不求全面，但是把三焦篇有关论疟的条文综合起来看，对疟疾的发生发展规律及其治法也可以大致有所了解。“上焦篇”论疟的内容在温疟门中的第五十条至第五十三条;“中焦篇”论疟的内容附于湿温门中，由第七十四条至第八十五条;“下焦篇”论疟的内容也是附于湿温门中，由第五十八条至第六十二条。“上焦篇”中的证候有温疟、瘅疟、肺疟、心疟;“中焦篇”中的证候有太阴脾疟及疟邪痞结心下，并涉及疟伤胃阳、疟伤胃阴，也涉及少阳疟;“下焦篇”中的证候有太阴三疟、少阴三疟、厥阴三疟、疟母。由此可以看出，疟疾从邪气比重来看有湿重与热重之分，从病变部位来看有上、中、下三焦之别，从邪正关系来看有邪实与正虚之异，这也正体现了温病“始上焦，终下焦”的传变规律，也就是吴氏所说的“从上焦篇究来路，下焦篇阅归路”。吴氏在条文的排列中未按湿与热的比重分类，为了便于理解，本讲对原书条文按湿重于热、湿热并重、热重于湿进行了划分而分类讲评。

3. 湿热并重

在“中焦篇”论疟疾的条文中，湿热并重的类型共分为三条，下面分别讲评。

（1）疟邪痞结心下

七十四、湿甚为热，疟邪痞结心下，舌白，口渴，烦躁，自利，初身痛，继则心下亦痛，泻心汤主之。

此疟邪结心下气分之方也。

泻心汤（方、法见前）。

【讲评】本条是讲疟邪痞结心下的证治。“疟邪”，就是指湿热邪气。从条文中“湿甚为热”可以看出，本证是湿热郁蒸，湿热并重的证候。“湿甚”则气机阻滞，气郁则化热，湿越甚则气越滞，气越滞则热越郁，从而就出现了因湿而生热，湿与热并重的态势。湿热郁蒸，黏滞胶着，阻滞于中焦，脾胃升降失司，就导致湿热疟邪痞结于“心下”胃脘部。从其临床表现来分

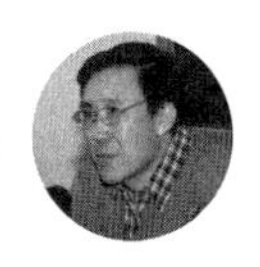

析，湿邪上蒸则“舌白”，热伤津液则“口渴”，热邪上扰心神则“烦躁”，湿邪下注大肠则“自利”。总起来看，舌苔白腻，大便溏滞说明湿重；口渴，烦躁说明热重。“初身痛”，是因病变初起湿邪弥漫周身，气血不通，“不通则痛”。“继则心下亦痛”，是因湿热疟邪痞结于胃脘，气机郁滞，所以胃脘部痞塞疼痛。因其病变未深入营分、血分，所以吴氏在分注中说“此疟邪结于心下气分”。

湿热并重痞结于中焦胃脘，治疗应当用辛开苦降法开痞散结，以“泻心汤主之”。从其证候来看，吴氏这里所说的“泻心汤主之”并不是指半夏泻心汤原方，而是本篇中第六十四条的半夏泻心汤去人参干姜甘草大枣加枳实生姜方。吴氏在本条“泻心汤”方后注中说“方、法见前”，而前面诸条文中并没有用半夏泻心汤原方者，可见此处是指第六十四条中的加减方。因为本证是湿与热并重的实证，所以去掉甘温缓中的人参、甘草、大枣及辛热的干姜。方中以半夏、生姜之辛温配黄连、黄芩之苦寒，辛开苦降，燥湿清热，再加枳实之行气，共奏开痞散结之功。

（2）疮家湿疟

七十五、疮家湿疟，忌用发散，苍术白虎汤加草果主之。

《金匮要略》谓：疮家忌汗，发汗则病痉。盖以疮者血脉间病，心主血脉，血脉必虚而热，然后成疮，既成疮以后，疮脓又系血液所化，汗为心液，由血脉而达毛窍，再发汗以伤其心液，不痉何待！故以白虎辛凉重剂清阳明之热湿由肺卫而出，加苍术、草果温散脾中重滞之寒湿，亦由肺卫而出。阳明阳土，清以石膏、知母之辛凉；太阴阴土，温以苍术、草果之苦温。适合其脏腑之宜，矫其一偏之性而已。

苍术白虎汤加草果方（辛凉复苦温法）

即前白虎汤内加苍术、草果。

【讲评】本条是讲疮家湿热疟的证治。“疮家”，是指平素经常发作疮疡之人，《素问·至真要大论》说：“诸痛痒疮，皆属于心。”可见疮疡的发生多与心火旺有关。心火旺则易灼伤阴血，疮疡生成后必化脓，脓液是由血肉腐败而生，总的来说，疮疡患者既有心火旺，又有阴血虚，所以《伤寒论》第八十五条说：“疮家，虽身疼痛，不可发汗，汗出则痉。”汗为心之液，疮疡患者阴血本虚，再发其汗而伤其阴，必然导致阴血大亏，筋脉失养而动风发痉，所以“疮家”即使外感湿热邪气而发生疟疾，也“忌用发散”，以防其伤阴致痉。吴鞠通在本条中说：“《金匮》谓：疮家忌汗，发汗则病痉。”这里所说的《金匮》，不是指《金匮要略方论》，而是指《金匮玉函经》，它是《伤寒杂病论》的别本，包括现行的《伤寒论》与《金匮要略方论》的内容，吴氏在《温病条辨》中多处用《金匮》的名称，多是指《金匮玉函经》，但他所引证的大多是书中的文意而不是原文，这说明吴氏治学不够严谨，所以书中点校时未加引号。

本条仅提出“疮家湿疟”而未讲其临床表现，就需要以“苍术白虎汤加草果主之”的方剂来以方测证。白虎汤中石膏、知母大寒，加苍术、草果之大温，寒温并用，可知其证候是湿热并重，临床应当见寒热往来，热重寒轻，或高热不恶寒，心烦，口渴，身重，胸脘痞闷，或恶心呕吐，舌红苔白腻或黄腻，脉濡数。

由吴氏用苍术白虎汤加草果方治疗及分注中“阳明阳土，清以石膏、知母之辛凉；太阴湿土，温以苍术、草果之苦温”的说法来看，本证是中焦阳明胃热与太阴脾湿并重，所以治疗中辛寒与辛苦温并用，清胃热与燥脾湿并重。因为石膏辛寒解肌透热，苍术辛温走表散湿，二者都有宣肺达邪的作用，所以吴氏强调本方有使热邪与湿邪都“由肺卫而出”之功。

（3）疟来日晏

七十六、背寒，胸中痞结，疟来日晏，邪渐入阴，草果知母汤主之。

此素积烦劳，未病先虚，故伏邪不肯解散，正阳馁弱，邪热固结，是以草果温太阴独胜之寒，知母泻阳明独胜之热，厚朴佐草果泻中焦之湿蕴，合姜、半而开痞结，花粉佐知母而生津退热。脾胃兼病，最畏木克，乌梅、黄芩清热而和肝。疟来日晏，邪欲入阴，其所以升之使出者，全赖草果（俗以乌梅、五味等酸敛，是知其一，莫知其他也。酸味秉厥阴之气，居五味之首，与辛味合用，开发阳气最速，观小青龙汤自知）（今晋人感寒用蒜醋发汗，即此义——朱评）。

草果知母汤方（苦辛寒兼酸法）

草果一钱五分　知母二钱　半夏三钱　厚朴二钱　黄芩一钱五分　乌梅一钱五分　花粉一钱五分　姜汁五匙（冲）

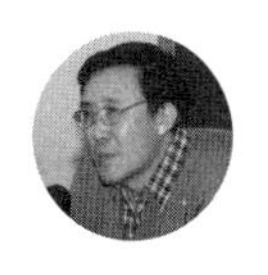

水五杯，煮取二杯，分二次温服。

按：此方即吴又可之达原饮去槟榔，加半夏、乌梅、姜汁，治中焦热结阳陷之证最为合拍。吴氏乃以治不兼湿邪之温疫初起，其谬甚矣。

再按：前贤制方与集书者选方，不过示学者知法度，为学者立模范而已，未能预测后来之病证其变幻若何，其兼证若何，其年岁又若何，所谓大匠诲人，能与人规矩，不能使人巧。至于奇巧绝伦之处，不能传，亦不可传，可遇而不可求，可暂而不可常者也，学者当心领神会，先务识其所以然之故，而后增减古方之药品分量，宜重宜轻，宜多宜寡，自有准的，所谓神而明之，存乎其人（举一反三，全书皆当如此观之——朱评）。

【讲评】本条是讲疟来日晏，邪渐入阴的证治。条文中的“背寒，胸中痞结”，是指背部恶寒，胸脘痞闷，结聚不通。吴鞠通在分注中分析其病机说：“此素积烦劳，未病先虚，故伏邪不肯解散，正阳馁弱，邪热固结。”这段话是说，病人平素就有烦劳内伤，阳气不足，所以见“背寒”症状。湿热疟邪固结，内伏不散，阻滞气机，所以见“胸中痞结”。“疟来日晏，邪渐入阴”中的“晏”字，是晚的意思，是指疟疾寒热往来的发作时间日渐推迟，间隔时间逐渐延长，说明邪气逐渐深入，有深入阴分的趋势。

正气已虚，疟邪固结，湿热邪气势必耗气伤津，正气伤则邪气深入，所以治疗既要辛开苦降，开痞散结以祛其邪，又要扶助正气以防邪气深入。扶正与祛邪相比较，应当以祛邪为主，因为湿热并重，邪气仍盛，邪不去则正气不复，而早用补益又有碍祛邪，所以治疗应在祛邪之中兼顾正气而不应过用补益之品。从扶正来看，补气与养阴二者又以养阴为先，因为补气必用甘温，用则壅滞腻膈敛邪，所以在湿热尚盛的情况下不可早用。在湿热伤阴的情况下，养阴也不可过用柔腻，防其敛邪助湿，所以应当以清养生津为法，条文中以“草果知母汤主之”。

草果知母汤属“苦辛寒兼酸法”。方中以草果、知母、半夏、厚朴、黄芩、姜汁相配，辛开苦降，燥湿清热，开痞散结以祛邪。知母、花粉生津而不腻，扶正而不敛邪。草果辛温升发，乌梅酸平生津，二药合用升发津液与阳气以托邪外出，使之不得深入阴分。所以吴氏在分注中说“邪欲入阴，其所以升之使出者，全赖草果”；乌梅“酸味秉厥阴之气，居五味之首，与辛味合用，开发阳气最速，观小青龙汤自知”。吴氏这种辛味与酸味合用以“开发阳气”的观点，是对小青龙汤中干姜、细辛、五味子同用的深入阐发，对临床用药思路也颇有启发。可以说，辛味得酸味之敛，则开发而不耗散，酸味得辛味之散，则生津而不敛滞，二者相辅相成，相得益彰。

4. 热重于湿——太阴脾疟热聚心胸

七十九、太阴脾疟，寒起四末，不渴，多呕，热聚心胸，黄连白芍汤主之。烦躁甚者，可另服牛黄丸一丸。

脾主四肢，寒起四末而不渴，故知其为脾疟也。热聚心胸而多呕，中土病而肝木来乘，故方以两和肝胃为主。此偏于热甚，故清热之品重，而以芍药收脾阴也。

黄连白芍汤方（苦辛寒法）

黄连二钱　黄芩二钱　半夏三钱　枳实一钱五分　白芍三钱　姜汁五匙（冲）

水八杯，煮取三杯，分三次温服。

【讲评】本条是讲太阴脾疟热聚心胸，热重于湿的证治。关于诊断为太阴脾疟的依据，吴鞠通在分注中说是“脾主四肢，寒起四末而不渴，故知其为脾疟也”。也就是说，手足寒冷是脾湿阻滞气机，阳气不通的表现。因湿阻而热不伤津，所以口不渴。“热聚心胸”，是中焦热盛的反映，可见本证的寒热往来是热重而寒轻，所以吴氏在分注中说“此偏于热甚”，也就是指本证属热重于湿。“多呕”，是指呕吐频繁，这是热邪逼迫胃气上逆的表现，胃热盛而夹脾湿阻滞气机，土壅则木郁，所以吴氏说“中土病而肝木来乘”。如果出现“烦躁甚者”，是湿热相煎而生痰，痰热上扰心神的见症。

胃热夹脾湿聚于中焦，要以清泄胃热为主，兼燥脾湿，方用黄连白芍汤。方中以黄连、黄芩、枳实之苦寒，配半夏、生姜之辛温，辛开苦降，清胃热燥脾湿。以白芍柔肝而敛脾，制约诸药以防燥烈伤阴。因其方中寒凉药比例大于辛温药，所以吴氏说它“清热之品重”。如果因痰热上扰而见“烦躁甚者”，可以用黄连白芍汤送服安宫牛黄丸一丸，以清化热痰。

黄连白芍汤与半夏泻心汤去人参干姜甘草大枣加枳实生姜方、苍术白虎汤加草果方三方都有清热燥湿之功，但黄连白芍汤中寒凉药多于辛温药，以

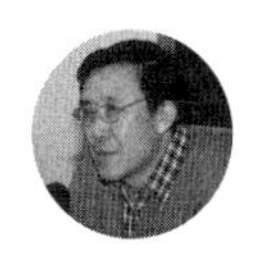

清热为主，兼以燥湿，而另两个方剂都是寒凉药与辛温药均等，所以清热与燥湿并重，临床应用时要针对湿与热的比重以及病情的不同斟酌选用。

5. 疟疾正虚

疟疾日久，反复发作，必然耗伤正气而出现虚象。其临床表现，或因邪气未净而正气已虚表现为虚实夹杂证，或邪气已退而正气大伤，表现为虚证，都不能只见其疟，不见其虚，而是要依据病情辨证论治。

（1）疟伤胃阳

七十七、疟伤胃阳，气逆不降，热劫胃液，不饥，不饱，不食，不便，渴不欲饮，味变酸浊，加减人参泻心汤主之。

此虽阳气受伤，阴汁被劫，恰偏于阳伤为多，故救阳立胃基之药四，存阴泻邪热之药二，喻氏所谓变胃而不受胃变之法也。

加减人参泻心汤（苦辛温复咸寒法）

人参二钱　黄连一钱五分　枳实一钱　干姜一钱五分　生姜二钱　牡蛎二钱

水五杯，煮取二杯，分二次温服。

按：大辛大温与大苦大寒合方，乃厥阴经之定例（名论——朱评），盖别脏之与腑，皆分而为二，或上下，或左右，不过经络贯通，臆膜相连耳，惟肝之与胆，合而为一，胆即居于肝之内，肝动则胆亦动，胆动而肝即随。肝宜温，胆宜凉，仲景乌梅圆、泻心汤立万世法程矣，于小柴胡先露其端。此证疟邪扰胃，致令胃气上逆，而亦用此辛温寒苦合法者何？盖胃之为腑，体阳而用阴，本系下降，无上升之理，其呕、吐、哕、痞，有时上逆，升者，胃气，所以使胃气上升者，非胃气也，肝与胆也，故古人以呕为肝病，今人则以为胃病已耳。

汪按：古人云：肝为刚脏，能受柔药，胃为柔脏，能受刚药，故胃阳伤者，可与刚中之柔，不可与柔中之刚。又云：治肝不效，每以胃药收功，盖土衰木必乘之，扶阳明，所以制厥阴也。再考厥阴为阴阳交际之处，贞下起元，内藏相火，故用寒必复热，用热必复寒，仲景茱萸、四逆、当归四逆不用纯阳，乌梅、泻心阴阳并用，为此也（先贤于内伤肾肝阴中之阳者，用羊肉、鹿茸等血肉之品，不用姜、附及温肾必助凉肝，皆此义）。至胃为中土，伤阳则为卑监，

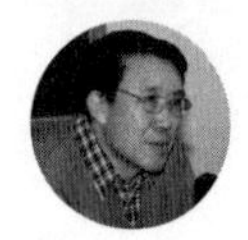

当用刚远柔；伤阴则为燥亢，当用柔远刚；阳衰者少佐宣畅。权衡在手，斯临证无差矣。

【讲评】本条是讲疟邪损伤胃阳、胃阴而以伤阳为主，同时疟邪仍然未净的证治。从条文中来看，“疟伤胃阳”的表现是“气逆不降”，吴鞠通在按语中说：“此证疟邪扰胃，致令胃气上逆……盖胃之为腑，体阳而用阴，本系下降，无上升之理，其呕、吐、哕、痞，有时上逆，升者，胃气，所以使胃气上升者，非胃气也，肝与胆也，故古人以呕为肝病，今人则以为胃病已耳。”从吴氏所述可以看出，“气逆不降”的见症是“呕、吐、哕、痞”以及条文中所说的“味变酸浊”。至于气逆不降的原因，是因为疟邪扰胃，使胃气上逆。胃腑属阳，得胃阴之濡润，则可以正常行使其降浊功能，胃的生理特性是以下行为顺，上升则为逆行，所以见呕、吐、哕、痞都属病态。这些临床表现虽然是因胃气上逆所致，但是深入分析，胃气之所以上逆的根本原因不在胃而在肝胆，这是因为，肝胆属木而主升，邪气犯胃，损伤胃阳，土虚则木乘，肝胆气升而犯胃就迫使胃气上逆而见呕、吐、哕、痞而且呕吐酸浊。酸属肝之味，临床见吐酸者，都是肝气犯胃所致，所以制酸必治肝，左金丸以黄连与吴茱萸相配治疗肝火犯胃，肝胃不和的呕吐酸苦，就是以黄连泻肝胃之火，以吴茱萸降肝之逆气而共同发挥制酸止呕的作用。

“不饥，不饱，不食，不便，渴不欲饮”是“疟伤胃阳”与“热劫胃液”的共同表现。胃体阳而用阴，胃阴不足则胃失濡润，胃阳不足则受纳、消磨与降浊功能减退，阴阳两虚，则饮食不消，所以不饥、不饱、不食。胃不降浊，水谷糟粕不能下行，则不便。胃纳不佳，所以虽口渴而不欲饮。

治疗胃阳伤应当补气温阳，治疗胃阴伤应当清养胃阴，而吴氏在分注中却说“故救阳立胃基之药四，存阴泻邪热之药二”。这就是说，加减人参泻心汤中的六味药，有四味的作用是“救阳”，有二味药的作用是“存阴泻邪热”而不是补阴。这是因为，本证是以“疟伤胃阳”为主，所以治疗要“救阳”，而“热劫胃液”的重点在于“热劫”二字，说明热邪仍然未净，热不净则阴不复，所以治疗重点在于清泄热邪以存阴，而不在于补阴。加减人参泻心汤中“救阳”的四味药是人参、干姜、生姜、枳实，“存阴泻邪热”的二味药是黄连、牡蛎。人参补气，生姜暖胃，干姜温中助阳，三药合用，补

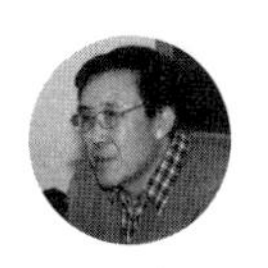

气温阳以“救阳”。枳实虽非补药，但有下气作用，可以在补气温阳药的基础上促进胃气下行，以恢复其降浊功能，所以也归于“救阳”之列。黄连苦寒，牡蛎咸寒，有清泄肝胃热邪的作用，泄热就可以存阴。因为热邪已不盛，所以这二味药用量都较轻。可以说，加减人参泻心汤是以温振胃阳为主又兼清泄余邪而保津液的方剂，但是毕竟没有生津复阴的药物，临床应用时可以酌情加入天花粉、芦根之类甘寒生津药物。

（2）疟伤胃阴

七十八、疟伤胃阴，不饥，不饱，不便，潮热，得食则烦热愈加，津液不复者，麦冬麻仁汤主之。

暑湿伤气，疟邪伤阴，故见证如是。此条与上条不饥、不饱、不便相同，上条以气逆、味酸、不食辨阳伤，此条以潮热、得食则烦热愈加定阴伤也。阴伤既定，复胃阴者莫若甘寒，复酸味者，酸甘化阴也。两条胃病皆有不便者何？九窍不和，皆属胃病也。

麦冬麻仁汤方（酸甘化阴法）

麦冬（连心）五钱　火麻仁四钱　生白芍四钱　何首乌三钱　乌梅肉二钱　知母二钱

水八杯，煮取三杯，分三次温服。

【讲评】本条是讲疟邪损伤胃阴的证治，第七十七条是讲“疟伤胃阳”的证治，两条对比来看，吴鞠通在分注中说，二者的共同特点是都有“不饥，不饱，不便”，而二者的区别在于“上条以气逆、味酸、不食辨阳伤，此条以潮热、得食则烦热愈加定阴伤也”。本条的病机是疟疾病过程中湿热化燥，损伤胃阴，所以吴氏称之为“疟伤胃阴”。胃阴大伤，胃中干涩，消磨水谷能力减低，所以处于“不饥，不饱”，纳食呆钝的状态。如果勉强进食，加重胃的负担，食滞内停而化热，则烦热加重。胃阴伤则肠燥失润，所以大便不通而见“不便”。阴虚内热，午后热势加重，就出现午后潮热的症状。

因为本证是胃阴损伤，津液未能恢复，所以治疗要用滋阴清热法，方用麦冬麻仁汤。方中以甘寒的麦冬为君药，剂量最大，有养阴清热之功，以其配伍白芍、乌梅，则酸甘化阴，生津益胃，配伍知母，则甘苦合化阴气以清

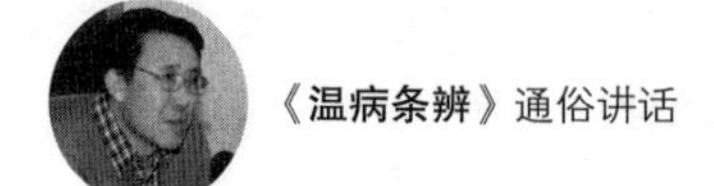

胃热，益胃阴。火麻仁、何首乌有润肠通便作用，何首乌还有截疟之功。何首乌有制用与生用的区别，制首乌补肝肾，益精血，兼能收敛，生首乌补益力弱，且不收敛，有截疟，润肠之功，本方应当用生首乌。

（3）太阴脾疟虚寒

八十、太阴脾疟，脉濡，寒热，疟来日迟，腹微满，四肢不暖，露姜饮主之。

此偏于太阴虚寒，故以甘温补正。其退邪之妙，全在用露，清肃能清邪热，甘润不伤正阴，又得气化之妙谛。

露姜饮方（甘温复甘凉法）

人参一钱　生姜一钱

水两杯半，煮成一杯，露一宿，重汤温服。

八十一、太阴脾疟，脉弦而缓，寒战，甚则呕吐，噫气，腹鸣，溏泄，苦辛寒法不中与也，苦辛温法，加味露姜饮主之。

上条纯是太阴虚寒，此条邪气更甚，脉兼弦，则土中有木矣，故加温燥泄木退邪。

加味露姜饮方（苦辛温法）

人参一钱　半夏二钱　草果一钱　生姜二钱　广皮一钱　青皮（醋炒）一钱

水二杯半，煮成一杯，滴荷叶露三匙，温服，渣再煮一杯服。

【讲评】第八十条与第八十一条都是讲太阴脾疟虚寒证的证治。两条的区别在于：第八十条以虚寒为主而邪已不盛，第八十一条虚寒与邪气并重，属虚实并重的证候。

第八十条见“寒热，疟来日迟”，“四肢不暖”，说明邪已不盛，但阳气已虚，虚寒内生。寒热往来而四肢不暖，可见是阳气已伤，抗邪无力，寒多热少。发作时间推迟，间隔时间延长，标志日久病深，正气抗邪无力。“脉濡”，既主湿又主阳气虚，结合“腹微满”来看，是余湿仍在而气虚不运的见症。虚寒夹湿，治疗应当温中补虚与辛温宣化并用以扶正祛邪。露姜饮方中用人参补益中气，生姜温中宣气化湿。所谓“露姜饮”，是指把汤剂夜露一宿，通过寒露的作用以使药性平和，减低生姜的辛温之性。所谓“重汤温服”，是指把盛药的杯放入热水中加热后温服，以免冷服伤阳助寒。吴鞠通

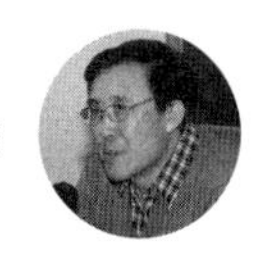

在分注中所谓“其退邪之妙，全在用露，清肃能清邪热，甘润不伤正阴，又得气化之妙谛”的说法，有故弄玄虚之嫌，不足为信。因为生姜煎汤夜露之后虽然烈性有减，但仍不失其辛温的本性，其有促进“气化”功能的作用是实，因其只用一钱，而且仍有湿邪存在，用之“不伤正阴”也可以理解，但说它“能清邪热”则属故弄玄虚了，因为本证是太阴虚寒而夹湿，并无热邪，所以不存在清热的问题。也正因如此，才用生姜温中宣气化湿。由此可见，吴氏在方后注中所说的“甘温复甘凉法”也不足为凭，应当说是甘温复辛温法。

第八十一条是虚寒与湿邪并重的证候。“脉缓”、“寒战”，说明阳气已虚，寒从中生。“呕吐，噫气”，是湿阻气机，胃气上逆的表现。“腹鸣，溏泄”，是因湿邪下注大肠所致。脾胃虚寒，土虚木旺，肝气横逆，所以脉“弦”。虚寒应当温补，祛湿要用温燥，所以用“加味露姜饮主之”。方中用人参、生姜补虚温中，半夏、草果、陈皮、青皮相配，辛开苦降，温化燥湿，疏肝理气，诸药配伍，扶正与祛邪并重。在药汤中“滴荷叶露三匙”，是取其芳香化湿，醒脾胃的作用。

（4）气虚邪留

八十二、中焦疟，寒热久不止，气虚留邪，补中益气汤主之。

留邪以气虚之故，自以升阳益气立法。

补中益气汤方

炙黄芪一钱五分　人参一钱　炙甘草一钱　白术（炒）一钱　广皮五分　当归五分　升麻（炙）三分　柴胡（炙）三分　生姜三片　大枣（去核）二枚

水五杯，煮取二杯，渣再煮一杯，分温三服。

【讲评】本条是讲中焦疟疾日久不愈，气虚邪留的证治。“寒热久不止”，说明疟疾日久，寒热往来反复发作。条文中只提出“气虚”而未列症状，是省略之笔，从其用补中益气汤治疗来以方测证，可知少气懒言，倦怠乏力，面色萎黄，大便溏泄，舌淡，脉虚弱无力等症状都可以出现。本证是因为疟疾日久而致正气耗损，正气已虚则又无力托邪外出，以致“气虚留邪”。

因气虚而邪气留着不去，可见是邪已不盛而以气虚为主，所以治疗不在于祛邪而在于补气，气复则自能托邪外出而使病解，所以吴鞠通在分注中

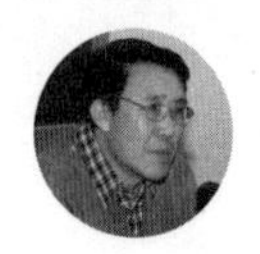

说："留邪以气虚之故，自以升阳益气立法。"补中益气汤以黄芪、人参、炙甘草、白术补中益气，当归养血和血以益生气之源，陈皮理气行滞以宣通气机，使气充而不滞，升麻、柴胡升举清阳以助阳气托邪外出，生姜、大枣鼓舞胃气。方中诸药配伍，补而不滞，温而不燥，使中气充，清阳升则有托邪之力而使邪气外解，是不用祛邪药而达到了祛邪的目的，可以说是"寓攻于补"的治法。

七、湿热痢疾诸证

痢疾是以排便次数增多，腹痛，里急后重，便下赤白脓血为主要临床特点的病变，其发病率以夏、秋季节为最高。

在中医学的发展过程中，痢疾的病名变化较多，在《黄帝内经》中称为"肠澼"，《难经》中称为"大瘕泄"，《伤寒论》与《金匮要略方论》中把痢疾与泄泻统称为"下利"，但又有"下利便脓血者"与"热利下重者"的具体描述，明确地指出了痢疾与泄泻的区别。东晋葛洪的《肘后备急方》中首先使用了"痢"字，唐代孙思邈在《备急千金要方》中首先提出了"痢疾"的名称，又称之为"滞下"。

痢疾的病因是外感时令之邪，内伤饮食水谷，内外合邪。在外感时令之邪中，有湿热、疫毒与寒湿之分，其中以湿热邪气致病者居多。内伤饮食水谷多见于饮食不洁，或过食肥甘以致湿热积滞内蕴，或过食生冷以致寒湿积滞内生。其病机是邪气阻滞大肠，气机壅塞，传道失司。湿邪下注大肠，所以排便次数增多。湿滞大肠，气血不通，所以见腹痛，里急后重。湿邪壅阻，血肉腐败，则下利赤白脓血黏冻。

痢疾因为感受的邪气不同、病变的表现及发展阶段的不同，又分为诸多类型。因为外感邪气有湿热、疫毒与寒湿之分，所以痢疾的临床类型又有"湿热痢"、"疫毒痢"、"寒湿痢"的区别。痢疾病情严重而胃气上逆，不进食水者，称为"噤口痢"。痢疾日久不愈，邪气不解而正气损伤者，则转为慢性迁延性疾患，其中阴虚者称为"阴虚痢"，阳虚内寒者称为"虚寒痢"。

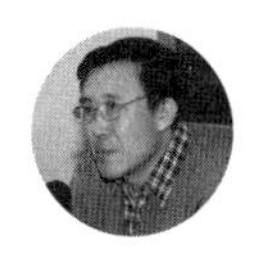

痢疾时发时止，甚至累月经年反复发作不已者，则称为“休息痢”。

在痢疾病中，外感湿热或疫毒邪气而发病者属于温病中湿热病的范畴。吴鞠通在《温病条辨》“中焦篇”、“下焦篇”中把湿热痢附在湿温门中作了讲述，并兼及痢久正虚的证候，因为按传统习惯痢疾是归入杂病中，吴氏在这里也只是把属于温病范畴的痢疾附带论及数条，并不全面，所以本讲也只针对原书条文进行讲评，不及其他。

1. 痢疾大纲

八十六、湿温内蕴，夹杂饮食停滞，气不得运，血不得行，遂成滞下，俗名痢疾，古称重证，以其深入脏腑也。初起腹痛胀者易治，日久不痛并不胀者难治。脉小弱者易治，脉实大数者难治。老年、久衰，实大、小弱并难治，脉调和者易治。日数十行者易治，一二行或有或无者难治。面色、便色鲜明者易治，秽暗者难治。噤口痢属实者尚可治，属虚者难治。先滞（俗所谓痢疾）后利（俗谓之泄泻）者易治，先利后滞者难治。先滞后疟者易治，先疟后滞者难治。本年新受者易治，上年伏暑、酒客积热、老年阳虚积湿者难治。季胁、少腹无动气、疝、瘕者易治，有者难治。

此痢疾之大纲，虽罗列难治易治十数条，总不出邪机向外者易治，深入脏络者难治也（扼要——朱评）。谚云：饿不死的伤寒，膜不死的痢疾。时人解云：凡病伤寒者，当禁其食，令病者饿，则不至与外邪相搏而死也。痢疾日下数十行，下者既多，肠胃空虚，必令病者多食，则不至肠胃尽空而死也。不知此二语乃古之贤医金针度人处，后人不审病情，不识句读，以致妄解耳。按：《内经》热病禁食，在少愈之际，不在受病之初。仲景《伤寒论》中，现有食粥却病之条，但不可食重浊肥腻耳。痢疾，暑湿夹饮食内伤，邪非一端，肠胃均受其殃，古人每云淡薄滋味，如何可以恣食，与邪气团成一片，病久不解耶？吾见痢疾不戒口腹而死者，不可胜数。盖此二语，“饿”字、“膜”字，皆自为一句，谓患伤寒之人，尚知饿而思食，是不死之证，其死者，医杀之也。盖伤寒暴发之病，自外而来，若伤卫而未及于营，病人知饿，病机尚浅，医者助胃气，捍外侮则愈，故云不死，若不饿，则重矣，仲景谓风病能食，寒病不能食是也。痢疾久伏之邪，由内下注，若脏气有余，不肯容留邪气，彼此互争则膜，邪机向外，医者顺水推舟则愈，故云不死，若脏气已虚，纯逊邪气，则不膜而寇深矣。

汪按：疟、痢二证，若不能薄滋味，药虽对证亦不能效，其愈后坚壁清野之法，与伤寒、温病相同，但疟疾至正气大衰之时，胃虚不能胜邪，俗人仍令禁食，亦大谬也。丹溪《格致余论》俗言无饱死痢一条，可参看。

【讲评】本条作为“痢疾之大纲”，是讲痢疾的病因、病机及易治证与难治证的鉴别。“湿温内蕴，夹杂饮食停滞”，是讲痢疾的病因乃外感湿热邪气蕴结于里，又夹杂饮食不消，外邪与宿食互结停滞于肠道。“气不得运，血不得行，遂成滞下，俗名痢疾”，是讲疾痢的病机为邪气停滞于肠道，阻滞气机，气血壅滞不通，致使血肉腐败，化为脓血而形成“滞下”，俗称“痢疾”。因为邪气“深入脏腑”，腐败血肉，所以“古称重证”。

在条文中，吴鞠通针对痢疾的临床表现、正气与邪气的虚实、并发症等方面分别指出了易治与难治的各种情况，可以作为临床参考。

“初起腹痛胀者易治，日久不痛并不胀者难治”：这是因为，初起邪气阻滞气机，气血不通而致腹痛、腹胀，胀痛虽甚，但因病在初起，邪气虽盛而正气不衰，所以易治。病变日久，邪气不去而正气日耗，虚实夹杂，腹部虽不痛不胀，但却难治。

“脉小弱者易治，脉实大数者难治”：这是因为，脉小而弱标志邪气不盛，所以易治。脉实大而数标志邪气盛，所以难治。这里所说的“脉小弱者”是与“脉实大数者”相对而言，并非指虚证的脉象，如果是正气不足的虚脉，也不易治。

“老年、久衰，实大、小弱并难治，脉调和者易治”：这是因为，老年体虚或久病体衰之人正气已虚，所以不论是因邪气盛而呈脉实大，还是因正气虚而呈脉小弱，都属难治。脉调和者，标志邪气不盛而且正气尚充，所以易治。

“日数十行者易治，一、二行或有或无者难治”：这是因为，日数十行者标志病在初、中期，邪气虽盛但正气不衰，邪有出路，所以易治。每日一、二行，便下与脓血或有或无者，或是因于邪气内滞而无出路，或是因于病变迁延日久，邪气未净而正气已伤，所以都属难治。

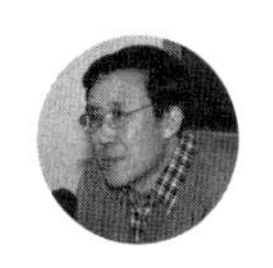

“面色、便色鲜明者易治，秽暗者难治”：这是因为，面色、便色鲜明标志邪浅病轻，正气充盛，所以易治。色秽暗标志邪深病重，正虚邪陷，所以难治。

“噤口痢属实者尚可治，属虚者难治”：噤口痢是指痢疾病中胃气上逆，不进食水的重证，但其属实者是邪气逼迫胃气上逆，邪气虽盛而正气不衰，所以虽然难治却也尚可治。如果噤口痢而正气已虚，胃不降浊，虚气上逆，则标志胃气败绝，所以难治。

“先滞后利者易治，先利后滞者难治”：“滞”，是指痢疾腹痛，里急后重，便下赤白脓血；“利”，是指泄泻便稀。二者相比较，滞重而利轻。先见痢疾而后转为泄泻者，标志病情转轻，所以易治。先见泄泻而后转为痢疾者，标志病情转重，所以难治。

“先滞后疟者易治，先疟后滞者难治”：痢疾与疟疾可以互相并发，二者相比较，痢疾病在阳明大肠腑，属里证，疟疾病在募原或少阳，属半表半里证，从病变部位来看，痢疾病位深而疟疾病位浅。先见痢疾而后见疟疾者，是病变由深而出浅，所以易治。先见疟疾而后见痢疾者，是病变由浅而入深，所以难治。这里所说的痢疾并发疟疾或疟疾并发痢疾的易治与难治，仅是相对而言，只可作为参考。

“本年新受者易治，上年伏暑、酒客积热、老年阳虚积湿者难治”：这是因为，本年新感外邪而发病者邪气虽盛但正气不虚，所以易治。上年伏暑邪气内蕴日久，必耗伤正气，又新感外邪，内外相引而发病，邪气既盛，正气又虚，所以难治。酒客积热，是指平素嗜酒者体内湿热蕴积，脾胃功能失常，又感外邪，内外合邪而发病，则邪气盛而淹缠难解，所以难治。老年阳虚，水湿不化，阳虚湿停，又感外邪，虚实错杂，寒热交混，病情复杂，所以难治。

“季胁、少腹无动气、疝、瘕者易治，有者难治”：“季胁”，是指两胁部。“少腹”，是指下腹两侧部。“动气”，是指有气在窜动。“疝”，是指疝气。“瘕”，是指腹部包块时聚时散。“动气、疝、瘕”都是气机升降出入失常的病变，如果平素没有气机失常的宿疾，而是单纯患痢疾者，因病情单纯，所以易治。如果原有宿疾而又患痢疾，病情复杂，所以难治。

综上所述，吴氏在条文中指出了10种易治与难治的情况，提示后学者在临床中不仅要着眼于痢疾本身，还要结合邪气的浅深轻重，患者的正气强弱、年龄、体质以及并发症之间的关系、新病与宿疾的关系等方面综合分析，才能做出准确的判断。吴氏在分注中把判断方法简明扼要地归纳为："邪机向外者易治，深入脏络者难治也"，这句话不仅适用于痢疾，也适用所有外感病的辨治。

此外，吴氏在分注中还对俗语所说的"饿不死的伤寒，膜不死的痢疾"这句话作了深入的分析，指出"膜不死的痢疾"并不是指痢疾患者可以恣意饮食，而是指其可以进食，但是要注意"淡薄滋味"，进食宜于清淡而"不可食重浊肥腻"。汪按中又把这种饮食宜忌由痢疾而推及疟疾，对临床护理多有启迪。

2. 湿重于热

在"中焦篇"中，涉及痢疾湿重于热证候的条文有五条，下面分别讲评。

（1）湿阻气滞

八十七、自利不爽，欲作滞下，腹中拘急，小便短者，四苓合芩芍汤主之。

既自利（俗谓泄泻）矣，理当快利，而又不爽者何？盖湿中藏热，气为湿热郁伤而不得畅遂其本性，故滞。脏腑之中，全赖此一气之转输，气既滞矣，焉有不欲作滞下之理乎！曰欲作，作而未遂也。拘急，不爽之象，积滞之情状也。小便短者，湿注大肠，阑门（小肠之末，大肠之始）不分水，膀胱不渗湿也，故以四苓散分阑门，通膀胱，开支河，使邪不直注大肠，合芩芍法宣气分，清积滞，预夺其滞下之路也。此乃初起之方，久痢阴伤不可分利，故方后云：久利不在用之。

按：浙人倪涵初作疟、痢三方，于痢疾条下先立禁汗、禁分利、禁大下、禁温补之法，是诚见世之妄医者误汗、误下、误分利、误温补，以致沉疴不起，痛心疾首而有是作也。然一概禁之，未免因噎废食，且其三方亦何能包括痢门诸证，是安于小成而不深究大体也。瑭勤求古训，静与心谋，以为可

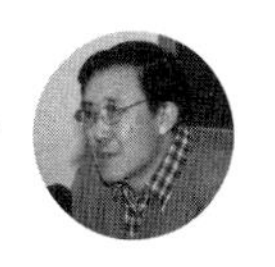

汗则汗，可下则下，可清则清，可补则补，一视其证之所现而不可先有成见也。至于“误”之一字，医者时刻留心犹恐思虑不及，学术不到，岂可谬于见闻而不加察哉！

四苓合芩芍汤方（苦辛寒法）

苍术二钱 猪苓二钱 茯苓二钱 泽泻二钱 白芍二钱 黄芩二钱 广皮一钱五分 厚朴二钱 木香一钱

水五杯，煮取二杯，分二次温服。久痢不在用之。

【讲评】本条是讲痢疾初起湿重于热，阻滞气机的证治。“自利不爽，欲作滞下”，是说本证是大便溏泄但排出不畅，将要出现痢疾症状但还没有出现的阶段。湿邪下注大肠则大便溏泄，但是因为湿邪黏腻，阻滞大肠，气机不畅，所以大便虽溏却黏滞不爽，因为湿阻气机，大肠腑气不通，所以“腹中拘急”。“小便短者”，并不是热伤津液，而是因为水湿由小肠下注大肠而不入膀胱所致，也就是吴鞠通在分注中所说的“小便短者，湿注大肠，阑门不分水，膀胱不渗湿也。”另外，因其是外感致病，还应当有发热见症，但因其是热蕴湿中，所以表现为身热不扬。

因为本证是湿重于热，热蕴湿中，所以治疗应当辛开苦降，宣通气机与淡渗利湿并施，以分消湿浊，使邪有出路，方用四苓合芩芍汤。方中苍术、猪苓、茯苓、泽泻四味药称为“四苓”。四苓散是由五苓散去桂枝组成，原方中是用白术，这里为增强辛开温燥作用而改为苍术。“四苓”相配，既燥湿健脾，又淡渗利湿，使大肠的湿邪由小便分利而去，利小便即所以实大便。苍术、黄芩、陈皮、厚朴相配，辛开苦降，燥湿宣气以解其滞。木香辛温芳香，疏肝调脾，宣畅气机，升清降浊以行滞气。白芍柔肝缓急，与木香相配以解“腹中拘急”。因为本证属湿重于热，所以重在分消湿邪，湿去则热不独存。也正因为方中以燥湿与利湿药物为主，所以吴氏在分注中特别强调“久痢阴伤不可分利，故方后云：久利不在用之”。文中的“在”字在分注与方后注中两次出现，而且各版本皆同，可见是出自吴氏本人的笔误而非传抄之误，应改为“再”字，是说病变初起湿重者可用而久痢阴伤者不能再用，以防更伤其阴。另外，吴氏在分注中说“故方后云：久利不在用之”，而方后注却说“久痢不在用之”，这两处“利”字与“痢”字混用，也不够严谨。

（2）邪气杂感，表里同病

八十八、暑湿风寒杂感，寒热迭作，表证正盛，里证复急，腹不和而滞下者，活人败毒散主之。

此证乃内伤水谷之酿湿，外受时令之风湿，中气本自不足之人，又气为湿伤，内外俱急。立方之法，以人参为君，坐镇中州，为督战之帅。以二活、二胡合芎䓖从半表半里之际领邪出外，喻氏所谓“逆流挽舟”者，此也。以枳壳宣中焦之气，茯苓渗中焦之湿，以桔梗开肺与大肠之痹，甘草和合诸药，乃陷者举之之法，不治痢而治致痢之源，痢之初起，憎寒壮热者，非此不可也。若云统治伤寒、温疫、瘴气则不可，凡病各有所因，岂一方之所得而统之也哉！此方在风湿门中用处甚多，若湿不兼风而兼热者，即不合拍，奚况温热门乎！世医用此方治温病已非一日，吾只见其害，未见其利也。

活人败毒散（辛甘温法）

羌活　独活　茯苓　川芎　枳壳　柴胡　人参　前胡　桔梗以上各一两　甘草五钱

共为细末，每服二钱，水一杯，生姜三片，煎至七分，顿服之（每服二钱，是每味仅二分耳。陷者举之即止，并非犯下利不可发汗之大戒也。后人每味辄用钱许，并去人参，何其谬哉——朱评）。热毒冲胃噤口者，本方加陈仓米各等份，名仓廪散，服法如前，加一倍。噤口属虚者勿用之。

汪按：噤口有虚、实之分，此方虚者固不可用，即实证亦惟表证重者当用，若中焦湿热壅滞，当用丹溪人参、黄连法。虚者，当于理中等法求之。

【讲评】本条是讲暑湿风寒邪气夹杂，又内蕴水湿，表里同病的证治。吴鞠通在本条分注中说：“此证乃内伤水谷之酿湿，外受时令之风湿，中气本自不足之人，又气为湿伤，内外俱急。”这就是说，本证的发生，是内有中气不足，运化失权而水谷之湿停聚，又外感暑湿季节的风湿邪气，内外合邪，表里同病，又兼正气已虚，所以“内外俱急”。条文中虽然说是“暑湿风寒杂感”，但从其所用方剂来看，应当是暑湿季节外感风湿邪气。邪气袭表，卫外失司，正邪相争，所以见“寒热迭作”。“迭”应当是叠字，是重复

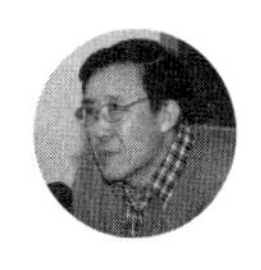

之意，也就是恶寒与发热同时重叠出现，这是表证的主要特征，所以说“表证正盛”。“腹不和而滞下”，是指腹部胀痛，大便溏滞不爽，里急后重，因其已见滞下，所以说“里证复急”。

表里同病，应当表里双解，邪盛而又兼正虚，所以要祛邪兼以扶正，代表方剂是活人败毒散。方中用人参补气扶正，使正气充则托邪有力。羌活、独活与柴胡、前胡配伍川芎辛温发散，祛风除湿，使邪从表解。茯苓健脾利湿，甘草益气扶正，二者与人参配伍补中气以促祛邪。桔梗开肺气以通调水道，枳壳降气以行气机，生姜和胃宣气，三者相配，升降相因，宣通气机，使气行则湿泄。本方解表通里，祛邪安正，有表里双解之功而无损伤正气之弊。从方中药物组成来看，是表里双解而又偏重于表，使邪气从表而出则无入里之虞，自然表解里安，就如同船顺水而下又逆水牵回来一样，所以喻嘉言称这种治法为“逆流挽舟”。本方作用虽好，但因其以辛温药物居多，所以只适用于外感风湿者，既不能用于风热、湿热，更不能用于温热，所以吴氏在分注中强调：“若湿不兼风而兼热者，即不合拍，奚况温热门乎！”因为本方偏于温燥，所以用药剂量宜轻，每服二钱，中病即止，意在透邪出表而不在发汗，用量不可过重，以防汗出伤正反致引邪深入而内陷。

如果因热毒盛而冲激胃腑，致使胃气上逆而呕吐不食，发为噤口痢者，用本方药物再加一味陈仓米，各等份做成散剂，名为“仓廪散”，每服四钱，用生姜煎汤热服。陈仓米就是陈年的粟米，药性平和，虽有养胃气的功效，但它不是补益药，所以“噤口属虚者勿用之”，用则徒伤正气。

（3）滞下红白

九十一、滞下红白，舌色灰黄，渴不多饮，小溲不利，滑石藿香汤主之。

此暑湿内伏，三焦气机阻窒，故不肯见积治积，乃以辛淡渗湿宣气，芳香利窍，治所以致积之因，庶积滞不期愈而自愈矣。

滑石藿香汤方（辛淡合芳香法）

飞滑石三钱 白通草一钱 猪苓二钱 茯苓皮三钱 藿香梗二钱 厚朴二钱 白蔻仁一钱 广皮一钱

水五杯，煮取二杯，分二次服。

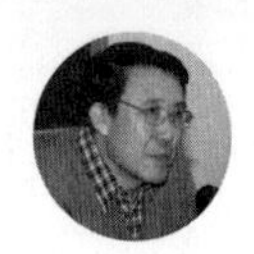

【讲评】本条是讲湿重于热，便下赤白脓血的证治。“滞下”而见“红白”，说明必有发热，腹痛，里急后重的症状。其便下赤白脓血，是因湿热蕴蒸，使血肉腐败所致。“舌色灰黄”，是指舌苔灰黄垢腻，这是湿热内蕴的征兆。“渴”而“不多饮”说明并不是热伤津液，而是湿阻气机，因为气机阻滞，气化不利，津不上承，所以口渴，但内蕴湿邪，津液未伤，所以不欲多饮，多饮则呕。“小溲不利”但尿色不黄，说明是水湿下注大肠而不入膀胱，津液并未损伤。综合分析，本证虽有“舌色灰黄”的热象，但仍以湿邪为主，是湿重于热，热蕴湿中的证候，也就是吴鞠通在分注中所说的“此暑湿内伏，三焦气机阻窒”。

湿热阻滞气机，治疗应当用祛湿行气法，以“滑石藿香汤主之。”这个方剂中的藿香梗、茯苓皮、厚朴、陈皮就是“加减正气散”中的主要成分，集辛宣芳化、辛开苦降、淡渗利湿三法于一方，以祛除三焦湿邪，加白蔻仁更增强了中焦的辛开芳化之力。滑石、通草、猪苓淡渗利湿，通利三焦水道。总体来看，本方是以淡渗利湿为主而又兼顾上、中焦的分消走泄之剂，使大肠的湿邪从小便分利而驱，则起到了吴氏所说的“治所以致积之因，庶积滞不期愈而自愈矣”的作用。

（4）下利脱肛

九十二、湿温下利，脱肛，五苓散加寒水石主之。

此急开支河，俾湿去而利自止。

五苓散加寒水石方（辛温淡复寒法）

即于五苓散内加寒水石三钱，如服五苓散法，久痢不在用之。

【讲评】本条是讲下利脱肛的证治。条文中仅指出“湿温下利，脱肛”而未列“下利”的具体见症，是省略之笔，以其所用方剂来以方测证，五苓散属辛温淡渗之剂，寒水石是咸寒药物，共同组合，属“辛温淡复寒法”，可知本证属湿邪为主，湿重于热。条文中的“湿温下利”是指湿重于热，下注大肠而引起“下利”的病变。这里没有用“痢”或“滞下”的病名，而是统称为“下利”，可见是沿用了《伤寒论》中的病名，它既包括泄泻，也包括痢疾。至于具体症状，湿重于热的泄泻可见大便溏滞不爽，或夹食滞，脘腹胀满；痢疾可见腹痛，里急后重，便下黏冻。二者都可见舌苔白腻，脉濡

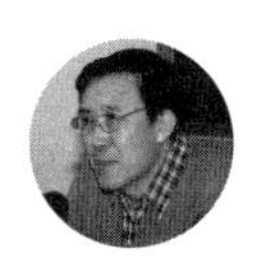

与脱肛。下利之证之所以出现脱肛，是因为湿邪重浊，黏滞肠道，阻滞气机，下利努挣则气机下迫而使大肠脱出肛门之外。泄泻与痢疾二者虽非同一病种，但病因都是湿热下注大肠，所以既可以出现相同症状，又可以用同一方法治疗。

五苓散方出自《伤寒论》，由猪苓、泽泻、白术、茯苓、桂枝组成，五味药共捣成散，以热米汤或热水送服，有温阳化气，行水利湿之功，药后汗出尿利，湿邪从汗与尿分消而去，则大肠之湿邪有所出路，其下利自止，所以吴鞠通在分注中说："此急开支河，俾湿去而利自止。"因为本证不仅湿重，而且兼有热邪，所以在五苓散中加寒水石之咸寒，入大肠以清肠热，但本方仍以化气行水利湿为主。如果脱肛是因痢疾日久气虚下陷所致，因为本方没有补气升陷的作用，所以"久痢不在用之"。其"在"应为再。

（5）湿困太阴

九十四、自利，腹满，小便清长，脉濡而小，病在太阴，法当温脏，勿事通腑，加减附子理中汤主之。

此偏于湿合脏阴无热之证，故以附子理中汤去甘守之人参、甘草，加通运之茯苓、厚朴。

加减附子理中汤方（苦辛温法）

白术三钱　附子二钱　干姜二钱　茯苓三钱　厚朴二钱

水五杯，煮取二杯，分二次温服。

汪按：理中不独湿困太阴宜用，每见夏日伤冷水瓜果立时发痢者，止有寒湿，并无热证，小儿尤多此证，小便抑或短赤，不可拘泥，宜用理中，甚则加附子。瓜果积，加丁香、草果；下利滞涩者，加当归；其有误用克伐者，则人参又当倍用矣；上焦有暑湿，或呕者，反佐姜、连少许。

【讲评】本条是讲湿困太阴，脾阳郁遏而致下利的证治。条文中以"自利，腹满"作为主症，并未涉及有无腹痛，里急后重，可见其是以"下利"为统称，既包括泄泻，又包括痢疾。再结合"小便清长，脉濡而小，病在太阴"来看，本证是湿邪困阻足太阴脾，以致脾阳郁遏不伸，水湿内停不运的证候，所以吴鞠通在分注中说它是"此偏于湿合脏阴无热之证"。"脏阴"，是指脾阳被阴邪湿浊所困，阳郁不伸，阴寒内盛，所以其治疗"法当温脏，

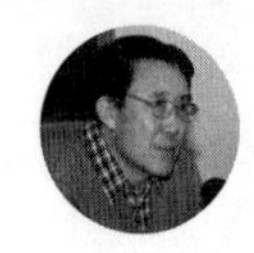

勿事通腑”，如果误用苦寒攻下以通腑，则更伤脾阳而成洞泄寒中。

“温脏”之方以附子理中汤为代表，其方出自《伤寒论》，由理中汤中的人参、干姜、炙甘草、白术加附子组成，有温脏散寒，健脾祛湿之功。因为本证并非虚寒，而是湿邪困遏脾阳，阳郁不伸的病变，所以去掉甘缓守中的人参、炙甘草，防其腻膈助湿。方中用附子、干姜温脏助阳，化气除湿，白术、茯苓健脾益气祛湿，厚朴行气降浊燥湿。诸药配伍，振奋脾阳，祛除湿邪，使脾阳振则湿易去，湿邪去则脾阳振，温阳与祛湿相辅相成，补中有通，通中有补，相互促进。因方中的附子、干姜大辛大热，既温阳又散寒，所以也可以用于治疗寒湿中阻的“下利”证，文中的汪按确属经验之谈。

3. 湿热并重

在“中焦篇”中，涉及痢疾湿热并重证候的条文有两条，下面分别讲评。

（1）滞下初成实证

八十九、滞下已成，腹胀痛，加减芩芍汤主之。

此滞下初成之实证，一以疏利肠间湿热为主。

加减芩芍汤方（苦辛寒法）

白芍三钱　黄芩二钱　黄连一钱五分　厚朴二钱　木香（煨）一钱　广皮二钱

水八杯，煮取三杯，分三次温服。忌油腻、生冷。

加减法：肛坠者，加槟榔二钱；腹痛甚欲便，便后痛减，再痛再便者，白滞加附子一钱五分、酒炒大黄三钱，红滞加肉桂一钱五分、酒炒大黄三钱，通爽后即止，不可频下，如积未净，当减其制；红积加归尾一钱五分、红花一钱、桃仁二钱；舌浊，脉实，有食积者，加楂肉一钱五分、神曲二钱、枳壳一钱五分；湿重者，目黄，舌白，不渴，加茵陈三钱、白通草一钱、滑石一钱。

【讲评】本条是讲痢疾初起湿热并重，邪气盛而正气未伤之实证的证治。条文中只扼要地指出“滞下已成，腹胀痛”而未列其他症状，是省略之笔，以其所用的加减芩芍汤来以方测证，其方中清热与燥湿并重，可知本证属于湿热并重，黏滞于大肠，阻滞气机，其临床表现应当见发热，腹胀痛，里急后重，便下赤白黏冻，舌苔黄腻，脉濡数。

因为其证湿与热并重，湿热相煎，难解难分，所以要用辛开苦降法，燥湿与清热并施，以宣展气机，使邪从中焦而解，也就是吴鞠通在分注中所说的“一以疏利肠间湿热为主”，方用加减芩芍汤。方中黄芩、黄连清热燥湿，厚朴、陈皮燥湿行气，四药相配，寒温并用，辛开苦降，行气开郁以通大肠之滞。白芍柔肝缓急止痛，木香疏肝调脾，宣畅气机，升清以降浊，二者相配，缓急行气，以解其里急后重。因为本证属实，没有正气之虚，所以治疗纯以“疏利”为法而不用补虚之品。吴氏在方后又附有“加减法”，可供临床选用。

（2）滞下中焦痞结

九十、滞下，湿热内蕴，中焦痞结，神识昏乱，泻心汤主之。

滞下由于湿热内蕴以致中痞，但以泻心治痞结之所由来而滞自止矣。

泻心汤（方、法并见前）。

【讲评】本条是讲痢疾与中焦痞结并见的证治。条文中“滞下”二字，指明了痢疾诸症俱在，“湿热内蕴，中焦痞结”，是讲病因病机。痢疾的病因是湿热邪气，病机是湿热邪气阻滞于肠间，气机不通。由于气滞不通，三焦痞塞，所以出现“中焦痞结”的病变而见胸脘痞闷，恶心呕吐等症状。可见本证的特点是胃与大肠同病，由条文中的“湿热内蕴”及所用的方剂来看，本证湿邪与热邪的比重相等，属湿热并重。湿热蕴蒸，蒙扰心包，则可见“神识昏乱”。

本证属湿热并重，所以治疗应当用辛开苦降法清热燥湿，开痞散结，湿热去除，痞结得解，气机通达，则中焦胃脘之痞与大肠之滞可一并而解，也就是吴鞠通在分注中所说的“滞下由于湿热内蕴以致中痞，但以泻心治痞结之所由来而滞自止矣”。本条所说的“泻心汤主之”不是指半夏泻心汤原方，而是指前面第六十四条中的半夏泻心汤去人参干姜甘草大枣加枳实生姜方。方中以半夏、生姜与黄连、黄芩配伍，寒温并用，升降相因，再加枳实行气降浊，共奏燥湿清热、开痞散结之功。

4. 热重于湿——热利下重

九十九、内虚下陷，热利下重，腹痛，脉左小右大，加味白头翁汤主之。

此内虚湿热下陷，将成滞下之方。仲景“厥阴篇”谓：“热利下重者，白头翁汤主之。”按：热注下焦，设不差，必圊脓血，脉右大者，邪从上、中而来，左小者，下焦受邪，坚结不散之象，故以白头翁无风而摇者，禀甲乙之气，透发下陷之邪，使之上出，又能有风而静，禀庚辛之气，清能除热，燥能除湿，湿热之积滞去而腹痛自止。秦皮得水木相生之气，色碧而气味苦寒，所以能清肝热。黄连得少阴水精，能清肠澼之热。黄柏得水土之精，渗湿而清热。加黄芩、白芍者，内陷之证，由上而中而下，且右手脉大，上、中尚有余邪，故以黄芩清肠胃之热，兼清肌表之热。黄连、黄柏但走中、下，黄芩则走中、上，盖黄芩手、足阳明、手太阴药也。白芍去恶血，生新血，且能调血中之气也。按：仲景“太阳篇”有表证未罢，误下而成协热下利之证，心下痞硬之寒证则用桂枝人参汤，脉促之热证则用葛根黄连黄芩汤，与此不同。

加味白头翁汤（苦寒法）

白头翁三钱　秦皮二钱　黄连二钱　黄柏二钱　白芍二钱　黄芩三钱

水八杯，煮取三杯，分三次服。

汪按：治痢之法，非通则涩，扼要在有邪无邪，阴阳气血浅深，久暂虚实之间，稍误即危，不可不慎也。又，痢俱兼湿，例禁柔腻（温邪下痢者非），其有久痢阴虚，当摄纳阴液，或阴中阳虚，应用理阴煎等法者，属下焦。

征按：滞下、自利诸条，俱系下焦篇证，似不应列入中焦，要知致病之由，则自中焦而起，所以《金匮》方中只有黄芩汤，以治太阳、少阳两经合病之下利，遂开万世治利之门。经云：治病必求其本，此之谓也。

【讲评】本条是讲痢疾热重于湿的证治。条文中的“热利下重”四个字来自于《伤寒论》，书中第三百七十一条说：“热利下重者，白头翁汤主之。”第三百七十二条又补充说：“下利，欲饮水者，以有热故也，白头翁汤主之。”由这两条中可以看出，“热利”而又有“下重”的见症，说明

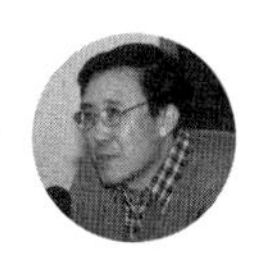

这种下利不是指泄泻而是指痢疾。其“欲饮水者，以有热故也”，说明这种痢疾是以热邪为主，热重于湿。条文中仅指出“下重”，而未列举其他症状，说明“下重”是痢疾的主症，也是与泄泻的鉴别要点。因为是热重于湿，所以临床中还应当见：发热，口渴，腹痛，里急后重，便下赤白脓血，赤多白少，舌红苔黄，脉弦数等症状。这种证候在《伤寒论》中是列入“厥阴篇”，而不在“阳明篇”，这是因为，痢疾虽然是大肠湿热的病变，但本证是热重于湿，大肠热邪夹湿很容易窜入足厥阴肝而导致肝热。肝主藏血，肝热则血热；肝主疏泄，湿热阻滞气机则肝失疏泄而气郁。肝郁血热，邪无出路，则使血肉腐败而形成脓血，因其热盛血溢，所以便下脓血而赤多白少。热邪夹湿郁于大肠与肝，气机阻滞不通，按卫气营血辨证来看属于气分证，而热入肝经血络而动血，则又属血分证，所以严格说来本证应当说是气血两燔，吴鞠通在条文中所说的“脉左小右大”也意在说明这一证候特点。右手脉以候气，气分热盛则右脉大；左手脉以候血，热入下焦厥阴血分，邪气“坚结不散”，血热阴伤，所以左脉小。

本证是大肠气分热盛夹湿与下焦肝郁血热并见，所以治疗要清气与凉血并施，以“加味白头翁汤主之”。白头翁汤出自《伤寒论》，由白头翁、黄柏、黄连、秦皮四味药组成，有清热凉血，燥湿治痢之功。白头翁苦寒入大肠经与肝经，清热凉血，为治痢之要药，是方中之君。秦皮苦寒，入肝胆与大肠经，清热解毒，泄肝经郁热，辅助白头翁凉肝为臣。黄连苦寒，清热燥湿，入上、中焦。黄柏苦寒，清热燥湿，入中、下焦。四药配伍，清热燥湿，凉血解毒，既清泄大肠与肝经气分湿热，又凉血而解肝经血分之热，气血两清，则“热利下重”自解。吴鞠通在方中又加黄芩清热燥湿以去大肠湿热之邪，加白芍以柔肝缓急止痛。《伤寒论》中有黄芩汤一方，由黄芩、芍药、炙甘草、大枣组成，是清热止利，和中止痛的方剂，常用于治疗泄泻与热痢，但方中的甘草与大枣为甘缓之品，所以夹湿者要去掉这两味药。吴氏的加味白头翁汤是由白头翁汤加入黄芩与白芍组成，实际上就是白头翁汤与黄芩汤合方而去炙甘草、大枣。前面第八十七条中的“四苓合芩芍汤”、第八十九条中的“加减芩芍汤”中的“芩芍汤”实际上都是取法于黄芩汤而加减化裁所组成的方剂。

5. 久痢正虚

痢疾日久，耗伤正气，必然导致正虚，既可以出现邪未去而正已虚的虚实夹杂证，又可以出现正气虚而不能托邪外出的虚证，“中焦篇”中涉及这类证候的条文有三条，下面分别讲评。

（1）疟陷变痢，中虚邪伏

九十六、疟邪热气内陷变痢，久延时日，脾胃气衰，面浮，腹膨，里急，肛坠，中虚伏邪，加减小柴胡汤主之。

疟邪在经者多，较之痢邪在脏腑者浅，痢则深于疟矣。内陷云者，由浅入深也（以上数条，俱于虚实浅深字著眼——朱评）。治之之法，不出喻氏“逆流挽舟”之议，盖陷而入者，仍提而使之出也，故以柴胡由下而上，入深出浅，合黄芩两和阴阳之邪，以人参合谷芽宣补胃阳，丹皮、归、芍内护三阴，谷芽推气分之滞，山楂推血分之滞。谷芽升气分，故推谷滞；山楂降血分，故推肉滞也。

加减小柴胡汤（苦辛温法）

柴胡三钱　黄芩二钱　人参一钱　丹皮一钱　白芍（炒）二钱　当归（土炒）一钱五分　谷芽一钱五分　山楂（炒）一钱五分

水八杯，煮取三杯，分三次温服。

【讲评】本条是讲由疟疾并发痢疾日久，耗伤正气，以致中气虚不能抗邪而成中虚邪伏的证治。条文中的“疟邪热气内陷变痢”，是指疟邪内陷，合并痢疾的病变。疟在半表半里病位浅，痢在里而病位深，由疟而并发痢是由浅入深，所以称为“内陷”，这是病情转重的标志，所以吴鞠通在第八十六条中说“先疟后滞者难治”。“久延时日，脾胃气衰”，是指由疟转痢日久不愈，耗损正气，导致中焦脾胃气虚，成为虚实夹杂的病证。“面浮，腹膨，里急，肛坠”，是扼要地指出本证的主要症状。“面浮”，指颜面浮肿，是脾气虚不能运化水湿的表现。“腹膨”，指腹部膨满，是湿热中阻，气机不畅的征兆。“里急，肛坠”，指里急后重，是痢疾的主要临床特征。从这些临床表现来看，既有脾胃气虚，又有湿热邪气内蕴，所以吴氏称之为“中虚伏

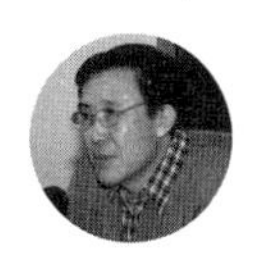

邪”。应当说明的是，吴氏这里所说的“伏邪”不是伏气温病中的伏邪，而是指因中气虚无力托邪而致邪伏不出，改为“邪伏”就更好理解而不会有歧义了。

中虚而邪气内伏，治疗应当一方面补脾胃，扶正气以托邪；一方面开门户以达邪，使陷入之邪仍从外解。加减小柴胡汤中以柴胡透解少阳之半表，黄芩清泄少阳之半里，二者合用使内陷之邪由深出浅，仍从少阳而解。人参补中气，当归、白芍养血和营，三药相配，扶正气以托邪，阻断邪气内陷之路。丹皮辛寒，清透血中伏热，透邪外出，使之不内陷入血。谷芽、炒山楂焦香醒胃，消食滞以振奋脾胃功能，则有助于驱邪。本方中黄芩与白芍同用，仍然是取黄芩汤治痢之法。因为本方既有扶正托邪之功，又有开少阳之门户，使已陷入之里邪外达的作用，属“逆流挽舟”法，所以吴氏称其“不出喻氏‘逆流挽舟’之议”。

（2）久痢虚寒

九十三、久痢阳明不阖，人参石脂汤主之。

九窍不和，皆属胃病。久痢胃虚，虚则寒，胃气下溜，故以堵截阳明为法。

人参石脂汤方（辛甘温合涩法，即桃花汤之变法也）

人参三钱　赤石脂（细末）三钱　炮姜二钱　白粳米（炒）一合

水五杯，先煮人参、白米、炮姜令浓，得二杯，后调石脂细末，和匀，分二次服。

九十五、自利不渴者，属太阴，甚则哕（俗名呃忒），冲气逆，急救土败，附子粳米汤主之。

此条较上条更危，上条阴湿与脏阴相合而脏之真阳未败，此则脏阳结而邪阴与脏阴毫无忌惮，故上条犹系通补，此则纯用守补矣，扶阳抑阴之大法如此。

附子粳米汤方（苦辛热法）

人参三钱　附子二钱　炙甘草二钱　粳米一合　干姜二钱

水五杯，煮取二杯，渣再煮一杯，分三次温服。

【讲评】第九十三条与第九十五条都是讲因久痢而致虚寒的证治，但二

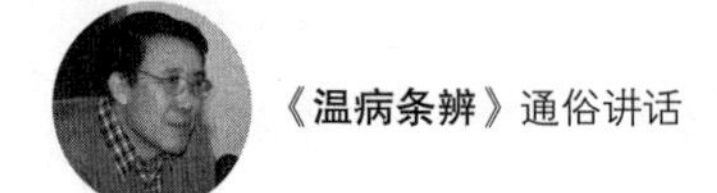

者病情轻重又有所不同。

第九十三条是讲久痢脾胃虚寒的证治。条文中未列出症状，仅讲了“久痢阳明不阖”一句，这句话是概括因久痢而导致泻利不止的病机，吴鞠通在分注中又补充说：“久痢胃虚，虚则寒，胃气下溜。”这就是说，久痢不止，损伤正气而导致阳气虚，阳气虚则寒从中生，病变由此而转为虚寒证。吴鞠通说“脾胃为夫妻”，所以这里所说的胃虚也包括脾虚，脾胃气虚，运化、摄纳水液的功能失权，关门不固，泻利不止，所以称为“阳明不阖”。本条虽然没有列出临床症状，但从“阳明不阖”的病机与“人参石脂汤主之”来测其证，就可以知道其里急后重等症状已不存在而纯属脾胃虚寒的泻利之证。

脾胃虚寒的泻利，治疗应当用温中涩肠法以止其泻，所以吴氏称其为“堵截阳明”法，方用人参石脂汤，因为本方是由桃花汤加人参组成，所以吴氏称其为“桃花汤之变法也”。方中用人参补益中气，炮姜温中助阳散寒，赤石脂温中涩肠止泻，白粳米补脾胃，和诸药。四药配伍，补气温阳，散寒止泻以收取“堵截阳明”制止“胃气下溜”的功效。

第九十五条是讲久痢虚寒，脾胃阳气败绝重证的证治。条文中的“自利不渴者，属太阴”，是指下利而口不渴为足太阴脾的病变。脾阳虚则不能温化水湿，以致寒湿下注大肠，所以下利不止，因为寒湿内停，津液不伤，所以口不渴，由此可以判断本证纯属虚寒，已无热邪。另外，如果肾阳虚不能温化蒸腾水液，可以出现自利而渴，本证口不渴，说明仅是脾阳虚而尚未伤及肾阳，所以定位在“太阴”。从其“不渴”就可以判断其既无热邪，又未伤及肾阳，可以说这两个字包含了鉴别诊断的意思。“甚则哕，冲气逆”，是指由于胃阳虚而致胃失和降，气逆上冲而出现呃逆的症状，这种呃逆的特点是声低气弱，时断时续，这是胃土衰败的标志。

“自利不渴”是脾阳虚，“甚则哕，冲气逆”是胃阳虚。脾胃阳虚，寒从中生，自利不止，后天之本将要败绝，所以治疗要“急救土败”，也就是用补气温中散寒法恢复、振奋脾胃的阳气以止利、止呃，方用附子粳米汤。本方是由《伤寒论》的四逆加人参汤再加粳米组成。方中用人参、炙甘草补益中气，附子、干姜温阳散寒。粳米与炙甘草保胃气，调和诸药，制约附子、

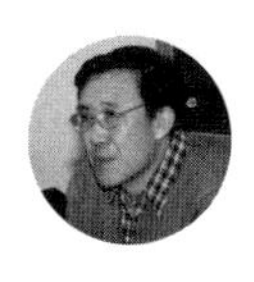

干姜的温燥，使其温阳散寒而不耗散阳气。本方温补散寒作用极强，即使有肾阳虚，手足冷者也可以应用。

吴鞠通在分注中说："此条较上条更危，上条阴湿与脏阴相合而脏之真阳未败，此则脏阳结而邪阴与脏阴毫无忌惮，故上条犹系通补，此则纯用守补矣，扶阳抑阴之大法如此。"这里所说的"上条"，是指第九十四条"自利，腹满，小便清长，脉濡而小，病在太阴，法当温脏，勿事通腑，加减附子理中汤主之"。这两条都是病在"太阴"，但上条是湿邪困阻，脾阳郁遏的证候，虚象不显，所以治疗以温脏散寒，健脾祛湿为法，方用加减附子理中汤，其方不仅温脏散寒，而且有茯苓、厚朴通利祛湿，是以祛邪为主的方剂，所以吴氏称之为"通补"。本条是久利损伤脾胃阳气，寒从中生，以阳气虚为主，治疗用附子粳米汤以补气温中散寒，方中不用通利之药，所以吴氏称之为"守补"。

本条与第九十三条的区别在于病情的轻重不同，前者仅见下利，本条则又见呃逆，虚寒更重，所以治疗不仅用参、姜，而且用附子。

（3）久痢气陷

九十八、气虚下陷，门户不藏，加减补中益气汤主之。

此邪少虚多，偏于气分之证，故以升补为主。

加减补中益气汤（甘温法）

人参二钱　黄芪二钱　广皮一钱　炙甘草一钱　归身二钱　炒白芍三钱　防风五分　升麻三分

水八杯，煮取三杯，分三次温服。

【讲评】本条是讲久痢气虚下陷的证治。条文中没有列出具体症状，仅点出"气虚下陷，门户不藏"八个字，这句话是讲病机。"门户"，是指肛门，它是大便排出的门户，由于久痢耗伤正气而导致中气下陷，则肛门失于约束而下利不止。从其用加减补中益气汤治疗来以方测证，可知"气虚下陷"不仅见下利不止，而且还可以见脱肛，倦怠乏力，少气懒言，面色萎黄，舌淡苔少，脉细无力等症状。

气虚下陷之证，治疗应当用补中益气，升阳举陷法，补中益气汤是代表方剂，吴氏的加减方是由原方去柴胡、白术，加炒白芍、防风组成。方中用

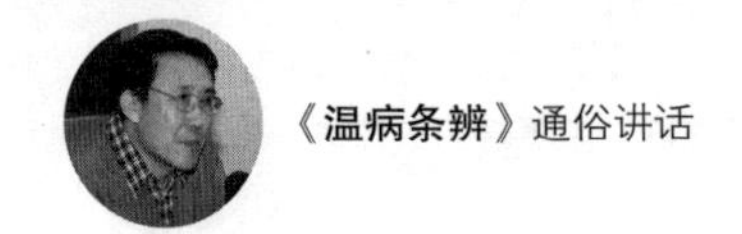

黄芪、人参、炙甘草补益中气，陈皮理气和中，当归身、炒白芍养血和营，黄芪、升麻、防风升清阳而举陷。因为本证是因气虚升举无力而致下利，补气升阳就能举陷而止利，所以用“升补”法而不用固涩止泻的药物，防其因固涩而涩滞气机，反而有碍于阳气升发。

第十讲
下焦篇·湿热病

在《温病条辨·卷三·下焦篇》中，吴鞠通把温病分为五门，其中属湿热病的有暑温、伏暑门中的暑湿病和湿温门中的湿温病。在湿温门中虽然有“疟痢疸痹附”，但是黄疸与湿热痹的内容都已全部归入“中焦篇”，所以在“下焦篇”中只讲疟疾和痢疾而不再讲黄疸和湿热痹。“下焦篇”中把寒湿病也列为一门，但是因为它不属温病的范畴，所以本讲中不作讲解。在这一讲中，所要讲的内容是暑湿病、湿温病以及附于湿温门中的疟疾和痢疾。

下焦湿热病一般多由中焦传来，其病变部位在大肠、膀胱、肝、肾，其中以大肠与膀胱病变为主，多表现为水液代谢失常，大、小便排出障碍的证候。

这里应当指出的是，为什么大肠的病变在温热病中列入“中焦篇”，而在湿热病中却又列入“下焦篇”？这是因为，温热邪气传入中焦而导致的足阳明胃热往往容易影响到手阳明大肠而形成热结腑实，二者密不可分，所以在《温病条辨》中把温热病中的胃热与肠燥证候都列入“中焦篇”，统称为“阳明温病”。而在湿热病中，主要表现为中焦阳明胃热与太阴脾湿孰轻孰重的病变，所以书中“中焦篇”湿热病的内容主要在胃与脾。大肠的部位在下焦，湿热邪气由中焦下注大肠或膀胱，必然导致大、小便排出的障碍，所以在湿热病中，把湿滞大肠的证候列入“下焦篇”。

由于湿邪与热邪的比重不同，下焦湿热病也有湿重于热、湿热并重、热重于湿的区别，本讲中也以这种分类方法对条文进行归纳讲评，对分注、按语和方论也有选择地进行讲解、分析。

一、湿重于热证候

湿重于热的证候，主要见于湿温病中，它虽然多发生在病变初起，但是由于体质因素、邪气的比重以及治疗用药等因素的影响，在下焦湿热病中也同样可以出现，其治疗要以祛湿为主。因其病在下焦，所以应当以淡渗利湿为法，使湿邪从小便而驱，不可早用或过用寒凉，以防冰伏湿邪。

1. 湿阻膀胱

五十六（“中焦篇·湿温”）、吸受秽湿，三焦分布，热蒸头胀，身痛，呕逆，小便不通，神识昏迷，舌白，渴不多饮，先宜芳香通神利窍，安宫牛黄丸，继用淡渗分消浊湿，茯苓皮汤。

按：此证表里经络脏腑三焦俱为湿热所困，最畏内闭外脱（著眼——朱评），故急以牛黄丸宣窍清热而护神明，但牛黄丸不能利湿分消，故继以茯苓皮汤。

安宫牛黄丸（方、法见前）

茯苓皮汤（淡渗兼微辛微凉法）

茯苓皮五钱 生薏仁五钱 猪苓三钱 大腹皮三钱 白通草三钱 淡竹叶二钱

水八杯，煮取三杯，分三次服。

【**讲评**】本条是讲湿阻气机，小便不通的证治。吴鞠通在条文中对本证的临床表现描述得非常详细，结合临床实践来看，本证的临床表现是：身热不扬，热蒸头胀，身重疼痛，恶心呕吐，神志昏迷，小便不通，渴不欲饮或不渴，舌苔白腻，脉濡。

吴鞠通对这个证候的病因、邪气的入侵途径、病机、临床表现都讲得很清楚。病因是“秽湿”，入侵途径是“吸受”，也就是指湿热邪气从口、鼻而入，病机是湿热邪气弥漫三焦。邪气既然是“三焦分布”，吴鞠通为什么把这个证候放在“中焦篇”呢？因为脾主运化水湿，而湿温病多以脾胃为中心，所以他认为这个证候是中焦湿热。他这种定位是不准确的，为什么

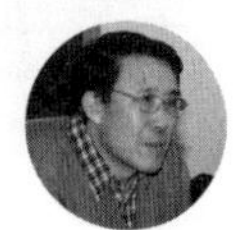

这么说？从临床表现来看，“热蒸头胀”，是在上焦；“身痛”，是指全身肌肉焮痛，脾胃主肌肉，应该说身痛的原因是在中焦；“呕逆”，是指胃气上逆恶心呕吐，也是在中焦；“小便不通”，是在下焦；“神识昏迷”，是在上焦；“舌白，渴不多饮”，也可以说是在中焦。从这一系列症状来看，确实是“三焦均受”，是湿热弥漫三焦，但是在这一系列症状中应该抓主症，只有主症才是反映病机的关键，也只有针对主症治疗，病证才会迎刃而解。这个证候的主症是什么？主症是“小便不通”。因为“小便不通”是指膀胱中的尿液不能排泄出去，尿不排出，体内的浊气就没有出路，浊气没有出路就可以弥漫到全身，弥漫到哪个部位，哪个部位就出现病理表现，所以定位不应当定在中焦，而是应当定在下焦膀胱。分析产生这些临床表现的原因，根源都在“小便不通”，“小便不通”的原因是湿阻膀胱，气化不利。“热蒸头胀”，是因为小便不通，湿热邪气没有出路，弥漫到上焦，充塞在头部，导致清窍的气机不利而致头部有闷、热、胀的感觉。由于小便不通，湿热邪气没有出路而弥漫到肌肉，肌肉部位的气血不通，就出现“身痛”。湿热由下焦向中焦弥漫，就导致胃气不降而出现“呕逆”。“神识昏迷”的原因，是下焦湿热上蒙心包。从病机分析来看，只要小便不排出去，这些症状就不仅不可能解除，反而会逐渐加重。从“舌白，渴不多饮”可以确定，这个证候是湿重于热。总而言之，这个证候的发生，是因为湿阻膀胱，小便不通，邪无出路，以致上蒙清窍、心包，中阻脾胃，气机不通，所以说病变的中心部位是在下焦膀胱。

关于这个证候的治法，吴鞠通指出“先宜芳香通神利窍，安宫牛黄丸”，就是说，先用安宫牛黄丸芳香开窍。“继用淡渗分消浊湿，茯苓皮汤”，也就是说，用安宫牛黄丸芳香开窍之后，再用淡渗分消浊湿的茯苓皮汤利小便。步骤讲得非常清楚，但却存在着很大的问题，吴鞠通在这里只是做文章，并不符合临床实际。窍闭神昏的原因是因为小便不通，湿浊上蒙所致，湿浊不去则窍不能开。可以说，先开窍后利尿的治法是本末倒置，应该是利尿与开窍同时进行，小便排泄出去了，邪气有出路了，心包之闭自然就开了。另外，用安宫牛黄丸芳香开窍也不符合病情，病人“舌白，渴不多饮”，可见是湿重于热，热蕴湿中，是湿浊上蒙心包而不是热痰蒙蔽心包，用大寒之剂

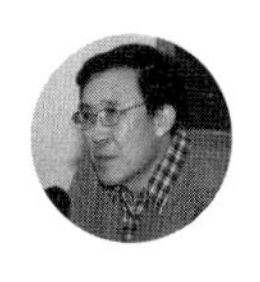

安宫牛黄丸的后果将是导致湿浊冰伏，是闭窍而不是开窍。可以说，在这一条中，吴鞠通对症状的描述是非常符合临床实际的，治法也似乎有条有理，但却是错误的。第一个错误在于先开窍后利尿，本末倒置；第二个错误在于湿重于热的情况下用安宫牛黄丸寒凉豁痰开窍。吴鞠通为什么会出现这样的错误呢？关于这个问题，叶霖的分析很有道理。《温病条辨·中焦篇》的湿温门是从第54条开始的，在这一条后，叶霖所加的按语说："此篇湿温，全抄叶氏湿门医案十余条，并未剪裁，惟捏撰方名而已……《临证指南》一书，本非香岩先生手笔，乃门诊底簿，为诸门人分类刊刻，其获效偾事，不得而知，安能便为不磨之矜式哉？"叶霖的分析应当说是符合实际的。从第56条中可以看出，吴鞠通对这个证候中症状的描述是真实的，但是用安宫牛黄丸开窍却是错误的，这说明吴鞠通本人对治疗这个证候没有经验可谈，而在从叶天士医案中收集典型案例时，又没能认真地区分是"获效"还是"偾事"，所以就造成了这种错误的出现。不过，这类错误在《温病条辨》中并不多见，所以不能依此而否定这部温病学专著的学术价值。正确的治疗方法应当是淡渗利湿与芳香开窍同时进行，淡渗利湿用茯苓皮汤，芳香开窍用苏合香丸，临床中可以用茯苓皮汤送服苏合香丸。茯苓皮汤中的茯苓皮利水渗湿，生薏苡仁甘淡微寒，淡渗利湿，从湿中泄热，猪苓淡渗利湿。这三味利湿药互相配伍，可以说是一个联合利尿剂，互相促进，从湿中泄热。白通草通利三焦水道，增强利湿作用。大腹皮苦温，燥湿降浊。淡竹叶透热，又能导热下行从小便而出。茯苓皮汤中诸药配伍，渗湿利尿作用较强，能导膀胱的湿浊从小便而出，并从湿中泄热。苏合香丸辛温芳香，走窜作用很强，能燥湿化浊，芳香开窍。茯苓皮汤与苏合香丸相互配合，一利下窍以泄浊；一开上窍以醒神，二者互相促进，相得益彰。

这种病人的无尿与温热病的无尿病机不同，病情的轻重程度也大有差异。在温热病中，比如大定风珠证，病人大、小便俱无，那是因为热邪损伤肝血肾精，导致体液极度亏损，甚至亡阴脱液，因无津液而致无尿，属血分虚证，是实质性的损害，病变程度很重；湿阻膀胱证是因为湿邪阻滞膀胱，导致功能障碍，气化不利而小便不通，属气分证，阴液并未损伤，所以病变程度较轻，治疗效果也相对较好。

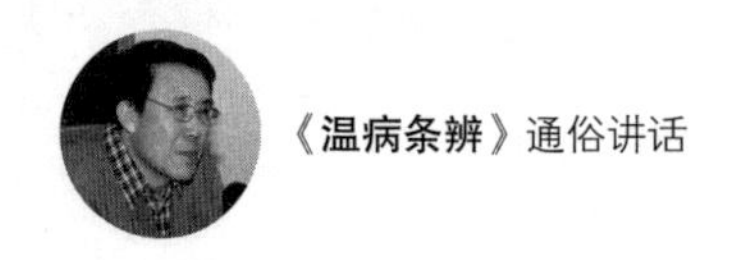

2. 悬饮胁痛

四十一、伏暑、湿温胁痛，或咳，或不咳，无寒，但潮热，或竟寒热如疟状，不可误认柴胡证，香附旋覆花汤主之。久不解者，间用控涎丹（此证有兼眩冒、欲渴、欲呕，或有时烦躁者——朱评）。

按：伏暑、湿温，积留支饮，悬于胁下而成胁痛之证甚多，即《金匮》水在肝而用十枣之证。彼因里水久积，非峻攻不可；此因时令之邪与里水新搏，其根不固，不必用十枣之太峻，只以香附、旋覆善通肝络而逐胁下之饮，苏子、杏仁降肺气而化饮，所谓建金以平木，广皮、半夏消痰饮之正，茯苓、薏仁开太阳而阖阳明。所谓治水者必实土，中流涨者开支河之法也，用之得当，不过三、五日自愈。其或前医不识病因，不合治法，致使水无出路，久居胁下，恐成悬饮内痛之证，为患非轻，虽不必用十枣之峻，然不能出其范围，故改用陈无择之控涎丹，缓攻其饮。

香附旋覆花汤方（苦辛淡合芳香开络法）

生香附三钱　旋覆花（绢包）三钱　苏子霜三钱　广皮二钱　半夏五钱　茯苓块三钱　薏仁五钱

水八杯，煮取三杯，分三次温服。腹满者，加厚朴；痛甚者，加降香末。

控涎丹方（苦寒从治法）

痰饮，阴病也。以苦寒治阴病，所谓求其属以衰之是也。按：肾经以脏而言，属水，其味咸，其气寒；以经而言，属少阴，主火，其味苦，其气化燥热。肾主水，故苦寒为水之属，不独咸寒为水之属也。盖真阳藏之于肾，故肾与心并称少阴而并主火也，知此理则知用苦寒、咸寒之法矣。泻火之有余用苦寒，寒能控火，苦从火化，正治之中，亦有从治；泻水之太过亦用苦寒，寒从水气，苦从火味，从治之中，亦有正治，所谓水火各造其偏之极，皆相似也。苦咸寒治火之有余，水之不足，为正治，亦有治水之有余，火之不足者，如介属、芒硝并能行水，水行则火复，乃从治也。

甘遂（去心制）　大戟（去皮制）　白芥子

上等份为细末，神曲糊为丸，梧子大，每服九丸，姜汤下，壮者加之，羸者减之，以知为度。

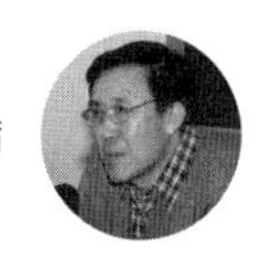

【讲评】本条是讲湿热病饮邪留于胁下形成悬饮的证治。吴鞠通在条文中对本证的描述比较具体，其临床表现是潮热，或寒热往来，胁痛，或咳或不咳，舌苔白腻而滑，脉弦滑。

关于其病机，如吴氏在按语中所说“此因时令之邪与里水新搏”，这就是说，本证是外感湿热邪气入里，湿重于热，阻滞气机，以致人体水液代谢失常，水湿内聚，内外合邪，形成水饮，留于胁下，发为悬饮。因为饮邪留滞胁下，阻滞气机，气血不通，所以胁痛，这是悬饮的主症。饮留胁下，气机不畅，肺气不宣，可以上逆而致咳，而且胁痛往往因咳逆牵引而加重。饮邪内聚，正邪相争，所以发热，午后阳明经气主气，正邪相争激烈，所以出现午后潮热。如果饮邪阻滞于少阳，枢机不利，也可以出现邪进则寒，正争则热的寒热往来见症，但是这种寒热往来没有时间规律，不是定时发作，而是一日数发，甚或发作数十次，所以吴氏在条文中说“或竟寒热如疟状”。“如疟状”，是指寒热往来的症状与疟疾相似，但却不是疟疾。因其饮邪内停，水湿内盛，所以舌苔不仅白腻而且水滑。脉滑主饮邪内聚，弦主气机阻滞。

治疗悬饮之证，《金匮要略方论》用十枣汤以攻逐水饮，但是从其临床表现及吴氏所说的“此因时令之邪与里水新搏，其根不固”来看，本证属悬饮初发的轻证，所以不用十枣汤峻下逐水之重剂，而用香附旋覆花汤分消走泄以“开支河”，使邪有出路。方中香附辛温，疏肝理气以止胁痛；旋覆花苦辛咸而微温，降气消痰，行水蠲饮。二药配伍，升降相因，祛饮邪，行气机而止胁痛。苏子、陈皮、半夏相配，辛开苦降，燥湿化饮，宣通气机。茯苓、薏苡仁健脾利尿，使饮邪从小便而驱。方中诸药配伍，开上、畅中、渗下，使胁下的饮邪分消而解。如果病变迁延日久不解，饮邪久踞胁下不去，病情较重者，可以配入控涎丹间断服用。控涎丹方出自陈无择的《三因方》，由甘遂、大戟、白芥子各等份组成，有祛痰逐饮之功，与香附旋覆花汤配合使用，逐饮之力更强。

本条中存在两个问题，需要加以说明。一是按语中所说的“伏暑、湿温，积留支饮，悬于胁下而成胁痛之证甚多”，这句话含混不清，饮邪“悬于胁下”应当是“悬饮”而不是“支饮”。再一个问题是按语中说“苏子、杏仁降肺气而化饮”，但方中并无杏仁，临床应用中可以加入。

3. 湿滞大肠

五十五、湿温久羁，三焦弥漫，神昏窍阻，少腹硬满，大便不下，宣清导浊汤主之（自此以后二十三条，皆补前第四十二条之引而未发者，故另立一门，以见湿有寒热之分，而湿温之变化无穷也——朱评）。

此湿久郁结于下焦气分，闭塞不通之象，故用能升、能降、苦泄滞、淡渗湿之猪苓，合甘少淡多之茯苓以渗湿利气。寒水石色白性寒，由肺直达肛门，宣湿清热，盖膀胱主气化，肺开气化之源，肺藏魄，肛门曰魄门，肺与大肠相表里之义也。晚蚕沙化浊中清气，大凡肉体未有死而不腐者，蚕则僵而不腐，得清气之纯粹者也，故其粪不臭不变色，得蚕之纯清，虽走浊道而清气独全，既能下走少腹之浊部，又能化浊湿而使之归清，以己之正，正人之不正也，用晚者，本年再生之蚕，取其生化最速也。皂荚辛咸性燥，入肺与大肠，金能退暑，燥能除湿，辛能通上下关窍，子更直达下焦，通大便之虚闭，合之前药，俾郁结之湿邪由大便而一齐解散矣。二苓、寒石化无形之气，蚕沙、皂子逐有形之湿也。

宣清导浊汤（苦辛淡法）

猪苓五钱　茯苓五钱　寒水石六钱　晚蚕沙四钱　皂荚子（去皮）三钱

水五杯，煮成两杯，分二次服，以大便通快为度。

【讲评】本条是讲湿重于热黏滞大肠，阻滞气机的证治。结合临床实践来看，其临床表现多见身热不扬，头晕胀如裹，甚则神识昏蒙，脘痞，呕恶，少腹硬满，大便不通，舌苔垢腻，脉濡。

分析其病机，身热不扬，说明是湿重于热，热蕴湿中。因为湿邪黏滞在大肠，导致传道失司，腑气不通，所以“大便不下”，这是本证的主症。大便不下则体内的浊气不能排出，湿邪没有出路，所以就以大肠为中心弥漫三焦。湿浊上蒙清窍，浊邪害清，就出现头晕胀沉重，如蒙如裹。湿浊上蒙心包，就可见神志不清，意识不清。湿阻气机，中焦痞塞，脾胃升降失常，就出现脘痞，呕恶。大便不通，下焦气机不利，气滞于少腹，所以少腹坚硬胀满。硬，是指用手按之坚硬；满，是指病人自觉胀满。因为它是湿阻气机

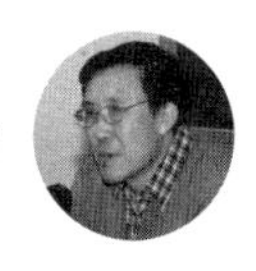

而不是燥屎内结，所以少腹按诊虽硬，但是却没有燥屎粪团。另外，燥屎内结的舌苔是黄燥或焦燥，而湿滞大肠的舌苔不仅不燥反而垢腻。所谓垢腻，是指腻苔的颜色白、灰、褐相兼，黏腻秽浊。脉濡而不数，也是湿重于热的征象。

湿浊阻滞大肠，气机不通，治疗应当以祛湿清热，宣通气机为法，方用宣清导浊汤，这个方剂名称实际上就包含了治法。宣清，就是升清气，导浊，就是降浊气，也可以说是升清降浊法。脾主升清，所以升清就是指升脾气；胃主降浊，所以降浊就是指降胃肠的浊气。治疗用药以祛湿、行气为主，湿邪去除，气机通畅，则清气自升，浊气自降，也就是达到了宣清导浊的目的。宣清导浊汤中用猪苓配茯苓以淡渗利湿，茯苓又能健脾。寒水石入中、下焦，清下焦之热。晚蚕沙甘辛温，皂荚子辛温走窜，这两味药相配，以晚蚕沙化大肠的湿浊，皂荚子辛温走窜，燥湿开郁，通关利窍。这个方剂没有用其他的开窍药，是因为病人神志昏迷的程度并不重，大肠的气机通了，湿浊下降了，神志自然就清醒了，如果神昏较重，也可以配入苏合香丸。晚蚕砂与皂荚子这两味药是一对，称为“对药”，它们互相配合，能互相促进，共同起到宣清导浊的作用。宣清与导浊二者之间是互相促进，相辅相成的，晚蚕沙把大肠的湿热向下导，主要起导浊作用；皂荚子辛窜开郁，宣通气机，主要起宣清作用。反过来看，晚蚕沙导浊的同时也就促进了宣清；皂荚子宣清的同时也就促进了导浊。这个问题要辩证地看，宣清就能导浊，导浊也能宣清，它们之间是相辅相成，互相促进而密不可分的。猪苓与茯苓通过利尿也可以导浊，浊气下行了，清气自然就升。从总体来看，这个方剂是促使湿浊下行，以导浊为主，通过导浊而宣清。这里还要强调一个问题，湿邪在下焦，无论是在大肠还是在膀胱，都应当用淡渗利湿药，只要能从小便把湿邪导出去，大肠里的湿邪也就解除了，所以说利小便就可以通大便。有些泄泻的病人用利尿渗湿药治疗，通过利尿就可以止泻，称为“利小便以实大便”，也是这个道理。

4. 湿阻三焦，二便不通

五十六、湿凝气阻，三焦俱闭，二便不通，半硫丸主之。

热伤气，湿亦伤气者何？热伤气者，肺主气而属金，火克金则肺所主之气伤矣。湿伤气者，肺主天气，脾主地气，俱属太阴湿土，湿气太过，反伤本脏化气。湿久浊凝，至于下焦，气不惟伤而且阻矣，气为湿阻，故二便不通。今人之通大便，悉用大黄，不知大黄性寒，主热结有形之燥粪，若湿阻无形之气，气既伤而且阻，非温补真阳不可。硫黄热而不燥，能疏利大肠；半夏能入阴，燥胜湿，辛下气，温开郁，三焦通而二便利矣。按：上条之便闭偏于湿重，故以行湿为主；此条之便闭偏于气虚，故以补气为主。盖肾司二便，肾中真阳为湿所困，久而弥虚，失其本然之职，故助之以硫黄。肝主疏泄，风湿相为胜负，风胜则湿行，湿凝则风息而失其疏泄之能，故通之以半夏。若湿尽热结，实有燥粪不下，则又不能不用大黄矣，学者详审其证可也。

半硫丸（酸辛温法）

石硫黄（硫黄有三种：土黄、水黄、石黄也，入药必须用产于石者。土黄土纹，水黄直丝，色皆滞暗而臭，惟石硫黄方棱石纹而有宝光，不臭，仙家谓之黄矾，其形大势如矾。按：硫黄感日之精，聚土之液，相结而成，生于艮土者佳。艮土者，少土也，其色晶莹，其气清而毒小。生于坤土者恶，坤土者，老土也，秽浊之所归也，其色板滞，其气浊而毒重，不堪入药，只可作火药用。石黄产于外洋，来自舶上，所谓倭黄是也。入莱菔内煮六时则毒去） 半夏（制）

上二味，各等份为细末，蒸饭为丸，梧子大，每服一二钱，白开水送下（按：半硫丸通虚闭，若久久便溏，服半硫丸亦能成条，皆其补肾燥湿之功也）。

【讲评】本条是讲湿邪阻滞三焦，遏伤阳气，肾阳不足，温化失权而致大、小便不通的证治。“湿凝气阻，三焦俱闭，二便不通”，是讲湿邪凝滞，阻闭气机，以致阳气不化，大、小便不通。因气闭而致二便不通，则邪无出路，反过来更阻滞气机，从而形成恶性循环。湿为阴邪，遏伤阳气，湿郁日久则脾阳伤，甚则伤及肾阳，所以其临床表现除二便不通外，还应见手足不温，胸脘痞闷，小腹胀满，舌苔白腻，脉沉迟等。

本证的病机是湿盛阳虚，寒从中生，其二便不通都是阳虚湿阻气闭所致，所以治疗要以温阳燥湿为法，方用半硫丸。方中硫黄酸温，入肾与大肠经，有温肾助阳，壮火通便之功。半夏辛温，燥湿开郁，宣通气机。二药合用，助阳燥湿，行气开郁，使湿去气宣，阳气振奋，则可鼓动大、小便排出

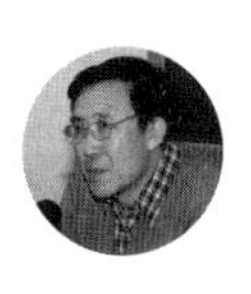

体外。因为本方温燥有毒性，所以要制成丸剂小剂量服用而不可作汤剂。

吴鞠通在按语中说："上条之便闭偏于湿重，故以行湿为主；此条之便闭偏于气虚，故以补气为主。"这是讲本条与第五十五条证治的鉴别。上条是湿中蕴热阻滞大肠，阳气不虚，所以用宣清导浊汤祛湿行气，升清降浊；本条是湿邪遏伤阳气，不仅无热，而且阳气已虚，所以用半硫丸温阳燥湿以行气。这两个证候虽然都有大便不通，但前者病变中心部位在大肠，本证病变在脾、肾，二者必须加以区分。

5. 湿浊下注，肛门坠痛

五十七、浊湿久留，下注于肛，气闭，肛门坠痛，胃不喜食，舌苔腐白，术附汤主之。

此浊湿久留肠胃，致肾阳亦困而肛门坠痛也。肛门之脉曰尻，肾虚则痛，气结亦痛，但气结之痛有二：寒湿、热湿也。热湿气实之坠痛，如滞下门中用黄连、槟榔之证是也；此则气虚而为寒湿所闭，故以参、附峻补肾中元阳之气，姜、术补脾中健运之气，朴、橘行浊湿之滞气，俾虚者充，闭者通，浊者行而坠痛自止，胃开进食矣。按：肛痛有得之大恐或房劳者，治以参、鹿之属，证属虚劳，与此对勘，故并及之。再，此条应入寒湿门，以与上三条有互相发明之妙，故列于此，以便学者之触悟也。

术附汤方（苦辛温法）

生茅术五钱　人参二钱　厚朴三钱　生附子三钱　炮姜三钱　广皮三钱

水五杯，煮成两杯，先服一杯，约三时再服一杯，以肛痛愈为度。

【讲评】本条是讲湿邪留滞胃肠日久，遏伤阳气，从阴化寒，寒湿闭阻而导致肛门坠痛的证治。其临床表现是"肛门坠痛，胃不喜食，舌苔腐白"。

条文中的"浊湿久留，下注于肛"之说以及分注中所说的"此浊湿久留肠胃，致肾阳亦困……此则气虚而为寒湿所闭"是讲病机。这就是说，湿邪困阻胃肠日久，遏伤脾阳，殃及于肾，以致脾肾阳虚，阴寒内生，湿从寒化而转为寒湿病。寒湿阻滞大肠，气机闭塞，气血不通，就导致肛门下坠疼痛。寒湿阻滞脾胃，受纳、运化功能被困阻，则"胃不喜食"。舌苔腐白，是寒湿夹滞的征兆。

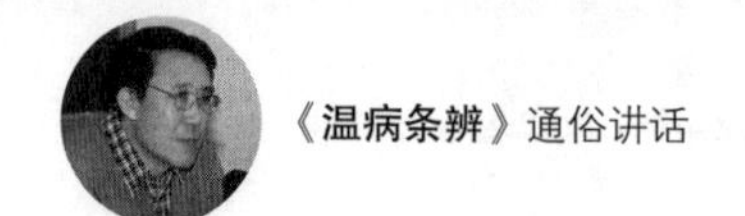

因为本证是既有脾肾阳虚，又有寒湿阻闭，所以治疗要温肾健脾，燥湿行气，方用术附汤。方中人参大补元气，附子温肾助阳，炮姜、苍术温阳健脾。苍术、厚朴、陈皮辛开苦降，温化燥湿，宣通气机。本方补益脾肾之气，温振脾肾之阳，使阳气复则寒湿易化，燥久留之湿，行闭塞之气，使湿化气行则阳气易复。诸药共用，祛邪与扶正互相促进，相得益彰。

本条内容是讲寒湿阻滞气机，应当列入寒湿门，但为了与前面的第五十四条、第五十五条、第五十六条相鉴别，所以列入了湿温门中，以便互相比较。

二、湿热并重证候

下焦湿热并重的证候既可以见于暑湿病，也可以见于湿温病，其病变部位在肝、肾，《温病条辨》中分为两条，下面分别讲评。

1. 邪入厥阴，消渴吐蛔

三十七、暑邪深入厥阴，舌灰，消渴，心下板实，呕恶吐蛔，寒热，下利血水，甚至声音不出，上下格拒者，椒梅汤主之。

此土败木乘，正虚邪炽，最危之候，故以酸苦泄热，辅正驱邪立法，据理制方，冀其转关耳。

椒梅汤方（酸苦复辛甘法，即仲景乌梅圆法也，方义已见中焦篇）（此方自乌梅圆化出，较之连梅，有一刚一柔之分——朱评）

黄连二钱　黄芩二钱　干姜二钱　白芍（生）三钱　川椒（炒黑）三钱　乌梅（去核）三钱　人参二钱　枳实一钱五分　半夏二钱

水八杯，煮取三杯，分三次服。

【讲评】本条是讲暑湿邪气深入下焦足厥阴肝，导致消渴、吐蛔的证治。条文中描述其临床表现为“舌灰，消渴，心下板实，呕恶吐蛔，寒热，下利血水，甚至声音不出”，从其所述中可以看出，本证的主症是消渴与吐蛔。

分析其病机，吴鞠通在条文中说是“上下格柜”，在分注中说是“此土

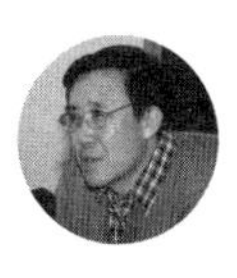

败木乘，正虚邪炽”。论其病因，吴氏说是“暑邪深入厥阴”，其中并未提到湿邪，但从其治疗方剂来以方测证，方中黄连、黄芩、枳实、半夏属辛开苦降，清热燥湿之品，而且“舌灰”也是湿热之象，可见本证是属暑湿病。从其方中以苦寒燥烈的黄芩、黄连与辛温燥烈的干姜、川椒、半夏并用来看，应当是湿热并重。湿热遏阻气机，热邪伤阴，湿邪伤阳，从而导致胃阴与脾阳俱虚。土虚则木乘，肝气横逆犯胃，就出现了正虚邪实，寒热错杂，升降失常的复杂证候。脾胃肝胆气滞，枢机不利，气机升降出入失常，正邪反复交争，所以见寒热往来，一日数作，就是条文中所说的“寒热”见症。热伤胃津，湿阻气机，所以渴欲饮水，饮不解渴而出现“消渴”。阴阳两伤，湿热交阻，气机逆乱，蛔虫不得安宁而上窜，所以见“呕恶吐蛔”。湿热与蛔虫阻滞气机，升降痞塞，则见“心下板实”，也就是胃脘痞塞硬满的症状。热邪内扰，肠络损伤而血外溢，与湿浊相混而下，则可见“下利血水”。由于气机闭阻，“上下格拒”而致肺气壅塞，“金实不鸣”，所以“声音不出”。湿蕴热蒸，所以舌苔灰腻。

本证是湿热并重，阴阳两伤，正虚邪实，寒热错杂的病变，所以治疗要采用辛开苦降，燥湿清热，补气温阳，敛阴生津，平调寒热的方法，以“椒梅汤主之”。吴氏在方后注中说本方“即仲景乌梅圆法也”，可见是乌梅丸的加减方。乌梅丸原方由乌梅、细辛、干姜、黄连、附子、当归、黄柏、桂枝、人参、蜀椒（即川椒）、苦酒（即醋）、米、蜜组成，是治蛔的祖方。椒梅汤是在原方中去细辛、附子、当归、黄柏、桂枝、苦酒、米、蜜，加黄芩、白芍、枳实、半夏组成，又把原方的丸剂改为汤剂。从两方中的药物来看，因为椒梅汤证是内有湿热邪气，所以在乌梅丸原方中减少辛温药而又加入了燥湿行气药，体现了随证变法的临床思路。方中以黄连、黄芩苦寒燥湿清热，干姜、川椒辛温助阳，人参甘温补气扶正，白芍、乌梅味酸敛阴生津，枳实、半夏燥湿行气开郁。方中诸药配伍，辛甘助阳，酸甘化阴，酸苦泄热，辛开苦降，燥湿行气，共奏补虚泻实，平调寒热之功。从蛔虫的治疗来看，蛔虫得酸则静，得辛则伏，得苦则下，方中酸、辛、苦味并用也体现了乌梅丸安蛔驱蛔的方义。

临床实践中用乌梅丸、椒梅汤治疗胆道蛔虫症疗效确切，20 世纪六七十年代我们在农村医疗工作中，在偏远山区取药不方便的情况下曾用醋煮花椒治疗胆道蛔虫症，安蛔止痛效果很好，服后病人能很快痛止安睡。

吴氏在方后注中说椒梅汤“即仲景乌梅圆法也，方义已见中焦篇”，但“中焦篇”中既没有乌梅圆方，也没有论及其法。推究其所以有“方义已见中焦篇”这一说法的原因，可能是吴氏在《温病条辨》的初稿中曾在“中焦篇”涉及乌梅圆的内容，例如“下焦篇”第七十二条说：“久痢伤及厥阴，上犯阳明，气上撞心，饥不欲食，干呕，腹痛，乌梅圆主之。”在这一条中“久痢伤及厥阴，上犯阳明”是说其证候涉及足厥阴肝与足阳明胃两个脏腑，因此这一条既可以因“上犯阳明”而列入“中焦篇”，又可以因“伤及厥阴”而列入“下焦篇”。在初稿中，吴氏可能认为“气上撞心，饥不欲食，干呕”都是中焦阳明的症状而把这条列入了“中焦篇”，但是吴鞠通的《温病条辨》一书从成书到出版用了十五年的时间，在这个过程中他必然在反复修改。在修改的过程中，他可能又认为这个证候的产生是因“伤及厥阴”而由下焦厥阴“上犯阳明”，所以又把它由“中焦篇”移入到“下焦篇”，列为第七十二条，其排序在第三十七条椒梅汤的条文之后，但是在椒梅汤的方后注中他忘了去掉“方义已见中焦篇”这句话，从而就留下了这句让人费解的赘语。这种问题在《温病条辨》中并不鲜见，比如说，银翘散方中并无元参这味药，但是他在加减方中又有“倍元参”“去元参”的说法，这都足以说明是在修改书稿过程中造成的疏漏，也说明吴鞠通在治学方面有欠严谨。这些问题是客观存在的，通过分析就不难发现产生这种问题的原因，我们没有必要因为吴鞠通是前辈大家而为尊者讳，但是这些问题的存在也无关大局，所以也不能因此而否定吴鞠通对温病学发展所作出的贡献。

本条紧接第三十六条，都是讲暑邪深入下焦的病变，但上条是温热病中热邪耗伤肝肾之阴的病变，所以治疗用连梅汤清心滋肾，泻南补北，其方以滋阴为主。本条是湿热病中湿热未解而阴阳两伤，所以治疗用椒梅汤助阳益阴与清热燥湿并用。前方偏于柔润，后方偏于刚燥，所以朱评中说二者“有一刚一柔之分”。

2. 误治伤正，清浊交混

三十八、暑邪误治，胃口伤残，延及中、下，气塞填胸，燥乱，口渴，邪结内踞，清浊交混者，来复丹主之。

此正气误伤于药，邪气得以窃据于中，固结而不可解，攻补难施之危证，勉立旋转清浊一法耳。

来复丹方（酸温法）

太阴元精石一两　舶上硫黄一两　硝石一两（同硫黄为末，微火炒结砂子大）　橘红二钱　青皮（去白）二钱　五灵脂二钱（澄去砂，炒令烟尽）

【方论】晋三王氏云:《易》言一阳来复于下，在人则为少阳生气所出之脏。病上盛下虚，则阳气去，生气竭，此丹能复阳于下，故曰来复。元精石乃盐卤至阴之精，硫黄乃纯阳石火之精，寒热相配，阴阳互济，有扶危拯逆之功。硝石化硫为水，亦可佐元、硫以降逆。灵脂引经入肝最速，能引石性内走厥阴，外达少阳，以交阴阳之枢纽。使以橘红、青皮者，纳气必先利气，用以为肝胆之向导也。

【讲评】本条是讲湿热病误治损伤正气而致清浊交混的证治。由条文中“暑邪误治，胃口伤残，延及中、下”可以看出，本证是湿热病误治而造成的坏病，一般来说是误用苦寒攻下或过用寒凉之品而损伤中焦阳气，进而损及肝肾所致。因为误治之后正气已伤而邪气未解，所以出现“气塞填胸，燥乱，口渴”的“清浊交混”见症。

分析其病机，吴鞠通在分注中说是“此正气误伤于药，邪气得以窃据于中，固结而不可解”。中焦湿热证的治疗应当以清热燥湿为法，如果误用苦寒攻下或大量使用寒凉之品，则必然损伤脾胃阳气而导致“胃口伤残”，中阳大伤则进而可以损及肾阳而形成脾肾阳虚之势。湿热不去而阳气大伤，阳虚不能温化湿邪，则湿邪更滞，从而形成湿热凝聚于中焦，清阳被遏而无力升发的局面。清阳不升，浊湿不降，所以吴氏称之为“邪结内踞，清浊交混”。“气塞填胸”，是指气机闭塞，胸脘闷窒，呼吸困难，其气上不能宣达于肺，下不能摄纳于肾，虚实夹杂，出入无路，所以见喘憋胸闷，“燥乱”不安，其“燥”字应为躁。邪聚阳郁，气化失司，津不上承，所以口渴。这

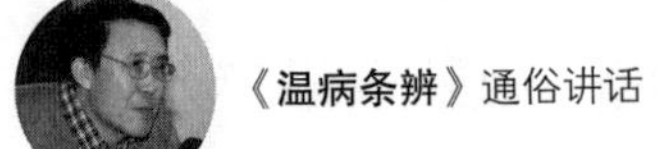

种证候邪气盘踞于中焦，肾阳虚损于下焦，上盛而下虚，攻邪则伤正，补正则敛邪，虚不受补，实不能攻，所以吴氏称其为“攻补难施之危证”。

在“清浊交混”，“攻补难施”的情况下，吴氏采取了“旋转清浊”的方法，用来复丹治疗。方中的太阴元精石古称玄精石，一般认为这味药最早详见于《开宝本草》，是古代盐仓中的盐卤渗入土中结成青白色如龟背状的块状结晶，味咸性寒，有清热消痰之功。现代所用的玄精石是与石膏相近的结晶体，咸寒清热，功用与石膏相近。硫黄酸温，与元精石相配寒热并用，温阳与清热共济，升清阳以降浊阴。硝石就是火硝，其性温，与元精石、硫黄相配更增强升清降浊之力。本方中这三味矿物药都属药力雄猛之品，一般情况下较少使用，在这里用它们互相配伍，温大于寒，升清降浊，纳气归肾，以交通阴阳。橘红与青皮都是苦辛温的药物，燥湿行气，疏肝和胃，使气行则清浊易于分解，分解则清者升而浊者降。五灵脂入肝经以活血，与青皮配伍疏肝气而活肝血，使气血畅达则清浊有“旋转”之机。因为本方有温肾阳以使阳气来复的作用，所以称为“来复丹”。

本方药力虽强，但其证邪实而正虚，旋转清浊是否能奏效，并无十足把握，所以吴氏在分注中说“勉立旋转清浊一法耳”。这与他在“中焦篇”第十七条新加黄龙汤方论中所说的“此处方于无可处之地，勉尽人力，不肯稍有遗憾之法也”的说法一样，都是表示并无胜算之意，也都是在启示后学者临床处方用药要心中有数，不要轻率地认为天下无不可治之病。

三、湿热疟疾诸证

下焦湿热疟疾的病位在足厥阴肝与足少阴肾，多由中焦病不解，正气损伤发展而来，一般多表现为三日一发的三日疟，多见虚实夹杂证或虚证，治疗以扶正截疟为主。因为脾属足太阴，与足厥阴、足少阴统称为足三阴，所以吴鞠通把病在足太阴的三日疟也列入“下焦篇”中，分别称为“太阴三疟”“少阴三疟”“厥阴三疟”，统称为“三阴疟”。

1. 太阴三疟

六十、太阴三疟，腹胀，不渴，呕水，温脾汤主之。

三疟本系深入脏真之痼疾，往往经年不愈，现脾胃症犹属稍轻。腹胀、不渴，脾寒也，故以草果温太阴独胜之寒，辅以厚朴消胀。呕水者，胃寒也，故以生姜降逆，辅以茯苓渗湿而养正。蜀漆乃常山苗，其性急走疟邪，导以桂枝，外达太阳也。

温脾汤方（苦辛温里法）

草果二钱　桂枝三钱　生姜五钱　茯苓五钱　蜀漆（炒）三钱　厚朴三钱

水五杯，煮取两杯，分二次温服。

【讲评】本条是讲太阴三日疟的证治。疟疾有一日一发者，有间日一发者，有三日一发者，从临床实践来看，其发作间隔时间越长，其病变越深，正气越虚，所以迁延时间也越久，正如吴鞠通在分注中所说："三疟本系深入脏真之痼疾，往往经年不愈。"本证是病在足太阴脾的三日疟，所以除见三日一发寒热往来的疟疾主症外，还有"腹胀，不渴，呕水"等脾胃虚寒的见症。

分析其病机，本证是因疟疾日久不愈，邪气深入，遏伤脾阳，导致脾胃虚寒而湿邪仍在的病变。湿邪中阻，脾不健运，气机不畅，所以"腹胀"。寒湿阻胃而不能受纳，所以"不渴"而呕吐清水。这种证候的舌象应是质淡而苔白水滑，脉象应见沉迟而弦。

脾胃虚寒，中阳不振，湿邪内停，治疗应当温中散寒，燥湿行气，以"温脾汤主之"。方中草果辛温，温脾散寒，茯苓健脾利湿，生姜温胃散寒止呕，厚朴下气除满消胀，桂枝辛温发散，行水气而使之达表。蜀漆是常山的嫩枝叶，称为"常山苗"，有截疟之功。方中以辛温药物为主，温中散寒而振奋脾阳，所以称为"温脾汤"。

2. 少阴三疟

六十一、少阴三疟，久而不愈，形寒，嗜卧，舌淡，脉微，发时不渴，气血两虚，扶阳汤主之。

“疟论”篇黄帝问曰：“时有间二日或至数日发，或渴或不渴，其故何也？岐伯曰：其间日者，邪气客于六腑，而有时与卫气相失，不能相得，故休数日乃作也。疟者，阴阳更胜也，或甚或不甚，故或渴或不渴。”

“刺疟”篇曰：“足少阴之疟，令人呕吐甚，多寒热，热多寒少，欲闭户牖而处，其病难已。”夫少阴疟，邪入至深，本难速已，三疟又系积重难返，与卫气相失之证，久不愈，其常也。既已久不愈矣，气也血也，有不随时日耗散也哉！形寒、嗜卧，少阴本证，舌淡、脉微、不渴，阳微之象。故以鹿茸为君，峻补督脉，一者八脉丽于肝肾，少阴虚则八脉亦虚，一者督脉总督诸阳，为卫气之根本。人参、附子、桂枝随鹿茸而峻补太阳以实卫气。当归随鹿茸以补血中之气，通阴中之阳。单以蜀漆一味，急提难出之疟邪，随诸阳药努力奋争，由卫而出。阴脏阴证，故汤以扶阳为名。

扶阳汤（辛甘温阳法）

鹿茸（生锉末，先用黄酒煎得）五钱　熟附子三钱　人参二钱　粗桂枝三钱　当归二钱　蜀漆（炒黑）三钱

水八杯，加入鹿茸酒，煎成三小杯，日三服。

【讲评】本条是讲少阴三疟的证治。少阴三疟是疟疾日久损伤肾阳的虚寒证，所以除见三日一发寒热往来的疟疾主症外，还有“形寒，嗜卧，舌淡，脉微，发时不渴”等“气血两虚”的见症。

分析其病机，本证是疟疾日久，损伤肾阳而且阳损及阴，以致气血阴阳俱虚而以肾阳虚为主的病变。肾阳虚不能温煦周身，所以“形寒”，功能低下，怠惰乏力，所以“嗜卧”。阳虚而无热邪，所以“发时不渴”。“舌淡”，是阴阳气血俱虚不能上荣于舌面所致。“脉微”，是指脉沉迟微细，是肾阳虚无力鼓动血行之征。总体来看，本证是以肾阳虚为主的虚寒证，同时又兼阴血不足，正气衰败。

肾阳虚而致的少阴虚寒证，治疗要温阳补虚，以“扶阳汤主之”。方中以鹿茸为君药，其性温而味甘咸，为“血肉有情之品”，既补肾阳，又益精血，其在本方中的用法是“生锉末，先用黄酒煎得”，再把鹿茸酒加入其他药中一起煎，这样可以使鹿茸得黄酒之助而补阳作用更强。熟附子与鹿茸同用，在补肾中又振奋阳气，使阳气充而布达周身。人参配鹿茸，补肾阳，益

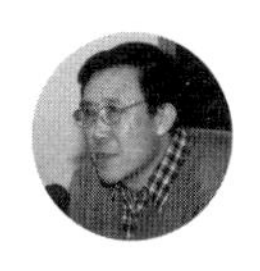

元气，使元阳内充。桂枝助阳化气，温通血脉。鹿茸、附子、人参、桂枝四药配伍，不仅温补阳气，而且助阳化气，使阳气充实、振奋，布达周身表里，则“形寒，嗜卧”之症自解。这里要说明的是，鹿茸补肾阳，人参补元气，都是补药，附子、桂枝则有振奋通达阳气之功，但并无补益作用，临床中不要把它们作为补益药使用。鹿茸、人参之补得桂、附的振奋、通达作用之助，则阳气可以恢复而布达周身，这种配伍方法可以使药物的作用互相促进，相得益彰。鹿茸配当归补精血，生血中之气，是“于阴中求阳”的治法。蜀漆有截疟之功，炒黑则可减其毒性而使药性和缓。扶阳汤以补肾阳为主而兼顾阴血，扶阳而不伤阴，对治疗少阴肾脏虚寒有良好的效果，所以吴鞠通在分注中说：“阴脏阴证，故汤以扶阳为名。”

3. 厥阴三疟

六十二、厥阴三疟，日久不已，劳则发热，或有痞结，气逆欲呕，减味乌梅圆法主之。

凡厥阴病甚，未有不犯阳明者。邪不深不成三疟，三疟本有难已之势，既久不已，阴阳两伤。劳则内发热者，阴气伤也。痞结者，阴邪也。气逆欲呕者，厥阴犯阳明而阳明之阳将惫也。故以乌梅圆法之刚柔并用，柔以救阴而顺厥阴刚脏之体，刚以救阳而充阳明阳腑之体也。

减味乌梅圆（酸苦为阴，辛甘为阳复法）

（以下方中多无分量，以分量本难预定，用者临时斟酌可也）

半夏　黄连　干姜　吴茱萸　茯苓　桂枝　白芍　川椒（炒黑）　乌梅

按：疟、痢两门，日久不治，暑湿之邪与下焦气血混处者，或偏阴、偏阳、偏刚、偏柔，或宜补、宜泻、宜通、宜涩，或从太阴，或从少阴，或从厥阴，或护阳明，其证至杂至多，不及备载。本论原为温暑而设，附录数条于湿温门中者，以见疟、痢之原起于暑湿，俾学者识得源头，使杂证有所统属，粗具规模而已，欲求美备，勤绎各家。

【讲评】本条是讲厥阴三疟的证治。厥阴三疟是疟疾损伤正气导致肝阴与脾胃阳气两伤的证候，所以除见三日一发寒热往来的疟疾主症外，还有“劳则发热，或有痞结，气逆欲呕”等肝脾两虚的见症。

分析其病机，本证是疟疾日久，肝阴与脾胃阳气两伤的病变。肝者，罢极之本，筋脉赖肝阴以濡养，劳则筋疲而肝阴暗耗，所以吴鞠通在分注中说："劳则内发热者，阴气伤也。""气逆欲呕"，是因肝阴虚失于束敛，以致疏泄太过，肝气横逆犯胃所致。也就是说，肝体不足则肝用过亢而致木来乘土，胃气因之上逆而欲呕，这就是吴氏在分注中所说的"厥阴犯阳明"。肝气横逆而犯中土，脾胃升降失常，水湿不运，日久必遏伤阳气，湿遏阳郁，气机闭塞，上下不通，所以出现胸胁脘腹痞塞胀满的"痞结"见症。湿为阴邪，所以吴氏在分注中说："痞结，阴邪也。"总而言之，本证是肝阴与脾胃阳气两伤而湿邪停聚，所以临床中出现虚实并见，寒热错杂，升降失常的复杂表现。

治疗肝阴与脾胃阳气两伤，虚实并见，寒热错杂，升降失常的证候既不能单纯以寒制热，又不能单纯以热制寒，更不能壅补以敛其邪，所以用"减味乌梅圆法"以益阴助阳，平调寒热，升降中枢。这里之所以称为"法"而不称"方"，是因其所用药物均无剂量，正如吴氏在方后注中所说："以下方中多无分量，以分量本难预定，用者临时斟酌可也。"这就要求医者在临床中根据病情寒热虚实的程度，灵活掌握药物的剂量。这里所用的药物是在乌梅丸中减去细辛、附子、当归、黄柏、人参、苦酒、米、蜜，加半夏、吴萸、茯苓、白芍。其中乌梅与白芍补肝阴而柔肝体，吴茱萸疏肝下气而制肝用，二者相配补而不腻，疏而不散，相辅相成。干姜、川椒、吴茱萸、桂枝温阳散寒以振奋脾胃阳气，茯苓健脾利湿。半夏配黄连辛开苦降，燥湿宣气。本法集养阴与温阳为一体，所以吴氏称其为"刚柔并用"。

吴鞠通在本条的按语中说："疟、痢两门……其证至杂至多，不及备载。本论原为温暑而设，附录数条于湿温门中者，以见疟、痢之原起于暑湿，俾学者识得源头，使杂证有所统属，粗具规模而已，欲求美备，勤绎各家。"这是告诉读者，疟、痢的病因是湿热邪气，属于温病的范畴，所以择其要者附录于湿温门中，但它们历来多列入杂病中论述，所以这里不作系统讲解，如果要系统学习、掌握疟疾与痢疾的全貌，还应当多读历代各家关于这两个病种的专门论述。

4. 劳疟、疟母

五十八、疟邪久羁，因疟成劳，谓之劳疟。络虚而痛，阳虚而胀，胁有疟母，邪留正伤，加味异功汤主之。

此证气血两伤。经云："劳者温之。"故以异功温补中焦之气，归、桂合异功温养下焦之血，以姜、枣调和营卫，使气血相生而劳疟自愈。此方补气，人所易见，补血，人所不知。经谓："中焦受气取汁，变化而赤，是谓血。"凡阴阳两伤者，必于气中补血，定例也。

加味异功汤方（辛甘温阳法）

人参三钱　当归一钱五分　肉桂一钱五分　炙甘草二钱　茯苓三钱　於术（炒焦）三钱　生姜三钱　大枣（去核）二枚　广皮二钱

水五杯，煮成两杯，渣再煮一杯，分三次服。

五十九、疟久不解，胁下成块，谓之疟母，鳖甲煎丸主之。

疟邪久扰，正气必虚，清阳失转运之机，浊阴生窃踞之渐，气闭则痰凝血滞而块势成矣。胁下乃少阳、厥阴所过之地。按：少阳、厥阴为枢，疟不离乎肝胆，久扰则脏腑皆困，转枢失职，故结成积块，居于所部之分。谓之疟母者，以其由疟而成，且无已时也。按：《金匮》原文："病疟以月一日发，当以十五日愈，设不瘥，当月尽解，如其不瘥，当云何？此结为癥瘕，名曰疟母，急治之，宜鳖甲煎丸。"盖人身之气血与天地相应，故疟邪之著于人身也，其盈缩进退，亦必与天地相应。如月一日发者，发于黑昼月廓空时，气之虚也，当俟十五日愈。五者，生数之终，十者，成数之极，生、成之盈数相会，五日一元，十五日三元一周，一气来复。白昼月廓满之时，天气实而人气复，邪气退而病当愈。设不瘥，必俟天气再转，当于月尽解。如其不瘥，又当云何？然月自亏而满，阴已盈而阳已缩，自满而亏，阳已长而阴已消，天地阴阳之盈缩消长已周，病尚不愈，是本身之气血不能与天地之化机相为流转，日久根深，牢不可破，故宜急治也。

鳖甲煎丸方

鳖甲（炙）十二分　乌扇（烧）三分　黄芩三分　柴胡六分　鼠妇（熬）三分　干姜三分　大黄三分　芍药五分　桂枝三分　葶苈（熬）一分　石苇（去毛）三分

厚朴三分　牡丹皮五分　瞿麦二分　紫葳三分　半夏一分　人参一分　䗪虫（熬）五分　阿胶（炒）三分　蜂窝（炙）四分　赤硝十二分　蜣螂（熬）六分　桃仁二分

上二十三味，为细末。取煅灶下灰一斗，清酒一斛五斗浸灰，俟酒尽一半，煮鳖甲于中，煮令泛烂如胶漆，绞取汁，纳诸药，煎为丸，如梧子大，空心服七丸，日三服。

【方论】此辛苦通降，咸走络法。鳖甲煎丸者，君鳖甲而以煎成丸也，与它丸法迥异，故曰煎丸。方以鳖甲为君者，以鳖甲守神入里，专入肝经血分，能消癥瘕，领带四虫深入脏络，飞者升，走者降，飞者兼走络中气分，走者纯走络中血分。助以桃仁、丹皮、紫葳之破满行血，副以葶苈、石韦、瞿麦之行气渗湿，臣以小柴胡、桂枝二汤，总去三阳经未结之邪，大承气急驱入腑已结之渣滓，佐以人参、干姜、阿胶护养鼓荡气血之正，俾邪无容留之地，而深入脏络之病根拔矣。按：小柴胡汤中有甘草，大承气汤中有枳实，仲景之所以去甘草，畏其太缓，凡走络药不须守法；去枳实，畏其太急而直走肠胃，亦非络药所宜也。

【讲评】第五十八条与第五十九条都是讲疟母的形成机理与证治。

第五十八条所说的“疟邪久羁，因疟成劳，谓之劳疟”是讲劳疟的病机。“劳疟”的名称最早见于《金匮要略方论》，是因疟疾不愈，反复发作，耗损气血所致的既有湿邪，又有气血虚损而以气虚为主的病变。其临床表现是：胁下胀痛，甚则有积块，面色萎黄，食少，便溏，倦怠乏力，舌淡苔白腻，脉濡弱。

分析其病机，吴鞠通在条文中说是“络虚而痛，阳虚而胀”，“邪留正伤”，在分注中又说是“此证气血两伤”。这就是说，由于久疟耗损气血，血虚则络脉失养，拘急而痛，气虚则运行无力，虚滞而胀，气血俱虚则胀与痛并见。“邪留”是指湿邪留滞，“正伤”是指气血耗损，湿邪阻滞，气血不足而运行难涩，就导致湿聚、气滞、血瘀聚于胁下而致“胁有疟母”。

本证是湿邪留滞、气血两虚的病变，所以治疗要祛湿邪，补气血，以“加味异功汤主之”。异功散原方出自《小儿药证直诀》，由四君子汤加陈皮、生姜、大枣组成。方中人参、茯苓、白术、炙甘草补气健脾和胃，生姜、大枣鼓舞胃气，陈皮理气行滞，其方功专补益中气，兼健脾祛湿。吴氏在原方

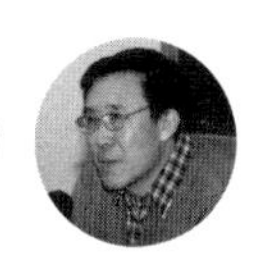

中加当归、肉桂以养血温阳，并在分注中说："此方补气，人所易见，补血，人所不知……凡阴阳两伤者，必于气中补血，定例也。"他的说法就是指补气以生血，"使气血相生而劳疟自愈"。从其所用方剂来看，本证是以气血虚为主，湿邪不重，而且疟母初成，并未坚结，所以通过补气血以使正气恢复，气血流通，则疟母可消。

第五十九条专论疟母形成的病因病机与证治。疟母的形成是因为"疟久不解，胁下成块"。其病机是"疟邪久扰，正气必虚，清阳失转运之机，浊阴生窃踞之渐，气闭则痰凝血滞而块势成矣"。这句话是说，由于疟疾日久不愈，邪气损伤正气而致虚，气虚则推动无力，气血津液运行障碍，代谢产物不能正常排出体外而逐渐堆积于体内。气虚则运化失常而气机闭阻，气不布则津液不行而凝聚为痰，气不帅血则血液不行而凝聚成瘀，气滞、痰凝、血瘀日久，聚结不散则形成积块。至于积块结于胁下的原因，吴氏认为是"胁下乃少阳、厥阴所过之地"，"少阳、厥阴为枢，疟不离乎肝胆，久扰则脏腑皆困，转枢失职，故结成积块，居于所部之分"。这就是说，疟疾的病位在肝胆，肝胆气滞则积块结于肝胆部位而成疟母，因为中医学传统理论认为肝气行于左，所以疟母结于左胁下。这里应当说明的是，所谓肝气行于左并不是说肝在左胁下，而是从气机升降的理论来分析，气机的运行特点是左升右降，肺在上，主降，肝在下，主升，所以肝升于左，肺降于右，循行不已，生生不息。肝气滞而不能升于左，所以气滞、痰凝、血瘀成块而结于左胁下是势所必然。关于胁下积块称为"疟母"的原因，吴氏解释为："谓之疟母者，以其由疟而成，且无已时也。"这就是说，积块是因疟疾而生，且不能消散，所以胁下积块以"疟母"命名。

疟母是由气滞痰凝血瘀而成，所以治疗要以行气破结，化痰活瘀，软坚消积为法，同时要兼顾正气，方用《金匮要略方论》中的鳖甲煎丸。因为疟母非一日所成，治疗也非一日可消，所以用丸剂长期服用以使之渐消缓散。方中药物分为行气破积、化痰祛湿、活血化瘀、软坚散结、补益气血五大类别，吴氏在方论中对其分析较为详细，这里不再重复讲解。

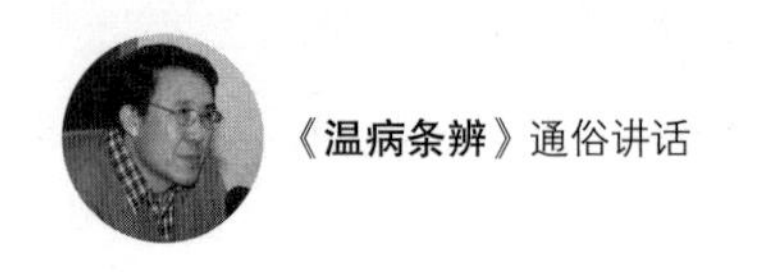

四、湿热痢疾诸证

下焦湿热痢疾的病变部位在大肠，日久则伤及肝、肾。湿热在大肠者多为实证，伤及肝、肾者或为虚实夹杂证，或为虚证，虚证又有气虚、阳虚、阴虚、阴阳两虚等类型，证候繁多。

1. 湿热并重

湿热痢疾湿重于热的证候多见于中焦，邪入下焦则往往从阳化热而呈湿热并重或热重于湿，湿热并重者在“下焦篇”中有三条，下面分别讲评。

（1）酒客久痢

六十三、酒客久痢，饮食不减，茵陈白芷汤主之。

久痢无他证，而且能饮食如故，知其病之未伤脏真胃土而在肠中也。痢久不止者，酒客湿热下注，故以风药之辛佐以苦味入肠，芳香凉淡也。盖辛能胜湿而升脾阳，苦能渗湿清热，芳香悦脾而燥湿，凉能清热，淡能渗湿也，俾湿热去而脾阳升，痢自止矣。

茵陈白芷汤方（苦辛淡法）

绵茵陈　白芷　北秦皮　茯苓皮　黄柏　藿香

【讲评】本条是讲嗜酒之人患痢疾日久的证治。“酒客”是指长期嗜酒的人，因为酒性湿热，所以酒客多有湿热内蕴。这里所说的酒客是举例而言，由此推而广之，凡平素嗜食肥甘的人和酒客一样，多属湿热内蕴的体质。湿热内蕴，又外感湿热，内外合邪，湿热并重，胶滞难解，所以容易成为“久痢”，其临床表现多见腹痛，里急后重，便下赤白，饮食如常，舌苔黄腻，脉濡数。

分析其病机，久痢之人所以饮食如常，正如吴鞠通在分注中所说：“久痢无他证，而且能饮食如故，知其病之未伤脏真胃土而在肠中也。”也就是说，这种病人是湿热下注大肠而病不在胃。

治疗大肠湿热，应当辛开苦降、清热燥湿与淡渗利湿相结合，使湿热分

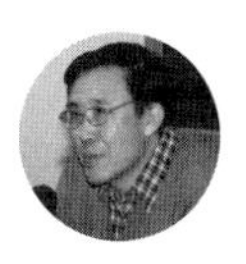

消而痢止，方用茵陈白芷汤。方中以秦皮、黄柏之苦寒与白芷、藿香之辛温相配，辛开苦降，清热燥湿。白芷与藿香都是辛温芳香之品，辛宣芳化，宣气化湿而开湿郁。茵陈蒿配茯苓皮利尿渗湿，从湿中泄热。本方是辛宣芳化法、辛开苦降法与淡渗利湿法的综合运用，祛湿与清热并重，使大肠湿热分消而解。方中药物未定剂量，可根据其临床具体情况斟酌使用，也就是吴氏在第六十二条方后注中所说的“以下方中多无分量，以分量本难预定，用者临时斟酌可也”。

（2）痢下瘀血

六十六、久痢带瘀血，肛中气坠，腹中不痛，断下渗湿汤主之。

此涩血分之法也。腹不痛，无积滞可知，无积滞，故用涩也。然腹中虽无积滞而肛门下坠，痢带瘀血，是气分之湿热久而入于血分，故重用樗根皮之苦燥湿，寒胜热，涩以断下，专入血分而涩血为君。地榆得先春之气，木火之精，去瘀生新。茅术、黄柏、赤苓、猪苓开膀胱，使气分之湿热由前阴而去，不致遗留于血分也。楂肉亦为化瘀而设，银花为败毒而然。

断下渗湿汤方（苦辛淡法）

樗根皮（炒黑）一两　生茅术一钱　黄柏一钱　地榆（炒黑）一钱五分　楂肉（炒黑）三钱　银花（炒黑）一钱五分　赤苓三钱　猪苓一钱五分

水八杯，煮成三杯，分三次服。

【讲评】本条是讲久痢深入血分，痢下带瘀血的证治。吴鞠通在条文中述其症状为“久痢带瘀血，肛中气坠，腹中不痛”，可见本证是以便下瘀血与肛门下坠为主症而腹不痛，里不急。

分析其病机，吴氏在分注中说：“腹不痛，无积滞可知……然腹中虽无积滞而肛门下坠，痢带瘀血，是气分之湿热久而入于血分。”

这就是说，湿热痢疾日久，湿热邪气由大肠气分而深入血分，热邪灼伤血络，迫血妄行而导致出血，但大肠气分湿热仍然未净，肠道气机阻滞，溢出脉外之血混于肠道湿热之中而形成瘀血，湿热与瘀血混杂而下，所以大便中带瘀血。大肠气分湿热未净，气滞于下，所以肛门下坠。“腹不痛”，说明胃肠无积滞。由这些临床表现可以看出，本证是以便带瘀血的血热症状为主。“肛中气坠”说明湿重，痢下“带瘀血”说明热重，所以说本证属湿热并重。

大肠气分湿热与血热并见，治疗应当清热燥湿与凉血止血并施，方用断下渗湿汤。方中以苦寒而涩的樗根皮为君药，清热燥湿，涩肠止血。地榆苦酸微寒，凉血止血。山楂肉活血散瘀，佐制樗根皮与地榆，使其凉血止血而不留瘀，炒黑则又兼有止血之功。苍术、黄柏相配辛开苦降，燥湿清热。赤茯苓配猪苓淡渗利湿，使大肠湿热从小便而驱。银花清气热而透邪，炒黑则兼能止血。方中的樗根皮、地榆都炒黑用，是为了增强其收涩止血作用。本方辛开苦降，淡渗利湿与凉血止血三法同用，既可以通过分消走泄以祛除大肠气分湿热而止痢，又可以凉血散瘀以止血，可以说是湿热痢治疗中气血两清的方剂。但要特别强调一点，湿热痢疾在湿热黏滞大肠，腹痛，里急后重，便下赤白黏冻的情况下绝对禁用兜涩药物，以防其敛邪而内陷，樗根皮不可轻率使用。本证“腹中不痛”而下痢“带瘀血”，说明胃肠无积滞，邪气已入血分，所以才在分消走泄的前提下使用清热凉血，涩肠止血的药物。在临床实践中一定要辨证准确，千万不可一见下痢就滥用兜涩止泻、止血药物。

（3）噤口痢积下不爽

七十五、噤口痢，左脉细数，右手脉弦，干呕，腹痛，里急后重，积下不爽，加减泻心汤主之。

此亦噤口痢之实证而偏于湿热太重者也。脉细数，湿热著里之象，右手弦者，木入土中之象也，故以泻心去守中之品而补以运之，辛以开之，苦以降之。加金银花之败热毒，山楂炭之克血积，木香之通气积，白芍以收阴气，更能于土中拔木也。

加减泻心汤方（苦辛寒法）

川黄连　黄芩　干姜　金银花　山楂炭　白芍　木香汁

【讲评】本条是讲噤口痢实证湿热并重、积下不爽的证治。噤口痢是湿热痢或疫毒痢中口噤不开，不能进食的危重证候，其临床表现不一，有实证，有虚证，也有虚实夹杂证。本条是讲“噤口痢之实证而偏于湿热太重者也”。可见是指湿热并重的证候，条文中述其临床表现是“左脉细数，右手脉弦，干呕，腹痛，里急后重，积下不爽”，此外还应当见身热，饮食不进，痢下赤白脓血，舌苔黄腻等症状。

分析其病机，是湿热并重，壅滞胃肠，气机闭阻，以致升降失常。湿热壅盛，所以身热而舌苔黄腻。湿热阻滞气机，胃失和降，浊气上泛，所以干呕而饮食不进。湿热壅滞大肠，腑气不通，就导致腹痛，里急后重，积下不爽。湿热腐败血肉，则见痢下赤白脓血。脉右弦，主湿热阻滞气机，肝气不疏，土壅木郁。脉左细数，主热邪深入，耗损肝阴，是热盛而阴伤之象。

湿热壅滞胃肠，治疗应以辛开苦降为法，方用加减泻心汤。本方是采用半夏泻心汤苦寒与辛温并用的组方原则，取方中的黄连、黄芩、干姜，加金银花、山楂炭、白芍、木香组成的加减方。方中以黄芩、黄连之苦寒，配干姜之辛温，辛开苦降，燥湿清热，宣通胃肠气机。金银花轻凉透热，芳香化湿。山楂炭消积滞，行血滞。木香醒脾胃，宣气机，升清气。白芍敛阴柔肝以护阴。方中诸药配伍，气血兼顾，祛湿与清热并重，但原文中未定剂量，可在临床中根据病情灵活掌握。

2. 热重于湿——噤口痢热气上冲

七十四、噤口痢，热气上冲，肠中逆阻似闭，腹痛，在下尤甚者，白头翁汤主之。

此噤口痢之实证而偏于热重之方也。

白头翁汤（方、注见前）

【讲评】本条是讲噤口痢实证热重于湿，热气上冲的证治。吴鞠通在分注中说："此噤口痢之实证而偏于热重。"可见是指热重于湿的证候。条文中述其临床表现是"热气上冲，肠中逆阻似闭，腹痛，在下尤甚"，此外还应当见身热，里急后重，痢下赤白脓血，舌苔黄腻，脉弦滑数等症状。

分析其病机，是湿热壅滞胃肠，阻滞肝胆气机，以致气滞热郁。"热气上冲"是指湿热壅滞，肝失疏泄，横逆犯胃，胃气冲逆而上，出现恶心呕吐、饮食不进的临床表现。"肠中逆阻似闭，腹痛，在下尤甚"，是指湿热阻滞气机，肝失疏泄，肠道气血闭塞不通而致腹痛，因为大肠在下焦，所以疼痛以下腹部为甚。因为湿热内盛，腐败血肉，所以见身热，里急后重，痢下赤白脓血等湿热痢实证的表现。舌苔黄腻主湿热内蕴，脉弦滑数而不濡，主热重于湿。

湿热阻滞胃肠、肝胆气机，治疗要以清热凉肝，燥湿止痢为法，代表方剂是《伤寒论》中的白头翁汤。方中以白头翁、秦皮清热凉肝，黄连、黄柏清热燥湿，热解湿去则痢自止。因为本证病情较重，甚至出现口噤不能食的危重症状，所以临床中可以在原方中加黄芩、白芍以增强清热燥湿，柔肝止痛之功。还可以加竹茹、姜汁以和胃止呕，开噤进食。

3. 久痢致虚

下焦痢疾日久往往伤及肝、肾而致虚，由于病程阶段及正气损伤的程度不同，临床中又有虚实夹杂证与虚证的不同表现。虚证中又有气虚、阳虚、阴虚、阴阳两虚的区别，下面分别一一讲述。

（1）久痢伤肝犯胃，虚实夹杂

七十二、久痢伤及厥阴，上犯阳明，气上撞心，饥不欲食，干呕，腹痛，乌梅圆主之。

肝为刚脏，内寄相火，非纯刚所能折，阳明腑非刚药不复其体，仲景“厥阴篇”中列乌梅圆治木犯阳明之吐蛔，自注曰“又主久痢”方，然久痢之症不一，亦非可一概用之者也。叶氏于木犯阳明之疟、痢，必用其法而化裁之，大抵柔则加白芍、木瓜之类，刚则加吴萸、香附之类，多不用桂枝、细辛、黄柏。其与久痢纯然厥阴见证而无犯阳明之呕而不食，撞心者，则又纯乎用柔，是治厥阴久痢之又一法也。按：泻心寒热并用，而乌梅圆则又寒热刚柔并用矣。盖泻心治胸膈间病，犹非纯在厥阴也，不过肝脉络胸耳，若乌梅圆则治厥阴，防少阳，护阳明之全剂。

乌梅圆方（酸甘辛苦复法，酸甘化阴，辛苦通降，又辛甘为阳，酸苦为阴）

乌梅　细辛　干姜　黄连　当归　附子　蜀椒（炒焦去汗）　桂枝　人参　黄柏

此乌梅圆本方也。独无论者，以前贤名注林立，兹不再赘。分量制法，悉载《伤寒论》中。

【讲评】本条是讲久痢伤及足厥阴肝，肝气横逆上犯足阳明胃的证治。吴鞠通在条文中首先讲明病变部位是“久痢伤及厥阴，上犯阳明”，病在肝

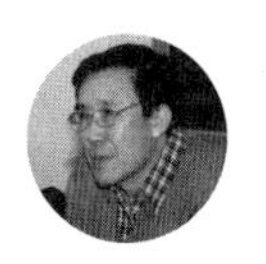

与胃。其临床表现除见里急后重，便下赤白脓血外，还见“气上撞心，饥不欲食，干呕，腹痛”。

分析其病机，是因湿热内蕴，肝阴与脾阳两伤，以致胃气上逆，虚实夹杂，寒热交错。痢久伤及肝阴，肝体不足则肝用过亢，以致肝气横逆犯胃而见“气上撞心”。这里所说的“心”是指“心下”，就是胸脘部，气上撞心是肝气犯胃、胃气上逆的表现。湿热内蕴，遏伤脾阳，则脾不健运，脾胃功能失常，升降失司，所以饥不欲食，同时又见干呕。湿热下注大肠，腑气不通，所以腹胀痛，里急后重。湿热郁阻，血肉腐败则下痢便脓血。

本证既有湿热内蕴大肠而气机阻滞，又有肝阴脾阳之虚而肝气犯胃，虚与实、寒与热错综杂见，所以治疗要补虚泻实，平调寒热，方用乌梅丸。方中用乌梅配当归养肝体以柔肝，人参补中益气，黄连、黄柏苦寒清热燥湿，干姜、附子、蜀椒、细辛、桂枝辛温振奋脾阳以除湿。本方苦寒与辛温相配，辛开苦降，燥湿清热，温振脾阳，平调寒热，宣畅气机。乌梅丸既可治疟疾，又可治痢疾，但其仅适用于“木犯阳明之疟、痢”，在临床中应当根据病情选择使用。本条中药物也未定剂量，也是提示后学者要针对病情斟酌寒药与热药的比例而灵活运用。另外，本证是湿热仍盛而肝脾已虚的虚实夹杂证候，所以辛温药不必过多，可在方中去细辛、附子、桂枝，还可以加黄芩、白芍，以增强清热燥湿与柔肝作用。吴氏在分注中说：“叶氏于木犯阳明之疟、痢，必用其法而化裁之，大抵柔则加白芍、木瓜之类，刚则加吴萸、香附之类，多不用桂枝、细辛、黄柏。”这种临床思路值得效法。

（2）老年久痢，脾肾阳虚

六十四、老年久痢，脾阳受伤，食滑便溏，肾阳亦衰，双补汤主之。

老年下虚久痢，伤脾而及肾，食滑便溏，亦系脾、肾两伤。无腹痛、肛坠、气胀等症，邪少虚多矣，故以人参、山药、茯苓、莲子、芡实甘温而淡者补脾渗湿。再，莲子、芡实水中之谷，补土而克水者也。以补骨、苁蓉、巴戟、菟丝、覆盆、萸肉、五味酸甘微辛者升补肾脏阴中之阳，而兼能益精气，安五脏者也。此条与上条当对看，上条以酒客久痢，脏真未伤而湿热尚重，故虽日久，仍以清热渗湿为主；此条以老年久痢，湿热无多而脏真已欠，故虽滞下不净，一以补脏固正。立法于此，亦可以悟治病之必先识证也。

双补汤方（复方也，法见注中）

人参　山药　茯苓　莲子　芡实　补骨脂　苁蓉　萸肉　五味子　巴戟天　菟丝子　覆盆子

【讲评】本条是讲老年人久痢损伤脾、肾阳气而邪气已去的证治。吴鞠通在条文中所列的症状是“食滑便溏”，在分注中又说“无腹痛、肛坠、气胀等证”，说明是“邪少虚多”的证候，其见症仅有大便溏泄而已。

分析其病机，老年之人正气本已不足，又久痢不愈，则“脾阳受伤”而累及肾脏，导致“肾阳亦衰”。脾肾阳虚，不能温运水谷，所以食物与水湿下滑大肠而大便溏泄。

脾肾阳虚，治疗应当温补脾肾，方用双补汤。所谓“双补”，就是指温补脾肾两脏。方中以人参、山药、茯苓、莲子肉、芡实甘温补益脾气，使脾气充则水湿下行，所以吴鞠通在分注中称其为“甘温而淡者补脾渗湿”。应当说明的是，这五味药中，除茯苓外，都不是淡渗利湿药，这里所说的“补脾渗湿”应当理解为通过补脾而使其恢复运化水湿的功能，则水湿自然渗利于下，从小便而出，湿从小便而去，则便溏自止。此外，莲子肉与芡实都兼有涩肠止泻作用。补骨脂、肉苁蓉、巴戟天、菟丝子、覆盆子温肾助阳，补火以暖土。山茱萸、五味子酸温，滋肾敛阴，与补阳药相配，属“阴中求阳”之法，二药还有收涩止泻之功。方中药物剂量可根据脾肾两脏阳虚的程度斟酌使用。另外，本证不仅可以见于老年人，凡属久痢脾肾阳虚便溏者都应当依法辨治。本证属脾肾阳虚，不能温化水谷，所以见“食滑便溏”，但并无形寒肢冷见症，所以用药以温性平补为主，如果寒象明显者，可加少量干姜、肉桂、附子以补火助阳散寒。

第六十三条与本条都是“久痢”的证候，但前条是“酒客久痢”，属湿热并重的实证，本条是“老年久痢”，属脾肾阳虚证，二者病情不同，治法也就不同。吴鞠通针对二者的区别，在分注中说：“立法于此，亦可以悟治病之必先识证也。”这是告诫后学者，久痢未必都是虚证，在临床中必须先辨证而后论治。

（3）久痢伤肾，下焦不固

六十九、久痢伤肾，下焦不固，肠腻滑下，纳谷运迟，三神丸主之。

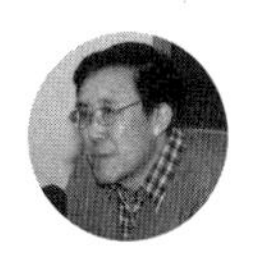

此涩少阴阴中之阳法也。肠腻滑下，知下焦之不固。纳谷运迟在久痢之后，不惟脾阳不运，而肾中真阳亦衰矣，故用三神丸温补肾阳，五味兼收其阴，肉果涩自滑之脱也。

三神丸方（酸甘辛温兼涩法，亦复方也）

五味子　补骨脂　肉果（去净油）

【讲评】本条是讲肾阳虚失于固摄而致下痢滑下的证治。“久痢伤肾，下焦不固”是讲病机，由于痢疾日久损伤肾阳，温化失权，固摄失司，所以导致“下焦不固”。《黄帝内经》有肾为胃之关的说法，就是指肾中阳气有温煦脾胃的功能，又有固摄大肠与膀胱的功能。肾阳充足，则胃之消磨，脾之运化功能健旺，饮食物得以正常消化吸收。肾阳温煦大肠与膀胱，则二者开合有度，大、小便定时排泄。本证肾阳不足，火不暖土，则脾胃消磨、运化功能低钝，虽然能够进饮食，但消磨迟缓，不能正常运化，这就是条文中所说的“纳谷运迟”。脾不健运，则水湿下注大肠，而肾阳不能温煦大肠，固摄功能低下，所以大肠失摄而见大便溏泄，滑下不禁，这就是条文中所说的“下焦不固，肠腻滑下”。

本证是久痢肾阳虚衰，火不暖土，而邪气已净的病变，所以治疗要温补肾阳，涩肠止泻，方用三神丸，其方由四神丸减去吴茱萸组成。方中补骨脂苦辛大热，温肾壮阳，补火暖土以治阳虚之本。肉果就是肉豆蔻，味辛性温而温中行气，涩肠止泻。五味子酸涩敛阴以固下。由其方中用药可以看出，本证虽有大便滑下，但其病情较缓，所以三味药都是温涩治本之品，使其肾阳复则滑下自止，而不用兜涩止泻药物专事止泻固脱。

（4）下痢无度，阳气欲脱

六十七、下痢无度，脉微细，肢厥，不进食，桃花汤主之。

此涩阳明阳分法也。下痢无度，关闸不藏，脉微细，肢厥，阳欲脱也，故以赤石脂急涩下焦，粳米合石脂堵截阳明，干姜温里而回阳，俾痢止则阴留，阴留则阳斯恋矣。

桃花汤（方、法见温热下焦篇）

【讲评】本条是讲下痢无度，阳气欲脱的证治。由于“下痢无度”以至“脉微细，肢厥，不进食”，说明是阳气大衰，将成虚脱的危象。

分析其病机，是因下痢无度而损伤肾阳，阳气大衰不达于四肢，则见四肢厥冷。肾阳衰则火不暖土，以致脾胃虚寒而不能消谷，所以“不进食”。阳虚鼓动无力，所以脉微细。本证上见“不进食”，下见“下痢无度”，已呈“化源欲绝”，阳气欲脱之象，所以属于急、危、重证。

急则治标，治标之法，以止痢为先，所以方用桃花汤。本方在“下焦篇”第二十二条已经讲过，方中重用赤石脂温涩大肠以止痢，炮姜温里助阳，白粳米保胃气。吴鞠通在分注中称“此涩阳明阳分法也”，有“堵截阳明”之功。这里所说的“阳明”是指手阳明大肠腑，也就是指涩肠止痢法。肾阳虚不补肾阳而用涩阳明气分的方法治疗，是因为“下痢无度”以至“阳欲脱也”，不用兜涩法止痢则必将虚脱亡阳。肾阳虚为本，“下痢无度”为标，标急，所以先治其标，用药使下痢停止后再用温补肾阳法以治其本。

本条与第六十九条都有大便滑下的表现，但轻重缓急不同，第六十九条是“久痢伤肾”，其病情是逐渐发展而来，其证缓，所以缓则治其本，用温肾止泻法；本条是“下痢无度”，无论是久痢发展而来，还是病情重来势急，或是缘于误治，总之“无度”是标示其证急而“阳欲脱”，所以急则治其标，用涩肠止痢法以固脱。

（5）久痢阴伤气陷

六十八、久痢阴伤气陷，肛坠尻酸，地黄余粮汤主之。

此涩少阴阴分法也。肛门坠而尻脉酸，肾虚而津液消亡之象，故以熟地、五味补肾而酸甘化阴，余粮固涩下焦而酸可除，坠可止，痢可愈也（按：石脂、余粮皆系石药而性涩，桃花汤用石脂不用余粮，此则用余粮而不用石脂。盖石脂甘温，桃花，温剂也；余粮甘平，此方救阴剂也，无取乎温而有取乎平也）。

地黄余粮汤方（酸甘兼涩法）

熟地黄　禹余粮　五味子

【讲评】本证是讲因久痢而导致阴虚，气陷于下的证治。条文中的“久痢阴虚气陷”是讲病机，“肛坠尻酸”是讲主症。由于痢疾初起感受湿邪与热邪的比重不同，病人体质的差异，久痢病人正气损伤的表现也有所不同，湿邪重或阳虚体质者易伤脾肾阳气，热邪重或阴虚体质者则易伤肝肾之阴，本条就是讲久痢而致肾阴损伤的证候。尻，是指臀部，肾阴虚以致臀尻部失

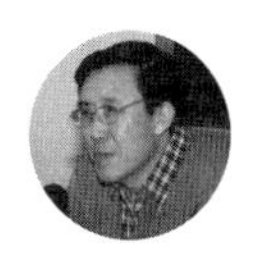

养，所以症见“尻酸”。阴虚不能化气上腾，所以气陷于下而致“肛坠”。因为“肛坠”与“尻酸”的根源都在于“久痢阴伤”，所以吴鞠通在分注中说“肛门坠而尻脉酸”是“肾虚而津液消亡之象”，由此也可以推断，病人应当见舌红苔少，脉象细数。

因为阴虚而气陷，治疗应当以补阴为法，因久痢而致阴虚，治疗应当涩肠以止痢，方用地黄余粮汤。方中熟地黄甘温滋补肾阴，五味子酸温敛阴，二者配伍使用，有酸甘化阴，滋补阴液的功效，禹余粮甘涩性平，有涩肠止痢之功。三味药相配，滋补肾阴与涩肠止痢并施，使滋阴而不滑肠，涩肠而不助热，所以吴氏说使用本方后“酸可除，坠可止，痢可愈也”。方中药物未定剂量，临床中可根据阴虚与下痢程度的轻重斟酌其剂量。

桃花汤与本方都是涩肠止痢的方剂，但桃花汤是治疗肾阳虚下痢无度、阳气欲脱的方剂，所以用甘酸温涩的赤石脂以涩肠，并配辛温的炮姜以温阳。本方是治疗久痢而致肾阴虚的方剂，所以用甘平而涩的禹余粮以涩肠止痢，并配甘温的熟地黄与酸温的五味子以滋阴。赤石脂与禹余粮这两味收涩药，一温一平，药性不同，所以用法也有所区别。桃花汤证是阳气欲脱的危重证，其来势急，所以用“涩阳明阳分法”以“堵截阳明”，涩肠止痢以固脱；本证是“久痢阴虚气陷”，其来势缓，所以用“涩少阴阴分法”以补涩并施，标本兼顾。

（6）久痢阳伤及阴

六十五、久痢小便不通，厌食欲呕，加减理阴煎主之。

此由阳而伤及阴也。小便不通，阴液涸矣，厌食欲呕，脾胃两阳败矣，故以熟地、白芍、五味收三阴之阴，附子通肾阳，炮姜理脾阳，茯苓理胃阳也。按：原方通守兼施，刚柔互用，而名理阴煎者，意在偏护阴也。熟地守下焦血分，甘草守中焦气分，当归通下焦血分，炮姜通中焦气分，盖气能统血，由气分之通，及血分之守，此其所以为理也。此方去甘草、当归，加白芍、五味、附子、茯苓者，为其厌食欲呕也。若久痢阳不见伤，无食少欲呕之象，但阴伤甚者，又可以祛刚增柔矣。用成方总以活泼流动，对证审药为要。

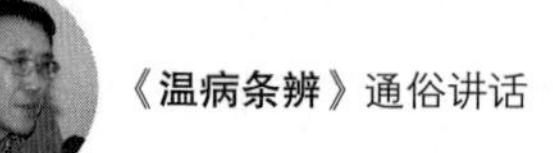

加减理阴煎方（辛淡为阳，酸甘化阴复法。凡复法，皆久病未可以一法了事者）

熟地黄　白芍　附子　五味子　炮姜　茯苓

【讲评】本条是讲因久痢伤阳进而阳伤及阴以致阴阳两伤的证治。吴鞠通在条文中述其症状是“小便不通，厌食欲呕”，他在分注中分析其病机为“小便不通，阴液涸矣，厌食欲呕，脾胃两阳俱败矣”。从他所用加减理阴煎方中的药物组成来看，这个方剂是补阴与温阳并重，所以其临床表现也应当是阳伤与阴虚并重。“小便不通”，病在膀胱而根源在肾，是因久痢而阳伤及阴，阴不足则小便无源，阳气伤则气化无权，尿源既乏，又不能气化而出，所以小便不下。这不是一般的小便不利，而是“不通”，标示了先天之本匮乏，病情危重。“厌食欲呕”，是脾胃阳伤，受纳与运化功能失常的表现，既厌食而又欲呕，生化之源断绝，是后天之本衰败的征兆。条文中所列症状虽然不多，但却反映了病情的严重程度，其他如手足不温，舌淡苔少而干，脉沉细微弱等症状都可以出现。

肾为先天之本，藏元阴元阳，在病变过程中出现阴阳互损的证候，无论是阳损及阴还是阴损及阳，都必与肾有关，所以治疗要从补肾着手。加减理阴煎方中用熟地黄、白芍酸甘化阴以滋补肾阴，附子、炮姜温肾助阳以温脾阳，茯苓健脾利尿，五味子酸温收涩，敛阴留阳。方中诸药配伍，使肾阴充，肾阳振，再加茯苓之通利，则小便可下。肾阳复则脾胃阳气振奋，自可呕止食进。本方阴阳并补却名为“理阴煎”，是强调阴为阳之基，守阴即可留阳的意思。方中药物剂量可根据阴阳二者损伤的程度灵活掌握。

（7）久痢伤阴

七十、久痢伤阴，口渴，舌干，微热，微咳，人参乌梅汤主之。

口渴、微咳于久痢之后，无湿热客邪疑证，故知其阴液大伤。热病液涸，急以救阴为务。

人参乌梅汤（酸甘化阴法）

人参　莲子（炒）　炙甘草　乌梅　木瓜　山药

按：此方于救阴之中仍然兼护脾胃。若液亏甚而土无他病者，则去山药、莲子，加生地、麦冬，又一法也。

【讲评】本条是讲久痢损伤肺胃阴液的证治。吴鞠通在条文中说：“久痢

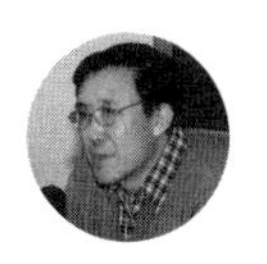

伤阴，口渴，舌干，微热，微咳。”在分注中又说：“口渴、微咳于久痢之后，无湿热客邪款证，故知其阴液大伤。”由此可以看出，本证是湿热邪气已退而肺胃阴液损伤的痢疾后遗症。“口渴，舌干”是阴伤胃燥的表现，“微咳”是阴伤肺燥气逆的反映，“微热”不是因于邪气，而是阴虚所生的虚热。阴液伤而无客邪，病在肺胃，证情不重，应当属“上焦篇”或“中焦篇”的内容，吴氏把它列入“下焦篇”的原因，是为了把“久痢”损伤正气的证候统一归类，因为此类证候大多数属下焦病变，所以本条也就因属“久痢”而归入本篇。

肺胃阴液损伤应当治以甘寒生津，酸甘化阴之法，方用人参乌梅汤。方中乌梅、木瓜与炙甘草配伍，酸甘化阴，补益肺胃阴液。山药甘平，补益气阴。人参甘温，补脾益肺，生津止渴。莲子甘平，补益脾气。肺胃阴液亏损之证而用人参、莲子、山药三味益气补脾药物，其原因在于培植后天之本，取其气能生津，气能布津之功，而且人参、山药在补气之中又都有气阴双补的作用。但莲子、山药毕竟以补脾气为主，所以吴氏在按语中说“若液亏甚而土无他病者，则去山药、莲子，加生地、麦冬”以甘寒养阴生津。如果肺胃阴伤而无其他兼症，沙参麦冬汤或益胃汤也可以加减使用。

（8）久痢阴阳两伤

七十一、痢久阴阳两伤，少腹、肛坠，腰、胯、脊、髀酸痛，由脏腑伤及奇经，参茸汤主之。

少腹坠，冲脉虚也；肛坠，下焦之阴虚也。腰，肾之腑也；胯，胆之穴也（谓环跳）；脊，太阳夹督脉之部；髀，阳明部也。俱酸痛者，由阴络而伤及奇经也。参补阳明，鹿补督脉，归、茴补冲脉，菟丝、附子升少阴，杜仲主腰痛，俾八脉有权，肝肾有养而痛可止，坠可升提也。

按：环跳本穴属胆，太阳、少阴之络实会于此。

参茸汤（辛甘温法）

人参　鹿茸　附子　当归（炒）　茴香（炒）　菟丝子　杜仲

按：此方虽曰阴阳两补，而偏于阳。若其人但坠而不腰脊痛，偏于阴伤多者，可于本方去附子，加补骨脂，又一法也。

【讲评】本条是讲久痢阴阳两伤而以阳伤为主，由脏腑伤及奇经八脉的证治。由吴鞠通在条文及分注中的叙述可以看出，本证是久痢耗伤肝肾，导致阴阳两虚，并涉及奇经八脉的病变。他在分注中说“少腹坠，冲脉虚也”，这是因为，冲脉起于少腹之内的胞中，与足阳明、足少阴经相连通，为五脏六腑十二经脉之海，冲脉虚则少腹失养而有下坠感。“肛坠，下焦之阴虚也”，是指肾阴虚而导致肛门下坠。吴氏在“下焦篇”第六十八条与本条中反复陈述肛门下坠是下焦阴虚，这是因为，阴为阳之基，阴虚则阳气生化之源亏乏。肾为胃之关，大便排出于肛门，小便排出于膀胱下口，二者都受肾的蒸腾气化功能所控制，肾中阴虚阳乏无力化气上腾，所以痢久不止而肛下坠。“腰、胯、脊、髀酸痛”也涉及脏腑与奇经八脉之虚。“腰，肾之府也”，肾虚则腰部失养，所以酸痛绵绵不休。“胯，胆之穴也”，是指胯部的环跳穴为胆经的腧穴。吴氏在按语中又说：“环跳本穴属胆，太阳、少阴之络实会于此。”这句话中的“少阴”可能是笔误，因为环跳是足少阳、太阳二脉之会，而不是太阳、少阴之会。这两句话的意思是说，胯部的环跳穴是足少阳、太阳两经之会，少阳、太阳经气虚，则胯部失养而酸痛。“脊，太阳夹督脉之部”，是指脊背部正中是督脉所过，夹脊两旁是足太阳膀胱经所过，督脉是“阳脉之海”，总督一身阳气，膀胱经行太阳浩荡之气，这两经的经气虚，则脊背部失养而酸痛。“髀，阳明部也”，是指足阳明胃经的循行部位经过股外侧的髀关部位，阳明经气虚，髀部失养，则股外侧酸痛。吴氏的这段注解意在说明，奇经八脉虽然不直接与脏腑相络属，但它们能沟通十二正经之间的联系，对十二经的气血有蓄积和渗灌作用，像水库一样调节十二经的气血。脏腑气血充盛时就通过十二经而蓄积于奇经八脉，脏腑活动需要时则蓄积于奇经八脉的气血通过十二经以输布渗灌于脏腑。久痢伤肾，阴阳两虚，则奇经八脉化源不足，也随之而虚，所以吴氏在条文中说“由脏腑伤及奇经”，在分注又说“由阴络而伤及奇经也”，具体指明了是因为足少阴肾经之虚而导致奇经之虚。总而言之，久痢阴阳两伤，由肾虚而导致奇经八脉空虚，就出现了“腰、胯、脊、髀酸痛”的见症。从治疗所用的参茸汤来看，方中多是补肾阳的药物，吴氏在按语中也申明“此方虽曰阴阳两补，而偏于阳”，可见本证是以肾阳虚为主，临床还可以见形寒肢冷，面色晄白，舌淡，脉沉迟等症状。

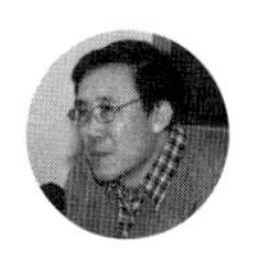

参茸汤是以补阳为主的方剂。方中人参甘温，大补元气以培植后天之本。鹿茸甘咸温，补肾阳益精血，充督脉而强腰脊。菟丝子辛甘平，补肾阳，益肾阴，为平补之品，但又偏于补阳。杜仲甘温，补肝肾，强筋骨，属温补之品。附子大辛大热，温肾助阳，通行诸经。茴香辛温，温肾止痛。当归辛温，补血而行血中之气。本方通过补肝肾，使脏腑充则经脉充而酸痛自解，所以吴氏在分注中说："俾八脉有权，肝肾有养而痛可止，坠可升提也。"从整体来看，本方虽然有阴阳两补之说，但补阳之力强而补阴作用则微乎其微，吴氏在按语中所说的"偏于阴伤多者，可于本方去附子，加补骨脂"之说不足为信，因为补骨脂是辛味大温之品，温燥助火，有补肾壮阳之功而无补阴作用，既然去附子，补骨脂也不可用。在临床应用中，如果阴虚症状明显，应当去附子，加熟地黄、枸杞子、制首乌、山萸肉等补阴药。

（9）休息痢阴阳两虚

七十三、休息痢经年不愈，下焦阴阳皆虚，不能收摄，少腹气结，有似癥瘕，参芍汤主之。

休息痢者，或作或止，止而复作，故名休息，古称难治。所以然者，正气尚旺之人，即受暑湿、水谷、血、食之邪太重，必日数十行，而为胀、为痛、为里急后重等证，必不或作或辍也。其成休息证者，大抵有二，皆以正虚之故。一则正虚留邪在络，至其年、月、日、时复发，而见积滞腹痛之实证者，可遵仲景凡病至其年、月、日、时复发者当下之例，而用少少温下法，兼通络脉，以去其隐伏之邪，或丸药缓攻，俟积尽而即补之，或攻补兼施，中、下并治，此虚中之实证也。一则纯然虚证，以痢久滑泄太过，下焦阴阳两伤，气结似乎癥瘕而实非癥瘕，舍温补其何从？故以参、苓、炙草守补中焦，参、附固下焦之阳，白芍、五味收三阴之阴，而以少阴为主，盖肾司二便也。汤名参芍者，取阴阳兼固之义也。

参芍汤方（辛甘为阳，酸甘化阴复法）

人参　白芍　附子　茯苓　炙甘草　五味子

【讲评】本条是讲休息痢经年不愈，下焦阴阳两虚的证治。吴鞠通在分注中首先阐明了休息痢的概念。他说："休息痢者，或作或止，止而复作，故名休息，古称难治。"就是说，休息痢是有时发作，有时休止，但是并未

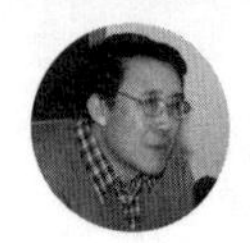

痊愈，过一段时间又复发，反复不已，因其两次发作之间有休止期，所以称为“休息痢”，这是慢性痢疾中难治的病变。关于形成休息痢的原因，吴氏解释说，对于正气充盛的人来说，外感暑湿邪气，内伤水谷之湿，或内有瘀血、食积等，内外合邪而发病，因为邪气太重，当时即发病，必见每日下痢数十次，同时见腹胀、腹痛，里急后重等临床表现，这是急性痢疾，属实证，不会出现中间休止的情况。痢疾病人之所以转为休息痢，有两种情况，这二者都是因为正气虚，但是又有区别，一种情况是“正虚邪留在络”，也就是虚实夹杂证，发作时仍然表现为实证，可用温下法加通络脉的药物治疗以祛其邪，待邪气去除后再补益正气，或用攻补兼施法治疗。另一种情况就是本条中所说的纯虚证，这种证候是因为痢疾迁延日久，滑泄太过而导致了下焦阴阳两伤，因为肾阴肾阳俱虚，气化失权，收摄无力，所以痢久不愈，反复发作而成休息痢。由于阳气不能温运而致气机升降失常，气结于少腹，所以少腹硬满似有包块，但这仅仅是气滞而并非真有癥瘕，治疗用温补药物温化升腾，使气机通畅，聚结之气就可以自行消散，方用参芍汤。

参芍汤中用人参、茯苓、炙甘草补中益气，培补后天以充养先天。附子温肾助阳，配人参固肾阳以止痢。白芍、五味子配炙甘草酸甘化阴以补肾阴，又收敛阴液以止滑泄。方中药物补益脾、肝、肾三阴之脏，又以补少阴肾为主，因为肾为胃之关，主司二便，肾中阴阳充盛则滑泄自止。方剂以“参芍汤”为名，是取人参补阳气，白芍补阴液，以示本方有补阴与补阳兼顾的作用。

（10）噤口痢脾胃气虚

七十六、噤口痢，呕恶不饥，积少痛缓，形衰，脉弦，舌白，不渴，加味参苓白术散主之。

此噤口痢邪少虚多，治中焦之法也。积少痛缓，则知邪少。舌白者，无热。形衰，不渴，不饥不食，则知胃关欲闭矣。脉弦者，《金匮》谓：弦则为减，盖谓阴精阳气俱不足也，《灵枢》谓：诸小脉者，阴阳形气俱不足，勿取以针，调以甘药也。仲景实本于此而作建中汤，治诸虚不足，为一切虚劳之祖方。李东垣又从此化出补中益气、升阳益气、清暑益气等汤，皆甘温除大热法，究不若建中之纯，盖建中以德胜，而补中以才胜者也。调以甘药

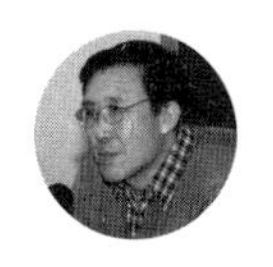

者，十二经皆秉气于胃，胃复则十二经之诸虚不足皆可复也。叶氏治虚多脉弦之噤口痢，仿古之参苓白术散而加之者，亦同诸虚不足调以甘药之义，又从仲景、东垣两法化出，而以急复胃气为要者也。

加味参苓白术散方（本方甘淡微苦法，加则辛甘化阳，芳香悦脾，微辛以通，微苦以降也）

人参二钱　白术（炒焦）一钱五分　茯苓一钱五分　白扁豆（炒）二钱　薏仁一钱五分　桔梗一钱　砂仁（炒）七分　炮姜一钱　肉豆蔻一钱　炙甘草五分

共为极细末，每服一钱五分，香粳米汤调服，日二次。

【方论】参苓白术散原方兼治脾胃，而以胃为主者也，其功但止土虚无邪之泄泻而已。此方则通宣三焦，提上焦，涩下焦，而以醒中焦为要者也。参、苓、白术加炙草，则成四君矣。

按：四君以参、苓为胃中通药，胃者，腑也，腑以通为补也；白术、炙甘草为脾经守药，脾者，脏也，脏以守为补也；茯苓淡渗，下达膀胱，为通中之通；人参甘苦，益肺胃之气，为通中之守；白术苦能渗湿，为守中之通；甘草纯甘，不兼他味，又为守中之守也，合四君为脾胃两补之方。加扁豆、薏仁以补肺胃之体，炮姜以补脾肾之用，桔梗从上焦开提清气，砂仁、肉豆蔻从下焦固涩浊气，二物皆芳香能涩滑脱，而又能通下焦之瘀滞，兼醒脾阳也。为末，取其留中也。引以香粳米，亦以其芳香悦土，以胃所喜为补也。上下斡旋，无非冀胃气渐醒，可以转危为安也。

【讲评】本条是讲噤口痢脾胃气虚的证治。前面已经讲过，噤口痢有实证与虚证之分，第七十四条与第七十五条都是讲噤口痢的实证，第七十四条是讲噤口痢热重于湿的实证，用白头翁汤治疗；第七十五条是讲噤口痢湿热并重的实证，用加减泻心汤治疗。本条与第七十七条都是讲噤口痢中的虚证，本条是讲噤口痢脾胃气虚的虚证，用加味参苓白术散治疗；第七十七条是讲噤口痢肾虚的虚证，用肉苁蓉汤治疗。这四条虽然都是讲噤口痢，但虚实不同，要加以鉴别。

吴鞠通在条文中描述噤口痢脾胃气虚的临床表现为“呕恶不饥，积少痛缓，形衰，脉弦，舌白，不渴”，他在分注中又对证候作了具体分析，其结论是“此噤口痢邪少虚多，治中焦之法也”。也就是说，本证是中焦脾胃气

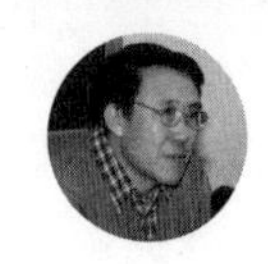

虚以致口噤不能进食的病变。脾胃气虚，升降失常，则胃不能受纳，脾不能运化，所以“呕恶不饥”，食水不进而又呕吐不止。化源欲绝，所以形神衰惫，可见其病情之危重。“积少痛缓”“不渴”说明湿热邪气不重，所以称为“邪少”。“舌白”是指舌质淡白，苔白。这种舌象一方面说明已无热邪，一方面说明脾胃气虚，正气已衰。“脉弦”，应当是弦而无力，弦为肝脉，是缘于土虚木乘、肝气横逆犯胃乘脾所致，简单地说就是土虚木旺，所以呕恶不饥与脉弦而无力并见。

由脾胃气虚而致口噤不能食，其治疗就应当以补益脾胃与开胃醒脾为法，方用加减参苓白术散。其原方载于《太平惠民和剂局方》，由莲子肉、薏苡仁、缩砂仁、桔梗、白扁豆、白茯苓、人参、甘草、白术、山药组成，为散剂，用枣汤调服，是补中气健脾胃的常用方剂。吴氏在原方中去莲子肉、山药，加炮姜、肉豆蔻组成加减方，用香粳米汤调服。方中人参、茯苓、白术、炙甘草就是四君子汤，是补脾胃之气的基本方。白扁豆补脾和胃。薏苡仁健脾益胃。砂仁辛温芳香，温中行气，开胃醒脾。香粳米也有芳香醒胃作用。肉豆蔻、炮姜辛温，温中行气，振奋脾阳，温肠止痢。桔梗升清气，开肺气以宣通气机。诸药配伍，开上焦，补中焦，固下焦，以补中气、醒脾胃为主旨，所以吴氏在方论中说本方“上下斡旋，无非冀胃气渐醒，可以转危为安也”。

（11）噤口痢肾关不开

七十七、噤口痢，胃关不开，由于肾关不开者，肉苁蓉汤主之。

此噤口痢邪少虚多，治下焦之法也。盖噤口日久，有责在胃者，上条是也，亦有由于肾关不开而胃关愈闭者，则当以下焦为主。方之重用肉苁蓉者，以肉苁蓉感马精而生，精血所生之草而有肉者也。马为火畜，精为水阴，禀少阴水火之气而归于太阴坤土之药，其性温润平和，有从容之意，故得从容之名，补下焦阳中之阴有殊功，《本经》称其强阴益精，消癥瘕。强阴者，火气也，益精者，水气也，癥瘕，乃气血积聚有形之邪，水火既济，中土气盛而积聚自消。兹以噤口痢阴阳俱损，水土两伤，而又滞下之积聚未清，肉苁蓉乃确当之品也。佐以附子补阴中之阳，人参、干姜补土，当归、白芍补肝肾，白芍用肉桂制者，恐其呆滞，且束入少阴血分也。

肉苁蓉汤（辛甘法）

肉苁蓉（泡淡）一两　附子二钱　人参二钱　干姜炭二钱　当归二钱　白芍（肉桂汤浸，炒）三钱

水八杯，煮取三杯，分三次缓缓服，胃稍开，再作服。

【讲评】本条是讲噤口痢阴阳两虚，肾关不开的证治。条文中首先讲“噤口痢，胃关不开”，可知其必有口噤不食，恶心呕吐的见症。吴鞠通在分注中说：“盖噤口日久，有责在胃者，上条是也，亦有由于肾关不开而胃关愈闭者，则当以下焦为主。”这就是说，本条与第七十六条同是噤口痢，都有“呕恶不饥”的“胃关不开”见症，但病机不同，上条是病在中焦，脾胃气虚，纳化失权而致“胃关不开”；本条“胃关不开”的根源却在下焦，是由“肾关不开”所致。这里仅提出“肾关不开”而未列出具体症状，但由其“肾关不开”的病机及其所用方剂以测其证，可以看出是痢疾日久损伤肝肾，阴阳两虚而以阳虚为主，气化失司所致的病变，其临床表现除见噤口不能食外，还应当见小便不通、神衰、脉微等下焦虚损的表现。

吴氏在分注中指出，肉苁蓉汤是治“噤口痢邪少虚多，治下焦之法也”。可见，此方是补肝肾的方剂。肉苁蓉甘、咸，温，重用至一两以补肾助阳，又有润肠通便之功，为方中君药，正如吴氏在分注中所说：“兹以噤口痢阴阳俱损，水土两伤，而又滞下之积聚未清，苁蓉乃确当之品也。”这里所说的“水土两伤”，是指水脏肾与土脏脾两伤，所以方中用附子助肉苁蓉补肾温阳，干姜温振脾阳，人参补脾气，先、后天阳气同补，互相充养而正气易于恢复。当归配白芍养血柔肝，补益肝肾之阴。白芍用肉桂汤浸后，炒干，有升腾气化作用，使白芍补而不滞，入肾滋阴，阴生则阳长，所以有人说肉桂有“启肾水”以使肾水上腾之功。

方剂索引

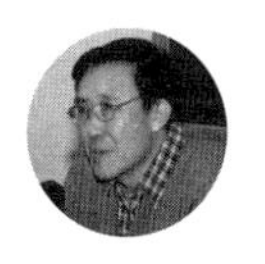

五　画

六　画

七　画

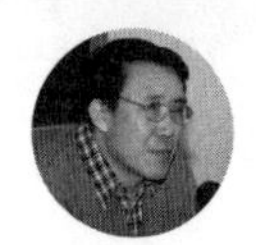

八　画

九　画

十　画

十一画

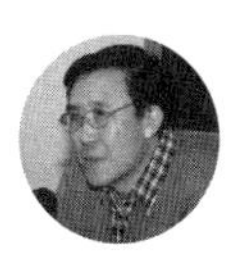

十二画

十三画

十五画

十六画

十九画

二十一画